2026

护士执业资格考试节节练习题集

（附解析）

王　冉　主编

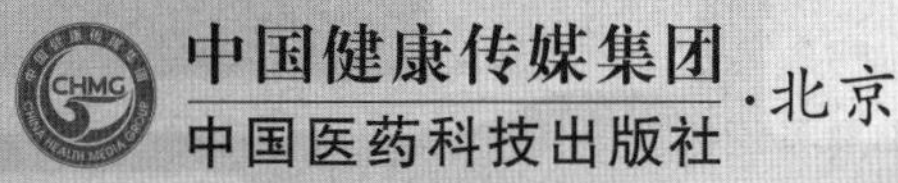

·北京

内容提要

《2026护士执业资格考试节节练习题集（附解析）》根据全国护士执业资格考试大纲和历年真题编写而成，考点和题型与真实考题保持一致，确保达到考前练习的效果。针对部分难题，为了帮助考生掌握解题技巧，答案后附有解析。本书适合所有参加护士执业资格考试的考生使用。

图书在版编目（CIP）数据

2026护士执业资格考试节节练习题集：附解析 / 王冉主编 . -- 北京 : 中国医药科技出版社 , 2025. 7.
ISBN 978-7-5214-5380-5

Ⅰ. R192.6-44

中国国家版本馆 CIP 数据核字第 2025H40T10 号

美术编辑 陈君杞
版式设计 也　在

出版 **中国健康传媒集团** | 中国医药科技出版社
地址 北京市海淀区文慧园北路甲 22 号
邮编 100082
电话 发行：010-62227427 邮购：010-62236938
网址 www.cmstp.com
规格 880×1230mm 1/16
印张 22 3/4
字数 965 千字
版次 2025 年 7 月第 1 版
印次 2025 年 7 月第 1 次印刷
印刷 北京侨友印刷有限公司
经销 全国各地新华书店
书号 ISBN 978-7-5214-5380-5
定价 59.00 元

获取新书信息、投稿、为图书纠错，请扫码联系我们。

编 委 会

主　编　王　冉

副主编　邬远林　方　琼　谭初花

编　者（以姓氏笔画为序）

王　冉　王冬华　王海涛　王海燕
方　琼　艾　琳　成晓霞　朱立珍
朱静文　邬远林　刘　冰　刘明瑜
刘恒胜　李　玲　李云文　李红珍
李清世　李喜蓉　吴　玲　吴　虹
张杰一　罗先武　罗艳萍　唐秋菊
鲁　林　谭初花

前　言

全国护士执业资格考试涉及考点众多，命题越来越细，考生在复习过程中只有脚踏实地、一节一节地复习、练习，打好基础，才能顺利通关。

《2026 护士执业资格考试节节练习题集（附解析）》根据全国护士执业资格考试大纲和历年真题编写而成，考点和题型与真实考题保持一致，确保达到考前练习的效果。针对部分难题，为了帮助考生掌握解题技巧，答案后附有解析。

当你拿到这本书的时候，离考试还有一段时间，你一定要制定计划，克服困难，每天坚持练习。考试不是励志鸡血剧，那些延迟出发的人很难赶上提前准备的人，一步晚，步步晚。复习备考，请及时准备。同时制定好计划，每天坚持，正如路要一步一步地走，饭要一口一口地吃，唯有饱受艰辛，才能迎来幸福与收获。护考路上，没有捷径，唯有吃苦！

复习备考，你不是孤军奋战，这里有我们共同的精神家园（公众号：天使助力）。

编　者

目　录

第一章　基础护理知识和技能

说明：本书以下题目与全国护士执业资格考试试题类型相同，包括 A1、A2、A3/A4 型题。每个题目下有 A、B、C、D、E 五个备选答案，请从中选择一个最佳答案。

第一节　护理程序

1. 构成护理程序理论框架的是
A. 角色理论
B. 系统论
C. 信息交流理论
D. 适应模式
E. 成长和发展理论

2. 属于护理程序评估阶段的内容是
A. 收集分析资料
B. 确定预期目标
C. 制订护理计划
D. 实施护理措施
E. 评价护理效果

3. 评估是护理程序的开始，应在
A. 患者入院时进行
B. 患者出院时进行
C. 遵医嘱进行
D. 患者要求时进行
E. 从入院开始到出院

4. 患者，男，25 岁。因急性肠炎入院。下列收集到的资料属于主观资料的是
A. 体温 39.5℃，脉搏 104 次 / 分
B. 腹部脐周阵发性隐痛 3 小时
C. 痛苦面容，精神萎靡
D. 粪便稀黄，含有少量脓血
E. 呕吐物呈酸臭味，约 300ml

5. 下列健康资料中，属于客观资料的是
A. 头痛 2 天
B. 感到恶心
C. 体温 39.1℃
D. 不易入睡
E. 常有咳嗽

6. 收集患者资料最主要的来源是
A. 患者本人
B. 患者病历
C. 患者家属
D. 患者的营养师
E. 患者的管床医生

7. 护士通过触诊可以获得的患者病情资料是
A. 肺下界
B. 心界大小
C. 皮肤弹性
D. 患者肠鸣音
E. 肢体活动情况

8. 护理工作中，护士观察患者病情的最佳方法是
A. 多倾听交班护士的汇报
B. 经常与患者交谈，增加日常接触
C. 经常与家属交谈，了解患者需要
D. 多加强医护间的沟通
E. 经常查看护理记录

9. 护士可以通过视觉观察获得的资料是
A. 呼吸音消失
B. 肝脏大小
C. 皮肤温度
D. 面容和表情
E. 语调

10. 下列属于健康性护理诊断是
A. 体温过高
B. 自理缺陷
C. 执行治疗方案有效
D. 疼痛
E. 焦虑

11. 患者，女，50 岁。因转移性右下腹痛 12 小时，以急性阑尾炎收住院，查体：精神萎靡，蜷曲体位，体温 39.5℃，右下腹压痛、反跳痛明显。对该患者护理诊断的描述，正确的是
A. 急性阑尾炎
B. 高热：T 39.5℃
C. 体温过高：T 39.5℃与阑尾炎症有关
D. 腹痛：炎症引起
E. 萎靡：由于高热、疼痛所致

12. 患者，男，55 岁。患慢性阻塞性肺疾病 10 年。因突发胸闷、呼吸困难 2 小时入院。查体：口唇发绀明显，桶状胸，左肺呼吸音消失，右肺呼吸音弱。经治疗后患者病情缓解，但其仍焦虑不安、郁郁寡欢。最主要是因为患者的哪一种需要没有得到满足
A. 尊严的需要

B. 自我实现的需要
C. 爱与归属的需要
D. 生理的需要
E. 安全的需要

13. 患者，男，30 岁。因腹痛待查住院治疗。患者闷闷不乐，少与护士交流，特别希望家人常来探望。按照马斯洛的需要层次论，目前该患者处于的阶段是
A. 尊重的需要
B. 自我实现的需要
C. 生理的需要
D. 心理的需要
E. 爱与归属的需要

14. 患者，男，30 岁。左下肢骨骨折。护士为其制订功能锻炼的远期目标是
A. 2 周后患者在护士的协助下可拄拐行走
B. 患者能正常行走
C. 在护士的帮助下，逐渐达到自主行走
D. 患者患肢恢复行走功能
E. 护士指导患者分步功能锻炼

15. 患者，女，65 岁。发热、咳嗽。查体：体温 39.2℃，脉搏 90 次 / 分，呼吸 24 次 / 分；肺部可闻及少量湿啰音。护士对其制订的护理目标正确的是 2 天内
A. 护士协助患者维持正常体温
B. 在护士指导下患者维持体温在 38.5℃以下
C. 在护士指导下维持患者正常体温
D. 在降温措施辅助下维持患者体温在 38.5℃以下
E. 在降温措施辅助下维持患者体温正常

16. 患者，男，70 岁。因慢性支气管肺炎、肺气肿入院。护士针对性制订一系列护理措施。下列护理措施中属于独立性护理措施的是
A. 鼻导管给氧
B. 康复锻炼
C. 制订膳食计划
D. 给药
E. 健康教育

17. 患者，男，45 岁。以肺炎链球菌肺炎诊断入院。入院时体温 39.8℃，护理诊断为体温过高，经积极治疗后患者的体温降至正常。在重审护理计划的过程中，针对该护理诊断及其相应的护理措施，应采取的调整方式为
A. 停止
B. 确认
C. 修订
D. 增加
E. 减少

（18~19 题共用题干）

患者，女，45 岁，因卵巢癌住院准备手术治疗。护士在巡视病房时发现患者愁眉苦脸，不思饮食。护士通过交谈，为其进行心理护理

18. 交谈前护士准备交谈提纲，以下不需要收集的是
A. 家属对患者的态度
B. 患者对疾病的认识
C. 家属对工作的态度
D. 患者的文化背景
E. 家庭经济状况

19. 交谈开始，护士使用下列哪一种提问较合适
A. “您知道您患的是什么病吗？”
B. “看来您有心事，能与我谈谈吗？”
C. “您为什么经常流泪？”
D. “您情绪不好，是因为害怕手术吗？”
E. “您最近心情不愉快，是吗？”

20. 护理诊断中描述个人、家庭或社区人群具有能进一步提高健康水平的临床判断属于
A. 现存的护理诊断
B. 潜在的护理诊断
C. 健康的护理诊断
D. 综合的护理诊断
E. 可能的护理诊断

21. 属于健康性护理诊断的是
A. 语言沟通有效
B. 清理呼吸道无效
C. 有窒息的危险
D. 母乳喂养有效
E. 活动无耐力

22. 患者，女，65 岁，在下蹲或打喷嚏时，会出现不由自主排尿的症状，其恰当的护理诊断是
A. 功能性尿失禁：与骨盆支持性结构无力有关
B. 反射性尿失禁：与膀胱收缩有关
C. 完全性尿失禁：与神经传导功能减退有关
D. 功能性尿失禁：与膀胱过度充盈有关
E. 急迫性尿失禁：与膀胱痉挛有关

23. 患者，男，28 岁，因支气管哮喘入院。护士发现他缺乏预防哮喘复发的知识。针对上述情况提出的护理诊断，正确的是
A. 知识缺乏
B. 特定知识缺乏
C. 知识缺乏与患者学历低有关
D. 知识缺乏：缺乏有关预防哮喘复发的知识
E. 知识缺乏与哮喘发作有关

24. 患者，男，36 岁，因急性右上腹痛入院。护士为其制订护理计划，1 周后评价护理效果。以下说法错误的是
A. 护理评价时需要重新收集服务对象的主客观资料
B. 将服务对象的反应与预期目标进行比较，了解目标是否实现
C. 如问题仍然存在，目标和措施恰当，应停止原计划，重新制订计划
D. 如问题已经完全解决，应停止采取的措施
E. 目标如未完全实现，应分析可能的原因

25. 患者，男，41 岁。颅脑外伤，主诉：剧烈头痛、头晕、视物不清。查体：呼吸 10 次 / 分，脉搏 60 次 / 分，血压 160/120mmHg，护士收集资料后为其制定护理计划。计划中应优先解决的护理问题是
A. 皮肤完整性受损

B. 潜在并发症：脑疝

C. 潜在并发症：呼吸性碱中毒

D. 有感染的危险

E. 睡眠型态紊乱

26. 患者，女，62 岁，因心绞痛入院，护士为其制订一系列护理计划，以下实施护理计划的过程，错误的是

A. 实施前应重新评估患者

B. 如护理计划与患者情况不符，需立即修改护理计划

C. 实施前应准备实施护理措施的知识和技能

D. 及时评价实施的效果

E. 实施过程是独立的，与其他医务人员没有关系

27. 护士对患者进行健康教育属于

A. 独立性护理措施

B. 非独立性护理措施

C. 协作性护理措施

D. 依赖性护理措施

E. 辅助性护理措施

28. 患者，男，40 岁。汉族，教师。以“心慌、气短，疲乏”为主诉入院，护士入院评估：P120 次 / 分，BP70/46mmHg。脉搏细弱；口唇发绀，呼吸急促，患者自述纳差、便秘。此外还收集了患者的病史、家庭关系、排泄等资料。护士应优先解决的问题是

A. 潜在并发症：心律不齐

B. 营养失调

C. 便秘

D. 语言沟通障碍

E. 低效性呼吸型态：发绀、呼吸气促

29. 患者，男，75 岁，患慢性阻塞性肺疾病 30 余年，现处于疾病稳定期，护士为其制定肺功能康复计划时，正确的是

A. 护士与患者共同制定，护士指导患者执行

B. 患者自行制定，由护士指导执行

C. 患者自行制定并执行

D. 护士单独制定，指导患者执行

E. 护士单独制定，强制患者执行

30. 患者，男，35 岁。9 月 10 日因胆结石收入院，在院期间饮食，作息、排泄均正常，手术拟于 9 月 18 日进行，9 月 16 日值班护士巡视时发现其晚上入睡困难，夜间常醒来，且多次询问护士做手术是不是很痛，手术有无危险，对于该患者目前的情况，正确的护理问题是

A. 睡眠型态紊乱：与生理功能改变有关

B. 睡眠型态紊乱：与即将手术，心理负担过重有关

C. 睡眠型态紊乱：与护士夜间巡视有关

D. 睡眠型态紊乱：与环境的改变有关

E. 睡眠型态紊乱：与入睡困难，夜间常醒有关

31. 患者，男，70 岁，患肺气肿 20 年，因胸闷、憋气、烦躁不安来院就诊。查体：呼吸 30 次 / 分，鼻翼扇动，发绀。此时患者主要的健康问题是

A. 清理呼吸道无效

B. 气体交换受损

C. 肺气肿

D. 肺部感染

E. 不能维持自主呼吸

32. 护士执行给药医嘱属于

A. 非护理措施

B. 独立性护理措施

C. 辅助性护理措施

D. 依赖性护理措施

E. 协作性护理措施

33. 昏迷患者出现频繁呕吐时，护士应首先解决的护理问题是

A. 体液不足

B. 有误吸的危险

C. 营养失调

D. 有感染的危险

E. 有皮肤完整性受损的危险

34. 患者，男，72 岁，脑出血入院，昏迷，合并肺部感染，咽喉部可闻及痰鸣音。护理评估后发现患者存在下列护理问题，应优先解决的是

A. 便秘

B. 语言沟通障碍

C. 有皮肤完整性受损的危险

D. 清理呼吸道无效

E. 活动无耐力

（35~36 题共用题干）

患者，男，70 岁，因慢性支气管肺炎，肺气肿入院。护士针对性制订一系列护理措施

35. 下列护理措施中属于独立性护理措施的是

A. 鼻导管给氧

B. 康复锻炼

C. 制订膳食计划

D. 给药

E. 健康教育

36. 关于护理措施的制订原则，错误的是

A. 护理措施必须有一定的理论依据

B. 护理措施的目的是为了实现护理目标

C. 制订护理措施主要考虑服务对象病情、年龄等情况，不用考虑护士的情况

D. 护理措施应保证患者的安全

E. 护理措施应具体可行

37. 患者，男，17 岁，双胞胎弟弟 2 周前去世，他总觉得别人都想害他，要置他于死地，不想进食已超过 1 周，同时他听到弟弟呼唤他去做伴。下列各项护理诊断中，应优先处理的是

A. 营养失调：低于机体需要量

B. 健康维护能力改变

C. 自我照顾能力缺失

D. 思维过程改变

E. 潜在的自伤行为

（38~40 题共用题干）

患者，男，32 岁，因腹痛、腹泻，诊断为急性肠炎入

院。护理体检：精神萎靡，T 37.2℃，粪便呈水样

38. 上述资料中属于主观资料的是

A. 体温 37.2℃

B. 腹痛

C. 粪便含少量脓血

D. 痛苦面容

E. 精神萎靡

39. 针对该患者提出的护理诊断，错误的是

A. 体液不足与粪便呈水样有关

B. 有皮肤受损的危险与腹泻有关

C. 疼痛与急性胃肠炎有关

D. 腹泻与饮食不洁有关

E. 活动无耐力与腹泻有关

40. 以下针对患者目前情况所制订的护理目标，哪项是错误的

A. 2 天后，掌握正确的蹲式排便护理措施

B. 3 天后，护士教会患者正确的饮食方法

C. 4 天后，患者会准确说出预防便秘的措施

D. 5 天后，患者大便松软较易排出

E. 6 天后，患者养成 1 天 1 次规律排便的习惯

41. 患者，男，65 岁，肺炎，T39.8℃，P102 次 / 分，R28 次 / 分，咳嗽，痰不易咯出，颜面潮红，其中一项护理诊断为体温过高，其主要的诊断依据是

A. 体温 39.8℃，高于正常范围

B. 皮肤发红、触及有热感

C. 痰液不易排出

D. 呼吸、心跳均加快

E. 不能出汗

42. 患者，男，32 岁，南方人，出差来到北方，因不明原因发热而入院，入院后出现便秘，主要原因是对于蹲式如厕方式不习惯。护士提出的护理诊断，正确的是

A. 便秘与环境改变有关

B. 发热与出差有关

C. 便秘与发热有关

D. 发热与便秘有关

E. 便秘与活动改变有关

参考答案

1.B 2.A 3.E 4.B 5.C 6.A 7.C 8.B 9.D 10.C 11.C 12.E 13.E 14.A 15.D 16.E 17.A 18.C 19.B 20.C 21.D 22.A 23.D 24.C 25.B 26.E 27.A 28.E 29.A 30.B 31.B 32.D 33.B 34.D 35.E 36.C 37.E 38.B 39.D 40.B 41.A 42.A

30. 解析：在书写护理问题时，应写出导致此护理问题的主要相关因素，并且相关因素是在护理职责范围内能解决。上述患者术前头 2 天晚上入睡困难，夜间常醒来，且多次询问护士做手术是不是很痛，手术有无危险，据此可以判断患者睡眠型态紊乱主要是与即将手术，心理压力过大有关。本题选 B。

34. 解析：脑出血患者昏迷后咳嗽反射消失，不能有效排痰，痰液堵塞气道，会加重颅内压，导致脑疝。因此护士应优先解决的是清理呼吸道无效。

39. 解析：腹泻属于医疗诊断，不属于护理诊断。

第二节　护士职业防护

1. 用利器收集盒收集废弃针头时，不能超过盒子容量的

A.1/4

B.1/3

C.1/2

D.2/3

E.3/4

2. 特殊感染废弃物应该放入

A. 红色垃圾袋

B. 黄色垃圾袋

C. 黑色垃圾袋

D. 黑色双层垃圾袋

E. 黄色双层垃圾袋

3. 护士工作中的物理性危害不包括

A. 烫伤

B. 触电

C. 辐射

D. 噪音

E. 站立

4. 患者，男，30 岁。因腹痛、腹泻 3 小时入院，原因待查。接待患者入院时，患者出现了呕吐。责任护士为其倾倒呕吐物时，应采取的预防措施是

A. 穿隔离衣

B. 戴手套

C. 穿防水围裙

D. 戴防护面罩

E. 戴防护镜

5. 护士在工作中患血源性传染病最常见的原因是

A. 针刺伤
B. 侵袭性操作
C. 接触被污染的体液
D. 为污染伤口换药
E. 接触被污染的衣物

6. 某护士在急诊科工作13年，由于工作长期处于紧张状态，在患者行动不便时还要协助搬运患者，劳动强度较大，经常感到身心疲惫，近期腰部不适加重，检查为腰椎间盘突出，导致其损伤的职业因素属于
A. 心理因素
B. 机械性因素
C. 放射性因素
D. 生物性因素
E. 化学性因素

7. 某护士在抽吸药液的过程中，不慎被掰开的安瓿划伤了手指，不妥的处理方法是
A. 用肥皂水彻底清洗伤口
B. 及时填写锐器伤登记表
C. 从伤口的远心端向近心端挤压
D. 用75%乙醇消毒伤口并包扎
E. 用0.5%碘伏消毒伤口，并包扎

8. 护士的标准防护措施中，不包括
A. 戴口罩
B. 穿隔离衣
C. 进行免疫接种
D. 戴手套
E. 洗手

9. 护士被锐器损伤皮肤后，处理方法中，错误的是
A. 从伤口的近心端向远心端挤出血液
B. 生理盐水冲洗皮肤
C. 用肥皂水清洗伤口
D. 在伤口局部按压止血
E. 用碘伏消毒伤口

10. 护士在配制化疗药品时错误的是
A. 抽取药液后，按常规方法进行排气
B. 应戴乳胶手套
C. 掰开安瓿时应垫纱布
D. 溶解药物时溶媒应沿瓶壁注入瓶底
E. 应穿低渗透隔离衣

11. 护士使用劳动保护用品的正确方法是
A. 协助轻患者翻身时采用辅助器材
B. 工作时常规佩戴护腕
C. 尽量不用弹力袜或绑弹力绷带
D. 工作时佩戴腰围，休息时解下
E. 夏天穿软底鞋，冬天穿硬底鞋

12. 医务人员应立即洗手的条件是
A. 接触污染器械前
B. 接触同一个患者的同一部位时
C. 脱下污染手套后
D. 接触患者的血液前
E. 接触患者的分泌物前

13. 不属于护士职业损伤的是当护士在
A. 护理临终患者时受到负性刺激
B. 上班途中被社会车辆撞伤
C. 工作中感染乙肝病毒
D. 准备化疗药物时药液溅到皮肤上
E. 搬运患者过程中扭伤腰部

参考答案

1.E　2.E　3.E　4.B　5.A　6.B　7.C　8.C　9.D　10.A　11.D　12.C　13.B

7. 解析：针刺伤时应从伤口的近心端向远心端挤压。

第三节　医院和住院环境

1. 护士为患者准备如图所示的床单位，其主要用途是

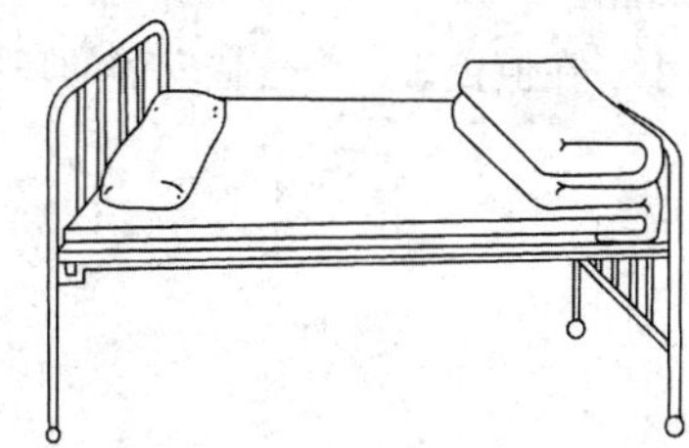

A. 迎接新病人
B. 用于休克病人
C. 迎接麻醉手术后的病人
D. 供暂时离床的病人使用
E. 防止血液污染床单

2. 铺床操作中不符合节力原则的是
A. 上身前倾，两膝直立
B. 身体靠近床沿
C. 使用肘部力量，动作平稳
D. 备齐用物，按序放置
E. 两脚稍分开，保持稳定

3. 患者，男，65岁。护士在巡视候诊大厅时发现该患者独自就诊，持续咳嗽，呼吸急促，面色潮红。经询问患者主诉发烧2天。护士
A. 立即扶患者坐下
B. 将患者带至发烧门诊
C. 详细询问患者病史
D. 向医务科汇报

E. 通知患者家属来院

4. 对传染病或疑似传染病患者，门诊护士应

A. 立即安排就诊并做卫生处置

B. 立即安排就诊并做疫情报告

C. 分诊到隔离门诊并做卫生处置

D. 立即卫生处置并做疫情报告

E. 分诊到隔离门诊并做疫情报告

5. 某急诊护士负责预检分诊工作，某日突然接诊 20 名食物中毒患者，急诊人手不够，此时急诊护士首先应

A. 通知护士长和医务部

B. 安排向邻近医院转院

C. 参与抢救

D. 通知卫生行政部门

E. 报告保卫部门

6. 患者，女，70 岁，因心前区疼痛来门诊就诊，门诊护士在巡视患者时发现该患者皮肤苍白、四肢湿冷、发绀，前去询问无应答，针对该患者的处理措施，正确的是

A. 按挂号先后顺序安排就诊

B. 立即送抢救室

C. 让患者平卧候诊

D. 送心内科病房

E. 送隔离病房

7. 抢救时间的记录不包括

A. 病人到达的时间

B. 医生到达的时间

C. 抢救措施落实的时间

D. 病情变化的时间

E. 家属到达的时间

（8~9 题共用题干）

患者，女，65 岁，诊断为高血压 10 年。1 小时前用力大便时突然头痛、呕吐，语言不清，倒地不起，家属送来急诊。

8. 护士配合医生体检时，错误的做法是

A. 扶患者坐起，听双肺呼吸音

B. 监测血压

C. 协助患者取侧卧位

D. 头部置冰袋

E. 头抬高 15° ~30°

9. 该患者应优先就诊的科室是

A. 心血管内科急诊

B. 神经外科急诊

C. 普外科急诊

D. 骨科急诊

E. 胸外科急诊

10. 管理急救物品应做到“五定”，其内容不包括

A. 定数量品种

B. 定点安置、定人保管

C. 定期检查维修

D. 定期消毒、灭菌

E. 定时使用

11. 急救物品的合格率应保持在

A. 90% 以上

B. 95% 以上

C. 97% 以上

D. 99% 以上

E. 100%

12. 患者，男，45 岁，因上消化道大出血被送至急诊室。值班护士在医生未到达前首先应

A. 记录患者入院时间和病情变化

B. 向家属了解病史，耐心解释

C. 通知住院处，办理入院手续

D. 测生命体征，建立静脉通路

E. 注射止血药物，抽血标本配血

13. 患者，男，20 岁，在海中游泳时不慎溺水，神志不清，呼吸停止，心跳微弱，被送到急诊室，医生不在场，护士应立即采取的处理措施是

A. 立即呼叫医生，等待医生到达立即开始急救

B. 清理呼吸道异物，行人工呼吸

C. 立即行心外按压，并且双人交接

D. 立即进行心电监护，静脉补液

E. 立即进行心外按压，除颤

14. 下列哪项不属于急诊护士在医师未到达前可进行的紧急处理措施

A. 胸外心脏按压

B. 人工呼吸

C. 建立静脉通道

D. 给氧、吸痰

E. 心内注射

15. 患者，男，34 岁。因车祸而致右下肢开放性骨折，大量出血，被送来急诊。在医生未到达之前，接诊护士应立即

A. 详细询问车祸发生的原因

B. 向医院有关部门报告

C. 给患者注射镇静剂

D. 给患者使用止血药

E. 给患者止血、测量血压，建立静脉通道

16. 白天较理想的噪音强度标准是

A. 35~40dB

B. 45~50dB

C. 55~60dB

D. 65~70dB

E. 75~80dB

17. 护士小王在值夜班，为营造安静的环境，下列做法不妥的是

A. 说话轻

B. 走路轻

C. 关门轻

D. 少巡视

E. 操作轻

18. 患者，男，45 岁，诊断为“淋巴瘤”入院化疗，针对该患者的护理措施，不妥的是

A. 定期病室消毒

B. 为保持病室安静，护士间应贴耳细语

C. 病室适当通风

D. 患者夜间睡眠时，用地灯或罩壁灯

E. 病室和走廊可适当摆设鲜花和绿色植物

19. 患者，女，58 岁，因支气管哮喘发作入院，护士为病人调节病室的相对湿度为

A. 20%~30%

B. 30%~40%

C. 40%~50%

D. 50%~60%

E. 60%~70%

20. 新生儿室的室温应保持在

A. 18℃ ~20℃

B. 20℃ ~22℃

C. 22℃ ~24℃

D. 24℃ ~26℃

E. 28℃ ~30℃

21. 手术室最适宜的温度和湿度是

A. 15℃ ~16℃　30%~40%

B. 16℃ ~18℃　40%~50%

C. 20℃ ~22℃　50%~60%

D. 18℃ ~20℃　40%~50%

E. 22℃ ~24℃　50%~60%

22. 病室湿度过高时，患者会感到

A. 肌肉紧张、易受凉

B. 消化不良、腹胀便秘

C. 呼吸道黏膜干燥、咽痛

D. 机体散热不畅、皮肤干燥

E. 闷热、难受

23. 某产妇，28 岁，顺产一女婴。产后第 2 天房间窗户紧闭，护士为其开窗通风，护士为其解释通风的原因，错误的是

A. 保持空气清新

B. 调节温、湿度

C. 提高氧含量

D. 抑制细菌生长

E. 使病人心情愉快

24. 患者，男，32 岁，因“急性肺炎”住院，护士为其进行晨间护理时，进行开窗通风，一般通风达到多少时间，即能达到置换室内空气的目的

A. 10 分钟

B. 30 分钟

C. 40 分钟

D. 50 分钟

E. 60 分钟

25. 患者，男，65 岁。因呼吸困难，行气管切开术，呼吸机辅助呼吸，对该患者病室环境的管理特别应注意

A. 适宜的温、湿度

B. 不摆设鲜花

C. 加强通风

D. 光线适宜

E. 减少陪护，防止感染

26. 下列关于患者休养环境的描述，正确的是

A. 儿科病室冬季室温在 22℃ ~24℃

B. 产妇病室应注意保暖，不能开窗通风，以免产妇着凉

C. 支气管扩张患者室内湿度在 35%

D. 破伤风患者勿剧烈活动，室内应通风良好，光线充足

E. 哮喘患者房间可摆放鲜花和绿色植物

27. 在铺暂空床的操作中，符合节力原则的是

A. 操作前备齐用物按顺序放置

B. 操作中使用腕部力量

C. 铺床角时两脚并列站齐

D. 塞中单时身体保持站立位

E. 铺大单时身体尽量远离床边

28. 患者，男，42 岁，诊断为“胆囊结石”入院。今日行胆囊切除术。病房护士为其铺麻醉床，下列说法，错误的是

A. 盖被纵向呈扇形三折叠于床的一侧，开口向门

B. 枕头横立于床头，开口背门

C. 橡胶单、中单先铺床头，再铺床中部

D. 椅子放在盖被折叠的同侧床尾

E. 中单要全部遮住橡胶单

29. 患者，男，48 岁。脑外伤，在全麻下行颅内探查术，术后的床单位是

A. 麻醉床，床中部和床上部各铺一橡胶单、中单

B. 暂空床，床中部和床上部各铺一橡胶单、中单

C. 暂空床，床中部和床尾部各铺一橡胶单、中单

D. 麻醉床，床中部和床尾部各铺一橡胶单、中单

E. 备用床，床中部和床上部各铺一橡胶单、中单

30. 患者，男性，28 岁，因车祸致右下肢开放性骨折入院治疗，现需进手术室行骨折切开复位内固定术。病房护士在准备床单位的做法错误的是

A. 准备麻醉床

B. 床尾加铺橡胶单和中单

C. 盖被纵向三折放在床的右侧

D. 枕头横立在床头

E. 撤除床上被单，全部换为清洁被单

31. 某患者半小时前在硬膜外麻醉下行胃大部切除术，麻醉床的正确铺法是

A. 橡胶中单和中单铺于床头

B. 橡胶中单和中单铺于床中部

C. 橡胶中单和中单铺于床头和床尾

D. 橡胶中单和中单铺于床中部和床尾

E. 橡胶中单和中单铺于床中部和床头

参考答案

1.D　2.A　3.B　4.E　5.A　6.B　7.E　8.A　9.B　10.E　11.E　12.D　13.B　14.E　15.E　16.A　17.D　18.B

19.D　20.C　21.E　22.E　23.D　24.B　25.A　26.A　27.A　28.C　29.A　30.C　31.B

1. 解析：上图中护士为患者准备了暂空床，暂空床主要供暂时离床的病人使用。

23. 解析：通风换气可降低室内空气中微生物的密度，降低二氧化碳浓度，提高氧含量，保持空气清新，调节温、湿度，能使病人心情愉快、精神振奋，增加舒适感。

29. 解析：全麻的病人应铺麻醉床，并在床中部铺一橡胶单、中单。该患者为头部手术，为了防止头部出血污染床单，应在床头加铺一橡胶单、中单。

31. 解析：铺麻醉床时，橡胶中单和中单铺于床中部，距床头 45~55cm。

第四节　入院和出院病人的护理

1. 患者，女，45 岁。慢性心力衰竭伴全身水肿。经诊疗确认需要入院观察，住院处办理入院手续的根据是

A. 单位介绍信

B. 门诊病历

C. 以往病历

D. 住院证

E. 医保卡

2. 入院时，对乙肝患者个人衣服的恰当处理方法是

A. 交给家属带回

B. 包好后存放

C. 用含氯消毒剂消毒后存放

D. 日光暴晒后存放

E. 消毒后交患者保管

3. 患者，男，24 岁，因慢性细菌性痢疾入院，护士为其安排床单位时应

A. 将其安排在急救室

B. 将其安排在危重病房

C. 按其要求安排床位

D. 将其安排在护士站旁边

E. 将其安排在隔离病房

4. 患者，男，56 岁，因急性心肌梗死入院。病区护士所进行的护理措施<u>错误</u>的是

A. 将患者安置在抢救室

B. 将备用床改为麻醉床

C. 测量生命体征

D. 配合医生进行抢救

E. 做好护理记录

5. 患者，男，24 岁，建筑工人，摔伤骨折后急诊入院，在急诊室给予输液、吸氧处理后，准备用平车将患者送至骨科病房，护送途中护士应注意

A. 观察输液、吸氧情况，避免中断

B. 拔管，暂停输液、吸氧

C. 暂停吸氧，继续输液

D. 暂停输液，继续吸氧

E. 暂停护送，待病情好转后再送入病房

6. 患者，女，63 岁，因肺心病发生Ⅱ型呼衰，急诊入院，急诊室给予输液、吸氧。现准备用平车将病人送入病房，护送途中护士应

A. 暂停吸氧，继续输液

B. 拔管暂停输液、吸氧

C. 暂停输液，继续吸氧

D. 站在患者足侧，随时观察病情

E. 继续输液，吸氧，避免中断

7. 年轻男性患者因车祸昏迷送来急诊。初步诊断为颅骨骨折、骨盆骨折。医嘱开放静脉通路，急诊行 X 线检查。护士护送患者时，<u>不妥</u>的做法是

A. 选用平车运送

B. 护士站在患者头侧

C. 护送时注意保暖

D. 检查时护士暂时离开照相室

E. 运送期间暂时停止输液

8. 患者，男性，78 岁，患下肢动脉硬化闭塞症住院，护士促使患者适应医院环境的护理措施<u>不包括</u>

A. 增加患者的信任感

B. 热情接待并介绍医院的规定

C. 关心患者并主动询问其需要

D. 协调处理病友关系

E. 帮助患者解决一切困难

9. 病人在住院期间，住院病历排在首页的是

A. 入院记录

B. 体温单

C. 医嘱单

D. 病史和体格检查单

E. 护理记录单

10. 患者，男，54 岁，步行入院，诊断为“慢性肾炎”。病区护士对其行入院护理，<u>不包括</u>

A. 自我介绍

B. 帮助患者办理入院手续

C. 入院指导

D. 测量生命体征

E. 通知医师体检

11. 患者，男，25 岁，患肺炎入院治疗。患者进入病区后，护士的初步护理工作<u>不包括</u>

A. 迎接新病人

B. 通知病区医生

C. 测量生命体征

D. 准备急救物品

E. 建立病人住院病历

12. 患者，女，22 岁，发热待查收入院，体格检查 T39.8℃，P122 次 / 分，R28 次 / 分，BP108/70mmHg，神志清楚，

急性面容，患者诉头痛剧烈。入院护理的首要步骤是

A. 做好入院评估

B. 向患者介绍病室环境

C. 备好急救药品和物品

D. 填写住院病历和有关护理表格

E. 立即通知医生诊治患者，及时执行医嘱

（13~15 共用题干）

患者女性，60 岁，患糖尿病 15 年，今晨起床时发现右侧肢体瘫痪，站立后摔倒，当时意识清楚，被家人送到医院进行治疗

13. 患者右侧肢体受伤，肌力为 2 级，入院时护士应重点宣教

A. 康复功能锻炼

B. 瘫痪肢体保持功能位

C. 绝对卧床休息

D. 2 小时翻身 1 次

E. 协助病人进食

14. 该患者需做 CT 检查，护士应

A. 用轮椅运送

B. 安排平车送患者前往

C. 鼓励患者用拐杖行走

D. 由家属搀扶前往

E. 鼓励患者用助行器行走

15. 患者检查回来后护士应该立即完成的措施是

A. 进行关节按摩

B. 进行关节被动运动

C. 协助患者保持左侧卧位

D. 做好心理护理

E. 双侧上床栏

（16~17 题共用题干）

患者，男，25 岁。从高处坠落，以“脾破裂”诊断入院，需立即手术。

16. 住院处护士首先应

A. 急速给予入院处置

B. 通知负责医生

C. 协助办理住院手续

D. 确定患者的护理问题

E. 护送患者入病房

17. 病房护士首先应

A. 急速给予卫生处置

B. 通知负责医生，做术前准备

C. 铺麻醉床

D. 入院宣教

E. 填写住院病历和有关护理表格

18. 患者，女，42 岁，因“急性胃穿孔”需急诊手术而入院，住院处护士应

A. 办理入院手续

B. 测量生命体征

C. 建立静脉通路

D. 立即送手术室进行手术

E. 实施卫生处置

19. 患者，男，55 岁。尿毒症，肾移植术后。术后 24 小时内给予患者的护理是

A. 三级护理

B. 二级护理

C. 一级护理

D. 四级护理

E. 特级护理

20. 患者，男，56 岁。Ⅲ度烧伤面积大于 60%。入院后的护理级别是

A. 重症护理

B. 特级护理

C. 一级护理

D. 二级护理

E. 三级护理

21. 患者，女，18 岁。因失血性休克给予特级护理，<u>不符合</u>特级护理要求的是

A. 严密观察病情变化

B. 实施床旁交接班

C. 每 2 小时监测生命体征 1 次

D. 基础护理由护理人员完成

E. 保持患者的舒适和功能体位

22. 患者，女，48 岁。腹外疝修补术后 2 天，患者主诉伤口疼痛。无其他不适，应给予患者的护理级别是

A. 特级护理

B. 二级护理

C. 三级护理

D. 四级护理

E. 一级护理

23. 患者，男，62 岁。因胃癌行根治性胃大部切除术，术后安全返回病房。责任护士遵医嘱给予患者

A. 四级护理

B. 三级护理

C. 二级护理

D. 一级护理

E. 特级护理

24. <u>不符合</u>特别护理内容的是

A. 24 小时专人护理

B. 严密观察病情及生命体征变化

C. 做好基础护理，严防并发症

D. 给予卫生保健指导

E. 填写危重病人护理记录单

25. 患者，男，48 岁，右上肺肿瘤切除术，术中生命体征正常，术后安返病房，前置胸腔引流管、尿管，该患者的护理级别是

A. 特级护理

B. 三级护理

C. 一级护理

D. 专人护理

E. 二级护理

26. 患者，男，23 岁，一侧下腹部剧烈疼痛，头晕、眼花、出冷汗并伴有恶心、呕吐，门诊护士处理方法正确

的是

A. 为其测量血压，安慰患者后嘱其耐心等待
B. 立即送抢救室抢救
C. 将患者转隔离门诊诊治
D. 转急诊室诊治
E. 详细询问患者的家庭经济情况

27. 患者，男，20岁，擦玻璃时不慎从楼上跌下，造成严重的颅脑损伤，需随时观察、抢救，入院后对此患者应给予

A. 特级护理
B. 一级护理
C. 二级护理
D. 三级护理
E. 个案护理

28. 患者，男，65岁，胃癌，行胃大部分切除术。术中生命体征正常，术后回病房。护士应遵照医嘱给予该患者

A. 特级护理
B. 一级护理
C. 二级护理
D. 三级护理
E. 四级护理

29. 小王是CCU护士，工作3年来，基本上是一个人护理某个患者，患者的全部护理由她全面负责，实施个体化护理。针对ICU重症患者的护理，下列错误的是

A. 备齐各种急救措施和药品
B. 一对一24小时特级护理
C. 制定并执行护理计划
D. 正确及时做好各项检查
E. 半小时巡视患者1次

30. 以下哪种情况适用一级护理

A. 病情危重，需随时进行抢救的患者
B. 重症患者，大手术后绝对卧床休息的患者
C. 年老或婴幼儿患者
D. 生活不能完全自理的患者
E. 随时需要观察病情变化的患者

（31~33题共用题干）

患者，男，55岁，因支气管哮喘发作急诊入院，主诉"咳嗽气喘、极度呼吸困难"。

31. 根据患者的情况，应给予

A. 四级护理
B. 三级护理
C. 二级护理
D. 一级护理
E. 特级护理

32. 患者入院后护士不需要做的是

A. 给氧
B. 配合医生救治
C. 立即测量生命体征
D. 建立静脉通路
E. 配血

33. 目前该患者首优的护理问题是

A. 知识缺乏
B. 清理呼吸道无效
C. 活动无耐力
D. 气体交换受损
E. 冰袋

（34~36题共用题干）

患者，男，72岁，慢性阻塞性肺气肿急性发作，出现Ⅱ型呼吸衰竭转入ICU监护，给予特级护理

34. 护士应采用的最佳护理方式是

A. 个案护理
B. 功能制护理
C. 责任制护理
D. 小组护理
E. 临床路径

35. 下列护理措施中，正确的是

A. 由当班护士轮流实施护理
B. 鼓励患者自己进行生活护理
C. 定期观察和记录病情变化
D. 随时测量生命体征
E. 随时作好各种急救准备

36. 关于ICU中急救物品和药品保管的原则，错误的是

A. 定人保管
B. 定时检查
C. 定点放置
D. 定人使用
E. 定期消毒

37. 出院后排在病案首页的是

A. 体温单
B. 医嘱单
C. 出院记录
D. 住院病历首页
E. 病程记录

38. 关于出院患者床单位的处理，不恰当的是

A. 被褥暴晒6小时
B. 污被服撤下，送洗
C. 床、床旁桌椅用消毒剂擦洗
D. 脸盆、痰杯用消毒液浸泡
E. 铺备用床

（39~40题共用题干）

患者，女，32岁，诊断为"大叶性肺炎"，经积极治疗后病情好转，医生同意患者出院

39. 护士为该患者进行出院护理，错误的是

A. 通知患者及家属作好出院准备
B. 整理病历，将医嘱单放在最后一页
C. 凭医师处方领取患者的出院带药
D. 介绍出院后的注意事项
E. 填写患者出院护理评估单

40. 出院后，对该患者床单位的处理，错误的是

A. 污被服撤下，送洗
B. 棉胎日光下暴晒 6 小时
C. 床、床旁桌椅用清水擦洗
D. 病室开窗通风
E. 铺备用床

41. 一人搬运患者时，平车与床的位置是
A. 平行紧靠
B. 平车头端与床头呈锐角
C. 平车头端与床尾呈锐角
D. 平车头端与床头呈钝角
E. 平车头端与床尾呈钝角

42. 患者男性，26 岁。颈椎骨折，现需搬运至平车上，平车与床的适当位置是
A. 头端与床尾相接
B. 头端与床头平齐
C. 头端与床尾成锐角
D. 头端与床头呈锐角
E. 头端与床头呈钝角

43. 患者，女，45 岁，因车祸导致腰椎骨折，现需用平车搬动患者行 CT 检查，患者从床上搬运至平车时，平车放置的恰当位置是
A. 与床平行紧靠
B. 与床尾呈锐角
C. 与床尾呈钝角
D. 与床头呈锐角
E. 与床头呈钝角

44. 患者，男，30 岁。工地砸伤，患者外伤导致第 4、5 颈椎骨折，神志清楚，体温、脉搏、呼吸、血压正常，需要收入骨科手术治疗，现场的护士运送患者上救护车应选用的搬运方法是
A. 轮椅运送
B. 单人搬运法
C. 双人搬运法
D. 三人搬运法
E. 四人搬运法

45. 患者，男，36 岁，因车祸致下肢瘫痪来诊，初步诊断为腰椎骨折。运送患者时最佳的方式是
A. 轮椅运送法
B. 平车挪动法
C. 平车单人搬运法
D. 平车两人搬运法
E. 平车四人搬运法

（46~48 题共用题干）

患者，男，24 岁，车祸后导致颅内出血昏迷，现需用平车运送去做 CT 检查。

46. 如果两名护士搬运患者至平车，以下做法正确的是
A. 甲托患者头、颈、肩部；乙托臀、膝部
B. 甲托患者头、颈、肩、背部；乙托腰、大腿处
C. 甲托患者头、颈、肩、腰部；乙托臀、膝部
D. 甲托患者头、颈、背部；乙托腰、膝部
E. 甲托患者头、颈、背部；乙托臀、小腿处

47. 平车运送患者时正确的方法是
A. 推车时护士站于小轮端
B. 进出门时用车撞门
C. 车速宜快，以免耽误抢救
D. 护士应位于患者头部，随时观察病情变化
E. 暂停吸氧、输液等治疗措施

48. 护士推平车上下坡时，患者头部应在高处，是因为
A. 防止血压下降
B. 避免呼吸不畅
C. 减轻头部充血不适
D. 预防坠车
E. 有利于与患者交谈

（49~51 题共用题干）

患者，男，22 岁，篮球运动员，运动训练中不慎下肢骨折，疼痛难忍，不能自行活动，急诊入院，诊断为胫骨骨折。现需平车运送行 X 线检查

49. 三名护士帮助患者从床上搬运到平车，正确的方法为
A. 护士甲托头肩部，乙托臀部，丙托小腿
B. 护士甲托腰部，乙托臀部，丙托腘窝和小腿
C. 护士甲托头、肩背部，乙托腰和臀部，丙托腘窝和小腿
D. 护士甲托头肩部，乙托背部，丙托臀部
E. 护士甲托头肩部，乙托背部，丙托小腿

50. 平车放置的正确位置是
A. 平行紧靠
B. 平车头端与床头呈锐角
C. 平车头端与床尾呈锐角
D. 平车头端与床头呈钝角
E. 平车头端与床尾呈钝角

51. 三名护士在搬运病人的过程中，<u>不妥</u>的是
A. 护士由床头按身高顺序排列
B. 患者身体向护士倾斜
C. 护士站在患者的两侧
D. 同时抬起
E. 同时轻放

（52~53 题共用题干）

患者，男，40 岁，颅脑术后第 3 天，能在床上自行活动。现需用平车搬运患者行 CT 检查，护士帮助患者从床上挪动到平车上。

52. 护士协助患者从床向平车挪动的正确顺序是
A. 上半身、下肢、臀部
B. 臀部、上半身、下肢
C. 臀部、下肢、上半身
D. 上半身、臀部、下肢
E. 下肢、臀部、上半身

53. 护士在平车运送患者的过程中，<u>错误</u>的做法是
A. 患者头部卧于小轮端
B. 护士站在患者头侧

C. 患者如有输液而无输液架，须一人高举输液瓶
D. 车速平稳
E. 进出门时，不可用车撞门

（54~57 题共用题干）

患者，男，24 岁，长途客车司机，因在高速公路发生交通事故导致上肢骨折，大量出血急诊入院。

54. 针对此情况，急诊预检护士应立即通知
A. 医院保卫部门
B. 家属
C. 总值班
D. 医务科
E. 护士长

55. 在医生未到之前，急诊值班护士首先应
A. 止血、测血压、配血、建立静脉通道
B. 详细询问交通事故的发生过程
C. 通知病房，准备床位
D. 了解患者的心理状况，安慰患者
E. 注射镇痛剂

56. 经初步处理后患者可用轮椅转运至骨科病房，使用轮椅运送患者时错误的是
A. 轮椅椅背与床尾平齐且面向床头
B. 护士站在轮椅背后固定轮椅
C. 嘱患者手扶轮椅向后靠
D. 下坡时适当加快速度
E. 寒冷季节注意保暖

57. 医生给予患者手术治疗后，医嘱：一级护理，下列做法不妥的是
A. 做好基础护理，满足患者身心需要
B. 制订护理计划，严格执行各项诊疗措施
C. 及时、准确填写护理记录单
D. 按需准备急救药物
E. 每 1~2 小时巡视患者一次，观察病情

参考答案

1.D 2.C 3.E 4.B 5.A 6.E 7.E 8.E 9.B 10.B 11.D 12.E 13.C 14.B 15.C 16.E 17.C 18.D 19.E 20.B 21.C 22.B 23.D 24.D 25.C 26.D 27.A 28.B 29.E 30.B 31.D 32.E 33.D 34.A 35.E 36.D 37.D 38.E 39.B 40.C 41.E 42.B 43.A 44.E 45.E 46.C 47.D 48.C 49.C 50.E 51.C 52.D 53.A 54.A 55.A 56.D 57.E

4. 解析：心肌梗死的病人入院后，护士应将备用床改为暂空床。

6. 解析：危重病人在转运过程中，必要的治疗不能中断，如给氧、静脉输液等。

10. 解析：住院处护士凭医生开的住院证为病人办理住院手续。

11. 解析：上述肺炎患者病情不危急，患者进入病区后，护士不需要准备急救物品。

15. 解析：该患者右侧肢体瘫痪，翻身后应避免右侧肢体受压，因此应取左侧卧位。

21. 解析：特级护理应 24 小时严密监测病人的病情。

23. 解析：各种大手术后的病人，如胃癌、乳腺癌、直肠癌等，术后早期均为一级护理的适用对象。

42. 解析：颈椎骨折的病人需要四人搬运，四人搬运时平车紧靠床边。

43. 解析：腰椎骨折的病人需要四人搬运，四人搬运时平车紧靠床边。

第五节 卧位和安全的护理

1. 患者，女，40 岁，发热、咳嗽，左侧胸痛。患者多采取左侧卧位休息，自诉此卧位时胸部疼痛减轻，呼吸稍通畅。此卧位的性质属于
A. 主动卧位
B. 被迫卧位
C. 习惯卧位
D. 被动卧位
E. 特异卧位

2. 患者，男，35 岁，因支气管哮喘急性发作导致呼吸困难而采取端坐位，该患者所处的体位属于
A. 主动卧位
B. 被动卧位
C. 治疗体位
D. 专业体位
E. 被迫卧位

3. 休克患者抬高头胸部有利于
A. 呼吸
B. 静脉回流
C. 升高血压
D. 增加心排血量
E. 降低颅内压

4. 为防止吸入性肺炎的发生，对全身麻醉术后呕吐者应
A. 头向前倾
B. 头向后倾
C. 头偏向一侧

D. 抬高头部 15°

E. 保持头部水平位

5. 腰椎穿刺术后患儿应取的体位是

A. 半卧位

B. 去枕平卧位

C. 侧卧位

D. 端坐位

E. 膝胸卧位

6. 患者，男，30 岁。车祸入院后发生休克，急诊入院后给予中凹卧位，护士将其头、躯干（上身）和下肢分别抬高

A. 上身 5° ~10°，下肢 15° ~20°

B. 上身 10° ~20°，下肢 20° ~30°

C. 上身 5° ~10°，下肢 20° ~30°

D. 上身 15° ~20°，下肢 10° ~15°

E. 上身 20° ~25°，下肢 20° ~25°

7. 患者，女，60 岁。肝硬化 10 年伴大量腹水，现昏迷急诊平车入院。该患者应安置的体位是

A. 中凹卧位，头偏向一侧

B. 半卧位，头下加枕

C. 俯卧位，膝下垫枕头

D. 左侧卧位，头下加枕

E. 平卧位，头偏向一侧

8. 患者，女，32 岁。因宫外孕造成失血性休克入院，该患者的卧位应为

A. 头低脚高位

B. 去枕仰卧位

C. 中凹卧位

D. 半坐卧位

E. 头高足低位

9. 患者，女，28 岁，停经 40 天，下腹隐痛 2 天，加重 1 天入院。查体：面色苍白，四肢湿冷，体温不升，脉搏 126 次 / 分，血压 70/50mmHg。此时其最适宜的体位时

A. 侧卧位

B. 俯卧位

C. 中凹卧位

D. 半坐卧位

E. 去枕仰卧位

10. 休克患者抬高下肢的目的是

A. 降低颅内压

B. 便于观察病情

C. 减少头部充血

D. 有利于静脉血液回流，增加心排血量

E. 减轻头痛

11. 患者，女，45 岁，因急性肺炎入院。静脉滴注青霉素时，患者突发药物过敏性休克，护士应立即为患者安置

A. 中凹位

B. 端坐位

C. 头低足高位

D. 头高足低位

E. 去枕仰卧位

12. 患者男性，38 岁，患胃溃疡 5 年。现出现腹部不适、恶心，继而呕吐大量鲜血。查体：呼吸急促，脉搏细速，血压 70/50mmHg。护士应安置患者取

A. 平卧位

B. 侧卧位

C. 屈膝仰卧位

D. 中凹卧位

E. 头低足高位

13. 患者，女，40 岁。上午拟行子宫切除术，术前需留置导尿管。护士在导尿操作中应为患者安置的体位是

A. 去枕仰卧位

B. 头高脚低位

C. 侧卧位

D. 屈膝仰卧位

E. 截石位

14. 患者，女，52 岁，子宫肌瘤切除术后，护士为其进行会阴冲洗，此时应为患者摆

A. 去枕平卧位

B. 屈膝仰卧位

C. 中凹卧位

D. 侧卧位

E. 半坐卧位

15. 为了减轻伤口疼痛，子宫内膜异位症患者术后卧位应为

A. 半卧位

B. 去枕平卧位

C. 头低脚高位

D. 侧卧位

E. 头高脚低位

16. 患者，女，25 岁。车祸导致面部开放性伤口，经清创缝合后，暂时入院观察，应采取的体位是

A. 膝胸位

B. 俯卧位

C. 半坐卧位

D. 侧卧位

E. 仰卧位

17. 呼吸困难患者采取半坐位有利于呼吸的主要原理是

A. 保持上呼吸道开放

B. 心脏位置下降

C. 膈肌位置下降

D. 肋间肌活动范围增大

E. 腹肌放松

18. 取半坐卧位时，床头支架的角度应呈

A. 10° ~15°

B. 15° ~30°

C. 20° ~40°

D. 30° ~50°

E. 45° ~65°

19. 为防止脐带脱垂，采用的卧位是

A. 半坐卧位

B. 中凹卧位

C. 屈膝仰卧位
D. 头低足高位
E. 头高足低位

20. 患者，男，29 岁，左胫腓骨粉碎性骨折，在行跟骨牵引术时患者需采取的体位是
A. 俯卧位
B. 去枕仰卧位
C. 侧卧位
D. 头高足低位
E. 头低足高位

21. 支气管哮喘急性发作时应采取的体位是
A. 端坐位
B. 膝胸卧位
C. 屈膝仰卧位
D. 截石位
E. 头高足低位

22. 孕妇，31 岁，G1P0，孕 28 周，产前门诊检查发现胎儿横位，其余情况正常。为矫正胎位，护士应为患者安置
A. 半坐卧位
B. 膝胸卧位
C. 头低足高位
D. 头高足低位
E. 去枕仰卧位

23. 患者，男，38 岁。进行乙状结肠镜检查，应采取的体位是
A. 头低脚高位
B. 头高脚低位
C. 仰卧位
D. 膝胸卧位
E. 端坐位

24. 患儿男，3 岁，诊断为法洛四联症。患儿缺氧发作时宜采取的体位是
A. 去枕平卧位
B. 取半坐位
C. 膝胸卧位
D. 患儿头肩抬高 15° ~30°
E. 侧卧位

25. 孕妇，孕 30 周，臀先露，为矫正胎位，可采取的体位是
A. 膝胸卧位
B. 半卧位
C. 左侧卧位
D. 膀胱截石位
E. 俯卧位

26. 患者，男，65 岁，处于昏迷状态，护士为其经常更换卧位。该项护理措施的作用不包括
A. 促进伤口愈合
B. 避免发生压疮
C. 防止坠积性肺炎
D. 预防消化不良
E. 预防肌肉萎缩

27. 患者女性，75 岁，体重约 40kg，某护士独自为患者翻身时，下面操作不当的是
A. 如患者仰卧，两手放于腹部
B. 让患者两腿屈曲
C. 将患者肩部移向护士侧
D. 将患者两下肢移向护士侧
E. 一手扶肩一手扶膝，轻推患者，使其面对护士

28. 患者，男，45 岁，胆囊切除术后，护士协助患者翻身侧卧，下述正确的是
A. 翻身前将枕横立于床头
B. 翻身前必须夹闭引流管
C. 两人协助翻身时分别托扶患者肩、腰部和臀、膝部
D. 翻身后协助患者上腿伸直，下腿弯曲
E. 翻身后更换敷料

29. 患者男性，68 岁，体重 60kg，胃癌术后第二天，护士要帮助患者移向床头，护士的做法不妥的是
A. 向病人解释以取得合作
B. 移动之前应固定床轮
C. 将枕头横立于床头
D. 搬运时患者双手放在胸腹前
E. 协助病人取仰卧屈膝位

30. 为患者翻身的处理，错误的是
A. 手术后患者，先换药后翻身
B. 颅脑手术后的患者，只能卧于患侧或平卧
C. 颈椎或颅骨牵引的患者，翻身时不可放松牵引
D. 石膏固定和有较大伤口的患者，翻身后将患侧放于适当位置，防止受压
E. 翻身时注意节力

31. 患者，女，62 岁。下肢瘫痪，长期卧床并用盖被保暖。为保护双足功能，可选用的保护用具是
A. 床档
B. 宽绷带
C. 肩部约束带
D. 支被架
E. 膝部约束带

32. 使用约束带时应重点观察
A. 局部皮肤颜色
B. 衬垫是否完好
C. 约束带是否牢靠
D. 体位是否舒适
E. 神志是否清楚

33. 患者，男，36 岁。躯干烧伤，若采用暴露疗法，宜选用的保护器具是
A. 床档
B. 宽绷带
C. 支被架
D. 肩部约束带
E. 膝部约束带

34. 患者，男，30 岁，双腿不慎被开水烫伤，可为其选用的保护具是
A. 床档

B. 肩部约束带
C. 腕部约束带
D. 踝部约束带
E. 支被架

35. 肺炎患者胸痛时宜采取的体位是
A. 头低脚高位
B. 头抬高 15°，脚抬高 20°
C. 平卧位
D. 健侧卧位
E. 患侧卧位

（36~39 题共用题干）

患者，男，35 岁。因“头部外伤”急诊入院。浅昏迷。CT 提示颅内血肿，脑挫裂伤。在全麻下行颅内血肿清除术

36. 患者术后返回病房，正确的体位是
A. 侧卧位
B. 去枕仰卧位，头偏向一侧
C. 头高足低位
D. 头低足高位
E. 中凹卧位

37. 术后第 2 天，患者应采取的体位是
A. 头高足低位
B. 半卧位
C. 头低足高位
D. 中凹卧位
E. 俯卧位

38. 术后第 2 天采取此卧位的目的是
A. 促进排痰
B. 利于呼吸
C. 便于观察瞳孔
D. 促进引流
E. 预防脑水肿

39.[假设信息] 患者出现躁动，使用约束带时护士需重点观察
A. 呼吸情况
B. 血压情况
C. 约束时间
D. 末梢血液循环
E. 伤口渗血情况

（40~41 题共用题干）

患者男性，以呼吸困难、口唇紫绀、恐惧、烦躁不安而急诊入院，入院诊断为风湿性心脏病合并心力衰竭。

40. 为缓解症状，应协助患者采用的体位是
A. 仰卧位、头偏向一侧
B. 抬高床头 15~30cm
C. 抬高床头 20℃，抬高下肢 30℃
D. 抬高床头 30℃ ~50℃，膝下肢架抬起 15℃ ~20℃
E. 抬高床头 60℃ ~70℃，右侧卧位

41. 当患者出现烦躁不安，为防止患者受伤，应采取的保护措施是
A. 使用绷带
B. 使用肩部约束带防止碰伤
C. 使用双侧床档防止坠床
D. 使用双膝固定防止坠床
E. 使用双套结固定肢体防自伤

（42~44 题共用题干）

患者，男，27 岁，因急性阑尾炎合并穿孔，急诊在硬膜外麻醉下行阑尾切除术，术后平车送患者回病室

42. 患者回病室后，护士应为患者安置的体位是
A. 屈膝仰卧位
B. 中凹位
C. 去枕仰卧位
D. 侧卧位
E. 平卧位

43. 患者术后第 2 天体温 38.2℃，并诉伤口疼痛难忍。此时，护士应为患者安置的体位是
A. 屈膝仰卧位
B. 右侧卧位
C. 头高足低位
D. 头低足高位
E. 半坐卧位

44. 患者采取此种体位的目的是
A. 可减少局部出血，有利于伤口愈合
B. 防止炎症扩散和毒素吸收，减轻疼痛
C. 有利于减少回心血量，促进血液循环
D. 有利于减轻肺部淤血，减少并发症
E. 有利于扩大腹腔容量，防止炎症扩散

45. 患者，女，10 岁，右腿不慎被烧伤，Ⅱ度烧伤面积达 15%，入院后经评估需使用保护具，下列措施错误的是
A. 不可在烧伤的皮肤上约束
B. 短期使用保护性制动
C. 将患者的双上肢外展固定于身体两侧
D. 下肢约束带无法限制患者坐起
E. 使用约束带应使肢体处于功能位

（46~48 题共用题干）

患者，女，50 岁，因“有机磷农药中毒”入院，意识不清，躁动。

46. 为限制患者手腕和踝部的活动，用宽绷带约束患者，宽绷带应打成
A. 外科结
B. 死结
C. 双套结
D. 滑结
E. 单套结

47. 使用约束带时，应注意保持患者肢体处于
A. 患者舒适的位置
B. 患者喜欢的位置
C. 接受治疗的强迫位置
D. 容易变换的位置
E. 功能位置

48. 使用约束带时，应注意观察
A. 患者神志是否清楚
B. 患者体位是否舒适
C. 衬垫是否合适
D. 患者被约束部位皮肤的颜色
E. 约束带是否牢靠

参考答案

1.B 2.E 3.A 4.C 5.B 6.B 7.E 8.C 9.C 10.D 11.A 12.D 13.D 14.B 15.A 16.C 17.C 18.D 19.D 20.E 21.A 22.B 23.D 24.C 25.A 26.A 27.E 28.C 29.D 30.B 31.D 32.A 33.C 34.E 35.E 36.B 37.A 38.E 39.D 40.D 41.C 42.E 43.E 44.B 45.C 46.C 47.E 48.D

9. 解析：上述患者面色苍白，四肢湿冷，体温不升，脉搏 126 次 / 分，血压 70/50mmHg，考虑发生了休克。休克患者应取中凹卧位。

15. 解析：腹部手术后的病人取半卧位，可降低腹部切口的张力，减轻疼痛。

27. 解析：护士协助患者翻身时，一手扶肩一手扶膝，轻推患者，使其背对护士。

第六节　医院内感染的预防和控制

1. 关于医院清洁、消毒、灭菌的说法，错误的是
A. 清洁是用清水等清除物体表面的污垢、尘埃
B. 清洁常是物品消毒、灭菌的前期步骤
C. 清洁可达到杀灭少量病原微生物的效果
D. 消毒是指用物理或化学方法杀灭除芽孢以外的各种病原微生物
E. 灭菌是指用物理或化学方法杀灭一切病原微生物，包括芽孢

2. 以下哪种情况不属于医院内感染
A. 骨折患者入院 2 周后并发肺炎
B. 新入院的患者诊断为肺结核
C. 医师诊治肺炎患者后发生感冒
D. 护士护理乙肝患者被针刺伤后感染乙肝
E. 患者胃大部分切除术后 2 天腹部伤口发生感染

3. 不属于医院内感染的主要因素是
A. 医院内病原体来源广泛，环境污染严重
B. 易感人群增多
C. 有效控制大量新型抗生素的开发和使用
D. 各种侵入性诊疗手段的增多
E. 医务人员对医院内感染的严重性认识不足

4. 某医院心内科病房，相邻床位内出现了 3 例不明原因的腹泻患者，医务人员怀疑发生了医院内感染，应首先
A. 进行有关检查，等暴发感染的诊断明确后及时报告
B. 报告科室主任和医院管理部门
C. 密切观察暴发病例是否继续增加
D. 报告卫生行政部门
E. 报告院长

（5~6 题共用题干）

患者，女，48 岁，子宫肌瘤切除术后第 5 天，手术切口疼痛、红肿，体温 38.3℃，考虑该患者出现了院内感染。

5. 该患者的院内感染类型是
A. 化脓性感染
B. 切口真菌感染
C. 自身感染
D. 外源性感染
E. 内源性感染

6. 此型感染最有力的预防措施是
A. 勤换敷料
B. 建议患者转院
C. 提高机体抵抗力
D. 使用抗生素
E. 健全医院感染监测制度

7. 对油剂、粉剂进行灭菌最佳的方法是
A. 干热消毒法
B. 压力蒸汽法
C. 戊二醇法
D. 环氧乙烷法
E. 过氧乙酸法

8. 某护士用下排气式高压蒸汽灭菌锅进行灭菌，8:35am 锅内压力达到所需要数值，其后一直维持在 103~137kPa 之间，结束灭菌的正确时间是
A. 8:45am
B. 8:50am
C. 9:05am
D. 9:35am
E. 10:00am

9. 使用煮沸灭菌法时在水中加入碳酸氢钠的主要目的是
A. 去除油污
B. 提高沸点
C. 防止橡胶类物品老化
D. 防止金属生锈
E. 使金属器械更有光泽

10. 下列哪项不能使用高压蒸汽灭菌

A. 脱脂棉球
B. 金属器械
C. 棉布
D. 搪瓷药杯
E. 纤维胃镜

11. 高压蒸汽灭菌微生物测试法使用的细菌是
A. 表皮葡萄球菌
B. 金黄色葡萄球菌
C. 大肠埃希菌
D. 嗜热脂肪杆菌芽孢
E. 链球菌

12. 关于紫外线灯消毒空气的说法，正确的是
A. 消毒过程中用纱布遮盖患者双眼
B. 照射时间不少于 1 小时
C. 使用时间超过 2000 小时的灯管应更换
D. 灯管不能用酒精棉球擦拭，以免损坏灯管
E. 消毒过程中避免人员走动并开窗通风

13. 护士为乙型肝炎患者消毒家具、地面和墙面通常选择
A. 紫外线照射
B. 消毒液熏蒸
C. 消毒液擦拭
D. 日光暴晒
E. 消毒液喷洒

14. 在乡卫生院工作的护士准备用纯乳酸对换药室进行空气消毒，换药室长、宽、高分别为 4 米、5 米、3 米。需要乳酸的量为
A. 3.6ml
B. 5.8ml
C. 7.2ml
D. 12.8ml
E. 17.4ml

15. 患儿因确诊为流脑转入传染病房，其原住病房需用食醋进行空气消毒，病房高 4m，宽 4m，长 5m，食醋的用量是
A. 50ml
B. 100ml
C. 200ml
D. 400ml
E. 1000ml

16. 患者，女，54 岁，“子宫内膜癌”根治术后 2 周。患者拟行化疗，选择经周围静脉的中心静脉穿刺（PICC），一次性 PICC 穿刺包的消毒灭菌宜选择
A. 压力蒸汽灭菌法
B. 化学灭菌剂浸泡法
C. 环氧乙烷气体密闭消毒灭菌法
D. 紫外线照射消毒法
E. 微波消毒灭菌法

（17~18 题共用题干）

患者，男，60 岁。食欲缺乏、体重下降、便秘、有里急后重感等不适，医嘱：肠镜检查

17. 肠镜消毒宜选用的化学消毒法是
A. 冲洗法
B. 喷雾法
C. 擦拭法
D. 熏蒸法
E. 浸泡法

18. 以下最合适消毒肠镜的化学消毒剂为
A. 苯扎溴铵
B. 戊二醛
C. 氯己定
D. “84” 消毒液
E. 75% 乙醇

19. 在行纤维胃镜消毒时，宜选择的化学消毒方法是
A. 75% 乙醇擦拭
B. 2% 的戊二醛浸泡
C. 3% 过氧化氢浸泡
D. 0.2% 过氧乙酸熏蒸
E. 含有效氯 0.2% 的消毒液浸泡

20. 下列操作不符合无菌原则的是
A. 术者双手保持在无菌台面以上
B. 术者面对面更换位置
C. 手术区无菌巾浸湿后立即加盖无菌巾
D. 术者肘部接触有菌区后戴袖套
E. 胃肠切开前垫好纱垫

21. 关于无菌技术操作原则的描述，错误的是
A. 操作环境清洁、宽敞
B. 无菌操作前操作人员应戴好帽、口罩，修剪指甲并洗手
C. 无菌物品与非无菌物品分开放置
D. 无菌物品取出后如未使用应立即放回无菌容器内
E. 无菌物品疑有污染或已被污染，应给予更换并重新灭菌

22. 关于无菌操作原则的叙述，错误的是
A. 无菌物品与非无菌物品分别放置
B. 取无菌物品必须用无菌持物钳
C. 无菌包外标明物品名称，灭菌日期
D. 怀疑被污染则不可使用
E. 一套无菌物品未用完，可以给其他患者使用

（23~24 题共用题干）

护生小王实习期间，内科病区开展阶段性教学评估，小王参加了无菌技术操作考试。

23. 小王在使用湿式保存的无菌持物钳时，正确的做法是
A. 使用中钳端始终朝下，无倒转向上动作
B. 夹取物品时钳端触及罐口边缘
C. 用无菌持物钳夹取消毒的油纱布
D. 到远处夹取物品后立即放回罐内
E. 使用后闭合钳端放回容器内浸泡消毒

24. 小王考试时回答了无菌包的使用方法，正确的是
A. 无菌包潮湿时应待干燥后再用
B. 无菌包内物品一次未用完，在 48 小时内有效

C. 从无菌包内取出的物品若未使用，应立即放回包内

D. 打开无菌包时，应用手指捏住包布四角的内面展开

E. 打开无菌包时，必须保护包内面的无菌面

25. 长度为 16cm 的无菌持物钳，消毒液至少应浸泡的长度为

A. 4cm

B. 6cm

C. 8cm

D. 12cm

E. 16cm

26. 无菌盘在未污染的情况下可使用

A. 24 小时

B. 12 小时

C. 8 小时

D. 4 小时

E. 1 小时

27. 戴无菌手套时，错误的是

A. 洗手、剪指甲、戴口罩

B. 核对手套号码、灭菌日期及包装

C. 未戴手套的手持手套的反折部分取出手套

D. 戴上手套的手持手套的内面取出手套

E. 戴好手套后，双手置于胸前

28. 以下病房环境中属于污染区的是

A. 病房走廊

B. 患者浴室

C. 医护更衣室

D. 化验室

E. 库房

29. 传染病区护士的隔离衣应

A. 挂在治疗室，污染面向外

B. 挂在值班室，污染面向外

C. 挂在走廊，污染面向外

D. 挂在走廊，清洁面朝外

E. 挂在病房，清洁面向外

30. 在传染病区中属于污染区的是

A. 走廊

B. 病室

C. 护士站

D. 治疗室

E. 值班室

31. 穿脱隔离衣时要避免污染

A. 领口

B. 胸前

C. 袖子的后面

D. 背部

E. 腰带的以下部分

32. 有关隔离衣的要求，正确的是

A. 每周更换 1 次

B. 必须完全盖住工作服

C. 保持袖口内外面清洁

D. 隔离衣潮湿后立即晾干

E. 隔离衣挂在走廊内，外面向外

33. 在隔离病区工作的护士行为，正确的是

A. 掀页撕取避污纸

B. 把口罩挂在胸前

C. 着隔离衣进入治疗室

D. 为患者翻身后用手整理口罩

E. 护理结核患者后立即更换口罩

34. 护士为患者分发口服药后将一次性药杯收回，正确的处理方法是

A. 直接丢弃

B. 消毒后销毁

C. 清洗后消毒

D. 消毒后备用

E. 清洗后备用

（35~39 题共用题干）

患者，男，31 岁。主诉“近日高热、咳嗽伴有头痛、全身酸痛、不适、乏力等”就诊，经检查确诊为非典型性肺炎收住院治疗

35. 应将患者安置在

A. 隔离病房

B. 手术室

C. 普通病房

D. ICU 抢救室

E. 抢救室

36. 应对患者实施

A. 接触性隔离

B. 保护性隔离

C. 呼吸道隔离

D. 消化道隔离

E. 严密隔离

37. 针对该患者的隔离措施，错误的是

A. 住双人房间

B. 护士进入病室穿隔离衣

C. 排泄物需严格消毒处理

D. 病室空气消毒每天一次

E. 拒绝家属探视

38. 患者病情进一步加重，对其行气管切开术，污染的敷料应

A. 紫外线照射

B. 高压蒸汽灭菌

C. 焚烧

D. 煮沸

E. 浸泡

39. 患者病情进一步恶化后死亡，护士应为其进行

A. 一般消毒处理

B. 保护性处理

C. 院外消毒处理

D. 终末消毒处理

E. 太平间美容处理

40. 患者，男，62 岁，以霍乱收治入院，护士在向患

者及家属做入院宣教时，错误的是
A. 通向走廊的门窗关闭
B. 排泄物须严格消毒
C. 剩饭须煮沸后倾倒
D. 双休日家属可探视
E. 患者不能走出病室

（41~43 题共用题干）
患者，男，42 岁，因剧烈腹泻来诊。根据临床症状和查体结果，高度怀疑为霍乱。正在等待实验室检查结果以确认诊断

41. 此时，对该患者处置方法是
A. 在指定场所单独隔离
B. 在留下联系电话后要求其回家等通知
C. 在医院门诊等待结果
D. 收住入本院消化科病房
E. 要求患者尽快自行前往市疾控中心确诊

42. 该患者经检查确诊为霍乱，予以隔离治疗，护士应告知家属，患者的隔离期限是
A. 以临床症状消失为准
B. 根据医学检查结果确定
C. 由当地人民政府决定
D. 由隔离场所的负责人确定
E. 由公安机关决定

43. 该患者治疗无效身亡，应将其尸体立即进行卫生处理，正确的是
A. 由患者家属自行处理
B. 送回患者家乡火化
C. 按规定深埋
D. 石灰池掩埋
E. 就近火化

44. 患者，女，52 岁。以腹泻、呕吐急诊入院，确诊为霍乱。因病情严重，最终患者死亡。对此患者的尸体处理正确的是
A. 立即送往偏远地方填埋
B. 上报卫生防疫部门批准后火化
C. 立即进行卫生处理，就近火化
D. 停尸屉内冷藏保存待检
E. 立即火化

（45~46 题共用题干）
患者，男，38 岁。主诉反复寒战，发热 1 周。体温骤降，最高达 39.5℃，很快降至正常，隔日发作一次，今晨再次出现高热急诊入院。疑似疟疾。护士为其监测体温

45. 该患者用过的体温计正确的处理方式是
A. 过氧乙酸浸泡
B. 84 消毒液擦拭
C. 紫外线照射
D. 乙醇擦拭
E. 碘酊擦拭

46. 为该患者采取的隔离措施是
A. 接触性隔离
B. 肠道隔离
C. 呼吸道隔离
D. 昆虫隔离
E. 严密隔离

47. 患者，女，28 岁，诊断为“SARS”入院。对此患者采取的隔离措施应为
A. 严密隔离
B. 昆虫隔离
C. 保护性隔离
D. 消化道隔离
E. 接触性隔离

48. 为丙型肝炎患者抽血做肝功能检查，抽血后护士消毒双手正确的是
A. 刷洗范围应在污染范围内
B. 流动水冲洗时，腕部应高于肘部
C. 洗手时，身体靠近洗手池
D. 双手共刷洗 2 分钟
E. 刷手毛刷可重复使用

（49~51 题共用题干）
患者，女，35 岁，突发高热、巩膜黄染、肝区疼痛 2 天，诊断为“甲型肝炎”入院，收入传染病区

49. 护士在入院指导时告知病人属于清洁区的是
A. 医护办公室
B. 病区走廊
C. 化验室
D. 值班室
E. 患者浴室

50. 护士给患者的排泄物消毒时最好选用的消毒剂是
A. 戊二醛
B. 过氧乙酸
C. 过氧化氢
D. 含氯消毒剂
E. 乙醇

51. 护士对该患者采取的隔离措施，不符合隔离原则的是
A. 隔离病室门口，隔离标志明确，卫生设施齐全
B. 探视人员按要求采取相应隔离措施
C. 穿好隔离衣后再备好所需物品进入隔离病室
D. 每日消毒隔离病室环境
E. 加强隔离患者的心理护理

（52~53 题共用题干）
患者，男，35 岁，诊断为“霍乱”，收住传染病区。

52. 入院指导时告知患者，病区的污染区是
A. 医护办公室
B. 病区走廊
C. 化验室
D. 值班室
E. 患者浴室

53. 护士对该患者的餐具消毒，最佳方法是
A. 电离辐射灭菌法

B. 微波消毒法
C. 日光暴晒法
D. 过滤除菌法
E. 臭氧灭菌灯消毒法

（54~56 题共用题干）

患儿，男，出生后 5 天，诊断为“新生儿带状疱疹”。

54. 对此患儿采取的隔离种类是
A. 严密隔离
B. 消化道隔离
C. 昆虫隔离
D. 接触隔离
E. 血液 – 体液隔离

55. 护士取奶瓶喂养时需使用避污纸，正确的方法是
A. 随意撕取
B. 掀页撕取
C. 戴手套后撕取
D. 从上面抓取
E. 用镊子夹取

56. 废弃避污纸的处理方法是
A. 紫外线消毒
B. 高压蒸汽灭菌
C. 过氧乙酸浸泡
D. 焚烧
E. 甲醛熏蒸

参考答案

1.C　2.B　3.C　4.B　5.D　6.E　7.A　8.C　9.B　10.E　11.D　12.A　13.C　14.C　15.D　16.C　17.E　18.B　19.B　20.B　21.D　22.E　23.A　24.E　25.C　26.D　27.D　28.B　29.D　30.B　31.A　32.B　33.E　34.B　35.A　36.E　37.A　38.C　39.D　40.D　41.A　42.B　43.E　44.C　45.A　46.D　47.A　48.D　49.D　50.D　51.C　52.E　53.B　54.D　55.D　56.D

8. 解析：高压蒸汽灭菌锅进行灭菌时，压力达 103~137Kpa，温度达 121℃~126℃，保留 20~30 分钟，可达到灭菌效果。8:35am 参数达到 103~137Kpa，30 分钟后，即 9:05am 即可达到灭菌效果。

14. 解析：在利用纯乳酸对换药室进行空气消毒时，用药的标准是 $0.12ml/m^3$，该换药室的面积为 $4m \times 5m \times 3m=60m^3$，因此需要乳酸的量为 $60m^3 \times 0.12ml/m^3=7.2ml$。

22. 解析：一套无菌物品只供一位病人使用，以避免交叉感染。

27. 解析：戴好手套的手处于无菌状态，只能持手套的外面取出手套。

40. 解析：霍乱属于甲类传染病，应实行严密隔离，禁止家属探视。

44. 解析：甲类传染病人死亡后应立即对尸体进行卫生处置，尸体就近火化，以免在转运途中造成传染源扩散。

第七节　病人的清洁护理

1. 下列哪种疾病需进行特殊口腔护理
A. 阑尾炎切除术后第 4 天
B. 急性胃肠炎
C. 下肢骨折
D. 胆囊炎术前
E. 脑出血患者昏迷

2. 特殊口腔护理的适应证不包括
A. 禁食
B. 高热
C. 鼻饲
D. 昏迷
E. 腹泻

3. 患者，男，29 岁。因外伤致昏迷，需鼻饲。护士在晨晚间为其进行口腔护理的目的不包括
A. 保持口腔清洁
B. 清除口腔内一切细菌
C. 清除口臭、口垢
D. 观察口腔黏膜
E. 预防并发症

4. 为昏迷患者进行口腔护理时，不需要准备的用物是
A. 手电筒
B. 血管钳
C. 开口器
D. 棉签
E. 吸水管

5. 患儿男，6 个月。因间歇发热、咳嗽半个月，拟诊断为“支气管炎”，给予口服“头孢拉定”治疗。近 2 天发现口腔有白色点片乳凝块样物，不易拭去。护士在为患儿进行口腔护理时，宜选择的溶液是
A. 来苏水
B. 生理盐水
C. 0.1% 利凡诺
D. 2% 碳酸氢钠
E. 3% 过氧化氢

6. 为长期应用抗生素的患者做口腔护理时，应注意观察
A. 口腔黏膜有无溃疡

B. 口腔有无特殊的气味
C. 口腔黏膜有无出血点
D. 口腔有无真菌感染
E. 口唇有无干燥

（7~9 共用题干）

患者，女，32 岁，患白血病，长期用抗生素，护士在评估口腔的过程中，发现患者口腔黏膜有乳白色分泌物

7. 患者口腔病变的原因是
A. 真菌感染
B. 免疫力低下
C. 口腔不洁
D. 抵抗力低下
E. 长期使用抗生素

8. 该患者最适宜的漱口液是
A. 生理盐水
B. 复方硼酸溶液
C. 1%~4% 碳酸氢钠溶液
D. 0.1% 醋酸溶液
E. 1%~3% 过氧化氢溶液

9. 为该患者做口腔护理时，护士的操作手法错误的是
A. 观察口腔情况，取下义齿
B. 擦洗颊部时由外向内
C. 擦洗舌头时勿触及咽部
D. 口唇干裂可涂液状石蜡
E. 每擦洗一个部位，更换一个棉球

10. 患者，女，32 岁，因剖宫产后卧床多日造成长发打结粘结成团，护士欲帮其湿润疏通头发宜选用
A. 清水
B. 油剂
C. 百部酊
D. 生理盐水
E. 30% 乙醇

11. 患者，女，65 岁。因脑出血致右侧肢体瘫痪。护士为其梳发，错误的操作是
A. 协助患者抬头，将治疗巾铺于枕头上
B. 将头发从中间分为两股，分股梳理
C. 梳发时由发根梳至发梢
D. 脱落的头发置于纸袋中
E. 打结的头发用甘油湿润后慢慢梳理

12. 患者因心肌缺血，心绞痛发作卧床 4 周，为其床上洗发时，患者突感胸痛、心悸、面色苍白、出冷汗，护士应立即
A. 请家属协助洗发
B. 加快速度，迅速完成洗发
C. 注意保暖，为患者添加衣服后继续洗发
D. 短暂休息，鼓励患者坚持片刻
E. 停止操作，使患者平卧、吸氧、立即与医师联系

13. 患者，男，30 岁，车祸致左上肢骨折，护士在为其换衣时，正确脱、穿的方法是
A. 先脱左肢，先穿左肢
B. 先脱右肢，先穿左肢
C. 先脱左肢，先穿右肢
D. 先脱右肢，先穿右肢
E. 按患者意愿做

14. 患者，男，72 岁，右上肢骨折，为该患者脱、穿衣服的正确顺序是
A. 先脱左上肢，先穿左上肢
B. 可任意选择
C. 先脱左上肢，先穿右上肢
D. 先脱右上肢，先穿右上肢
E. 先脱右上肢，先穿左上肢

15. 患者，女，78 岁。在全麻下行膝关节置换术，术后当晚排便于床上，值班护士正确的做法是
A. 让家属更换床单
B. 让患者自行更换病号服
C. 用 75% 酒精擦洗局部皮肤
D. 告诉患者以后不能再发生类似的事
E. 评估后再进行擦洗处理

16. 压疮发生的原因不包括
A. 局部组织长期受压
B. 使用石膏绷带衬垫不当
C. 全身营养缺乏
D. 局部皮肤经常受排泄物刺激
E. 肌肉软弱萎缩

17. 压疮淤血红润期的主要表现是
A. 受压皮肤颜色紫红
B. 皮下产生硬结
C. 局部皮肤红肿
D. 表皮出现水疱
E. 溃疡形成

18. 患者，男，60 岁。车祸致颅脑损伤伴下肢粉碎性骨折。深昏迷，营养状况差，轻度水肿。评估见骶尾部皮肤紫红色，有皮下硬结，并有小水疱。患者目前的皮肤状况处于
A. 正常
B. 压疮淤血红润期
C. 压疮炎性浸润期
D. 压疮浅度溃疡期
E. 压疮坏死溃疡期

（19~22 题共用题干）

患者，男，63 岁。因脑外伤昏迷入院，给予降颅压及抗生素治疗。患者 2 周后出现口腔颊部黏膜破溃，创面有白色膜状物，用棉签拭去附着物后创面有轻微出血。

19. 导致该患者口腔病变的原因可能是
A. 维生素缺乏
B. 真菌感染
C. 病毒感染
D. 凝血功能障碍
E. 铜绿假单胞菌感染

20. 为患者做口腔护理时，应选择的漱口液是
A. 0.9% 氯化钠溶液
B. 1%~3% 过氧化氢溶液

C. 0.02% 呋喃西林溶液
D. 1%~4% 碳酸氢钠溶液
E. 复方硼酸溶液

21. 口腔护理时开口器应从
A. 门齿放入
B. 舌下放入
C. 尖牙处放入
D. 臼齿处放入
E. 侧切牙放入

22. 该患者有活动义齿，正确的处理方法是清洗后
A. 放入冷水中
B. 放入热水中
C. 放入乙醇中
D. 放入碘伏中
E. 放入过氧乙酸中

23. 患者，女，52 岁。左上肢二度烧伤，病区护士为其擦浴，做法错误的是
A. 擦浴过程中注意保暖
B. 先擦前胸再擦后背
C. 脱衣时，先健侧再患侧
D. 穿衣时，先健侧再患侧
E. 保护自尊，注意遮挡

24. 患者，男，72 岁，因脑卒中右侧肢体瘫痪，长期卧床，为预防压疮发生，下列护理措施中错误的是
A. 定期更换体位
B. 保持皮肤清洁
C. 每天检查皮肤有无红肿、破溃
D. 局部放置热水袋，促进血液循环
E. 鼓励患者进行肢体功能锻炼

（25~26 题共用题干）

患者男性，65 岁，因高血压性脑出血后肢体偏瘫。患者长期卧床，近期发现其骶尾部皮肤呈紫色，皮下有硬结，表皮出现小水疱

25. 目前患者最主要的护理问题是
A. 皮肤完整性受损
B. 生活自理缺陷
C. 个人应对无效
D. 知识缺乏
E. 躯体移动障碍

26. 针对该患者的护理措施，正确的是
A. 无菌纱布包裹，减少摩擦，促进其自行吸收
B. 生理盐水冲洗受损皮肤
C. 剪破表皮，引流
D. 清除坏死组织
E. 外敷抗生素

27. 下列不属于压疮发病原因的是
A. 皮肤受汗液、尿液等刺激
B. 石膏夹板内衬垫放置不当
C. 局部组织长期受压
D. 肌肉萎缩
E. 全身营养缺乏

28. 关于口腔、牙龈出血的护理措施，错误的是
A. 牙龈渗血用肾上腺素棉球贴敷止血
B. 定时漱口
C. 口腔内有陈旧血块时用牙刷或牙签清理干净
D. 进餐前可用 1% 双氧水漱口
E. 牙龈渗血时局部涂抹云南白药

29. 患者，女，51 岁，因淋巴癌入院接受化疗，护士在评估患者时发现其口腔黏膜有乳白色分泌物，在给予口腔护理时首选的溶液是
A. 生理盐水
B. 1%~3% 过氧化氢溶液
C. 0.1% 醋酸溶液
D. 1%~4% 碳酸氢钠溶液
E. 多贝尔溶液

30. 口腔护理时对有活动义齿的处理，不恰当的是
A. 患者漱口后，协助将假牙戴回
B. 取下的假牙用冷水冲洗干净
C. 用牙膏彻底清洗假牙
D. 暂时不用的假牙可置于酒精中浸泡
E. 协助患者戴假牙前，应先浸湿

31. 患者，女，58 岁，因肝功能不全收入院，护士在为其做特殊口腔护理时发现肝臭味，提示
A. 口腔清洁不彻底
B. 患者出现消化不良
C. 肝功能逐渐好转
D. 肝昏迷前兆
E. 病情无变化

32. 患者，男，34 岁，因车祸外伤致截瘫，卧床已 3 个月，患者一般情况差，骶尾部可见一面积为 2cm × 4cm，较深的创面，有脓液流出，创面周围可见少量黑色坏死组织，以下护理措施最恰当的是
A. 用 50% 酒精按摩创面及周围皮肤
B. 用后层滑石粉包扎
C. 仅用红外线照射即可
D. 用生理盐水冲洗后自然干燥
E. 除去坏死组织，用 0.02% 呋喃西林液冲洗后外敷药物

33. 患者，女，62 岁，糖尿病患者，因高热卧床多日，为其进行护理活动时不恰当的是
A. 受压发红处不可按摩
B. 鼓励经常翻身
C. 骨隆凸处垫橡胶圈
D. 操作时动作轻柔，避免损伤皮肤
E. 保持皮肤、床褥清洁干燥

34. 患者，男，58 岁，车祸致左上肢外伤，护士为其进行床上擦浴，以下做法正确的是
A. 由外眦向内眦擦拭眼部
B. 脱上衣时先脱左肢
C. 擦洗后按摩骨隆突出处
D. 穿上衣时先穿右肢
E. 擦洗动作要轻慢

35. 为口腔有真菌感染的患者进行口腔护理时应首选

A. 生理盐水
B. 过氧化氢溶液
C. 醋酸溶液
D. 洗必泰（氯己定）溶液
E. 碳酸氢钠溶液

36. 患者，女，60 岁。因脑出血入院 2 周。目前患者意识不清，骶尾部皮肤发红，大小为 3cm × 3cm，未破损。患者的压疮处于

A. 淤血红润期
B. 炎性浸润期
C. 浅度溃疡期
D. 深度溃疡期
E. 坏死溃疡期

37. 护理体检时发现患者左侧坐骨结节处皮肤呈暗紫色，该患者属于

A. 局部暂时性缺血期
B. 压疮淤血红润期
C. 压疮炎性浸润期
D. 压疮坏死溃疡期
E. 压疮浅表溃疡期

38. 患者，男，80 岁。偏瘫，长期卧床。近日发现其骶尾部出现红、肿、热、麻木，有触痛，皮肤无破损。此患者的压疮处于

A. 淤血红润期
B. 炎性红润期
C. 炎性浸润期
D. 淤血浸润期
E. 溃疡期

39. 压疮的发生原因不包括

A. 垂直压力
B. 营养状况
C. 心理因素
D. 年龄
E. 体温升高

（40~41 题共用题干）

患者，女，60 岁，因右心衰竭在家卧床已 3 周，近日患者诉骶尾部有疼痛感，家庭病床的责任护士仔细观察后认为患者处于压疮的炎性浸润期

40. 支持其判断的依据是

A. 尾骶部皮肤呈紫红色，有皮下硬结，并出现水疱
B. 患者主诉骶尾部疼痛、麻木感
C. 局部皮肤发红、水肿
D. 创面湿润，有少量脓性分泌物
E. 伤口周围有坏死组织

41. 该患者因右心衰竭引起双下肢水肿，体质虚弱、消瘦，应给予的饮食是

A. 高热量、低蛋白、低盐
B. 高脂肪、低蛋白、高纤维素
C. 高热量、高脂肪、高纤维素
D. 高热量、高蛋白、高脂肪
E. 低盐、高蛋白、高纤维素

42. 患者，男，67 岁，诊断为“冠心病”入院。患者自行沐浴时，下列措施错误的是

A. 调节浴室室温在 22℃ ~24℃
B. 门外挂牌以示室内有人
C. 用物准备齐全
D. 浴室应闩门
E. 沐浴应于餐后 1 小时进行

43. 为长期应用激素的患者进行口腔护理时，应注意观察

A. 黏膜有无溃疡
B. 有无特殊气味
C. 黏膜有无真菌感染
D. 黏膜有无出血点
E. 口唇有无干裂

44. 患者，男，45 岁，诊断为“伤寒”入院 2 周，口腔有铜绿假单胞菌感染。进行口腔护理时，为患者选用的漱口液为

A. 生理盐水
B. 复方硼砂溶液
C. 0.1% 醋酸溶液
D. 1%~2% 碳酸氢钠溶液
E. 2%~3% 硼酸溶液

（45~46 题共用题干）

患者，女，72 岁，右侧股骨颈骨折，手术后生活不能自理。护士为其床上擦浴。

45. 护士为患者床上擦浴时的操作方法，错误的是

A. 调节室温至 24℃左右
B. 遮挡患者，按需要给予便盆
C. 水温调节至 60℃ ~62℃
D. 脱上衣时先右侧后左侧
E. 先为患者洗脸和擦洗颈部，再擦洗上肢

46. 护士在为其床上擦浴过程中，患者突然感到寒战、心慌，且面色苍白，出冷汗，护士应立即

A. 请家属协助擦浴
B. 加快速度，边保暖，边完成擦浴
C. 边擦洗，边通知医师
D. 鼓励患者做张口呼吸
E. 停止操作，让患者平卧

（47~48 题共用题干）

患者，男，65 岁，因脑出血已在家卧床 2 个月，不能自行翻身，近日尾骶部皮肤呈暗红色，压之不褪色

47. 此患者压疮所处的临床分期是

A. 溃疡期
B. 炎性红润期
C. 炎性浸润期
D. 淤血浸润期
E. 淤血红润期

48. 护理的重点是定期为患者翻身，确定翻身间隔时间是根据

A. 患者要求

B. 医嘱

C. 护理人员情况

D. 病情和受压情况

E. 家属的提议

（49~53 题共用题干）

患者，男，45 岁，2 个月前因车祸导致颅脑损伤昏迷入院，经积极抢救，目前生命体征平稳，但仍然处于昏迷状态，大小便失禁。

49. 护士为患者进行口腔护理时，错误的是

A. 禁忌漱口

B. 需用张口器时，应从臼齿处放入

C. 观察口腔黏膜及舌苔变化

D. 擦洗时须用血管钳夹紧棉球

E. 每次用两个棉球擦洗

50. 护士给患者更换床单的做法，错误的是

A. 松开床尾盖被，协助患者翻身

B. 操作过程中注意观察患者的情况

C. 松开近侧大单、中单、橡胶单，一起卷入患者身下

D. 避免过多的暴露患者

E. 必要时使用床档

51. 护士给患者清扫床上的渣屑，以下做法正确的是

A. 撤出床单，抖渣

B. 手拍除渣屑

C. 直接用刷扫床

D. 用换下的枕套扫床

E. 用蘸有消毒液的微湿布套床刷刷床

52. 若近日护士观察到患者骶尾部皮肤呈紫色，皮下有硬结，表皮出现小水疱，该患者属于压疮的

A. 淤血红润期

B. 淤血浸润期

C. 炎性浸润期

D. 浅度溃疡期

E. 深度溃疡期

53. 针对上述患者的皮肤护理，不妥的是

A. 避免潮湿、摩擦、尿便等刺激

B. 不让患者直接卧于橡胶单上

C. 用红外线照射骶尾部皮肤，促进局部血液循环

D. 剪破小水疱引流

E. 床上铺气垫褥

（54~55 题共用题干）

患者，男，47 岁，脊髓损伤致腰以下截瘫后 1 周转入院，患者意识清醒，大小便失禁

54. 为预防患者发生压疮，行按摩时可用

A. 50% 乙醇

B. 70% 乙醇

C. 90% 乙醇

D. 松节油

E. 温水

55. 有关按摩的方法，错误的是

A. 以手掌大小鱼际部分紧贴皮肤

B. 从骶尾部开始，沿脊柱两侧边缘以环状动作向上按摩

C. 由轻→重→轻

D. 每次 1~2 分钟

E. 询问患者的感受，观察病情变化

（56~57 题共用题干）

患者，女，65 岁，长期卧床，护士在为其生活护理。

56. 患者为长发，护士为其床上梳头的方法，错误的是

A. 床上梳头可去除头皮污秽，减少感染机会

B. 将头发编成发辫者，可 2~3 天松开发辫一次，经梳理后再编好

C. 长发者沿发梢到发根的方向进行梳理

D. 发辫不宜扎得太紧，以免引起疼痛

E. 头发梳理过程中可用指腹按摩头皮，促进头部血液循环

57. 如为患者进行背部按摩，使用乙醇的浓度是

A. 20%

B. 50%

C. 75%

D. 90%

E. 100%

58. 如为患者进行床上大小便，以下方法错误的是

A. 不可强行塞、拉便盆

B. 取出便盆时，应先抬起臀部

C. 及时倒掉排泄物

D. 冬天时金属便盆应加热后使用

E. 即使患者能够自理，也应协助患者擦净肛门

参考答案

1.E　2.E　3.B　4.E　5.D　6.D　7.A　8.C　9.B　10.E　11.E　12.E　13.B　14.C　15.E　16.E　17.C　18.C　19.B　20.D　21.D　22.A　23.D　24.D　25.A　26.A　27.D　28.C　29.D　30.D　31.D　32.E　33.A　34.C　35.E　36.A　37.C　38.A　39.C　40.A　41.E　42.D　43.C　44.C　45.C　46.E　47.E　48.D　49.E　50.C　51.E　52.C　53.D　54.A　55.D　56.B　57.B　58.E

4. 解析：昏迷禁忌漱口，因此为昏迷病人做口腔护理时不需要准备吸水管。

11. 解析：长期卧床头发缠结的病人可用 30% 乙醇湿润、松解头发。

14. 解析：为患者穿脱衣服时，应先脱健侧，先穿患侧，该患者右上肢骨折，因此，应先脱左上肢，先穿右上肢。

29. 解析：上述情况属于真菌感染，因此应选择碳酸氢钠溶液漱口。

第八节　生命体征的评估

1. 关于体温生理性变化的描述，错误的是
A. 清晨 2~6 时体温最低
B. 昼夜体温变动范围不超过 0.5℃
C. 下午 2~8 时体温最高
D. 与人体活动有关
E. 女性在月经前期体温可轻度升高

2. 成人腋温的正常范围是
A. 35.0℃ ~36.0℃
B. 36.0℃ ~37.0℃
C. 36.3℃ ~37.2℃
D. 36.5℃ ~37.5℃
E. 36.0℃ ~37.7℃

3. 以口腔温度为标准，体温过低是指
A. 35℃以下
B. 35℃ ~36℃
C. 36.6℃ ~37.5℃
D. 37.3℃ ~38℃
E. 38.1℃ ~38.5℃

4. 患者，男，40 岁，疟疾。患者体温骤然升高至 39.0℃，持续 6 小时，然后下降至 37.0℃，经过一个间歇，又反复发作。该患者的热型为
A. 稽留热
B. 弛张热
C. 间歇热
D. 不规则热
E. 回归热

5. 患者，男，26 岁，以肺炎入院，给予抗生素治疗，入院一周来患者体温一直持续在 39℃ ~40℃，24 小时波动范围未超过 1℃，此热型属于
A. 回归热
B. 不规则热
C. 间歇热
D. 弛张热
E. 稽留热

6. 败血症患者发热时常见的热型是
A. 间歇热
B. 弛张热
C. 波浪热
D. 不规则热
E. 稽留热

7. 患者，男，56 岁，肺炎。入院时测体温为 40.0℃。为观察体温的变化，测量体温的频率是
A. 每 8 小时 1 次
B. 每 6 小时 1 次
C. 每 4 小时 1 次
D. 每日 1 次
E. 每晚 1 次

8. 患者，男，35 岁。诉畏寒，体温 39.3℃，脉搏细速，呼吸粗大，皮肤苍白无汗，下列护理措施中错误的是
A. 物理降温
B. 立即做好口腔、皮肤护理
C. 适当保暖
D. 鼓励患者多饮水
E. 每 5 小时测量体温一次

9. 患者，男，36 岁，急性上呼吸道感染，体温 39.3℃，遵医嘱应用退热剂降温，用药后，应注意及时补充
A. 维生素
B. 蛋白质
C. 水和电解质
D. 维生素 C
E. 钙

10. 成人测量肛温时，将肛表插入直肠的深度为
A. 1~2cm
B. 2~3cm
C. 3~4cm
D. 4~5cm
E. 5~6cm

11. 可以使用肛温测量患者体温的情况是
A. 阿米巴痢疾
B. 痔疮术后
C. 肝昏迷
D. 心肌梗死
E. 直肠术后

12. 患者，男，50 岁。护士为其测量体温时，得知 5 分钟前，患者饮过热开水，以下做法正确的是
A. 嘱其用冷开水漱口后再测
B. 暂停测一次
C. 改测直肠温度
D. 告知患者 30 分钟后再测口腔温度
E. 继续测量

13. 关于上呼吸道感染患儿发热的护理措施，错误的是
A. 保持室内温度适宜，空气清新
B. 保证营养和水分的摄入
C. 松解衣被，及时更换汗湿的衣服
D. 体温升至 38℃时，给予酒精擦浴
E. 注意观察是否发生高热惊厥

（14~16 题共用题干）

患者，男，34 岁。以“发热待查”入院，主诉寒战、咳嗽、胸痛，持续数日体温不退。体温单如图所示

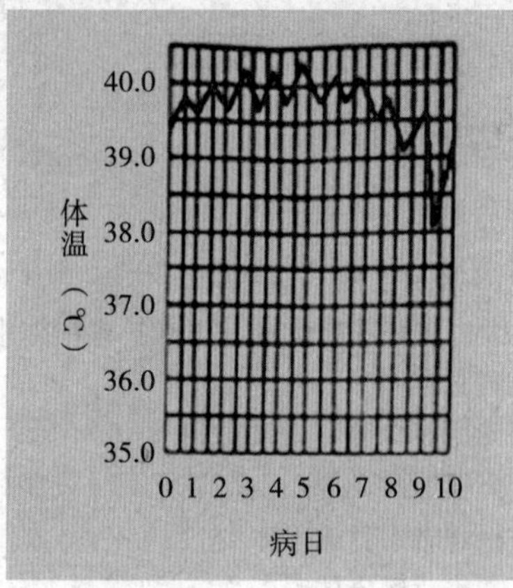

14. 该患者的热型属于
  A. 回归热
  B. 弛张热
  C. 间歇热
  D. 稽留热
  E. 不规则热
15. 该热型常见于
  A. 疟疾
  B. 败血症
  C. 风湿热
  D. 流行性感冒
  E. 肺炎链球菌性肺炎

（16~17 题共用题干）

患儿，男，2 岁，因“白血病，肺部感染”入院。上午 10 时测体温 39.8℃，给予降温

16. 给予该患儿的降温方式是
  A. 温水拭浴
  B. 酒精拭浴
  C. 冰槽
  D. 冰帽
  E. 冰袋
17. 适宜该患儿进食的食物是
  A. 稀粥
  B. 包子
  C. 饺子
  D. 油条
  E. 馒头

（18~19 题共用题干）

患者，女，28 岁，上呼吸道感染，T39.6℃，P120 次 / 分，R24 次 / 分，BP110/70mmHg，医嘱给予口服磺胺药。

18. 该患者的体温属于
  A. 正常
  B. 中度热
  C. 低热
  D. 高热
  E. 超高热
19. 针对该患者的给药指导，正确的是
  A. 服药后加盖棉被
  B. 服药后立即测体温
  C. 服药后多喝水
  D. 用茶水送服
  E. 宜饭前服用

（20~23 题共用题干）

患儿，女，10 岁，上学途中淋雨后发冷、寒战，继而体温升高，面色潮红，咳嗽，测口温为 38.6℃，呼吸 20 次 / 分，心率 98 次 / 分，血常规检查白细胞升高。

20. 该患者的体温为
  A. 低热
  B. 中等热
  C. 高热
  D. 过高热
  E. 高热
21. 该患者诊断为大叶性肺炎，其热型可能为
  A. 间歇热
  B. 弛张热
  C. 稽留热
  D. 不规则热
  E. 不典型热
22. 护士为患儿测量口腔温度，测量时间为
  A. 2min
  B. 3min
  C. 4min
  D. 5min
  E. 6min
23. 与该患者体温相关的护理诊断为体温增高，其主要诊断依据为
  A. 体温高于正常
  B. 面色潮红
  C. 心跳加快
  D. 咳嗽
  E. 呼吸加快

（24~26 题共用题干）

患者，男，22 岁，持续高热 5 天，每晨 8 时测得体温 39.3℃左右，下午 4 时测得体温 39.8℃左右，精神萎靡。

24. 上述患者的热型为
  A. 稽留热
  B. 弛张热
  C. 间歇热
  D. 不规则热
  E. 异常热
25. 护士为该患者测量体温时的说法，错误的是
  A. 患者喝完饮料 30 分钟后测口温
  B. 若测量肛温，计时 3 分钟
  C. 若测量腋温，计时 5 分钟
  D. 测量肛温前要润滑温度计前端
  E. 若测量口温，计时 3 分钟
26. 针对上述患者的护理措施，不妥的是
  A. 每 4 小时测体温一次

B. 指导患者卧床休息
C. 保持病室安静
D. 鼓励患者多饮水
E. 病室不宜开窗通风

（27~29 题共用题干）

患者，男，45 岁，因"下肢蜂窝织炎"入院。近几天来，患者诉全身乏力，头痛，1 日内体温忽高忽低，波动在 37.8℃ ~40.0℃，脉搏增快；白细胞计数升高。

27. 该患者的热型为
A. 稽留热
B. 间歇热
C. 弛张热
D. 波浪热
E. 不规则热

28. 该患者应定时测量体温，一般要求
A. 每日 2 次
B. 每日 4 次
C. 每小时 1 次
D. 每 4 小时 1 次
E. 每 6 小时 1 次

29. 为协助诊断、治疗，需抽血做血培养，取血量为
A. 5ml
B. 8ml
C. 10ml
D. 15ml
E. 2ml

（30~34 题共用题干）

患者，男，65 岁，急性上呼吸道感染入院，入院时测得体温 38.9℃，神志清楚，面色潮红，口唇干裂，消瘦，卧床不起，食欲低下

30. 入院时患者的体温属于
A. 正常
B. 低热
C. 中等热
D. 高热
E. 超高热

31. 入院时患者处于发热过程中的
A. 体温上升期
B. 高热持续期
C. 退热期
D. 体温下降期
E. 低热期

32. 用冰袋为该患者进行物理降温，其散热的原理是
A. 传导
B. 辐射
C. 对流
D. 抑制下丘脑活动
E. 蒸发

33. 给患者物理降温后，给患者重测体温的时间是
A. 10 分钟后
B. 20 分钟后
C. 30 分钟后
D. 40 分钟后
E. 60 分钟后

34. 该患者应给予的饮食是
A. 普通饮食
B. 软质饮食
C. 半流质饮食
D. 流质饮食
E. 要素饮食

35. 患者，男，60 岁。因胸闷，心慌入院，查体：脉率 65 次 / 分，心率 80 次 / 分，此现象为
A. 洪脉
B. 水冲脉
C. 间歇脉
D. 脉搏短绌
E. 丝脉

36. 脉搏短绌常见于
A. 肺动脉高压患者
B. 心包积液患者
C. 左心房室传导阻滞患者
D. 动脉导管未闭患者
E. 心房纤颤患者

37. 患者，男，60 岁，护士在为其测量脉搏时发现该患者在吸气时脉搏明显减弱，此脉搏称之为
A. 重搏脉
B. 奇脉
C. 水冲脉
D. 交替脉
E. 细脉

38. 护士测量脉搏首选
A. 颈动脉
B. 肱动脉
C. 股动脉
D. 桡动脉
E. 腘动脉

39. 以下测量脉搏的方法，错误的是
A. 用示指、中指和无名指诊脉
B. 患者剧烈活动后应休息 20 分钟再测
C. 异常脉搏需测 1 分钟
D. 绌脉者先测心率，后测脉率
E. 偏瘫患者选择健侧肢体测脉

40. 患者，男，62 岁，因冠心病入院。查体：体温 37.0℃，心率 110 次 / 分，脉率 80 次 / 分，呼吸 18 次 / 分。为该患者测量脉搏正确的方法是
A. 先测脉率，再测心率
B. 护士测脉率，医生测心率
C. 一人同时测脉率和心率
D. 一人听心率，一人测脉率，同时测一分钟
E. 一人测脉率一人计时

41. 患者，男，60 岁，因风湿性心脏病入院，住院期间患者曾出现心房纤颤。护士为其测量脉搏时，错误的是

A. 由两名护士同时测量心率和脉率
B. 测量前使患者安静
C. 患者手臂放在舒适位置
D. 将手指指端按压在桡动脉搏动处
E. 计数 30 秒，将所测的数值乘以 2

（42~44 题共用题干）

患者，女，60 岁，护士在为其测量生命体征时发现同一时间内脉率 60 次 / 分，心率 80 次 / 分，且心律不规则，心率快慢不一

42. 该患者的脉搏称之为
A. 细脉
B. 间歇脉
C. 水冲脉
D. 交替脉
E. 重搏脉

43. 为该患者测量脉搏，正确的方法是
A. 一人先后测量心率、脉率，测量 30 秒，乘以 2
B. 一人先后测量心率、脉率，计时 1 分钟
C. 两人先后测量心率、脉率，计时 1 分钟
D. 两名护士同时测量，一人听心率，另一人测脉率，计时 1 分钟
E. 两名护士同时测量，一人听心率，另一人测脉率，测量 30 秒，乘以 2

44. 针对该患者的护理措施，不妥的是
A. 保证充分休息
B. 加强脉搏节律、强弱等的观察
C. 告知患者其脉搏不正常
D. 进食清淡易消化饮食
E. 教会患者学会自我监测

45. 昏迷患者呼吸道有较多分泌物蓄积时，可出现
A. 鼾声呼吸
B. 蝉鸣样呼吸
C. 叹息样呼吸
D. 库斯莫尔呼吸
E. 潮式呼吸

46. 患者，男，78 岁，肝癌晚期，临终前出现规律呼吸几次后，突然停止呼吸，一段时间后又开始呼吸，如此反复交替。该患者的呼吸型态属于
A. 陈 – 施呼吸
B. 比奥呼吸
C. 抑制性呼吸
D. 叹息样呼吸
E. 库斯莫呼吸

47. 患者，男，77 岁，患者吸气困难，吸气时间延长，伴有明显的三凹征，患者最可能的疾病为
A. 重症肺炎
B. 喉头水肿
C. 阻塞性肺气肿
D. 广泛性肺纤维化
E. 支气管哮喘

48. 患者，男，29 岁。以脑膜炎收入院，入院后查体：口唇发绀，呼吸呈周期性，由浅慢变为深快，再由深快变为浅慢，经过一段呼吸暂停后，重复上述过程。该患者的呼吸属于
A. 潮式呼吸
B. 间断呼吸
C. 鼾声呼吸
D. 蝉鸣样呼吸
E. 呼吸困难

49. 患儿女，6 岁。诊断为“喉头异物”入院。查体：面色青紫，呼吸费力，伴明显的三凹征。其呼吸类型属于
A. 深度呼吸
B. 潮式呼吸
C. 吸气性呼吸困难
D. 呼气性呼吸困难
E. 混合性呼吸困难

50. 三凹征是指
A. 胸骨上窝、锁骨上窝、肋间隙
B. 胸骨上窝、锁骨下窝、肋间隙
C. 胸骨下窝、锁骨上窝、肋间隙
D. 胸骨上窝、锁骨上窝、剑突下
E. 胸骨下窝、锁骨上窝、剑突下

51. 支气管哮喘发作时呼吸形式是
A. 吸气性呼吸困难
B. 潮式呼吸
C. 呼气性呼吸困难
D. 混合型呼吸困难
E. 间停呼吸

52. 患者，男，57 岁。因严重肝病导致昏迷，呼吸微弱，浅而慢。护士为其测量呼吸的正确方法是
A. 用少许棉花置患者鼻孔前观察棉花飘动次数
B. 用手感觉呼吸气流通过的次数
C. 计算所听到的呼吸音的次数
D. 测脉率后观察胸腹起伏次数
E. 以 1/4 的脉率计算

53. 患者，女，78 岁，肺癌晚期，疼痛剧烈。以下因素中对其疼痛感觉程度没有影响的是
A. 年龄
B. 血压高低
C. 护士的态度
D. 注意力
E. 家属的陪伴

54. 关于血压生理性变化的描述，错误的是
A. 小儿血压比成年人低
B. 中年以前女性血压比男性低
C. 清晨高于傍晚
D. 右上肢高于左上肢
E. 下肢高于上肢

55. 患者女性，58 岁，患高血压 5 年。2 小时因突发头昏、头痛入院。护士在为病人测血压时的做法，不妥的是
A. 定时间测量
B. 定体位测量
C. 固定专人测量

D. 定血压计测量
E. 定部位测量

56. 某患者因脑出血入院治疗，现意识模糊，左侧肢体偏瘫。护士为其测量体温、血压的正常方法是
A. 测量口腔温度，右上肢血压
B. 测量腋下温度，右上肢血压
C. 测量腋下温度，左上肢血压
D. 测量直肠温度，左上肢血压
E. 测量口腔温度，左上肢血压

57. 测量血压的方法，错误的是
A. 放气速度以 4mmHg/ 秒为宜
B. 打气至 240mmHg
C. 袖带松紧以一指为宜
D. 测量时肱动脉、心脏处于同一水平
E. 测量前安静休息 20~30 分钟

58. 为患者测量血压时，若袖带太宽可使测量值
A. 收缩血压高
B. 舒张压高
C. 偏低
D. 无影响
E. 偏高

59. 患者，女，45 岁，为其测量血压时取坐位，此时肱动脉应平
A. 腋前线
B. 腋中线
C. 腋后线
D. 第三肋
E. 第四肋

60. 患者，男，74 岁。左半身偏瘫，昏迷，测量生命体征的正确方法是
A. 测口温、右上肢血压和脉搏
B. 测腋温、左上肢血压和脉搏
C. 测口温、左上肢血压和脉搏
D. 测腋温、右上肢血压和脉搏
E. 测肛温、左上肢血压和脉搏

61. 患者，男，65 岁，以“原发性高血压”入院，患者右侧肢体偏瘫。测量血压操作正确的是
A. 固定专人测量
B. 测量左上肢血压
C. 袖带下缘平肘窝
D. 听诊器胸件置于袖带内
E. 充气至水银刻度达 150mmHg

参考答案

1.B　2.B　3.A　4.C　5.E　6.B　7.C　8.E　9.C　10.C　11.C　12.D　13.D　14.D　15.E　16.E　17.A　18.D　19.C　20.B　21.C　22.B　23.A　24.A　25.C　26.E　27.C　28.D　29.A　30.C　31.B　32.A　33.C　34.C　35.D　36.E　37.B　38.D　39.D　40.D　41.E　42.A　43.D　44.C　45.A　46.A　47.B　48.A　49.C　50.A　51.C　52.A　53.B　54.C　55.C　56.B　57.B　58.C　59.E　60.D　61.B

1. 解析：正确情况下，一天内体温变动范围不超过 1℃。

5. 解析：稽留热是指体温明显升高达 39℃~40℃，24 小时内体温波动相差不超过 1℃，多见于肺炎链球菌肺炎，伤寒等。

8. 解析：针对高热的患者，应 4 小时测量体温一次。

14~16 题解析：图中横轴为日期，纵轴为体温，仔细观察发现每一天体温变化没超过 1℃，因此该热型为稽留热。稽留热多见于肺炎链球菌肺炎。针对高热的患者，护士应每 4 小时测量体温一次。

35. 解析：该患者脉率 68 次 / 分，心率 78 次 / 分，即脉率少于心率，考虑为脉搏短绌。

41. 解析：心房纤颤的患者会出现绌脉，为绌脉的患者测量脉搏时，应计时 1 分钟。

47. 解析：吸气性呼吸困难，伴明显三凹征主要见于上呼吸道梗阻的病人，如喉头水肿、喉头痉挛的病人。

52. 解析：危重病人呼吸微弱，用少许棉花放在患者鼻孔前观察棉花飘动次数，即可判断病人呼吸的次数。

56. 解析：该患者意识模糊，因此，测量体温不宜选口温。该患者左侧肢体偏瘫，因此应选择右侧肢体测量血压。

57. 解析：测量血压充气时应打气至肱动脉搏动消失，再上升 20~30mmHg。

第九节　病人饮食的护理

1. 不属于医院基本饮食的是
A. 普通饮食
B. 软质饮食
C. 半流质饮食
D. 流质饮食
E. 治疗饮食

2. 患者，男，40 岁，口腔手术后 1 天，留置胃管，根据患者的病情，应给予
A. 普通饮食
B. 软质饮食
C. 半流质饮食
D. 流质饮食
E. 治疗饮食

3. 患者，男，24 岁，因流感发热 3 天，体温维持在

39.5℃左右，为保证患者足够营养宜选择的饮食是

A. 普通饮食

B. 软质饮食

C. 半流质饮食

D. 流质饮食

E. 鼻饲饮食

4. 下列饮食中属于治疗饮食的是

A. 普通饮食

B. 高脂肪饮食

C. 低蛋白饮食

D. 忌碘饮食

E. 半流质饮食

5. 患者男性，42 岁，平素喜食面食，饮食清淡，爱吃咸菜，护士给予患者的饮食指导是

A. 低脂饮食

B. 低胆固醇饮食

C. 低钠饮食

D. 低热量饮食

E. 少渣饮食

6. 患者，男，53 岁，因贲门癌收治入院。患者近期梗阻感加重，体重明显下降。护士对其饮食的指导要点中，错误的是

A. 少食多餐

B. 半流质饮食

C. 低蛋白饮食

D. 高热量饮食

E. 高维生素饮食

7. 患者，男，65 岁，慢性肺源性心脏病。为减轻心脏负担，饮食宜采用

A. 高蛋白饮食

B. 低脂饮食

C. 低盐饮食

D. 少渣饮食

E. 低胆固醇饮食

8. 适用低蛋白饮食的病人是

A. 肾病综合征

B. 急性肾炎

C. 高脂血症

D. 甲状腺功能亢进症

E. 肝硬化伴腹水

9. 患者，女，26 岁，G1P0，孕 24 周，宜采用的饮食是

A. 高热量饮食

B. 低蛋白饮食

C. 高蛋白饮食

D. 低脂肪饮食

E. 少渣饮食

10. 患者，男，65 岁，因心力衰竭引起双下肢水肿。该患者宜采用的饮食为

A. 高热量饮食

B. 高脂肪饮食

C. 低盐饮食

D. 低蛋白饮食

E. 少渣饮食

11. 低盐饮食每日限用食盐量不超过

A. 2g

B. 4g

C. 6g

D. 8g

E. 10g

12. 患者，男，57 岁，患高胆固醇血症，护士应建议患者不宜食用

A. 牛奶

B. 豆腐

C. 猪肝

D. 芹菜

E. 挂面

13. 患者，男，60 岁，因患慢性胆囊炎在门诊预约进行胆囊造影检查，护士为其讲解检查方法，下列哪项是错误的

A. 检查前一日中午进高脂肪餐

B. 检查前一日晚餐进无脂肪、低蛋白、高碳水化合物饮食

C. 晚餐后口服造影剂，禁食、禁烟

D. 检查当日早餐进清淡饮食

E. 第 1 次摄片如胆囊显影良好则进高脂肪餐，30 分钟后第二次摄片观察

14. 患者，男，62 岁，胃大部切除术后行空肠造瘘。该患者饮食应采取

A. 要素饮食

B. 少渣饮食

C. 半流质饮食

D. 流质饮食

E. 低脂肪饮食

15. 下列哪种患者适合使用要素饮食

A. 重度高血压患者

B. 肾病综合征患者

C. 急性胰腺炎患者

D. 肝胆疾患患者

E. 心力衰竭患者

16. 患者，男，40 岁。因火灾致全身重度烧伤，不能经口进食，消化功能不良，需要补充营养，医嘱给予要素饮食，下列做法不恰当的是

A. 为了保持管道通畅，护士应每日冲洗管腔 1~2 次

B. 滴注要素饮食时，保持液体温度在 45℃ ~50℃

C. 要素饮食期间应定期检查血糖和尿糖

D. 要素饮食最大浓度不能超过 25%

E. 要素饮食应保证在无菌条件下配置

17. 患者，女，46 岁，因怀疑上消化道出血入院，需做粪便培养、隐血试验，护士向其介绍试验前 3 天可进食的是

A. 猪肝

B. 鸭血

C. 豆制品

D. 菠菜

E. 牛肉丸子

18. 做下列哪种检查时禁止病人食用肉类、肝类、含铁药物、绿色蔬菜等

A. 胆囊造影试验

B. 吸碘试验

C. 肌酐清除试验

D. 葡萄胎耐量试验

E. 隐血试验

19. 做碘过敏试验的时间应在碘化物造影检查前

A. 2 周

B. 1 周

C. 3~5 天

D. 2~3 天

E. 1~2 天

20. 患者，女，35 岁，疑患甲状腺功能亢进症，需做甲状腺 ^{131}I 摄取率测定，护士应该在检查前 2 周禁食

A. 海带

B. 白菜

C. 豆腐

D. 土豆

E. 西红柿

21. 患者，男，42 岁，为协助诊断有无消化道出血，遵医嘱拟进行大便隐血试验，下列对患者的指导中，正确的是

A. 试验前 3 天起禁食肉类、肝类、动物血、含铁食物、绿色蔬菜等

B. 禁食 8 小时

C. 检查当日早晨禁食

D. 不可食用牛奶、豆制品

E. 禁食含碘食物

22. 患者，男，60 岁。肺癌晚期，表现为极度消瘦，卧床，生活无法自理，由鼻饲管喂食，静脉营养，患者可能出现的下列问题中，发生可能性最大的是

A. 口腔感染

B. 肺部感染

C. 压疮

D. 静脉炎

E. 双下肢血栓

23. 为昏迷患者插胃管时，当胃管插至会厌部时，要将患者头部托起，其目的是

A. 避免损伤食管黏膜

B. 减轻患者痛苦

C. 避免患者恶心

D. 加大咽喉部通道的弧度

E. 使喉部肌肉松弛

24. 一般成人胃管插入的长度为

A. 14~16cm

B. 20~30cm

C. 45~55cm

D. 60~70cm

E. 80~90cm

25. 以下不适宜鼻饲饮食的患者是

A. 昏迷患者

B. 口腔疾患患者

C. 早产儿

D. 拒绝进食者

E. 偏食者

26. 鼻饲液的温度应保持在

A. 33℃ ~37℃

B. 41℃ ~42℃

C. 41℃ ~45℃

D. 46℃ ~50℃

E. 51℃ ~55℃

27. 对鼻饲管的护理，下列做法错误的是

A. 每日口腔护理 2 次

B. 每次滴注要素饮食前需确定胃管在胃内

C. 要素饮食滴注前后需用温开水冲净管腔

D. 胃管应每日更换

E. 更换胃管时，晚间拔出，次晨再从另一侧鼻孔插入

（28~29 题共用题干）

患者，男，53 岁，因蛛网膜下隙出血，昏迷 3 天，经抢救后病情渐稳定，现鼻饲供给营养

28. 护士在插胃管前，应将患者体位摆放为

A. 半坐卧位

B. 去枕仰卧位

C. 左侧卧位

D. 右侧卧位

E. 端坐卧位

29. 护士在插管至 14~16cm 时，应注意

A. 减慢插管速度

B. 使患者头偏向一侧

C. 嘱患者做吞咽动作

D. 使患者下颌靠近胸骨柄

E. 使患者头向后仰

（30~32 题共用题干）

患者，男，45 岁。脑外伤昏迷 2 周，为其插鼻饲管协助进食，以满足营养需要

30. 在为患者行鼻饲插管时，为提高插管成功率，应重点采取的措施是

A. 患者取平卧位，利于胃管插入

B. 先稍向上而后平行再向下缓慢轻轻地插入

C. 插管时动作要准确，让胃管快速通过咽部

D. 插入 15cm 时，托起患者头部使下颌靠近胸骨柄

E. 边插边用注射器抽吸有无胃液，检验胃管是否在胃内

31. 每次为患者注入鼻饲液的量和时间间隔要求分别是

A. ≤ 200ml；≥ 2h

B. ≤ 200ml；≥ 4h

C. ＞ 200ml；＜ 4h

D. ＞ 200ml；≥ 4h

E. ＞ 200ml；≥ 2h

32. 通过鼻饲注入流质饮食后，再注入少量温开水的目的是

A. 使患者温暖舒适

B. 准确记录出入量

C. 防止患者呕吐

D. 冲净胃管，避免鼻饲液积存

E. 保证足够的水分摄入

（33~35 题共用题干）

患者，男，55 岁，风湿性心脏病伴心功能不全，双下肢及身体下垂部位严重水肿

33. 患者每日饮食中应控制

A. 食盐量不超过 5g

B. 食盐量不超过 2g

C. 食盐量不超过 0.5g

D. 含钠量不超过 2g

E. 含钠量不超过 0.5g

34. 患者可进食下列哪种食物

A. 馒头

B. 米饭

C. 挂面

D. 油条

E. 汽水

35. 患者需记录出入液量，一般情况下不包括

A. 饮水量、食物含水量

B. 输液、输血量

C. 尿量

D. 痰液量

E. 出汗量

（36~37 题共用题干）

患者，男，50 岁。急性胰腺炎住院，医嘱：立即插胃管进行胃肠减压

36. 护士携用物到床边后，该患者拒绝插胃管，护士首先应

A. 接受该患者的拒绝

B. 把患者的拒绝转告给医生

C. 告诉护士长并请护士长做患者的思想工作

D. 告诉其家属并请家属做患者的思想工作

E. 给该患者耐心解释插胃管的目的，并教他如何配合

37. 如果在插胃管过程中，该患者出现恶心、呕吐，护士首先应

A. 立即拔出胃管以减轻反应

B. 嘱患者头向后仰

C. 加快插胃管速度以减轻反应

D. 暂停插管并嘱患者深呼吸

E. 继续插管并嘱患者做吞咽动作

38. 患者，男，45 岁，贲门癌，术后鼻饲供给营养。在插管过程中，患者出现恶心时，护士应

A. 立即拔出胃管

B. 稍停插管，嘱患者深呼吸

C. 立即快速插入

D. 检查胃管是否盘在口中

E. 请患者坚持一下

39. 下列对鼻饲患者的指导中错误的是

A. 每天做好口腔护理

B. 每次喂食前应证实胃管在胃内

C. 鼻饲后应进行适当活动

D. 每次鼻饲液不超过 200ml

E. 鼻饲间隔时间大于 2 小时

（40~43 题共用题干）

患者，男，68 岁，以“食管癌”为诊断入院。术后用鼻饲管给予要素饮食

40. 下列哪项不符合要素饮食的特点

A. 含有全部人体生理需要的各种营养成分

B. 为化学组成明确的精致食品

C. 由各种营养素天然合成

D. 无须消化可直接被肠道吸收利用

E. 有利于纠正氮平衡

41. 护士进行鼻饲管插管操作，错误的是

A. 按从发际至剑突的长度插入胃管

B. 插管前患者取坐位

C. 插至咽喉部时，嘱患者做吞咽动作

D. 插到位后，注入少量温开水检查是否有气过水声

E. 用胶布固定胃管于鼻翼和面颊部

42. 以下要素饮食的配制与滴注，正确的是

A. 所用配制用具清洗后即可使用

B. 未用完的要素饮食可保存于冰箱内，24 小时用完

C. 温度应保持在 30℃ ~35℃

D. 滴注速度为 60~80 滴 / 分

E. 滴注速度最快不超过 200ml/h

43. 滴注过程中，如患者出现轻度恶心、呕吐等症状，护士应

A. 立即拔出胃管

B. 调整滴注液的速度、温度

C. 嘱患者做深呼吸

D. 暂停滴入

E. 不做调整，继续观察

44. 正确测量胃管插入长度的方法是

A. 从鼻尖至剑突

B. 从眉心至剑突

C. 从眉心至胸骨柄

D. 从前发际至剑突

E. 从前发际至胸骨柄

（45~47 题共用题干）

患者，男，72 岁，因高血压引起脑出血，患者昏迷，

医嘱给予鼻饲以补充营养

45. 护士在插管过程中，以下操作方法，错误的是
A. 患者平卧，头向后仰
B. 测好所需长度，作好标志
C. 插管动作应轻稳
D. 胃管插至会咽部时托起头部，使下颌靠近胸骨柄
E. 插管至所需长度无呛咳，即可注入流质饮食

46. 护士在插管过程中，测量鼻饲管插入长度的方法为
A. 耳垂到鼻尖的长度
B. 鼻尖到胸骨的长度
C. 鼻尖到剑突的长度
D. 前额发际到剑突的长度
E. 口唇到剑突的长度

47. 为患者鼻饲灌食后，再注入少量温开水的目的是
A. 使患者胃内温暖，避免胀气
B. 冲洗胃管，避免堵塞
C. 防止患者恶心、呕吐
D. 防止鼻饲液反流
E. 便于测量和记录灌食量

（48~49 题共用题干）

患者，男，38 岁。1 小时前口服安眠药 2 瓶，由家人急诊送入院，呼之无应答，神志昏迷，护士迅速给予洗胃，操作如图所示。

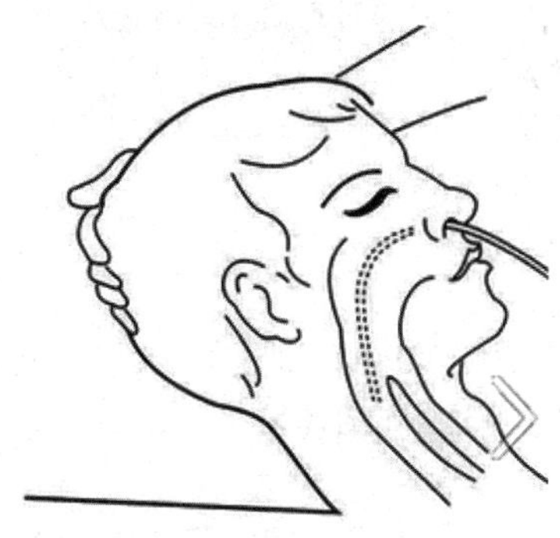

48. 护士做图示动作的目的是
A. 增大咽喉通道的弧度
B. 增大鼻咽通道的弧度
C. 使患者更安全
D. 使患者更舒适
E. 防止患者呕吐

49. 护士应于何时做该图示动作
A. 插胃管至贲门部时
B. 插胃管至鼻咽喉部时
C. 插胃管至咽喉部时
D. 测胃管长度时
E. 插胃管前

参考答案

1.E　2.D　3.D　4.C　5.C　6.C　7.C　8.B　9.C　10.C　11.A　12.C　13.D　14.A　15.C　16.B　17.C　18.E　19.E　20.A　21.A　22.B　23.D　24.C　25.E　26.B　27.D　28.B　29.D　30.D　31.A　32.D　33.E　34.B　35.E　36.E　37.D　38.B　39.C　40.C　41.D　42.B　43.B　44.D　45.E　46.D　47.B　48.A　49.C

16. 解析：给予病人要素饮食时，温度应该维持在 38℃ ~40℃，其余选项均正确。

22. 解析：鼻饲患者最有可能发生的并发症是鼻饲液误吸引起肺部感染。

49. 解析：为昏迷病人插胃管时，当胃管插至 14~16cm 时，用左手将病人头部托起，使下颌尽量靠近胸骨柄，可增大咽喉部通道的弧度，便于胃管顺利通过食管口。当导管插至咽喉部（14~16cm 处），将病人头部托起。

第十节　冷热疗法

1. 不属于冷疗法作用的是
A. 减轻局部出血
B. 减轻疼痛
C. 控制炎症扩散
D. 降低体温
E. 减轻深部组织充血

2. 腹部禁用冷是为了防止引起
A. 腹泻
B. 循环衰竭
C. 心律失常
D. 体液骤降
E. 冠状动脉收缩

3. 下列哪项不属于冷疗的禁忌部位
A. 耳后
B. 心前区
C. 背部
D. 腹部
E. 足底

4. 患者，男，35 岁，右外踝软组织损伤半天，局部青紫、肿胀，目前应采取的措施是
A. 热湿敷
B. 冰袋冷敷
C. 红外线灯照射
D. 局部按摩

E. 早期功能锻炼

5. 患者，女，70 岁。今日下楼时不慎致踝关节扭伤 1 小时来院就诊，目前应进行的处理措施是

A. 热敷

B. 冷敷

C. 冷、热敷交替

D. 热水足浴

E. 按摩推拿

6. 患者，男，40 岁。体温 38.3℃，行物理降温。图示的哪个部位<u>不适合</u>放置冰袋

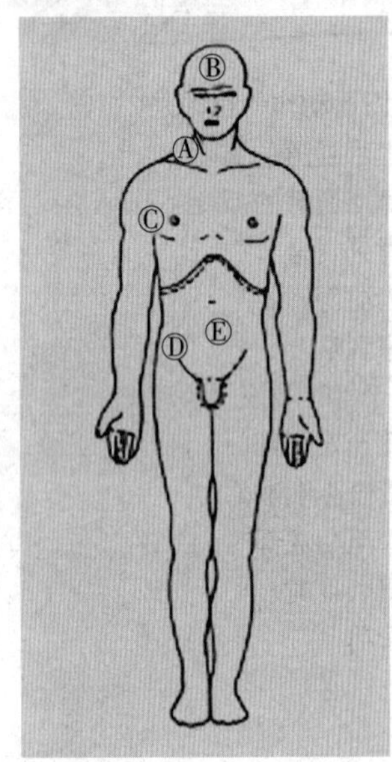

A. A

B. B

C. C

D. D

E. E

7. 使用冰槽时，为防止冻伤需保护的部位是

A. 前额

B. 颞部

C. 头顶

D. 耳廓

E. 面颊

8. 患者，女，30 岁，高热 39℃，医嘱给予冰袋降温。冰袋正确放置的位置是

A. 枕部

B. 足底

C. 颈前颌下

D. 前额

E. 颞部

9. 患儿，男，10 岁，患急性上呼吸道感染，体温 39.4℃，需用酒精擦浴降温，配制的浓度是

A. 30%

B. 25%~35%

C. 70%~75%

D. 50%

E. 95%

（10~11 题共用题干）

患儿男，1 岁。咳嗽流涕 1 天，夜起发热来院。体温 39℃，神志清楚

10. 护士应采取适宜的降温措施是

A. 冷湿敷

B. 化学制冷袋

C. 温水擦浴

D. 酒精擦浴

E. 冰袋

11. 操作中的注意事项，<u>不正确</u>的是

A. 胸前区、腹部和足底等处禁用冷疗

B. 腋窝、腹股沟等处可适当延长用冷时间

C. 冷疗后 30min 复测体温并记录

D. 冷疗时间为 30~40min

E. 随时观察患儿情况

12. 患者，女，69 岁，因走路不慎致踝部扭伤，2 小时后来院就诊，正确的处理方法是

A. 热敷

B. 冷敷

C. 按摩

D. 红外线照射

E. 绷带包裹

13. 患者，男，18 岁，打篮球时不慎扭伤脚，此时可采用

A. 冰敷

B. 放置热水袋

C. 按摩

D. 温水浸泡

E. 烤灯照射

14. 冷疗时间过长可导致

A. 肌肉、肌腱和韧带等组织松弛

B. 使皮肤抵抗力降低

C. 血液循环障碍以致组织坏死

D. 增进局部免疫功能

E. 增加痛觉神经的兴奋性

15. 患者，因发热 40.2℃，使用冰袋降温，取下冰袋的标准是使体温降至

A. 39℃以下

B. 37℃

C. 37.5℃

D. 38℃以下

E. 37℃以下

16. 患者，男，56 岁，急性上呼吸道感染入院，入院时测体温为 39.2℃，医嘱用冰袋降温，以下操作中<u>不妥</u>的是

A. 将冰块装入冰袋内约 2/3 满

B. 冷水冲去冰的棱角

C. 将冰袋置于患者前额、腋下等处

D. 排气后夹紧袋口，擦干

E. 冷疗时间 30 分钟

（17~18 题共用题干）

患者，男，40 岁，因车祸致脑外伤急诊入院，体温 40.1℃，医嘱为患者进行冷疗

17. 患者最适宜的冷疗方法是
A. 冰袋
B. 冰槽
C. 化学制冷袋
D. 酒精擦浴
E. 温水擦浴

18. 为患者进行冷疗的目的是
A. 控制炎症扩散
B. 减轻组织肿胀
C. 减少脑细胞需氧量
D. 减轻脑血管出血
E. 抑制伤口疼痛

（19~21 题共用题干）

患者，女，52 岁，因重症肺炎导致脑水肿。护士遵医嘱为患者使用冰帽

19. 上述患者使用冰帽的主要目的是
A. 增强脑细胞代谢
B. 增加大脑细胞对缺氧的耐受性
C. 增加脑血管通透性
D. 降低体温
E. 收缩血管，促进血液凝固

20. 应用冰帽时应监测肛温，使其肛温维持在不低于
A. 39℃
B. 36℃
C. 30℃
D. 28℃
E. 25℃

21. 以下使用冰帽的方法，错误的是
A. 后颈及两耳处应垫海绵
B. 密切观察体温变化
C. 用冷时间不应超过 50 分钟
D. 冰块溶化后应及时添加
E. 应向家属解释使用冰帽的注意事项

22. 患者，男，50 岁。因高热急诊入院，体温 39.9℃。首选的物理降温措施是
A. 嘱患者多饮水
B. 前额、头顶部置冰袋
C. 全身温水擦浴
D. 心前区酒精擦浴
E. 冰敷 60 分钟后测体温

23. 热疗的目的不包括
A. 促进炎症的消散或局限
B. 减轻深部组织充血
C. 缓解疼痛
D. 减慢炎症扩散或化脓
E. 保暖

24. 下列哪种情况可使用热疗
A. 皮肤湿疹
B. 内脏出血
C. 恶性病变部位
D. 软组织挫伤初期
E. 末梢循环差

25. 患者，女，50 岁，在路上行走时不慎绊倒，踝部出现肿胀、淤血。下列处理措施中错误的是
A. 患肢制动
B. 抬高患肢
C. 冰块冷敷
D. 拍片检查
E. 早期局部热敷

26. 患者，男，55 岁，因关节疼痛需每日红外线照射一次，在照射过程中观察发现照射部位皮肤出现紫红色，此时护士应
A. 停止照射，改用热敷
B. 立即停止照射，涂抹凡士林保护皮肤
C. 适当降低温度继续照射
D. 改用小功率灯，继续照射
E. 改用大功率灯，继续照射

27. 患者，男，65 岁，以脑梗死入院，意识模糊 2 天，身体虚弱，生命体征尚平稳，四肢发凉，护士用热水袋为其保暖，正确的方法是
A. 袋内水温为 60℃
B. 热水袋外裹毛巾
C. 热水袋置于腹部
D. 热水袋水温与室温相同后撤走热水袋
E. 叮嘱家属随时更换袋内热水

28. 患者，男，22 岁。手术后麻醉未清醒，手足厥冷，全身发抖，欲用热水袋取暖。下列操作方法不恰当的是
A. 交接班时应着重交代
B. 及时更换热水
C. 密切观察局部皮肤颜色
D. 热水袋套外再包裹大毛巾
E. 热水袋水温应控制在 60℃以内

29. 患者，女，48 岁。脑外伤术后未清醒。查体：体温不升，四肢湿冷，护士拟为该患者采用热水袋保暖，其方法正确的是
A. 热水袋袋内水温为 70℃
B. 热水袋外裹毛巾
C. 热水袋置于心前区
D. 热水袋水温与室温相同后撤走热水袋
E. 叮嘱家属 20 分钟后更换袋内热水

（30~31 题共用题干）

患者，男，35 岁，因痔疮肛门手术后需每日红外线照射一次

30. 该患者使用红外线照射的主要目的是
A. 消炎、镇痛、促进伤口愈合
B. 止血
C. 保暖
D. 减轻局部充血
E. 控制炎症扩散

31. 照射过程中局部皮肤出现紫红色，应

A. 改用小功率灯头
B. 停止照射，局部涂凡士林
C. 继续照射
D. 改用大功率灯头
E. 停止照射，立即改用热敷

32. 下列可使用热敷的患者是
A. 压痛的患者
B. 静脉炎的患者
C. 脑水肿的患者
D. 胃出血的患者
E. 踝关节扭伤早期的患者

33. 患者，女，72 岁，因脑血管意外致左侧肢体偏瘫，在患侧肢体使用热水袋保暖时水温不能过高的原因是
A. 血管反应敏感
B. 局部皮肤对热敏感
C. 局部血液循环不良
D. 局部皮肤感觉迟钝或麻痹
E. 热刺激可加重原发病

34. 患者，女，32 岁，会阴侧切伤口红肿，给予红外线灯照射，灯距应为
A. 10~20cm
B. 5~10cm
C. 20~30cm
D. 30~50cm
E. 50~70cm

35. 患者，女，34 岁，阴道真菌感染，为减轻或消除炎症，可采用的方法是
A. 热水袋热敷
B. 红外线照射
C. 湿热敷
D. 热水坐浴
E. 局部浸泡

36. 为防止出现继发效应，持续用热一段时间后，应间隔
A. 20 分钟
B. 30 分钟
C. 45 分钟
D. 60 分钟
E. 90 分钟

37. 以下哪项是冷热疗法共同的生理效应
A. 控制出血
B. 减轻疼痛
C. 解除肌肉痉挛
D. 加速炎症进程
E. 降低体温

38. 患者，女，28 岁，分娩时会阴侧切，分娩后用 25% 硫酸镁湿热敷。护士在操作过程中应特别注意的是
A. 热敷局部皮肤涂凡士林
B. 保持合适的水温
C. 敷料拧至不滴水为止
D. 严格执行无菌操作
E. 操作完毕后及时更换敷料

参考答案

1.E　2.A　3.C　4.B　5.B　6.E　7.D　8.D　9.B　10.E　11.D　12.B　13.A　14.C　15.A　16.A　17.B　18.C　19.B　20.C　21.C　22.C　23.D　24.E　25.E　26.B　27.B　28.E　29.B　30.A　31.B　32.B　33.D　34.D　35.D　36.D　37.B　38.D

6. 解析：选项 E 标注的部位为腹部，腹部禁忌用冷，防止引起腹泻。

26. 解析：红外线照射时，护士应随时观察病人局部皮肤反应，如皮肤出现桃红色的均匀红斑，提示剂量合适；如皮肤出现紫红色，应立即停止照射，并涂凡士林以保护皮肤。

28. 解析：昏迷病人麻醉未清醒时，热水袋水温应控制在 50℃以内，防止烫伤。

第十一节　排泄护理

1. 少尿是指 24 小时尿量少于
A. 100ml
B. 200ml
C. 300ml
D. 400ml
E. 500ml

2. 患者，男，70 岁，因肾功能衰竭住院，护士观察其 24 小时尿量为 360ml，该患者的排尿状况属于
A. 正常
B. 尿量偏少
C. 无尿
D. 少尿
E. 尿潴留

3. 患者，男，60 岁，患尿毒症，因食欲减低，24 小时尿量 90ml 来院就诊。查体：精神萎靡，下腹部空虚，无胀痛，评估患者目前的排尿状况是
A. 尿潴留
B. 尿失禁
C. 多尿
D. 少尿

E. 无尿

4. 患者，男，18 岁。因车祸外伤收入院行手术治疗。7 日晚 6 点至 8 日晚 6 点护士记录患者尿袋中尿量如下：

7 日 18:00　170ml

21:00　210ml

8 日 8:00　380ml，护士清空尿袋

12:00　70ml

18:00　150ml

经询问确认家属未自行清空尿袋后，护士应判断患者为

A. 无尿

B. 少尿

C. 尿量正常

D. 多尿

E. 尿崩

5. 有关尿液颜色的描述，错误的是

A. 进食大量胡萝卜素时新鲜尿液呈深黄色

B. 尿液呈洗肉水色是因为尿液中含血红蛋白

C. 胆红素尿振荡后泡沫也呈黄色

D. 尿液中含有淋巴液，排出的尿液为乳白色

E. 正常的新鲜尿液呈淡黄色

6. 膀胱炎时，新鲜尿液气味为

A. 烂苹果味

B. 氨臭味

C. 腥味

D. 大蒜味

E. 苦味

7. 有机磷农药中毒患者的尿液气味呈

A. 蒜臭味

B. 烂苹果味

C. 粪臭味

D. 氨臭味

E. 腥臭味

8. 患者，男，66 岁，进行性排尿困难 1 年余，近 3 个月来尿频，每日排尿 10 余次，且尿道外口常有尿液溢出。体检：下腹部隆起，叩诊实音；直肠指检：前列腺大小 4cm×5cm，质韧，中央沟消失，测残余尿 300ml。考虑该患者属于哪种排尿异常

A. 遗尿

B. 充溢性尿失禁

C. 压力性尿失禁

D. 急迫性尿失禁

E. 真性尿失禁

9. 患者，女，30 岁，术中不慎损伤膀胱括约肌，导致尿失禁。此患者尿失禁属于

A. 真性尿失禁

B. 假性尿失禁

C. 压力性尿失禁

D. 充溢性尿失禁

E. 不完全性尿失禁

（10~12 题共用题干）

患者，女，32 岁。足月妊娠，剖宫产术 12 小时后仍无法自行排尿，出现尿潴留，表现为耻骨联合上方膨隆，有压痛

10. 针对该患者目前的情况，下列护理措施中不妥的是

A. 心理护理，缓解患者的紧张情绪

B. 协助患者起床排尿

C. 温水冲洗会阴部刺激排尿反射

D. 用力按压下腹部，将尿液逼出

E. 针刺穴位刺激排尿

11. 如为患者行导尿术，第 2 次消毒顺序是

A. 内－外－内，自上而下

B. 外－内－外，自上而下

C. 内－外－内，自下而上

D. 外－内－外，自下而上

E. 以尿道口为中心旋转向外

12. 为该患者导尿，第 1 次放尿量不能超过

A. 400ml

B. 600ml

C. 800ml

D. 1000ml

E. 1200ml

13. 以下不属于尿潴留临床表现的是

A. 下腹部胀痛不适

B. 扪及有囊样包块

C. 可见耻骨上膨隆

D. 有膀胱刺激症状

E. 自觉有尿排不出

14. 患者，女，50 岁，因尿失禁入院治疗。护士遵医嘱为其导尿时，患者表现出恐惧不安，拒绝配合。下列护士的做法最恰当的是

A. 报告上级医生和护士长，请他们处理

B. 为了患者早日康复，强制执行导尿

C. 向患者说明导尿的目的，请患者配合

D. 尊重患者意愿，停止为其导尿

E. 请患者签署拒绝导尿的相关文件

15. 患者男性，56 岁，因外伤瘫痪导致尿失禁，给予留置导尿，护士巡视时发现患者尿液浑浊、色黄，护士应给予的措施是

A. 经常清洗尿道口

B. 进行膀胱冲洗

C. 及时更换导尿管

D. 观察尿量并记录

E. 促进膀胱功能恢复

（16~17 题共用题干）

患者，女，59 岁，因车祸导致尿失禁。医嘱进行留置导尿，定期进行膀胱冲洗。

16. 膀胱冲洗的滴速应控制在

A. 40 滴 / 分

B. 70 滴 / 分

C. 90 滴 / 分

D. 110 滴 / 分

E. 120 滴 / 分

17. 以下关于膀胱冲洗的操作方法，错误的是

A. 操作前根据医嘱准备冲洗溶液

B. 严格无菌技术操作

C. 冲洗时注意观察患者的反应

D. 如出现疼痛，嘱患者深呼吸放松，并尽量忍住

E. 冲洗后如出血较多或血压下降，应立即报告医师处理

（18~19 题共用题干）

患者，男，47 岁，诊断为尿毒症。为正确记录尿量，遵医嘱给予留置导尿

18. 为患者导尿时选择的外阴消毒液为

A. 等渗盐水

B. 0.5% 碘伏

C. 75% 酒精

D. 2% 碘酊

E. 70% 酒精

19. 护士为患者进行导尿时，以下做法不妥的是

A. 第二次消毒时，将包皮向后推，暴露尿道口，由外向内进行消毒

B. 患者取仰卧屈膝位，两腿分开

C. 插管时，将阴茎提起，使之与腹部成 60° 角

D. 会阴部消毒时，每个棉球只能用一次

E. 护士应站在患者的右侧进行操作

（20~21 题共用题干）

患者，男，67 岁，因车祸致腰椎损伤入院。护理体检：神志清楚，合作。L3 以下平面无感觉，下肢无自主运动，出现尿失禁。为维持会阴部清洁，给患者实施留置导尿术

20. 以下操作正确的是

A. 对会阴部初次消毒应按照由上至下，由内向外的原则

B. 导尿管误插入阴道后，应拔出消毒后重插

C. 使用双腔气囊导尿管应见尿后再插入 5~7cm

D. 向气囊内注入 5ml 空气固定导尿管

E. 用力牵拉导尿管无滑出，连接集尿袋

21. 留置导尿后，为防止泌尿道感染，护士应

A. 集尿袋内尿液满后更换

B. 每月更换导尿管 1 次

C. 每天采集尿标本查尿常规

D. 向患者及家属说明留置导尿的护理方法

E. 定期夹闭导尿管

（22~25 题共用题干）

患者，女，56 岁。卵巢癌术后，拔出尿管后 7 小时未能自行排尿。查体：耻骨上部膨隆，叩诊呈实音，有压痛，考虑为尿潴留

22. 为患者提供的护理措施中，维护其自尊的是

A. 教育其养成良好的排尿习惯

B. 耐心解释并提供隐蔽的排尿环境

C. 调整体位以协助排尿

D. 按摩其下腹部，使尿液排出

E. 温水冲洗会阴以诱导排尿

23. 为患者实施导尿时，第二次消毒的顺序是

A. 自上而下，由外向内

B. 自下而上，由外向内

C. 自下而上，由内向外

D. 自上而下，由内向外

E. 自上而下，由内向外再向内

24. 首次导出尿液不应超过

A. 1000ml

B. 1200ml

C. 1500ml

D. 1700ml

E. 2000ml

25. 如果首次导尿过多，将会发生

A. 膀胱挛缩

B. 加重不舒适感

C. 血尿和虚脱

D. 诱发膀胱感染

E. 膀胱反射功能恢复减慢

26. 患者，男，78 岁，因前列腺增生而出现尿潴留，医嘱导尿。为患者导尿时尿管应插入的深度为

A. 16~18cm

B. 18~20cm

C. 20~22cm

D. 22~24cm

E. 24~26cm

27. 患者，男，67 岁，进行性呼吸困难 4 年，尿闭 2 小时，门诊以“急性尿潴留、前列腺增生”收入院。护士为其进行留置导尿，如图所示，导尿管终点应保留的部位是

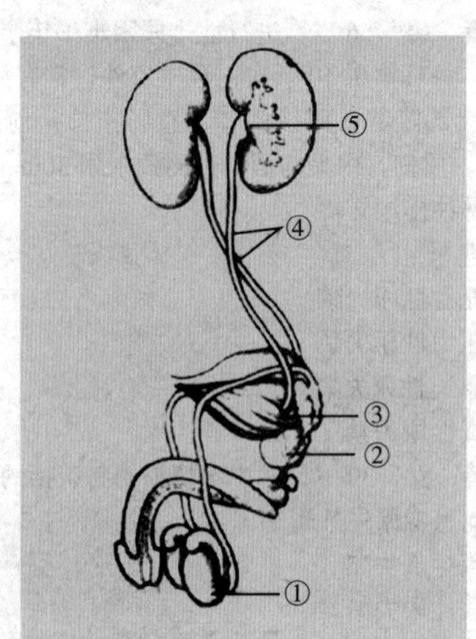

A. ⑤

B. ④

C. ③

D. ②

E. ①

28. 患者，女，36 岁，尿失禁，遵医嘱给予留置导尿，下列操作中错误的是

A. 操作前嘱患者清洁外阴
B. 初次消毒顺序由外向内，自上而下
C. 插入导尿管，见尿后再插 1~2cm
D. 再次消毒顺序由内—外—内，自上而下
E. 每个棉球限用一次

29. 患者，男，76 岁。因“前列腺增生，尿潴留”来院就诊，遵医嘱行留置导尿术，正确的操作方法是

A. 集尿袋放置应高于耻骨联合
B. 第一次放置尿量不可超过 800ml
C. 插尿管遇到阻力时应用力快速插入
D. 插尿管时见尿后再插入 2cm
E. 导尿管插入尿道长度为 4~6cm

30. 患者，女，46 岁。因“子宫肌瘤”入院，住三人病室，术前需插导尿管，患者有顾虑不配合，护士应

A. 尊重患者意见不插导尿管
B. 请家属协助说服
C. 与医生联系，暂缓插管
D. 用屏风遮挡，解释插管目的
E. 请同室患者离开再插管

31. 患者，女，60 岁。因尿失禁留置导尿管，引流通畅，但尿色黄，浑浊，医嘱抗感染治疗，护理方面应注意

A. 热敷下腹部
B. 定时更换卧位
C. 经常清洗尿道口
D. 鼓励多饮水冲洗膀胱
E. 立即拔出导尿管

32. 患者，男，64 岁。患中毒性肺炎，昏迷，血压 75/56mmHg，给予导尿管留置。护士对留置导尿管的护理要点应除外

A. 每日更换导尿管
B. 每日更换集尿袋
C. 每日 2 次消毒尿道口
D. 每日定时记录、倾倒尿液
E. 每周 2 次做尿常规检查

33. 利用条件反射促进尿潴留患者排尿的措施是

A. 听舒缓的音乐
B. 按摩腹部
C. 屏风遮挡
D. 用温水冲洗会阴
E. 用热水袋热敷下腹部

34. 患者，女，80 岁，因尿失禁而长期留置导尿，近几天出现尿液浑浊、沉淀、时有结晶排出。此时首选的护理措施是

A. 经常清洁尿道口
B. 间断夹闭尿管
C. 静脉滴注抗生素
D. 拔出尿管
E. 多饮水并膀胱冲洗

（35~38 题共用题干）

患者男性，45 岁，尿潴留，遵医嘱为患者留置导尿

35. 导尿管插入尿道深度为

A. 12~14cm
B. 14~16cm
C. 16~18cm
D. 18~20cm
E. 20~22cm

36. 插尿管时，为使尿道耻骨前弯消失，应提起阴茎与腹壁呈

A. 15° 角
B. 30° 角
C. 45° 角
D. 60° 角
E. 90° 角

37. 为防止逆行感染及尿盐沉积堵塞管腔，留置尿管应

A. 每日更换一次
B. 每周更换两次
C. 每周更换一次
D. 每 2 周更换一次
E. 每 3 周更换一次

38. 留置尿管期间，尿道口的清洁方法是

A. 每日用生理盐水清洗尿道口两次
B. 每日用 0.3% 硼酸水清洗尿道口一次
C. 每日用 0.02% 高锰酸钾清洗尿道口一次
D. 每日用 0.1% 苯扎溴铵棉球擦洗尿道口两次
E. 每日尿道口周围涂少许 10% 新霉素膏一次

39. 下列不宜行大量不保留灌肠的情况是

A. 高热
B. 急腹症
C. 腹部手术
D. 习惯性便秘
E. 结肠镜检查前

40. 患者，男，72 岁，因冠心病慢性全心衰入院，入院后 3 天未解大便，患者感到腹胀难受，责任护士利用润肠剂使患者顺利排便，下列对发生便秘的原因的解释，不恰当的是

A. 住院后环境变化，使排便习惯发生改变
B. 疾病使患者规律排便受抑制
C. 胃肠道淤血，食欲减退，进食少
D. 长时间卧床，缺少活动，使肠蠕动减慢
E. 大肠排便反射障碍

41. 患者，女，52 岁，慢性便秘，遵医嘱进行大量不保留灌肠。灌肠过程中溶液流入受阻时，正确处理的方法是

A. 降低灌肠筒的高度
B. 指导患者深呼吸
C. 移动肛管
D. 让患者快速呼吸
E. 抬高灌肠筒的高度

（42~43 题共用题干）

患者，男，56 岁。患胃癌入院，术前遵医嘱行清洁

灌肠

42. 灌肠时，患者应采取的体位是

A. 仰卧位

B. 俯卧位

C. 头高脚低位

D. 左侧卧位

E. 右侧卧位

43. 灌肠结束后，护士应嘱患者尽量保留灌肠溶液多久后再排便

A. 20~30 分钟

B. 15~20 分钟

C. 10~15 分钟

D. 5~10 分钟

E. 灌肠后立即排便

（44~47 题共用题干）

患儿女，5 岁。因肺炎入院。体温 39.6℃，医嘱为该患儿灌肠降温

44. 灌肠液的温度是

A. 4℃

B. 29℃

C. 38℃

D. 40℃

E. 42℃

45. 灌肠时应为患儿安置的体位为

A. 平卧位

B. 俯卧位

C. 中凹卧位

D. 左侧卧位

E. 右侧卧位

46. 灌肠时插入肛管的深度为

A. 2.5~3cm

B. 4~7cm

C. 7~10cm

D. 10~15cm

E. 15~18cm

47. 拔出灌肠管后，护士嘱患儿及家属，保留灌肠液的时间为

A. 5min

B. 10min

C. 20min

D. 30min

E. 60min

48. 患者，男，50 岁，术前医嘱：清洁灌肠，在灌肠过程中出现面色苍白，出冷汗，心慌气促，此时护士应采取的措施是

A. 边灌肠边通知医生

B. 转移患者注意力

C. 立即停止灌肠并通知医生

D. 边灌肠边指导患者深呼吸

E. 减低灌肠筒的高度

49. 便秘患者应用液体石蜡导泻的原理是

A. 刺激肠蠕动

B. 润滑肠壁，软化粪便

C. 阻止肠道吸收水分

D. 使肠内容物形成高渗透压

E. 解除肠痉挛

50. 患者，男，68 岁，肝硬化晚期，患者行为异常，有时谵妄，呼气有肝臭味，4 天未排便。拟于灌肠解除便秘，禁用的灌肠液是

A. 生理盐水

B. 1 ∶ 2 ∶ 3 溶液

C. 0.1%~0.2% 肥皂水

D. 甘油加温开水

E. 液状石蜡

51. 患者，男，40 岁。粪便呈果酱样，初诊为慢性阿米巴痢疾，医嘱用甲硝唑（灭滴灵）灌肠治疗。护士在实施护理措施中应除外

A. 灌肠前臀部抬高 10cm

B. 液面与肛门的距离＜ 30cm

C. 灌肠时患者取左侧卧位

D. 灌入药液量应少于 500ml

E. 肛管插入肛门 10~15cm

52. 患者，女，60 岁，患阿米巴痢疾，护士灌肠时为其安置右侧卧位，其主要目的是

A. 方便操作

B. 降低压力

C. 提高疗效

D. 减轻痛苦

E. 方便合作

53. 患者，男，49 岁，患慢性痢疾，医嘱给予 0.5% 新霉素溶液保留灌肠，不正确的操作是

A. 嘱患者先排尿、排便

B. 安置左侧卧位

C. 插入肛门 15~20cm

D. 保留灌肠时间为 30min

E. 将臀部抬高约 10cm

54. 患者，男，68 岁，患充血性心力衰竭，为其灌肠时禁忌使用的灌肠液是

A. 肥皂水

B. 0.9% 氯化钠溶液

C. “1.2.3” 溶液

D. 植物油

E. 抗生素

55. 患者，男，58 岁。因伤寒入院，为其进行灌肠时，溶液不应超过

A. 300ml

B. 400ml

C. 500ml

D. 600ml

E. 1000ml

56. 患者，男，20 岁，腹痛、腹泻、里急后重，排脓血便，诊断为“慢性细菌性痢疾”。医嘱：1% 新霉素 50ml，保留灌肠，以下操作方法不妥的是

A. 嘱患者先排尿、排便
B. 液面距肛门小于 30cm
C. 取屈膝仰卧位抬高臀部
D. 插入肛管 15~20cm
E. 保留溶液 1 小时以上

（57~59 题共用题干）

患者，女，65 岁。1 周前因“慢性支气管炎急性发作”入院，患者平时喜食鱼肉类食物，每日饮水 500ml 左右，因活动后气急，活动量明显减少。患者 3 日未排便，主诉腹胀、腹痛，触诊腹部较硬实且紧张，可触及包块

57. 下列哪项不是影响患者排便的因素
A. 排便习惯改变
B. 活动量减少
C. 摄入水分不足
D. 食物中缺少膳食纤维
E. 年老

58. 护士对患者进行健康教育，错误的是
A. 排便时自左向右环形按摩腹部
B. 尽量下床上厕所排便
C. 每天定时排便，以早餐后效果最好
D. 每日液体摄入量不少于 2000ml
E. 多食用蔬菜、水果、粗粮等高纤维食物

59. 医嘱 0.2% 肥皂液 1000ml 大量不保留灌肠，以下护士操作中正确的是
A. 配制灌肠液的温度为 28℃ ~32℃
B. 灌肠筒液面距肛门不超过 30cm
C. 患者取左侧卧位
D. 将肛管插入直肠 15~20cm
E. 灌肠后嘱患者尽量保留 30 分钟后再排便

60. “1.2.3” 灌肠溶液的正确配制方法是
A. 50% 硫酸镁 30ml、甘油 60ml、温开水 90ml
B. 50% 硫酸镁 90ml、甘油 30ml、温开水 60ml
C. 50% 硫酸镁 60ml、甘油 90ml、温开水 30ml
D. 50% 硫酸镁 30ml、甘油 90ml、温开水 60ml
E. 50% 硫酸镁 60ml、甘油 30ml、温开水 90ml

61. 患者，女，52 岁，卵巢囊肿术后 5 天，出现肠胀气，医嘱行肛管排气，排气时插管深度及肛管保留时间为
A. 7~10cm，50 分钟
B. 15~18cm，20 分钟
C. 10~12cm，40 分钟
D. 18~22cm，10 分钟
E. 12~15cm，30 分钟

（62~63 题共用题干）

患者，女，48 岁，长期便秘，近 2 日因饮大量可乐而导致腹胀难忍，医嘱行大量不保留灌肠

62. 大量不保留灌肠时溶液的温度为
A. 48℃ ~50℃
B. 45℃ ~47℃
C. 43℃ ~45℃
D. 41℃ ~43℃
E. 39℃ ~41℃

63. 经灌肠后腹胀缓解不明显，经查为肠胀气，医嘱肛管排气。肛管保留大肠内时间和插入直肠深度应是
A. 不超过 30min，7~10cm
B. 不超过 30min，15~18cm
C. 不超过 40min，7~10cm
D. 不超过 20min，7~10cm
E. 不超过 20min，15~18cm

参考答案

1.D　2.D　3.E　4.B　5.B　6.B　7.A　8.B　9.A　10.D　11.A　12.D　13.D　14.C　15.B　16.B　17.D　18.B　19.A　20.C　21.D　22.B　23.E　24.A　25.C　26.C　27.C　28.C　29.D　30.D　31.D　32.A　33.D　34.E　35.E　36.D　37.C　38.D　39.B　40.A　41.C　42.D　43.D　44.B　45.D　46.B　47.D　48.C　49.B　50.C　51.C　52.C　53.D　54.B　55.C　56.C　57.A　58.A　59.C　60.A　61.B　62.E　63.E

2. 解析：成人少尿是指 24 小时尿量少于 400ml，该患者 24 小时尿量为 360ml，因此属于少尿。

4. 解析：该患者从 7 日 18:00 到 8 日 18:00（24h）总共的尿量为 210ml+150ml=360ml，因此属于少尿。

27. 解析：留置导尿时，导尿管应插入到膀胱内。

28. 解析：上述患者为留置导尿，插入导尿管，见尿后再插 5~7cm。

29. 解析：男性病人导尿管插入尿道 20~22cm，见尿后再插 1~2cm；插尿管遇到阻力时应缓慢插入；第一次放尿量不可超过 1000ml；集尿袋应低于耻骨联合。

51. 解析：慢性阿米巴痢疾的病变部位在回盲部（右侧），灌肠时取右侧卧位，可方便灌肠液到达病变部位，提高治疗效果。

第十二节　药物疗法和过敏试验法

1. 以下药瓶的标签不妥的是
A. 内服药用蓝色边
B. 瓶签上药名应用中文，不可用外文
C. 剧毒药用黑色边

D. 外用药用红色边

E. 瓶签上应标明药物浓度和剂量

2. 关于药物的保管方法，错误的是

A. 易挥发的药液应装瓶并盖紧

B. 遇光易变质的药物应装在有色密闭瓶中

C. 有使用期限的药物，应视有效期先后，有计划地使用

D. 对易被热破坏的某些生物制品应在常温下保存并尽快用掉

E. 易燃易爆品应置于阴凉处

3. 对易风化潮解的药物应放在

A. 有色瓶内

B. 阴凉干燥处

C. 密封瓶中

D. 避光纸盒内

E. 冰箱内

4. 某冠心病患者将其每日服用的氨氯地平、阿司匹林、舒降之、硝酸甘油和心得安放置于透明的塑料分药盒中，责任护士发现后立即告知患者有一种药物不宜放入此药盒中，这种药物是

A. 氨氯地平

B. 阿司匹林

C. 舒降之

D. 硝酸甘油

E. 心得安

5. 患者，女，40 岁。近 1 个月来自觉疲乏，无力，头晕。医嘱硫酸亚铁溶液口服，为减少不良反应，正确的给药指导是

A. 服药后及时漱口

B. 牛奶送服

C. 茶水送服

D. 直接喝

E. 饭前服用

6. 患者，女，28 岁。喉炎。医嘱：复方新诺明 1.0g，po，bid，护士指导患者服药时间，正确的是

A. 8am

B. 8pm

C. 8am–4pm

D. 8am–12n–4pm

E. 8am–12n–4pm–8pm

7. 下列外文缩写的中文译意，正确的是

A. qod，每周 1 次

B. qd，每晚 1 次

C. qm，每晨 1 次

D. qid，每日 3 次

E. biw，每周 1 次

8. 患者，男，30 岁，患阿米巴痢疾，医嘱：硫酸巴龙霉素 40 万 ~60 万 U po qid，患者正确的服药时间是

A. 每 4 小时 1 次

B. 每日 1 次

C. 每日 2 次

D. 每日 3 次

E. 每日 4 次

9. 患者，男，16 岁。肺炎球菌性肺炎。医嘱：青霉素 80 万 U，bid。护士执行医嘱的正确时间为

A. 每天 8am，1 次

B. 每天 8am，4pm 各 1 次

C. 每天 8am，12n，4pm，8pm 各 1 次

D. 每天 8am，12n，4pm，睡前各 1 次

E. 每天 8am，8pm，各 1 次

10. 糖尿病患者，医嘱皮下注射普通胰岛素 8U，ac 30 分，ac 的执行时间是

A. 早上 8:00

B. 晚上 8:00

C. 临睡前

D. 饭前

E. 必要时

11. "临睡前" 给药的外文缩写是

A. hs

B. qh

C. prn

D. qn

E. 12mn

12. "哌替啶 50mg，im，st" 此医嘱是

A. 长期医嘱

B. 停止医嘱

C. 长期备用医嘱

D. 临时备用医嘱

E. 即刻医嘱

13. 患者，男，65 岁，因高血压入院治疗。某白班护士发药时发现患者不在，同室病友告诉护士患者外出接受检查，护士应

A. 将药放在病人床头柜上

B. 将药交给同室病友

C. 将药交给护工转发

D. 将药放在病人床上并电话告知

E. 暂缓发药并交班

14. 患者，男，32 岁。因生殖系统感染入院，服用磺胺类药物时，护士嘱其多饮水，其主要的目的是

A. 减少对消化道的刺激

B. 降低药物在体内的血药浓度

C. 降低药物的毒性

D. 减轻肝负担

E. 增加溶解，避免尿少时析出结晶

15. 指导患者服药的方法，错误的是

A. 服铁剂忌饮茶

B. 服酸类药物需用吸水管吸入

C. 服止咳糖浆后不宜饮水

D. 助消化药饭前服

E. 对胃有刺激的药物应选择饭后服用

16. 患者，女，35 岁，因尿路感染遵医嘱口服复方新诺明，正确的用药指导是

A. 保暖

B. 多饮水

C. 药物研碎服用

D. 加强体育锻炼

E. 睡前服药

17. 患者，男，70 岁。患充血性心力衰竭，服用洋地黄，护士为其发药时特别要注意的工作是

A. 核对患者的床号及姓名

B. 叮嘱患者空腹服药

C. 服药前仔细测量患者脉搏

D. 嘱患者卧床休息，减少剧烈运动

E. 询问服药后有无不适

18. 患者，女，64 岁。患有多种慢性病，同时服用下列几种药物，宜饭前服用的药物是

A. 红霉素

B. 布洛芬

C. 健胃消食片

D. 氨茶碱

E. 阿司匹林

19. 患者，男，29 岁。因高热、畏寒、咳嗽、流涕而住院治疗。医生开出以下口服药，护士在指导用药时嘱咐患者宜最后服用的是

A. 止咳糖浆

B. 利巴韦林

C. 维 C 银翘片

D. 对乙酰氨基酚

E. 阿莫西林胶囊

20. 宜餐前服用的药物是

A. 阿奇霉素

B. 氨茶碱

C. 阿司匹林

D. 维生素 C

E. 西咪替丁

21. 患者，女，35 岁。车祸后并发血气胸，进行手术治疗后医嘱常规进行沐舒坦（盐酸氨溴索）雾化吸入。用该药的目的是

A. 解痉

B. 平喘

C. 镇痛

D. 抑制腺体分泌

E. 稀释痰液，促进排出

22. 患者，女，以慢性支气管炎入院，医嘱氧气雾化吸入。以下操作方法，错误的是

A. 将药液稀释至 5ml

B. 氧气湿化瓶内盛蒸馏水 1/2 满

C. 氧气流量为 6~8L/min

D. 嘱患者深吸气后屏气 1~2 秒后呼气

E. 注意用氧安全，室内避免火源

23. 氧气雾化吸入时的操作方法，不妥的是

A. 患者吸入前漱口

B. 药物用蒸馏水稀释在 5ml 以内

C. 湿化瓶内不能放水

D. 嘱患者吸气时松开出气口

E. 氧流量为 6~8L/ 分

24. 患者，男，58 岁，患有 COPD 10 年。近日因受凉咳嗽剧烈，咳黄色脓痰，不易咳出，下列促进有效排痰的方法，错误的是

A. 鼓励患者多饮水，稀释痰液

B. 超声雾化吸入的雾化液温度以 35℃ ~37℃为宜

C. 雾化时间以 20~30 分钟为宜

D. 可采取胸部叩击与胸壁震荡的方法

E. 痰液排出仍困难时，可经患者口、鼻腔进行机械吸痰

25. 关于注射原则的描述，错误的是

A. 注射前必须洗手、戴口罩

B. 选择安全注射部位，避开局部的神经和血管

C. 肌内注射时如发现回血，应拔出针头重新进针

D. 注射的药物应按时抽取

E. 注射部位的皮肤消毒直径 < 5cm

26. 患者女性，51 岁，因糖尿病需用胰岛素药物治疗，控制血糖，医嘱胰岛素 4U，H 餐前 30 分钟。“H” 中文的正确含义是

A. 皮内注射

B. 皮下注射

C. 肌内注射

D. 静脉注射

E. 静脉点滴

27. 患者，男，29 岁。体温 39.3℃，咽痛，诊断为化脓性扁桃体炎。医嘱头孢曲松钠皮试。护士进行皮试时，正确的操作是

A. 选择前臂掌侧下段为注射部位

B. 用安尔碘消毒皮肤

C. 注射时针尖斜面向下

D. 针尖与皮肤成 15° 刺入皮内

E. 注射完毕，迅速拔出针头，用棉签按压针眼

28. 图示肌内注射定位法最适合的人群是

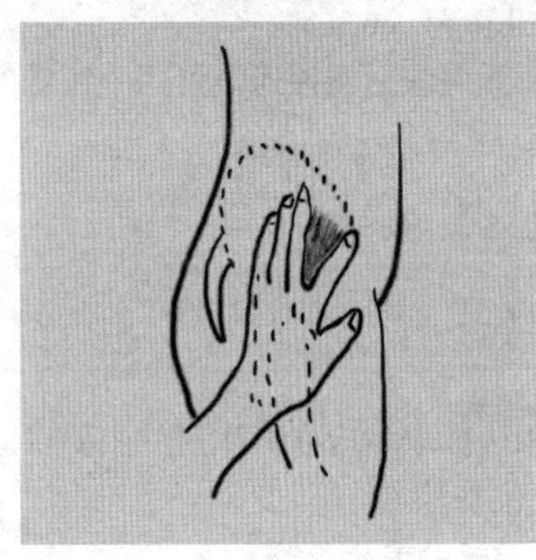

A. 孕妇

B. 老年人

C. 成年男性

D. 成年女性

E. 2 岁以内婴幼儿

29. 患儿，女，1 岁，因淋巴结结核住院，医嘱肌内注射数种药物。护士为该患儿肌内注射时，不恰当的操作是

A. 宜选用肌肉肥厚的臀大肌

B. 注射时应固定好肢体，防止折针

C. 注意药物的配伍禁忌

D. 注意经常更换注射部位

E. 切勿将针梗全部刺入

30. 患儿，男，1 岁半，因感冒发热到儿科医院就诊。医嘱：给予青霉素 0.3g，肌内注射，适宜的注射部位是

A. 臀中肌、臀小肌

B. 上臂三角肌

C. 股外侧肌

D. 臀大肌

E. 前臂外侧肌

31. 肌内注射时的操作方法，不妥的是

A. 注射刺激性强的药物时选用细长针头

B. 侧卧位时上腿弯曲

C. 注射时做到“二快一慢加匀速”

D. 注射油剂时针头宜粗长

E. 先注射刺激性较弱的药物，再注射刺激性较强的药物

32. 患者男性，20 岁。因结核性脑膜炎入院治疗。护士进行臀大肌注射链霉素时，最适宜的体位是

A. 半坐位

B. 侧卧位，上腿伸直，下腿稍弯曲

C. 侧卧位，上腿稍弯曲，下腿伸直

D. 俯卧位

E. 平卧位

33. 关于臀大肌注射的定位，正确的是

A. 髂嵴和尾骨连线的外上 1/3 处

B. 髂嵴和尾骨连线的中 1/3 处

C. 髂前上棘和尾骨连线的外上 1/3 处

D. 髂前上棘和尾骨连线的中 1/3 处

E. 髂前上棘和尾骨连线的后 1/3 处

（34~36 题共用题干）

患者，女，45 岁，因急性胃肠炎入院，呕吐剧烈，医嘱甲氧氯普胺 15mg，im

34. 护士用无菌注射器抽药时可用手接触的部位是

A. 活塞

B. 针尖

C. 针栓

D. 针梗

E. 乳头

35. 注射用药抽取后应立即注射的主要目的是

A. 防止浪费药液

B. 防止差错的发生

C. 防止出现配伍禁忌

D. 防止降低药物效价

E. 减少毒性反应

36. 最常用的肌内注射部位是

A. 臀大肌

B. 臀中肌

C. 臀小肌

D. 三角肌

E. 股外侧肌

（37~39 题共用题干）

患者，女，58 岁，糖尿病伴有慢性支气管炎入院。医嘱：青霉素 80 万单位肌内注射，胰岛素 4U，饭前 30 分钟皮下注射。实习护士小刘在老师的指导下进行操作

37. 小刘自密封瓶中抽药，老师需纠正的是

A. 除去铝盖中心部分，常规消毒瓶塞

B. 向瓶内注入大于所需药液剂量的空气

C. 吸取药液至所需剂量

D. 吸取药液后再次核对药名

E. 所需药液应现抽现用

38. 进行皮下注射时，针头斜面向上，与皮肤成

A. 10° ~20°

B. 30° ~40°

C. 50° ~60°

D. 70° ~80°

E. 0° ~5°

39. 小刘选择臀中肌、臀小肌注射，定位时以示指尖和中指尖分别置于

A. 髂后上棘、髂前上棘处

B. 髂嵴、髂后上棘

C. 臀裂顶点、髂前上棘

D. 臀裂顶点、髂嵴

E. 髂前上棘和髂嵴下缘处

40. 护士准备按医嘱给患者注射西地兰 0.1mg，西地兰针剂的剂型是 0.4mg/2ml。护士应该注射的毫升数是

A. 0.1ml

B. 0.2ml

C. 0.3ml

D. 0.4ml

E. 0.5ml

41. 患者，男，50 岁。因哮喘发作去医院就诊。医嘱：氨茶碱 0.25g 加入 25% 葡萄糖注射液 20ml 静脉推注，下列操作方法，错误的是

A. 穿刺部位的肢体下垫小枕

B. 在穿刺部位上方约 6cm 处扎止血带

C. 消毒皮肤范围直径在 5cm 以上

D. 针头斜面向上

E. 进针角度大于 20°

（42~43 题共用题干）

患儿，男，3 岁，患病毒性心肌炎，医嘱股静脉穿刺采血标本培养

42. 股静脉的穿刺部位在

A. 股动脉外侧 0.5cm

B. 股动脉内侧 0.5cm

C. 股神经外侧 0.5cm

D. 股神经内侧 0.5cm

E. 股动脉与股神经之间

43. 下列操作方法，不正确的是

A. 帮助患儿仰卧，下肢伸直略外展

B. 局部皮肤常规消毒

C. 操作者消毒左手示指和中指

D. 针头与皮肤呈 45°
E. 见抽出鲜红色血液即可注入药物

（44~45 题共用题干）

患者，男，65 岁，因“直肠癌”拟行手术治疗，医嘱“青霉素皮内试验”，护士配制好青霉素皮试液后给患者注射

44. 注射的剂量应是
A. 1500U
B. 200U
C. 150U
D. 20U
E. 15U

45. 注射前应询问患者的情况不包括
A. 既往是否使用过青霉素
B. 最后一次使用青霉素的时间
C. 有无其他药物或食物过敏
D. 是否对海鲜、花粉等过敏
E. 家属有无青霉素过敏

46. 医生为某患者开具医嘱青霉素肌注。护士在核对医嘱时，注意到该患者无青霉素用药史记录，医生也未开具青霉素皮试医嘱，此时，护士应首先
A. 拒绝转抄医嘱
B. 向护士长报告
C. 执行医嘱
D. 为患者行青霉素皮试
E. 向医师提出加开皮试医嘱

47. 患者，男，38 岁。因肺部感染来院，医嘱行青霉素皮试，皮试 3 分钟后患者突然出现呼吸困难，脉搏细弱，面色苍白，意识丧失。护士应立即采取的措施是
A. 通知家属
B. 报告医生
C. 行心肺复苏术
D. 将患者送入抢救室
E. 皮下注射盐酸肾上腺素

48. 患者，男，20 岁，患急性扁桃体炎，医嘱青霉素皮试，皮试后 5 分钟患者出现胸闷、气急伴濒死感，皮肤瘙痒，面色苍白，出冷汗，脉搏细速，血压下降，烦躁不安，考虑患者出现哪种情况
A. 血清病型反应
B. 青霉素毒性反应
C. 呼吸道过敏反应
D. 过敏性休克
E. 皮肤组织过敏反应

49. 患者男性，18 岁，患急性肺炎，注射青霉素数秒钟后出现胸闷、气短、面色苍白、出冷汗及濒危感，脉搏细弱，测血压 60/40mmHg，此时首先应采取的急救措施是
A. 注射强心剂
B. 给予胸外心脏按压
C. 进行人工呼吸
D. 皮下注射 0.1% 盐酸肾上腺素 1ml
E. 给予呼吸兴奋剂

50. 青霉素过敏性休克的最佳处理方法是
A. 停药、平卧、注射盐酸肾上腺素、保暖、吸氧
B. 停药、平卧、吸氧、注射抗组胺药物
C. 停药、平卧、测血压、注射呼吸兴奋剂
D. 停药、吸氧、保暖、注射间羟胺
E. 停药、吸氧、保暖、注射地塞米松

51. 患者，男，40 岁，右小腿丹毒，拟给予青霉素治疗，进行皮肤试验局部呈阳性反应，下列做法不妥的是
A. 报告医师，修改治疗方案
B. 告知患者本人，禁用青霉素
C. 严格交班，并写入交班报告
D. 给予盐酸肾上腺素抢救
E. 在治疗单、门诊卡、床头卡等地方注明青霉素阳性标记

52. 在青霉素批号没有改变的情况下，使用时免做试验的时间间隔不超过
A. 14 天
B. 7 天
C. 5 天
D. 3 天
E. 1 天

53. 患者，女，20 岁，因扁桃体化脓性感染用青霉素治疗。皮试结果：皮丘红肿 1.2cm，皮肤痒、胸闷、面色苍白、出冷汗。为患者采取的护理措施，首先是
A. 人工呼吸
B. 皮肤涂氟轻松
C. 注射盐酸肾上腺素
D. 静滴地塞米松
E. 吸氧

（54~57 题共用题干）

患者男性，35 岁，因呼吸道感染咳嗽、发热到医院就诊，医嘱给予青霉素 80 万 U 肌内注射，每日 2 次。

54. 护士首先为患者做青霉素皮试，操作方法，错误的是
A. 皮试前询问用药史和过敏史
B. 用注射用水稀释皮试液
C. 皮试液现配现用
D. 备好盐酸肾上腺素
E. 在前臂掌侧下段做皮试

55. 青霉素皮试液 0.1ml 含青霉素
A. 10U
B. 20U
C. 60U
D. 100U
E. 200U

56. 皮试后 5 分钟，患者出现胸闷、气急伴濒死感，面色苍白、出冷汗。患者可能发生
A. 血清病型反应
B. 呼吸道过敏反应
C. 青霉素毒性反应
D. 皮肤过敏反应

E. 青霉素过敏性休克

57. 根据患者的上述表现，首先选用的药物是

A. 多巴胺

B. 地塞米松

C. 盐酸肾上腺素

D. 去甲肾上腺素

E. 异丙肾上腺素

（58~61 题共用题干）

患者，男，36 岁，因淋病住院。医嘱：青霉素皮试；0.9%NS250ml+ 青霉素 160 万 U，静脉滴注，bid。

58. 青霉素皮试液的浓度为

A. 每毫升生理盐水溶液中含青霉素 2~5U

B. 每毫升生理盐水溶液中含青霉素 20~50U

C. 每毫升生理盐水溶液中含青霉素 200~500U

D. 每毫升生理盐水溶液中含青霉素 2000~5000U

E. 每毫升生理盐水溶液中含青霉素 20000~50000U

59. 如果患者之前接受过青霉素治疗，停药几天以上，必须重新做过敏试验

A. 1 天

B. 2 天

C. 3 天

D. 4 天

E. 5 天

60. 配制青霉素皮试液，稀释药液用

A. 0.9% 氯化钠溶液

B. 5% 葡萄糖溶液

C. 10% 葡萄糖溶液

D. 5% 葡萄糖盐水

E. 注射用水

61. 下列青霉素皮试结果，哪一种情况可以注射青霉素

A. 局部红晕直径 1cm 以上，无自觉症状

B. 局部红晕直径 0.5cm 以上，有胸闷、头晕

C. 局部红晕直径 0.5cm 以上，周围有伪足，有痒感

D. 局部红晕直径 0.7cm，无自觉症状

E. 局部红晕直径 1cm，周围有伪足，有痒感

62. 患者男性，40 岁，因在工地施工被锈钉刺伤后注射破伤风抗毒素。破伤风抗毒素过敏试验阴性。请问每毫升破伤风抗毒素的浓度是

A. 15IU

B. 50IU

C. 100IU

D. 150IU

E. 200IU

63. 患者，女，17 岁。行破伤风抗毒素过敏试验。20 分钟后结果显示局部皮丘红肿，硬结大于 1.5cm，红晕大于 4cm，自述有痒感，应采取的处理措施是

A. 将抗毒素分成四等份，分次注射

B. 在对侧前臂作对照试验后再注射

C. 将抗毒素稀释，分 2 次注射

D. 待患者痒感消失后再全量注射

E. 将抗毒素分 4 次逐渐增加剂量注射

64. 患者，男，33 岁，腹部刀伤急症入院，医嘱给予破伤风抗毒素治疗，皮试结果弱阳性，正确的处理方法是

A. 直接注射

B. 脱敏注射

C. 口服抗过敏药物

D. 改用抗生素

E. 通知医生修改医嘱

65. 某患者因足部被铁钉扎伤，需注射破伤风抗毒素，但皮试结果为阳性，此时应采取的措施是

A. 报告医生、停止医嘱

B. 将抗毒素分 4 次逐渐增量，每 20 分钟一次，直至余量注完

C. 将抗毒素平均分 4 次，每隔 20 分钟注射一次

D. 将抗毒素分 4 次逐渐减量，每 20 分钟注射一次，直至余量注完

E. 按原计划注射，同时给予抗过敏药

66. 破伤风抗毒素脱敏注射时出现轻微反应的处理是

A. 立即停止脱敏注射

B. 立即皮下注射盐酸肾上腺素

C. 待反应消退后减量增次注射

D. 待反应消退后按原量注射

E. 待反应消退后 1 次注射

67. 下列药物过敏试验的皮试液浓度，正确的是

A. 破伤风抗毒素：150IU/0.1ml

B. 细胞色素 C：0.75mg/0.1ml

C. 普鲁卡因：0.25mg/0.1ml

D. 链霉素：2500U/0.1ml

E. 青霉素：500U/0.1ml

参考答案

1.B 2.D 3.C 4.D 5.A 6.C 7.C 8.E 9.B 10.D 11.A 12.E 13.E 14.E 15.D 16.B 17.C 18.C 19.A 20.A 21.E 22.B 23.D 24.C 25.E 26.B 27.A 28.E 29.A 30.A 31.B 32.B 33.C 34.C 35.D 36.A 37.B 38.B 39.E 40.E 41.E 42.B 43.E 44.D 45.D 46.E 47.E 48.D 49.D 50.A 51.D 52.D 53.C 54.B 55.B 56.E 57.C 58.C 59.C 60.A 61.D 62.D 63.E 64.B 65.B 66.C 67.C

4. 解析：硝酸甘油见光分解，不应放在透明容器内，应避光保存。

5. 解析：铁剂服用后应漱口，防止牙齿染色变黑。

20. 解析：进食可影响阿奇霉素的吸收，故需在饭前 1 小时或饭后 2 小时口服。

28. 解析：图中所示为臀中肌、臀小肌注射的定位方法。2 岁以内的婴幼儿由于臀大肌发育不完善，应选择臀中肌、臀小肌作为注射部位。

64. 解析：破伤风抗毒素过敏试验阳性，应采用脱敏注射，即分四次剂量递增。

67. 解析：药敏试验皮试液浓度：青霉素 200~500U/ml，链霉素 2500U/ml，普鲁卡因 2.5mg/ml，细胞色素 C 0.75mg/ml，破伤风抗毒素 150IU/ml。

第十三节　静脉输液和输血法

1. 对于需要静脉输液的成年人，使用头皮针进行静脉穿刺时应优先选择的血管是

A. 贵要静脉

B. 头静脉

C. 桡静脉

D. 手背静脉网

E. 肘正中静脉

2. 因需要长时间输液的患者应选用

A. 头静脉

B. 贵要静脉

C. 肘正中静脉

D. 前臂静脉

E. 手背静脉

3. 患者，男，38 岁，胃溃疡入院治疗，护士为其静脉输液时，适宜的滴注速度是

A. 10~20 滴 / 分

B. 20~40 滴 / 分

C. 40~60 滴 / 分

D. 60~80 滴 / 分

E. 80~100 滴 / 分

4. 患者，男，36 岁。患急性胰腺炎，上午 8:20 开始补液 1000ml，50 滴 / 分，请问液体输完的时间是

A. 上午 11 时

B. 中午 2 时 20 分

C. 下午 1 时 20 分

D. 下午 2 时

E. 下午 2 时 20 分

5. 患者男性，45 岁，呕吐待查收入院，5% 葡萄糖氯化钠 1000ml 要求 3 小时内输完，应调节滴速为（每毫升等于 15 滴）

A. 60 滴 / 分

B. 40 滴 / 分

C. 80 滴 / 分

D. 100 滴 / 分

E. 120 滴 / 分

6. 心跳呼吸骤停患者复苏后遵医嘱使用 20% 甘露醇 250ml 静脉滴注，将该液体滴注完毕最多需要

A. 5~10 分钟

B. 5 分钟

C. 10~5 分钟

D. 15~30 分钟

E. 60 分钟

7. 1500ml 的液体从早上 8 点半开始输注，调节滴速约为 75 滴 / 分，液体输完的时间为

A. 下午 1 点

B. 12 点 3 分

C. 下午 1 点 30 分

D. 下午 2 点

E. 下午 3 点

8. 患者男性，35 岁，因腹痛、腹泻入院后诊断为急性肠炎。医嘱要求补液 1000ml，4 小时滴完。液体系数为 20，护士应调节的滴数约为

A. 43 滴

B. 63 滴

C. 70 滴

D. 83 滴

E. 100 滴

9. 患者，男，28 岁。颅脑外伤后脑水肿，给予 20% 甘露醇 250ml 静脉输液，最佳的输液速度是

A. 20 滴 / 分

B. 40 滴 / 分

C. 60 滴 / 分

D. 80 滴 / 分

E. 100 滴 / 分

10. 医嘱要求静脉输入 0.9 氯化钠溶液 500ml，患者从上午 8 点 20 分开始输液，输液滴系数为 20。护士根据患者病情把输液速度调整至 40 滴 / 分，预计输液完成的时间为

A. 上午 9 时 56 分

B. 上午 11 点 40 分

C. 中午 12 点 30 分

D. 下午 1 时 20 分

E. 下午 2 点 15 分

11. 为慢性心力衰竭患者进行输液治疗时，输液速度宜控制在

A. 10~20 滴 / 分钟

B. 20~30 滴 / 分钟

C. 30~40 滴 / 分钟

D. 40~50 滴 / 分钟

E. 50~60 滴 / 分钟

12. 某患者需输入 1000ml 液体，每分钟滴数为 50 滴，所用输液器点滴系数为 15，估计输完液体所用时间是

A. 2 小时

B. 3 小时

C. 4 小时
D. 5 小时
E. 6 小时

13. 患者，男，35 岁，急性髓系白血病，应用高三尖杉酯碱化疗。静脉滴注该药物时的最佳滴数是低于
A. 20 滴 / 分钟
B. 40 滴 / 分钟
C. 50 滴 / 分钟
D. 60 滴 / 分钟
E. 70 滴 / 分钟

14. 患者，男，55 岁，因脑出血后急诊入院，根据医嘱给予甘露醇 250ml 静脉输液，用滴系数为 15 的输液器，要求 30 分钟滴完，输液速度调为
A. 100 滴 / 分
B. 110 滴 / 分
C. 125 滴 / 分
D. 150 滴 / 分
E. 180 滴 / 分

（15~17 题共用题干）

患者男性，80 岁，脑梗后长期卧床，此次因吸入性肺炎入院，高热不退，时有躁动，不宜行周围静脉输液，医嘱要求行锁骨下静脉穿刺。

15. 穿刺者应如何确定穿刺点
A. 下颌骨和锁骨上缘中点连线的下 2/3 处
B. 下颌骨和锁骨上缘中点连线的上 2/3 处
C. 下颌骨和锁骨上缘中点连线的下 1/3 处
D. 下颌骨和锁骨上缘中点连线的上 1/3 处
E. 下颌骨和锁骨下缘中点连线的上 2/3 处

16. 穿刺时患者应取的卧位是
A. 如穿刺在左侧，应取左侧卧位
B. 如穿刺在左侧，应取右侧卧位
C. 头低脚高位，头偏向对侧并后仰
D. 头高脚低位，头偏向同侧并后仰
E. 去枕仰卧位，头偏向对侧并后仰

17. 输液半小时后患者出现高热、寒战、脉速伴恶心、呕吐、头痛症状，疑为
A. 过敏反应
B. 循环负荷过重
C. 空气栓塞
D. 发热反应
E. 脑水肿

18. 护士遵医嘱为患者行 10% 葡萄糖酸钙 10ml 缓慢静脉推注，推注约 5ml 后护士发现推注稍有阻力，局部略肿胀，抽无回血。发生上述情况的可能原因是
A. 静脉痉挛
B. 针刺入过深，穿破对侧血管壁
C. 针头斜面一半在血管外
D. 针头斜面紧贴血管内壁
E. 针头刺入皮下

（19~21 题共用题干）

患者，男，38 岁，中毒性肺炎伴休克。经抢救病情稳定，为维持血压。医嘱：10% 葡萄糖 400ml 加多巴胺 20mg

19. 如果按每分钟滴液 20 滴，估计输液时间能维持
A. 4 小时
B. 5 小时
C. 6 小时
D. 3 小时
E. 2 小时

20. 输液过程中应密切观察患者的输液反应，临床最常见的输液反应是
A. 发热反应
B. 肺水肿
C. 心力衰竭
D. 静脉炎
E. 过敏反应

21. 输液一段时间后，护士发现注射部位沿静脉走向出现条索状红线，并有红、肿、热、痛，下述护理措施中<u>不妥</u>的是
A. 局部理疗
B. 增加患肢活动量
C. 更换注射部位
D. 硫酸镁湿敷
E. 抬高患肢

22. 患者在输液过程中由于输液过快，短时间内输入大量液体引起急性肺水肿，以下有利于减轻肺内液体渗出的措施是
A. 加压给氧
B. 停止输液
C. 20%~30% 酒精湿化给氧
D. 头低足高位
E. 给予扩血管药物

23. 对急性肺水肿患者的处理措施，<u>不妥</u>的是
A. 双腿下垂，取端坐位
B. 皮下注射吗啡
C. 持续给氧
D. 缓慢静脉注射西地兰
E. 缓慢静脉滴注利尿剂

（24~26 题共用题干）

患者，男，67 岁。因冠心病入院。在静脉输液的过程中出现了胸闷、呼吸困难、咳嗽、咯粉红色泡沫样痰

24. 该患者发生了
A. 发热反应
B. 急性肺水肿
C. 静脉炎
D. 空气栓塞
E. 过敏反应

25. 此时，护士应为患者采取的卧位是
A. 去枕仰卧位
B. 左侧卧位
C. 端坐位，两腿下垂

D. 休克卧位

E. 头低足高位

26. 给氧时，护士应选择的吸氧流量为

A. 1~2L/min

B. 3~4L/min

C. 5~6L/min

D. 6~8L/min

E. 9~10L/min

27. 护士在巡视病房的过程中，发现某患者药液不滴，护士首先应

A. 抬高输液架以增加输液瓶内压力

B. 热敷穿刺部位缓解静脉痉挛

C. 反折输液管上段然后挤压茂菲滴管

D. 观察穿刺部位有无红肿及疼痛

E. 调整针头位置

28. 护士在巡视过程中发现，某患者茂菲滴管内液体自行下降，可能的原因是

A. 输液瓶位置过高

B. 输液管有漏气

C. 输液瓶内压力过大

D. 针头漏出血管外

E. 血管痉挛

29. 患者女性，20 岁。因脱水后给予补钾治疗。在输氯化钾过程中，患者诉输液部位疼痛，观察输液处无肿胀，护士应采取的处理措施是

A. 调整针头位置

B. 减慢输液速度

C. 拔出针头后重新穿刺

D. 热敷疼痛部位

E. 抬高肢体

30. 患者，男，56 岁。胃癌。在应用化疗药辅助治疗时，注射部位刺痛、水肿，并出现条索状红线。正确的处理措施是

A. 局部热敷

B. 局部按摩

C. 加快注射速度

D. 减慢注射速度

E. 立即给予抗生素

31. 某使用静脉留置针的患者，输液完毕已使用肝素液封管，但第 2 日仍然发生血液反流堵塞导管。不是导致堵管的可能原因是

A. 封管的肝素液量不够

B. 推注封管液速度过快

C. 患者穿刺侧肢体活动过度

D. 患者静脉压过高

E. 封管的肝素液浓度过大

32. 患者，女，34 岁。因呕吐、腹泻急诊入院进行静脉输液。护士不宜采用的用语是

A. “今天您呕吐腹泻多次，过会给您输液”

B. “您快点儿去卫生间，回来就要输液了”

C. “现在给您输液，请问您叫什么名字？”

D. “等会扎针时，有什么不舒服您可以告诉我”

E. “输液的滴速已经调节好了，请您不要自行调节。”

33. 某护士为一患儿进行输液治疗，输液 30 分钟后患儿出现严重的不良反应并休克，经抢救病情好转并转入 ICU 继续治疗。对此，患儿家属反应强烈，质疑护士输液有误，护士应首先进行的重要工作是

A. 向护士长汇报抢救经过

B. 与医生一起分析患儿病情

C. 继续与患儿家属沟通，做好解释

D. 帮助患儿家长完成抢救用药的缴费

E. 按照规定封存未输完液体

34. 护士为某患者静脉注射药物时，患者诉说疼痛，推注稍有阻力，局部肿胀，抽无回血，应考虑为

A. 针头滑出血管外

B. 针头斜面一部分穿透下面血管壁

C. 针头斜面紧贴血管壁

D. 静脉痉挛

E. 针头部分阻塞

35. 患者女性，55 岁，因心力衰竭入院治疗。入院后遵医嘱给予 25% 葡萄糖注射液 20ml+ 西地兰 0.4mg 静脉注射，注射中发现局部肿胀、疼痛，抽有回血，其原因是

A. 针头滑出血管外

B. 针头斜面紧贴血管壁

C. 针头穿过对侧血管壁

D. 针头斜面一半在血管外

E. 枕头完全阻塞

36. 患者在加压输液时由于未及时更换液体发生空气栓塞，此时患者应取的体位是

A. 左侧卧位，头高足低

B. 右侧卧位，头高足低

C. 端坐位，双腿下垂

D. 左侧卧位，头低足高

E. 右侧卧位，头低足高

（37~38 题共用题干）

护士巡视病房时发现患者输液不滴，注射部位肿胀，患者主诉疼痛，无回血

37. 这种情况可考虑为

A. 针头阻塞

B. 输液压力过低

C. 静脉痉挛

D. 针头脱出血管外

E. 针头斜面紧贴血管壁

38. 针对该患者应采取的措施为

A. 用力挤压输液管，直至液体输入通畅

B. 拔出针头，另选部位重新穿刺

C. 抬高输液瓶位置

D. 变换肢体位置

E. 热敷注射部位上端血管

39. 空气栓塞患者应避免气栓阻塞

A. 肺动脉入口

B. 主动脉入口

C. 下腔静脉入口
D. 肺静脉入口
E. 上腔静脉入口

40. 患者女性，36 岁，静脉留置套管针第三天，今晨在输液过程中出现液体滴入不畅，局部无肿胀，检查有回血，护士首先应
A. 调整针头位置
B. 盐水或肝素钠冲管
C. 更换针头，重新穿刺
D. 检查管道，抬高输液瓶的位置
E. 减慢输液速度，输液静脉上方热敷

41. 患者，女，50 岁，输液 1 小时后，突然出现呼吸困难、咳嗽、咳粉红色泡沫样痰，护士应立即
A. 置患者于端坐位，双腿下垂
B. 75% 乙醇湿化给氧
C. 四肢轮扎
D. 给予缩血管药
E. 减慢输液速度

42. 患者，女，50 岁，进行锁骨下静脉输液时，突然主诉胸部异常不适并出现呼吸困难，发绀，心前区闻及响亮持续的“水泡音”，应考虑患者发生了
A. 过敏反应
B. 发热反应
C. 右心衰竭
D. 空气栓塞
E. 循环负荷过重

43. 患者，女，35 岁，因急性胃肠炎需要在门诊输液治疗，护士选择静脉输液的穿刺部位，错误的是
A. 选择粗、直、弹性好的静脉
B. 穿刺部位应避开关节
C. 不宜在静脉瓣部位进针
D. 由近心端向远心端选择血管
E. 不可在皮肤炎症处进针

44. 患者，女，36 岁，因支原体肺炎入院，给予红霉素静脉滴注，用药 3 天后，注射部位沿静脉走向出现条索状红线，伴红、肿、热、痛，下列护理措施中不妥的是
A. 抬高患肢
B. 局部理疗
C. 硫酸镁热敷
D. 增加患肢活动
E. 更换注射部位

45. 护士在巡视输液患者时，发现某患者溶液不滴，轻轻挤压输液管有阻力，且无回血，正确的处理方法是
A. 调整针头位置
B. 更换针头，重新穿刺
C. 更换输液器
D. 用注射器推注生理盐水
E. 热敷局部血管

46. 静脉注射时选择静脉的原则，不妥的是
A. 选择粗直、弹性好的静脉
B. 穿刺部位应避开关节
C. 不可在皮肤有瘢痕处进针
D. 由近心端向远心端选择血管
E. 不宜在静脉瓣部位进针

47. 导致静脉炎的原因不包括
A. 输液速度过快
B. 无菌操作不严格
C. 静脉内留置塑料管时间较长
D. 长期输入高浓度溶液
E. 反复输入刺激性强的药物

（48~52 题共用题干）

患者，男，72 岁，因慢性阻塞性肺气肿住院治疗。今早 9 时起开始静脉输入 5% 葡萄糖溶液 500ml，滴速为 80 滴 / 分。10 时左右，当护士来巡房时，发现患者咳嗽、咳粉红色泡沫样痰，呼吸急促，大汗淋漓

48. 根据患者的临床表现，该患者可能发生了
A. 发热反应
B. 过敏反应
C. 空气栓塞
D. 急性肺水肿
E. 急性感染

49. 护士首先应采取的措施是
A. 立即通知医生
B. 给患者吸氧
C. 安慰患者
D. 立即停止输液
E. 协助患者取端坐位，两腿垂直

50. 为缓解症状，可协助患者取下列哪种体位
A. 仰卧，头偏向一侧，防止窒息
B. 左侧卧位，防止空气阻塞肺动脉入口
C. 抬高床头 15~30cm，减少回心血量
D. 抬高床头 20° ~30° ，以利于呼吸
E. 端坐位，两腿下垂，减少回心血量

51. 为了减轻呼吸困难的症状，护士可采用
A. 生理盐水湿化给氧
B. 10%~20% 乙醇湿化加压给氧
C. 20%~30% 乙醇湿化加压给氧
D. 50%~70% 乙醇湿化加压给氧
E. 无菌蒸馏水湿化给氧

52. 该患者目前不存在的护理问题是
A. 气体交换受损
B. 体液过多
C. 体液不足
D. 活动无耐力
E. 恐惧

（53~55 题共用题干）

患者，男，66 岁，因病情需要行加压静脉输液。当护士去治疗室取物品回到患者床前时，发现患者呼吸困难，有严重发绀。患者自述胸闷、胸骨后疼痛、眩晕，护士立即给患者测量血压，其值为 75/55mmHg

53. 此患者可能出现了
A. 心脏负荷过重的反应

B. 心肌梗死
C. 空气栓塞
D. 过敏反应
E. 心绞痛

54. 护士应立即协助患者
A. 取右侧卧位
B. 取左侧卧位
C. 取仰卧位，头偏向一侧
D. 取半卧位
E. 取端坐卧位

55. 下列措施中可有效预防上述情况发生的是
A. 正确调节滴速
B. 预防性服用舒张血管的药物
C. 预防性服用抗过敏药物
D. 加压输液时护士应在患者床旁守候
E. 严格控制输液量

56. 下列哪项不属于输血的目的
A. 增加血红蛋白
B. 补充抗体
C. 补充各种凝血因子
D. 维持酸碱平衡
E. 补充血容量

57. 某患者患十二指肠溃疡，突然呕血，面色苍白，脉搏 120 次 / 分，血压 60/45mmHg。医嘱输血 400ml，给患者输血的目的是补充
A. 凝血因子
B. 血红蛋白
C. 血小板
D. 抗体
E. 血容量

58. 凝血因子缺乏患者最适合输入的血液制品是
A. 新鲜血浆
B. 冰冻血浆
C. 干燥血浆
D. 红细胞悬液
E. 血小板浓缩悬液

59. 患者，女，43 岁。因重型再生障碍性贫血收入院。现对其进行输血治疗。护士在进行输血前的准备时，不正确的操作是
A. 进行血型鉴定和交叉配血试验
B. 提血时，和血库人员共同做好“三查八对”
C. 库存血取出后，如紧急需要，可低温加热
D. 输血前，需与另一名护士再次核对
E. 输血前应先征得患者同意并签署知情同意书

60. 患者女性，50 岁，因患血液病需输血小板浓缩液。下列护理措施中，错误的是
A. 从血库取回后勿剧烈震荡
B. 血液取回后不能加温
C. 从血库取回及早输血
D. 输血前先输生理盐水
E. 两名护士核对无误后方可输入

61. 患者，女，20 岁。诊断为再生障碍性贫血，医嘱：输注浓缩红细胞。护士巡视时发现输血速度变慢，穿刺点局部无肿胀，无压痛，挤捏输血器无阻力，局部皮温正常。护士首先应
A. 用生理盐水冲管
B. 热敷患者穿刺局部
C. 更换输血器后继续输血
D. 使用恒温器加热血液
E. 拔针后另行穿刺

62. 患者，女，45 岁，因门脉高压大出血入院，医嘱输血 1000ml，静脉注射 10% 葡萄糖酸钙 10ml。补钙的目的是
A. 降低血钾
B. 使钾离子从细胞外向细胞内转移
C. 纠正酸中毒
D. 降低神经肌肉的应激性
E. 对抗钾离子对心肌的应激性

（63~66 题共用题干）

患者，女，36 岁。急性淋巴细胞白血病。医嘱给予浓缩红细胞 1U 和血小板 1U 输注。在首先输注浓缩红细胞过程中患者出现全身皮肤瘙痒伴颈部、前胸出现荨麻疹

63. 首先考虑该患者发生了
A. 发热反应
B. 溶血反应
C. 过敏反应
D. 超敏反应
E. 急性肺水肿

64. 针对上述患者发生的情况，护士首先采取的处理是
A. 密切观察体温，局部涂抹止痒药膏
B. 减慢输血速度并按医嘱给予抗过敏药物
C. 停止输注浓缩红细胞并保留血袋、余血及输血器送检
D. 停止输注浓缩红细胞并重新采集血标本进行交叉配血
E. 停止输注浓缩红细胞并待患者情况好转后重新输血

65. 护士在执行输注血小板的过程中，错误的是
A. 输血前双人核对
B. 输注前轻摇血袋
C. 直接缓慢输注血小板
D. 血液内不能加入其他药物
E. 记录输注时间及血型、血量

66. 关于输血的叙述，错误的是
A. 输血前需两人进行查对
B. 输血前输入少量生理盐水
C. 输血后输入少量生理盐水
D. 在输血卡上记录输血时间、滴速、患者状况等
E. 输血完毕后及时将输血器、血袋等物品进行消毒、分类放置

67. 某患者因消化性溃疡多年入院，今突然呕血约 700ml。医嘱：全血 200ml，IV gtt。输血过程中护士注意

到其眼睑、口唇出现水肿，患者自诉面部皮肤发痒。该患者最可能发生了

A. 枸橼酸钠中毒
B. 血管外溶血
C. 血管内溶血
D. 空气栓塞
E. 过敏反应

68. 大量输入库存血时，可静脉推注

A. 肝素
B. 枸橼酸钠
C. 碳酸氢钠
D. 枸橼酸钙
E. 葡萄糖酸钙

69. 某失血性休克患者快速输入全血 1200ml 后出现手足抽搐、皮肤黏膜出血、血压下降、心率减慢，该患者可能发生

A. 溶血反应
B. 过敏反应
C. 发热反应
D. 枸橼酸钠中毒反应
E. 心脏负荷过重

（70~71 共用题干）

患者男性，60 岁，因术中失血过多，医嘱：输入库存血 1200ml，输血后患者出现手术部位渗血较多，皮肤、黏膜多处可见明显瘀点、瘀斑，手足抽搐，血压下降

70. 上述患者可能发生了

A. 空气栓塞
B. 过敏反应
C. 溶血反应
D. 枸橼酸钠中毒
E. 循环负荷过重

71. 导致上述情况的主要原因是

A. 输血过快
B. 输血量过多
C. 库血保存过久
D. 血型不合
E. 血液变质

72. 患者，男，35 岁。因食管胃底静脉破裂大出血急需输血治疗。遵医嘱给患者输库存血 600ml，输血 10 分钟后患者感到头部胀痛，四肢麻木，并出现恶心、呕吐，腰背部剧痛，为促进血红蛋白在尿中的溶解度，宜选用的药物是

A. 枸橼酸钠
B. 氯化钠
C. 碳酸氢钠
D. 乳酸钠
E. 葡萄糖酸钙

73. 患者，女，19 岁。患再生障碍性贫血。因全血细胞减少，医嘱给予新鲜血 200ml 即刻输注，护士注意到患者输血 100ml 左右时，发生寒战，继而诉头痛、恶心，测体温 39.5℃。最初宜采取的处理是

A. 减慢输血速度
B. 20℃生理盐水灌肠降温
C. 乙醇擦浴降温
D. 口服碳酸氢钠
E. 静脉注射氢化可的松

74. 红细胞输注前，应输入的溶液是

A. 葡萄糖
B. 生理盐水
C. 复方氯化钠溶液
D. 葡萄糖生理盐水
E. 右旋糖酐

75. 患者，男，24 岁，车祸导致大量失血，遵医嘱给予输注血浆，下列输血过程中错误的是

A. 输血前双人核对
B. 输注完一袋血浆立即接上另一袋
C. 开始输入时速度宜慢
D. 在输血卡上记录输血时间、滴速、患者情况，并签全名
E. 输完的血袋应保留 24 小时

76. 大量输注库存血后要防止发生

A. 低血钾和低血钠
B. 碱中毒和低血钾
C. 碱中毒和高血钾
D. 酸中毒和低血钾
E. 酸中毒和高血钾

77. 患者男性，32 岁，明晨在全麻下行胃大部切除，其血型为 AB 型，RH（+），因库存血不足，患者体质较好，拟需自体输血 200ml，需准备 4% 枸橼酸钠生理盐水

A. 15ml
B. 10ml
C. 20ml
D. 25ml
E. 30ml

78. 输两袋血之间应输入少量

A. 5% 葡萄糖溶液
B. 5% 葡萄糖氯化钠溶液
C. 0.9% 氯化钠溶液
D. 复方氯化钠溶液
E. 10% 葡萄糖溶液

79. 患者，女，32 岁，车祸后大出血，输入大量库存血后出现手足抽搐、血压下降，心率减慢的情况，患者可能发生了

A. 枸橼酸钠中毒反应
B. 过敏反应
C. 溶血反应
D. 肺水肿
E. 发热反应

（80~82 题共用题干）

患者，男，32 岁，外伤脾破裂，大出血，血压 80/50mmHg，心率 120 次 / 分，医嘱输血 800ml

80. 护士到血库取血的过程中，错误的做法是

A. 根据医嘱凭取血单取血
B. 与血库人员共同做好“三查八对”
C. 查对无误后，护士在医嘱单上签全名
D. 血液从血库取出后勿剧烈振荡
E. 输血前应与另一名护士再次核对

81. 开始输血时速度宜慢，应少于
A. 10 滴 / 分
B. 20 滴 / 分
C. 30 滴 / 分
D. 40 滴 / 分
E. 60 滴 / 分

82. 患者输血开始后 15 分钟出现溶血反应，首先出现的症状是
A. 头胀、四肢麻木
B. 腰背部剧痛、血压下降
C. 黄疸、血红蛋白尿
D. 少尿或无尿
E. 寒战、发热

（83~87 题共用题干）

患者，男，45 岁，因坠楼导致脾破裂大出血而欲行急诊手术治疗。去手术室之前，护士遵医嘱迅速为患者建立静脉通道准备输血。护士从血库取回血后，将血袋放在热水中加温，5 分钟后给患者输入。当输入 10 分钟后，患者感到头部胀痛，并出现恶心、呕吐、腰背部剧痛

83. 此患者最可能出现的反应是
A. 过敏反应
B. 溶血反应
C. 高钾血症
D. 酸中毒
E. 低血钙

84. 导致上述反应最可能的原因是
A. 输入了对患者致敏的物质
B. 输入了异型血液
C. 输入了库存血
D. 输入前将血液加温，破坏了红细胞
E. 枸橼酸浓度过高

85. 此反应的致死原因是
A. 心力衰竭
B. 呼吸衰竭
C. 肾衰竭
D. 过敏性休克
E. 感染性休克

86. 发生上述反应时，护士应首选的护理措施是
A. 吸氧
B. 通知医师
C. 停止输血
D. 停止注射碳酸氢钠
E. 将剩余血送检，重做血型鉴定和交叉配血试验

87. 下列哪项不属于预防此反应发生的有效措施
A. 输血前预防性地给予抗过敏药物
B. 认真作好血型鉴定和交叉配血试验，保证结果准确
C. 输血前需由两人重新核对患者姓名、血型、交叉配血结果，相符时方可输入
D. 取回的血液不能剧烈振荡或加温
E. 输入的血液内不能加入其他药物

参考答案

1.D　2.E　3.C　4.C　5.C　6.D　7.C　8.D　9.E　10.C　11.B　12.D　13.B　14.C　15.D　16.E　17.D　18.E　19.B　20.A　21.B　22.C　23.E　24.B　25.C　26.D　27.D　28.B　29.B　30.A　31.E　32.B　33.E　34.A　35.D　36.D　37.D　38.B　39.A　40.D　41.A　42.D　43.D　44.D　45.B　46.D　47.A　48.D　49.D　50.E　51.C　52.C　53.C　54.B　55.D　56.D　57.E　58.A　59.C　60.C　61.A　62.D　63.C　64.B　65.C　66.E　67.E　68.E　69.D　70.D　71.B　72.C　73.A　74.B　75.B　76.E　77.C　78.C　79.A　80.C　81.B　82.A　83.B　84.D　85.C　86.C　87.A

1. 解析：成人静脉输液时，护士应注意保护病人的静脉，从四肢小静脉开始。

3. 解析：护士应根据病人的年龄、病情、药物性质进行调节，一般成人 40~60 滴 / 分，儿童 20~40 滴 / 分。

12. 解析：输完液体所用时间为 1000ml × 15/50=300 分钟，即为 5 小时。

18. 解析：静脉注射过程中，皮肤略肿胀，推注有阻力，抽无回血，提示针头刺入皮下，液体漏到血管外。

30. 解析：题干提示病人发生了静脉炎。发生静脉炎后应立即停止局部输液，抬高患肢并制动，局部用 50% 硫酸镁湿热敷。如同时合并感染可遵医嘱给予抗生素治疗。

58. 解析：新鲜血浆包含正常量的全部凝血因子，适合于凝血因子缺乏的病人。

59. 解析：血液取回后，应严格执行“四禁”，禁震荡、禁加热、禁加药，禁直接输（应在室温下放置一段时间）。

62. 解析：输库存血时，每输 1000ml 静脉注射 10% 葡萄糖酸钙 10ml，是为了防止枸橼酸钠中毒引起低钙抽搐。

67. 解析：输血造成病人出现眼睑、口唇出现水肿，全身发痒，即可判断为过敏反应。

70. 解析：该患者输血后出现手术部位渗血较多，皮肤、黏膜多处可见明显瘀点瘀斑，手足抽搐，血压下降，是由大量输血引起的出血倾向和枸橼酸钠中毒反应。

71. 解析：引起枸橼酸钠中毒反应的原因是大量输入库存血。

77. 解析：自体输血每 50ml 血液中加 3.8% 枸橼酸钠溶液 5ml。

第十四节　标本采集

1. 有关标本采集的描述，错误的是
A. 按医嘱执行
B. 护士填写检验申请单
C. 标本采集后及时送检
D. 容器外贴标签
E. 采集的量和时间要准确

2. 下列哪项不属于标本采集的原则
A. 根据检验目的选择容器
B. 培养标本须放在无菌容器内
C. 应在空腹时进行
D. 停用干扰检查结果的药物
E. 立即送检，必要时注明时间

3. 做尿常规检查时留取尿标本的时间是
A. 饭前半小时
B. 全天尿液
C. 早晨第一次尿
D. 随时收集尿液
E. 饭后半小时

4. 患者，女，25 岁，拟行早孕诊断试验，留取尿标本最适宜的时间是
A. 即刻
B. 下午
C. 临睡前
D. 晨起
E. 中午

5. 不符合血培养标本采集原则的是
A. 标本容器外贴标签
B. 采集量一般为 3ml
C. 在使用抗生素前采集
D. 采集时严格执行无菌操作
E. 血液注入标本瓶后轻轻摇动

6. 采血清标本作肝功能检查，错误的是
A. 空腹采血
B. 用干燥试管
C. 采血后取下针头缓慢注入试管
D. 血液泡沫不能注入试管内
E. 血液注入试管后要摇动

7. 检测红细胞沉降率应使用的容器是
A. 干燥试管
B. 抗凝试管
C. 血培养管
D. 乳酸钠试管
E. 液状石蜡试管

8. 采集血气分析标本时，错误的操作是
A. 使用 2ml 无菌干燥注射器
B. 抽取经过稀释的肝素溶液，充盈注射器后弃去
C. 无菌操作下抽取动脉血 1ml
D. 将血迅速注入无菌试管内并用软木塞塞住
E. 立即送检

9. 患者，女，30 岁。下肢急性蜂窝织炎伴全身感染症状，需采血做抗生素敏感试验。最佳的采血时间是在患者
A. 抗生素使用后
B. 静脉滴注抗生素时
C. 发热间歇期
D. 高热时
E. 寒战时

10. 亚急性心内膜炎血培养标本采血量应为
A. 1~3ml
B. 4~6ml
C. 7~9ml
D. 10~20ml
E. 16~18ml

11. 患者，男，45 岁，因高热、牙龈出血及多处皮肤瘀点 5 天入院。医嘱开具下列检验单。护士采血时应优先采集的标本是
A. 血常规
B. 血生化组合
C. 凝血四项
D. ABO 血型
E. 血培养

12. 患者，女，52 岁，诊断为慢性肾炎入院，护士为其采血检查时，哪项采血检查需准备抗凝管
A. 尿素氮测定
B. 肝功能检查
C. 血清酶测定
D. 甘油三酯的测定
E. 血钠测定

13. 患者，女，37 岁，急性肺炎入院，5 天体温持续在 39℃以上，需做血培养以明确诊断，血培养的采集量应是
A. 1ml
B. 2ml
C. 3ml
D. 4ml
E. 5ml

（14~16 题共用题干）

患者，男，55 岁。1 周来体温持续在 39℃ ~40℃，护理查体：面色潮红，呼吸急促，口唇轻度发绀，意识清楚。

14. 该患者发热的热型是
A. 弛张热
B. 回归热
C. 稽留热
D. 间歇热

E. 不规则热

15. 为明确诊断，需查心肌酶、血沉及血培养。应选用的血沉标本容器是

A. 血培养瓶

B. 无菌试管

C. 干燥试管

D. 抗凝试管

E. 石蜡油试管

16. 采集上述血标本后，注入容器的先后顺序是

A. 抗凝试管、干燥试管、血培养瓶

B. 干燥试管、血培养瓶、抗凝试管

C. 干燥试管、抗凝试管、血培养瓶

D. 血培养瓶、干燥试管、抗凝试管

E. 血培养瓶、抗凝试管、干燥试管

（17~19 题共用题干）

患者，女，65 岁。晨练时突发心前区绞痛，大汗淋漓，呕吐，晕厥。急诊入院。医嘱：实验室血 CPK（磷酸激酶）检查。

17. 正确的采血时间是

A. 午后

B. 饭前

C. 即刻

D. 晨起

E. 18 时

18. 送检血标本的容器是

A. 避光瓶

B. 抗凝瓶

C. 干燥瓶

D. 注射器

E. 培养瓶

19. 采血时的正确操作是

A. 采血后避免振荡以防止溶血

B. 采血量为 10ml

C. 迅速将血液全部注入试管内

D. 在静脉留置针处采血

E. 采血后立即更换无菌针头

20. 患者，女，28 岁，高热 1 周，以肺炎收入院。入院后神志清楚，仍有高热，胸片示右上肺纹理明显增粗，护士遵医嘱抽取血标本做血培养。最佳的抽取时间是

A. 待体温降至正常范围内后

B. 患者起床后 1 小时内

C. 即刻

D. 在患者应用抗生素前

E. 清晨空腹时

21. 确诊败血症的依据是

A. 全身中毒症状

B. 起病急骤、寒战高热

C. 白细胞计数增加

D. 血细菌培养阳性

E. 有原发感染病灶

22. 需采集静脉血同时进行多项化验检查时，如将血液同时抽出，血液注入各试管的顺序是

A. 血常规试管→血培养瓶→查电解质的试管

B. 血常规试管→查电解质的试管→血培养瓶

C. 血培养瓶→查电解质的试管→血常规试管

D. 血培养瓶→血常规试管→查电解质的试管

E. 查电解质的试管→血培养瓶→血常规试管

23. 患者，男，80 岁。原发性高血压 10 年。长期服用排钾利尿剂控制血压，现因低血钾收入院。护士在患者右手背进行静脉穿刺滴入含钾溶液，4 小时后遵医嘱抽血复查血钾。不宜选择的采血部位是

A. 右肘正中静脉

B. 右股静脉

C. 左手背静脉

D. 左肘正中静脉

E. 左股静脉

24. 患者女性，25 岁，以急性肾小球肾炎入院。护士在收集尿标本做艾迪计数时应加入的防腐剂是

A. 10% 甲醇

B. 40% 甲醛

C. 1% 甲苯

D. 浓盐酸

E. 95% 乙醇

25. 采集 24 小时尿标本时，其正确采集的时间是

A. 早 7:00 到次晨 7:00

B. 早 9:00 到次晨 9:00

C. 早 11:00 到次日 9:00

D. 晚 7:00 到次日晚 7:00

E. 晚 11:00 到次日晚 11:00

26. 24 小时尿标本检查需要加入甲醛作为防腐剂的检查项目是

A. 艾迪计数

B. 17- 酮类固醇

C. 尿糖定量

D. 尿蛋白定量

E. 肌酐定量

27. 患者，女，30 岁，外伤后昏迷伴尿路感染，医嘱：尿培养。留取尿标本的正确方法是

A. 留取 12h 尿

B. 留取 24h 尿

C. 留取晨尿

D. 留取前段尿

E. 导尿术留取

28. 尿常规检查的目的不包括

A. 测定尿比重

B. 观察尿液颜色

C. 尿糖定量

D. 尿蛋白定性

E. 检查尿中有无管型

29. 做尿糖定量检查的尿标本，容器中应加入的防腐剂是

A. 甲醛

B. 甲苯

C. 乳酸钠

D. 浓盐酸

E. 肝素钠

30. 患儿男，12 岁。2 周前曾患上呼吸道感染，今日出现肉眼血尿，眼睑水肿，面部肿胀，血压 150/90mmHg，为进一步明确诊断，准备留取 24h 尿做尿蛋白定量，应加的防腐剂是

A. 甲醛

B. 甲苯

C. 浓盐酸

D. 稀盐酸

E. 醋酸

（31~33 题共用题干）

患者，女，28 岁。1 周来晨起眼睑水肿，排尿不适，尿色发红，血压偏高，疑为急性肾小球肾炎，需留 12 小时尿做艾迪计数

31. 为防止尿液久放变质，应在尿液中加入

A. 甲醛

B. 稀盐酸

C. 浓盐酸

D. 乙酚

E. 乙醛

32. 留取尿液标本的正确方法是

A. 晨 7 时开始留尿，至晚 7 时弃去最后一次尿

B. 晨 7 时排空膀胱，弃去尿液，开始留尿，至第 2 天 7 时留取最后一次尿

C. 晚 7 时开始留尿，至晨 7 时弃去最后一次尿

D. 晚 7 时排空膀胱，弃去尿液，开始留尿，至晨 7 时留取最后一次尿

E. 任意取连续的 12 小时尿液均可

33. 进一步明确肾功能情况，需采血查尿素氮，正确的做法是

A. 采集量一般为 100ml

B. 用抗凝试管

C. 从输液针头处取血

D. 采集后将针头靠近管壁缓慢注入

E. 血液注入试管后不能摇荡

34. 粪便查寄生虫卵时，为提高检出率应采集

A. 边缘部位的粪便

B. 黏液部分的粪便

C. 中间部位的粪便

D. 脓血部分的粪便

E. 不同部位带血或黏液的粪便

35. 患者，男，29 岁，因患阿米巴痢疾收入院，医嘱：留取粪便做阿米巴原虫检查。护士应为患者准备的标本容器是

A. 无菌容器

B. 清洁容器

C. 干燥容器

D. 装有培养基的容器

E. 加温的清洁容器

36. 患者，男，45 岁，长期胸部疼痛、咯血，疑诊为肺癌。遵医嘱留取痰标本查癌细胞，固定标本的溶液宜选用

A. 70% 乙醇

B. 75% 乙醇

C. 10% 甲醛

D. 40% 甲醛

E. 40% 甲苯

37. 患儿，男，3 岁，欲留取粪便标本检查蛲虫，护士应告知患儿母亲标本采集的时间为

A. 早餐后立即采集

B. 餐后 2 小时采集

C. 上午 9 时采集

D. 午休后 2 小时内采集

E. 晚餐后睡觉前采集

38. 患者，女，60 岁。疑诊为肺癌，若留取痰标本查找癌细胞，则固定标本的容器宜选用

A. 90% 乙醇

B. 75% 乙醇

C. 10% 甲醛

D. 40% 甲醛

E. 稀盐酸

39. 咽拭子细菌培养可用于下列哪种疾病的诊断

A. 肺炎

B. 鼻窦炎

C. 气管炎

D. 白喉

E. 牙龈炎

40. 患者，男，36 岁，口腔溃疡 1 周，采集标本进行真菌培养，正确的采集方法是

A. 采集患者 24 小时痰液

B. 用无菌长棉签擦拭腭弓分泌物

C. 用无菌长棉签擦拭咽部分泌物

D. 用无菌长棉签快速擦拭扁桃体分泌物

E. 用无菌长棉签在口腔溃疡表面上取分泌物

（41~42 题共用题干）

患者，男，65 岁。近 1 个月来咳嗽，咳痰，痰中带血丝，疑为肺癌，需留痰找癌细胞

41. 一般需采集何种类型的痰标本

A. 咽拭子标本

B. 24 小时痰标本

C. 痰常规标本

D. 痰培养标本

E. 用吸引器留取深部痰标本

42. 如不能立即送检，可用于固定癌细胞的试剂是

A. 70% 乙醇

B. 95% 乙醇

C. 40% 甲醛

D. 10% 甲苯

E. 浓盐酸

参考答案

1.B　2.C　3.C　4.D　5.B　6.E　7.B　8.D　9.E　10.D　11.E　12.A　13.E　14.C　15.C　16.E　17.C　18.C　19.A　20.D　21.D　22.D　23.A　24.B　25.A　26.A　27.E　28.C　29.B　30.B　31.A　32.D　33.B　34.E　35.E　36.C　37.E　38.C　39.D　40.E　41.B　42.B

4. 解析：做妊娠试验应留取晨尿，因晨尿中绒毛膜促性腺激素含量最高。

27. 解析：做尿液细菌培养时，应通过导尿收集中段尿。

35. 解析：检查阿米巴原虫时，护士应先将便盆加温，因阿米巴原虫在低温环境中可失去活力，而难以查找。

第十五节　病情观察和危重病人的抢救

1. 意识完全丧失，对各种刺激均无反应属于意识障碍中的

A. 嗜睡
B. 意识模糊
C. 昏睡
D. 浅昏迷
E. 深昏迷

2. 最能体现昏迷患者病情的体征变化是

A. 体温
B. 瞳孔
C. 呼吸
D. 脉搏
E. 神志

3. 患者，女，53 岁，因突起意识障碍伴右侧肢体瘫痪入院。查体：呼之不应，压眶有痛苦表情，角膜反射及瞳孔对光反射存在。护士判断该患者意识状态为

A. 嗜睡
B. 昏睡
C. 意识模糊
D. 浅昏迷
E. 深昏迷

4. 患者，男，29 岁。因车祸急诊入院。患者意识丧失，无自主运动，压迫眼眶有躲避反应，此时患者的意识障碍属于

A. 深昏迷
B. 浅昏迷
C. 嗜睡
D. 昏睡
E. 谵妄

5. 患者，女，22 岁，不能唤醒，呼吸不规则，血压 9.3/5.3kPa，大小便失禁，两侧瞳孔扩大，角膜反射消失，对针刺无反应，其意识状态是

A. 嗜睡
B. 意识模糊
C. 浅昏迷
D. 昏睡
E. 深昏迷

6. 患者，男，62 岁，急性脑出血，连续睡眠 19 小时，其间呼之能醒，可进行简单对话，过后很快又入睡，此时患者处于

A. 浅昏迷
B. 昏睡
C. 深昏迷
D. 嗜睡
E. 清醒

7. 患者，男，35 岁，CT 示颅内肿物，近日常处于睡眠状态，不易唤醒，醒时睁眼，但缺乏表情，回答问题答非所问，各种反射活动存在。此情况属于

A. 昏睡
B. 精神错乱
C. 意识模糊
D. 嗜睡
E. 昏迷

8. 患者，女，45 岁，因蛛网膜下隙出血住院。患者出现定向力障碍，思维和语言不连贯，有错觉、幻觉、躁动不安。该患者的意识状态为

A. 嗜睡
B. 意识模糊
C. 昏睡
D. 晕厥
E. 昏迷

9. 瞳孔缩小最常见于

A. 有机磷农药中毒
B. 阿托品中毒
C. 深昏迷患者
D. 视神经萎缩
E. 视网膜脱落

10. 瞳孔散大是指

A. ＞ 1mm
B. ＞ 2mm
C. ＞ 3mm
D. ＞ 4mm
E. ＞ 5mm

11. 患者，女，20 岁，因抑郁症服用敌敌畏，被同学

及时发现，送医院诊治，最能够反映病情变化的观察指征是

A. 面容
B. 表情
C. 瞳孔
D. 呕吐物
E. 皮肤与黏膜

12. 患儿，男，3 岁，因高热后惊厥急送医院急诊科。患儿从急诊科去病房的过程中，最佳的吸氧方式是

A. 鼻导管
B. 面罩
C. 头罩
D. 鼻塞
E. 氧气枕

13. 患儿因细菌性肺炎入院，目前患儿烦躁不安，呼吸困难，医嘱：吸氧，适宜该患儿吸氧方式为

A. 单侧鼻导管法
B. 面罩法
C. 鼻塞法
D. 漏斗法
E. 头罩法

14. 吸氧时流量为 3L/min，其氧浓度为

A. 29%
B. 33%
C. 37%
D. 41%
E. 45%

15. 要求氧浓度达到 45% 时，应为患者调节氧流量为

A. 4L
B. 2L
C. 6L
D. 8L
E. 10L

16. 通过治疗和给氧护理后病情好转，按医嘱停用氧，护士应首先

A. 关流量表
B. 取下湿化瓶
C. 关总开关
D. 拔出鼻导管
E. 从供氧装置上取下氧气表

17. 患者，男，56 岁，因肺心病需要吸氧，操作方法错误的是

A. 插管前用湿棉签清洁鼻腔
B. 插管前检查导管是否通畅
C. 先调节好流量再插管
D. 给氧期间不可随意调节氧流量
E. 停用氧气时先关流量开关

18. 鼻导管给氧法恰当的操作是

A. 导管插入长度为鼻尖到耳垂的 1/2
B. 给氧前用棉签清洁患者鼻孔
C. 给氧时，调节氧流量后插入鼻导管
D. 停止给氧时，应先关氧气开关
E. 氧气筒放置距暖气 0.5 米

19. 患者，男，50 岁。因外伤入院治疗，在用氧过程中，家属私自将鼻导管氧流量调至 10L/min，15 分钟后患者继之出现烦躁不安、面色苍白、急性呼吸困难等表现。该患者最可能出现了

A. 肺水肿
B. 肺不张
C. 肺气肿
D. 氧中毒
E. 心力衰竭

20. 护士在临床中预防患者发生氧中毒的有效措施是

A. 经常变换患者体位
B. 鼓励患者做深呼吸
C. 给予一定的氧气湿化
D. 指导患者有效咳嗽
E. 避免长时间高浓度吸氧

（21~22 题共用题干）

患者，男，28 岁，打篮球时突发自发性气胸，遵医嘱给予高浓度吸氧，卧床休息

21. 下列给氧的操作方法，错误的是

A. 用氧前先用棉签清洁鼻腔
B. 用生理盐水湿化
C. 先调节流量再应用
D. 改变流量时，先分离鼻导管再调节流量
E. 记录用氧时间、氧流量

22. 吸氧 2 天后，患者出现胸骨下不适、灼热感，继而出现呼吸增快、恶心呕吐、干咳。最可能的原因是

A. 缺氧
B. 氧中毒
C. 肺不张
D. 呼吸抑制
E. 呼吸困难

（23~25 题共用题干）

患者，女，68 岁，因肺心病入院治疗，缺氧和二氧化碳潴留同时并存，护士观察病情时，发现患者口唇发绀，血气分析结果显示 PaO_2 5.6kPa，$PaCO_2$ 9.5kPa。

23. 患者正确的给氧方式是

A. 高浓度、高流量、持续给氧
B. 高浓度、高流量、间歇给氧
C. 低浓度、低流量、持续给氧
D. 低浓度、低流量、间歇给氧
E. 低浓度、高流量、持续给氧

24. 当患者吸入氧气流量为 2L/min 时，其氧浓度是

A. 29%
B. 33%
C. 37%
D. 41%
E. 45%

25. 下列关于给氧的护理，正确的是

A. 持续鼻导管用氧，每日更换鼻导管 2 次以上

B. 鼻塞给氧可隔日更换 1 次
C. 面罩给氧应 12 小时更换 1 次
D. 持续鼻导管用氧者，每日更换鼻导管至少 1 次
E. 鼻塞给氧每日更换鼻塞 2 次以上

26. 护士为使用呼吸机的患者吸痰，发现痰液黏稠不易吸出，错误的处理措施是
A. 扣拍胸背部
B. 增加负压吸引力
C. 滴入吸痰药物
D. 滴入生理盐水
E. 雾化吸入

27. 患者，男，80 岁，因慢性肺气肿合并脑病，肺部听诊有痰鸣音，给予持续氧气、雾化吸入。护士巡视病房时发现患者出现呼吸困难、发绀，这时应采取的措施是
A. 吸痰
B. 使用呼吸兴奋剂
C. 加压吸氧
D. 乙醇湿化
E. 加大氧流量

28. 关于吸痰的护理操作，错误的是
A. 插管时，关闭负压吸引
B. 插管前应检查导管是否通畅
C. 吸痰时从深部向上提拉，左右旋转
D. 每次吸痰时间不超过 25 秒
E. 吸痰导管每次使用后更换

（29~30 题共用题干）

患者，男，65 岁。患慢性支气管炎十几年，10 天前急性发作并发肺部感染，痰黏稠不易咳出

29. 为患者进行吸痰时，操作方法错误的是
A. 操作前先检查吸引器性能是否良好
B. 调节负压至 40~53.3kPa
C. 吸痰用物隔日更换
D. 痰黏稠时可叩拍胸背部
E. 先插管后开动吸引器

30. 电动吸引器吸痰每次插入导管吸引时间不超过
A. 20 秒
B. 15 秒
C. 10 秒
D. 5 秒
E. 2 秒

31. 患者女性，28 岁，因与家人争吵后服有机磷农药中毒，现神志清楚，护士应急救采取的措施
A. 口服催吐法
B. 电动吸引洗胃法
C. 漏斗胃管洗胃法
D. 注射器洗胃法
E. 自动洗胃机洗胃法

32. 患者，女，26 岁，因失恋服毒自杀，被家人发现送医院抢救，给予电动洗胃法洗胃，洗胃过程中流出血性液体，护士应采取的措施是
A. 停止操作，通知医生
B. 减低洗胃机吸引压力
C. 更换洗胃液，重新灌洗
D. 灌入止血剂以止血
E. 灌入蛋清水，保护胃黏膜

33. 为敌百虫中毒患者进行洗胃时，禁用的洗胃液是
A. 温开水
B. 生理盐水
C. 蛋清水
D. 高锰酸钾液
E. 碳酸氢钠溶液

34. 下列哪种药物中毒忌用碳酸氢钠溶液洗胃
A. 敌百虫
B. 敌敌畏
C. 乐果
D. 1605 农药
E. 1059 农药

35. 洗胃时，一次洗胃液灌入量应不超过
A. 100ml
B. 200ml
C. 400ml
D. 300ml
E. 500ml

36. 患者，女，53 岁，服用有机磷农药，家人发现后及时送急诊。患者服药量少，此时首选的洗胃方法是
A. 胃管洗胃法
B. 自动洗胃机洗胃法
C. 电动吸引器洗胃法
D. 口服催吐法
E. 注洗器洗胃法

37. 对口服敌百虫中毒的患者，处理措施不正确的是
A. 用清水洗胃
B. 用生理盐水洗胃
C. 用碳酸氢钠洗胃
D. 使用阿托品
E. 一般洗胃液总量至少 2~5L

38. 患者，女，35 岁，误服农药，但药名及剂量不详，神志不清送医院急救，立即予生理盐水洗胃，每次灌入 550ml，连续 10 次，认为该处理不当的理由是
A. 灌入总量太少，洗胃不彻底
B. 灌入总量太多，导致胃黏膜水肿
C. 每次灌入量太少，排毒不够
D. 每次灌入量太多，加速毒物进入肠内吸收
E. 毒物种类不明，不该洗胃

（39~41 题共用题干）

患儿，男，10 岁，由于在家中误食了有机磷农药，急诊入院。护士遵医嘱给予洗胃

39. 洗胃液的温度应为
A. 20℃ ~24℃
B. 32℃ ~38℃
C. 39℃ ~42℃
D. 43℃ ~45℃

E. 46℃ ~48℃

40. 漏斗胃管洗胃时，如不能顺利引出胃内灌洗液，可

A. 提高漏斗

B. 挤压、移动胃管

C. 挤压橡皮球

D. 按摩胃区

E. 嘱患者做吞咽动作

41. 患者忌用下列哪种洗胃液

A. 牛奶

B. 高锰酸钾

C. 2%~4% 碳酸氢钠

D. 温开水

E. 硫酸钠

42. 患者，女，40 岁，于 1 小时前口服农药（药名不详）而来急诊。检查：神志清楚，呼气有蒜臭味，血压及脉搏正常。护士正确的洗胃操作是

A. 患者取坐位

B. 插管后先抽吸后灌洗

C. 用 2% 碳酸氢钠溶液洗胃

D. 每次灌入洗胃液 1000ml 以上

E. 洗胃液总量不得超过 5000ml

43. 亚硝酸钠或硫代硫酸钠疗法用于

A. 亚硝酸盐中毒

B. 氰化物中毒

C. 有机磷中毒

D. 酒精中毒

E. 重金属中毒

44. 对服毒物不明的患者，应选择的洗胃液是

A. 5% 醋酸溶液

B. 高锰酸钾溶液

C. 蛋清水

D. 温开水

E. 碳酸氢钠溶液

45. 患儿女，3 岁，误服灭鼠药物（磷化锌）后，被送至医院抢救，立即实施洗胃。应选择的洗胃溶液是

A. 3% 过氧化氢

B. 1% 盐水

C. 2%~4% 碳酸氢钠

D. 5% 醋酸

E. 0.5%~1% 硫酸铜

46. 应用简易呼吸法进行呼吸时，一次挤压的空气量为

A. 400ml

B. 500ml

C. 600ml

D. 700ml

E. 800ml

47. 某呼吸衰竭病人，应用辅助呼吸和呼吸兴奋剂过程中，出现恶心、呕吐、烦躁、面颊潮红、肌肉颤动等现象应考虑

A. 肺性脑病先兆

B. 通气量不足

C. 呼吸兴奋剂过量

D. 呼吸性碱中毒

E. 痰液阻塞

48. ARDS 病人在使用人工呼吸机时过度通气的表现是

A. 皮肤潮红，多汗

B. 抽搐，昏迷

C. 烦躁，脉率快

D. 血压升高

E. 胸部起伏规律

49. 患者，男，73 岁，COPD15 年，肺心病 5 年，体质虚弱，近日来因上呼吸道大量浓痰不易咳出，神志恍惚，昏睡，护士为其清理呼吸道最适宜的护理措施是

A. 指导有效咳嗽

B. 胸部叩击

C. 湿化呼吸道

D. 体位引流

E. 机械通气

参考答案

1.E 2.B 3.D 4.B 5.E 6.D 7.A 8.B 9.A 10.E 11.C 12.E 13.E 14.B 15.C 16.D 17.E 18.C 19.B 20.E 21.B 22.B 23.C 24.A 25.A 26.B 27.A 28.D 29.C 30.B 31.A 32.A 33.E 34.A 35.E 36.D 37.C 38.D 39.B 40.C 41.B 42.A 43.B 44.D 45.E 46.B 47.C 48.B 49.E

13. 解析：头罩法给氧适用于患儿，是将患儿的头部置于头罩内进行吸氧的方法。此方法简便，无刺激，能根据病情调节氧浓度，长时间吸氧也不会发生氧中毒，而且透明的头罩有利于观察患儿的病情。

19. 解析：吸入高浓度氧气后，肺泡内氮气被大量置换，一旦支气管有阻塞时，其所属肺泡内的氧气被肺循环血液迅速吸收，引起吸入性肺不张。主要表现为烦躁，呼吸、心率增快，血压上升，继而出现呼吸困难、紫绀、昏迷。

28. 解析：每次吸痰时间不超过 15 秒。

43. 解析：硫代硫酸钠是利用其中之硫与 CN- 结合成无毒的硫氰化物，由肾脏排出；亚硝酸盐是使血红蛋白转变为高铁血红蛋白，从而夺取 CN- 形成氰化高铁血红蛋白，减少 CN 与细胞色素氧化酶的结合，恢复细胞呼吸，起到缓解中毒的作用。

第十六节　临终病人的护理

1. 目前医学界主张判断死亡的标准是

A. 瞳孔散大固定

B. 各种反射消失

C. 呼吸停止

D. 心跳停止

E. 脑死亡

2. 以下临终患者的感知觉中，最后消失的是

A. 嗅觉

B. 视觉

C. 听觉

D. 触觉

E. 味觉

3. 患者，男，78 岁，肝癌晚期。表现为面肌消瘦，呈铅灰色，鼻翼扇动，双眼半睁呆滞，瞳孔固定，对光反射迟钝，此时患者的面容属于

A. 木僵面容

B. 面具面容

C. 二尖瓣面容

D. 希氏面容

E. 急性面容

4. 临终患者通常最早出现的心理反应期是

A. 协议期

B. 愤怒期

C. 否认期

D. 接受期

E. 忧郁期

5. 患者男性，52 岁，在单位组织的体检中被诊断为肾癌，患者回家后对家属说，自己身体一直很好，不可能生病，肯定是医生的诊断有误。该患者处于

A. 忧郁期

B. 愤怒期

C. 否认期

D. 接受期

E. 协议期

6. 患者，男，45 岁。当天上午被诊断为肝癌。在与患者沟通中，患者的哪项表述提示其处于震惊否认期

A.“我身体那么好，得肝癌是因为酒喝得太多吗？”

B.“你看我能吃能睡，癌症病人有这样的吗？再查查吧！”

C.“我的孩子还没毕业，我这一病怎么办啊？”

D.“能帮我打听一下哪里治肝癌的效果特别好吗？”

E.“你们去忙吧，别管我了。”

7. 患者，男，65 岁，因尿血来诊，诊断为肾癌。在得知自己的病情后，患者拒绝治疗，继而赴多家医院反复就诊、咨询。其心理状况处于

A. 愤怒期

B. 抑郁期

C. 震惊否认期

D. 协议期

E. 接受期

8. 患者，女，58 岁，因绝经后阴道流血确诊为子宫内膜癌，但患者拒绝治疗，随后到数家医院进行看诊。该患者现在的心理状况属于

A. 接受期

B. 协议期

C. 否认期

D. 愤怒期

E. 抑郁期

9. 患者，女，42 岁，因输血感染艾滋病，身体每况愈下，日渐衰落。患者怨恨命运不公，动辄摔打物品，拒绝治疗，此心理反应属于

A. 否认期

B. 愤怒期

C. 协议期

D. 忧郁期

E. 接受期

10. 患者，男，45 岁，膀胱镜检确诊膀胱癌后情绪发生改变，经常乱发脾气，对护士及家人百般刁难，训斥甚至无理取闹，护士对其心理状态所属时期分析，认为目前患者心理反应是

A. 沮丧期

B. 协议期

C. 否认期

D. 接收期

E. 愤怒期

11. 患者接受临终事实，能积极配合治疗，希望尽可能延长生命。该患者的心理反应特点属于

A. 否认期

B. 愤怒期

C. 协议期

D. 忧郁期

E. 接受期

12. 一位临终患者向护士叙述：“我得病不怪别人，拜托你们尽力治疗，有什么新疗法，可以在我身上先试验。奇迹总是有的啊。”该患者处在心理反应的

A. 否认期

B. 愤怒期

C. 协议期

D. 犹豫期

E. 接受期

13. 患者，男，68 岁，胰腺癌晚期，经过一段时间的治疗之后，病情恶化，身体更加虚弱。患者沉默，常独自流泪，反应迟钝，对任何事情都不感兴趣。此时患者的心理处于

A. 否认期
B. 愤怒期
C. 协议期
D. 忧郁期
E. 接受期

14. 现代临终关怀创始于20世纪60年代，其创始人是
A. 桑巴斯
B. 桑德斯
C. 路易斯
D. 黄天中
E. 崔以泰

15. 下列不属于临终关怀目的的是
A. 向患者提供生理、心理和社会等方面的全面照顾
B. 保护患者尊严，提高生存质量
C. 控制患者症状，缓解其痛苦
D. 积极治疗疾病，尽可能延长患者生命
E. 减轻患者家属的精神压力

16. 患者，女，36岁。得知自己患晚期乳腺癌后心情沮丧，常暗自流泪，感觉自己时日不多，不时出现拒绝治疗的现象。护士与患者沟通时应避免的行为是
A. 当拒绝治疗时直接告知主管医生
B. 鼓励患者积极配合治疗
C. 认真倾听患者内心感受
D. 及时满足患者合理需求
E. 密切关注患者的情绪变化，及时疏导

17. 某肝癌晚期患者住院期间情绪激动，常常指责或挑剔家属和医护人员。护士正确的护理措施是
A. 给患者正确的死亡观和人生观教育
B. 让患者尽可能地一个人的独处
C. 认真倾听患者的心理感受
D. 诚恳地指出患者的不恰当做法
E. 减少和患者的语言交流

18. 患者，女，78岁。白内障晚期，护士在与其交流时应选择的沟通方式是
A. 用面部表情辅助交流
B. 必要时用文字进行交流
C. 让患者用手势回答问题
D. 及时对患者所听到的声响作出解释
E. 让患者用“点头”“摇头”回答问题

19. 患者，男，46岁。诊断为肝癌。护理此患者时，护士表现出的行为，不妥的是
A. 反应敏捷
B. 始终微笑
C. 乐观开朗
D. 关怀体贴
E. 善良可亲

20. 某肝癌晚期患者住院期间情绪激动，常常指责或挑剔家属和医护人员，护士正确的护理措施是
A. 给患者正确的死亡观和人生观教育
B. 让患者尽可能一个人独处
C. 认真倾听患者的心理感受
D. 诚恳地指出患者的不恰当做法
E. 减少和患者的语言交流

21. 李某，52岁，3天前失去父亲。表现为空虚、发怒、自责和哭泣等。针对李某的护理措施，错误的是
A. 安慰她面对现实，鼓励宣泄感情，让她自由痛快地哭
B. 护理人员应陪伴、抚慰她，同时认真聆听
C. 护理人员安慰她时应多说少听
D. 鼓励亲朋好友间相互安慰
E. 协助她解决实际困难

22. 患者，女，70岁。乳腺癌晚期肝转移。患者极度衰竭，宜采取的措施是
A. 让患者有尊严地度过余生
B. 提供心理疗法
C. 不放弃治疗，说服患者配合治疗
D. 与家属共同商议治疗方案
E. 实施安乐死

23. 尸斑一般出现在死亡后
A. 2~4小时
B. 4~6小时
C. 8~10小时
D. 6~8小时
E. 10~12小时

24. 患者女性，48岁，脑出血后出现深昏迷，脑干反射消失，无自主呼吸，病人以上表现应属于
A. 濒死期
B. 临床死亡期
C. 生物学死亡期
D. 疾病晚期
E. 脑死亡

25. 尸体护理时头部垫枕头的主要目的是
A. 安慰家属
B. 保持舒适
C. 防止面部淤血变色
D. 保持姿势
E. 便于辨认

26. 患者，女，88岁，胃癌晚期，住院期间病情每况愈下，家属极为悲痛。护士对其家属进行的护理，以下方法错误的是
A. 鼓励家属表达情感，与家属积极沟通
B. 指导家属对患者进行生活照顾
C. 建议家属不要在医院中安排家庭活动，如共进晚餐等
D. 向家属解释患者的治疗护理情况
E. 帮助家属安排陪伴期间的生活

27. 患者，女，67岁，肝癌晚期，自感不久于人世，常常一人呆坐，泪流满面，十分悲哀。相应的最佳护理措施为
A. 维持患者希望
B. 安慰患者并允许家属陪伴
C. 指导患者更好配合
D. 尽量不让患者流露失落情绪

E. 鼓励患者增强信心

28. 患者，男，60 岁，因末期癌症抢救无效死亡。其家属扑到死者身上嚎啕痛哭，此时护士的最佳反应是

A. 劝家属离开病房

B. 劝家属不要太难过

C. 让同病室的其他患者帮助安慰家属

D. 使用沉默的技巧让其发泄自己的情感

E. 请护士长帮助处理

29. 患者，男，63 岁，因车祸致颅脑损伤，抢救无效，医师确定死亡后，护士进行尸体护理，下列操作错误的是

A. 填写尸体识别卡

B. 尸体仰卧，取下枕头，洗脸，闭合眼睑

C. 给患者装上义齿，以避免脸部变形

D. 用不脱脂棉填塞尸体孔道

E. 态度真诚严肃，表示同情理解

（30~31 题共用题干）

患者，男，27 岁。车祸伤及内脏出现循环衰竭症状，经抢救无效死亡

30. 护士进行尸体护理措施的前提是

A. 患者的心跳呼吸停止后

B. 患者的意识丧失之后

C. 抢救工作效果不显著时

D. 在家属的请求之后

E. 医生做出“死亡”诊断之后

31. 尸体护理时，为了防止面部淤血变色，易于辨认。护士应采取的护理措施是

A. 洗脸，闭合眼睑

B. 头下垫枕头

C. 擦洗身体，堵塞身体孔道

D. 第一张尸体识别卡系于右手腕部

E. 第二张尸体识别卡别在尸单外面的腹部

（32~33 题共用题干）

患者，男，50 岁，患尿毒症，目前神志不清，肌张力消失，心音低钝，脉搏细弱，血压下降，呈间歇呼吸

32. 该患者目前属于

A. 濒死期

B. 临床死亡期

C. 生理学死亡期

D. 生物学死亡期

E. 脑死亡期

33. 经抢救无效死亡，护士处理患者遗物的做法不妥的是

A. 遗物交给家属清点

B. 家属不在，护士清点后自己保管

C. 无家属者，由护士长清点后交给死者工作单位负责人

D. 贵重物品应列出清单

E. 将贵重物品及清单交护士长保管

34. 以下哪项不属于临终关怀的基本原则

A. 护理照顾为主的原则

B. 提高生命质量的原则

C. 注重心理支持的原则

D. 尊重患者尊严和权利的原则

E. 尽力延长生命的原则

参考答案

1.E　2.C　3.D　4.C　5.C　6.B　7.C　8.C　9.B　10.E　11.C　12.C　13.D　14.B　15.D　16.A　17.C　18.D　19.B　20.C　21.C　22.A　23.A　24.E　25.C　26.C　27.B　28.D　29.B　30.E　31.B　32.A　33.B　34.E

第十七节　医疗和护理文件的书写

1. 患者在住院期间，其医疗护理文件应保管在

A. 病案室

B. 住院处

C. 护理部

D. 医务处

E. 病房

2. 护士在体温单上绘制肛温的符号是

A. ⊙（蓝色）

B. ○（蓝色）

C. ●（红色）

D. ×（蓝色）

E. ●（蓝色）

3. 将物理降温后所测得的体温绘制在体温单上，下列表述恰当的是

A. 红圈，以红线与降温前体温相连

B. 红圈，以红虚线与降温前体温相连

C. 蓝圈，以红虚线与降温前体温相连

D. 红点，以红线与降温前体温相连

E. 蓝圈，以蓝虚线与降温前体温相连

4. 患者，女，82 岁，大便失禁，护士需将此内容用符号形式记录在体温单上，表示大便失禁的符号是

A. “⊙”

B. “×”

C. “·”

D.“E”

E.“*”

5. 关于入院时间的记录方法，正确的是

A. 在体温单上 40℃ ~42℃栏内蓝笔纵行书写

B. 在体温单上＜ 35℃栏内红笔纵行书写

C. 在体温单上 40℃ ~42℃栏内红笔纵行书写

D. 在体温单上＜ 35℃栏内蓝笔纵行书写

E. 在体温单底栏书写

6. 体温单底栏的填写内容是

A. 体温

B. 脉搏

C. 呼吸

D. 住院天数

E. 胃液引流量

7. 某患者自行排便 1 次，灌肠后又排便 2 次，在体温单上正确的记录是

A. 3 2/E

B. 1/2E

C. 2/E

D. 1/E

E. 1 2/E

8. 关于生命体征的绘制方法，正确的是

A. 呼吸的记录符号为红“○”

B. 腋温的记录符号为蓝“×”

C. 脉搏的记录符号为红“○”

D. 心率以红“●”表示

E. 物理降温后的体温以蓝“○”表示

9. 某护士给外伤患者做头孢菌素皮试，其结果为阳性，但医生仍坚持用药，此时该护士最应该坚持的是

A. 继续执行医嘱

B. 与其他护士进行商量

C. 拒绝使用

D. 做对照试验

E. 重新做一次

10. 在护理实践中，护士有权拒绝执行医嘱的情形是

A. 护理程序太繁琐

B. 医嘱中需要监测的生理指标太多

C. 需要额外的劳动和付出

D. 医嘱有错误

E. 费用太昂贵

11. 护士在执行医嘱时的做法，不妥的是

A. 执行口头医嘱时先复诵一遍

B. 根据需要自行调整医嘱

C. 发现医嘱有误时拒绝执行

D. 医嘱与病情不符时向医生质疑

E. 医嘱正确无误时及时执行

12.“地西泮 5mg po sos”属于

A. 长期医嘱

B. 长期备用医嘱

C. 临时医嘱

D. 临时备用医嘱

E. 短期医嘱

13. 患者，女，34 岁。今早主诉昨晚夜间多梦易醒，下午医生开出医嘱：地西泮 5mg，PO，sos。当晚患者睡眠良好，该患者医嘱未执行。值班护士应在次日上午，在该项医嘱栏内

A. 用红笔写上“失效”

B. 用蓝笔写上“失效”

C. 用红笔写上“未用”

D. 用蓝笔写上“未用”

E. 用红笔写上“作废”

（14~15 题共用题干）

患者，女，55 岁，因急性有机磷农药中毒到急诊科进行抢救，经过洗胃等抢救，现患者病情稳定。

14. 护士在抢救结束后要及时据实补记抢救记录和护理病历，时间为

A. 2 小时内

B. 3 小时内

C. 6 小时内

D. 8 小时内

E. 9 小时内

15. 患者需要复印病历，不能复印的病历资料是

A. 体温单

B. 化验单

C. 门诊病历

D. 会诊记录

E. 医学影像资料

16. 不需记录患者出入量的情况是

A. 心衰伴下肢水肿

B. 大面积烧伤

C. 大叶性肺炎

D. 肝硬化伴腹水

E. 肾功能不全

17. 在抢救病人中，关于医生护士的合作的描述，正确完整的是

A. 在抢救病人中，护士应执行医生的口头医嘱，但必须复述一遍无误后方可执行，且在抢救完成 6 小时内补写书面医嘱

B. 在抢救病人中，护士可以考虑执行医生的口头医嘱

C. 在抢救病人中，护士应执行医生的口头医嘱，但必须复述二遍无误后方可执行

D. 在抢救病人中，护士应拒绝执行医生的口头医嘱

E. 在抢救病人中，护士应执行医生的口头医嘱但必须复述一遍无误后方可执行，且在抢救完成 1 小时以内补写书面医嘱

18. 属于长期医嘱的是

A. 地塞米松 5mg iv qd

B. 奎尼丁 0.2g po q2h × 5

C. B 超

D. 地西泮 5mg po sos

E. 呋塞米 5mg im st

19. 患者，女，38 岁。胆石症，于今日上午行手术取石，为减轻患者术后伤口疼痛，医嘱，哌替啶 50mg，im，q6h，prn，该医嘱属于

A. 临时备用医嘱
B. 临时医嘱
C. 长期备用医嘱
D. 即刻执行医嘱
E. 长期医嘱

20. 护士在执行口头医嘱时，正确的是

A. 坚决不执行口头医嘱
B. 任何情况均应执行口头医嘱
C. 医生提出口头医嘱应立即执行
D. 一人听到口头医嘱即可
E. 抢救完毕，应让医生及时补上书面医嘱

21. 下列医嘱中哪项属于长期备用医嘱

A. 一级护理
B. X 线摄片
C. 眼科会诊
D. 吸氧 prn
E. 餐后血糖

22. 某患者，男，50 岁，入院后睡眠差，精神差。医嘱地西泮 5mg，po，sos。上述医嘱属于

A. 长期医嘱
B. 临时医嘱
C. 长期备用医嘱
D. 立即执行医嘱
E. 临时备用医嘱

23. 患者，男，42 岁，骨癌晚期。医嘱：盐酸哌替啶 50mg im q4h prn，下述医嘱的处理，错误的是

A. 抄写在长期医嘱栏内
B. 每次执行即在临时医嘱栏内记录
C. 每 4 小时即注射 1 次
D. 医师开出停止医嘱后才失效
E. 停止医嘱时应注明停止日期

24. “阿普唑仑 0.4mg，qn”此医嘱是

A. 长期医嘱
B. 临时医嘱
C. 口头医嘱
D. 临时备用医嘱
E. 即刻医嘱

25. 临时备用医嘱的有效时间为

A. 6 小时
B. 12 小时
C. 24 小时
D. 48 小时
E. 医师注明的停止时间

26. 下列哪项不是长期医嘱

A. 吸氧 prn
B. 病危
C. 测血压 q2h
D. 地西泮 5mg hs
E. 雾化吸入 bid

27. 护士抢救患者时，下列操作错误的是

A. 口头医嘱必须向医师复诵一次，双方确认无误后方可执行
B. 用完的空安瓿应统一放置
C. 护士在抢救后应及时补写医嘱
D. 输液瓶、输血袋等用后要统一放置
E. 抢救后应在 6 小时内补写医嘱

（28~30 题共用题干）

患者，男，67 岁，10am 在硬膜外麻醉下行胆囊切除术，12am 安返病房。患者一般情况好，血压平稳，7pm 患者主诉伤口疼痛难忍，医嘱：哌替啶 50mg im q6h prn。

28. 上述医嘱属于

A. 长期医嘱
B. 长期备用医嘱
C. 临时医嘱
D. 临时备用医嘱
E. 即刻执行的医嘱

29. 护士处理此项医嘱时，下列哪项不正确

A. 将其转抄于治疗单上，注明“prn”字样
B. 执行前了解上一次的执行时间
C. 每次执行后，在临时医嘱单内记录执行时间并签全名
D. 24 小时内有效，过时未执行的，护士用红笔在该项医嘱栏内写“未用”
E. 前后 2 次执行的时间应间隔 6 小时以上

30. 对于患者安返病房后，护士对患者术后医嘱处理正确的是

A. 在原医嘱最后一项下面写“重整医嘱”
B. 在红线下用红笔写“重整医嘱”
C. 将红线以上有效的长期医嘱，按原日期、时间排列顺序抄于红线下
D. 抄录红线以上有效的医嘱完毕后，需两人核对
E. 核对红线以上有效的医嘱无误后，签重整者全名

（31~32 题共用题干）

患者，男，38 岁，3 小时前因上腹部剧痛伴恶心、呕吐 1 次，30 分钟后突然晕厥、出冷汗伴濒死感而急诊入院。入院时间为 14:30。体格检查：腋温 38.5℃，脉搏 102 次 / 分，呼吸 22 次 / 分，血压 70/50mmHg。

31. 入院后护士评估患者资料并进行记录，以下说法，错误的是

A. 记录修改后应在修改处签上全名
B. 书写错误时应在错误处涂上修正液后重写
C. 眉栏、页码填写完整
D. 一般白班用蓝钢笔记录，夜班用红钢笔记录
E. 每项记录后应签全名

32. 2 小时后患者出现尿量减少，医嘱记录出入量，以下关于出入量记录，不正确的是

A. 记录内容用蓝墨水笔
B. 记录同一时间的摄入量或排出量均应各自另起一行

C. 记录均以“ml”为单位

D. 12小时做小结

E. 24小时做总结

（33~34共用题干）

患者，男，34岁，晨起突然排出大量柏油样黑便，并出现心悸、头晕、无力，诊断为胃溃疡大出血入院，医护人员对其进行抢救处理。

33. 因抢救未能及时记录的医疗护理文件，有关医护人员应当在抢救结束后几小时内补记

A. 2小时

B. 4小时

C. 6小时

D. 8小时

E. 10小时

34. 经积极治疗后，患者康复出院，下列护士对患者文件的处理，错误的是

A. 用红笔在体温单相应栏内纵写出院时间

B. 出院病案按顺序排列

C. 诊断卡、治疗卡夹入病历内

D. 注销床尾卡、饮食卡等

E. 填写患者出院登记本

35. 关于交班报告的书写要求，错误的是

A. 护士长应对每班的病区交班报告进行检查，符合质量后签全名

B. 日间情况用蓝钢笔书写，夜间情况用红钢笔书写

C. 交班报告写完后，注明页数并签全名

D. 先写进入病区的患者情况，再写离开病区患者情况，最后写本班危重患者情况

E. 对新入院患者，在诊断的右下角用红笔注明“新”

36. 护士在书写日间病室交班报告时，应首先书写的内容是

A. 入院病人

B. 转科病人

C. 手术病人

D. 出院病人

E. 危重病人

37. 当班护士对新入院患者进行交班时，以下哪项不需要写在交班报告上

A. 发病经过

B. 主要症状

C. 患者的主诉

D. 既往病史

E. 患者直系亲属的过敏史

38. 在下列患者中，护士在书写交班报告时首先应写

A. 4床，患者甲，上午十时转呼吸科

B. 18床，患者乙，上午9时入院

C. 21床，患者丙，上午8时手术

D. 25床，患者丁，下午行胸腔穿刺术

E. 41床，患者戊，医嘱特级护理

参考答案

1.E　2.B　3.B　4.E　5.C　6.E　7.E　8.B　9.C　10.D　11.B　12.D　13.C　14.C　15.D　16.C　17.A　18.A　19.C　20.E　21.D　22.E　23.C　24.A　25.B　26.D　27.C　28.D　29.D　30.A　31.B　32.B　33.C　34.C　35.D　36.D　37.E　38.A

2. 解析：绘制体温单时，口腔温度以蓝“●”表示，腋下温度以蓝“×”表示，直肠温度以蓝“○”表示。

9. 解析：头孢类药物皮试结果阳性应停止使用，让医生换药。

38. 解析：护士书写交班报告时，按出院、转出、死亡、新入院、转入、手术、分娩、病危、病重等顺序逐项书写。

第十八节　水、电解质、酸碱平衡失调病人的护理

1. 维持细胞内渗透压的重要阳离子是

A. K^+

B. Na^+

C. H^+

D. Mg^{2+}

E. Ca^{2+}

2. 低渗性脱水患者的尿比重特点是

A. 基本不变

B. 增高

C. 降低

D. 先升高后降低

E. 先降低后升高

3. 患者，男，25岁，因高热2日未能进食，自述口渴，口干、尿少色黄。查体：口舌干燥，皮肤弹性差，眼窝凹陷，尿比重1.028，血清钠浓度为156mmol/L。首先应输入

A. 5%碳酸氢钠溶液

B. 3%~5%的氯化钠溶液

C. 5%葡萄糖溶液

D. 葡萄糖盐水

E. 平衡液

4. 患者，男，60岁。由于严重恶心呕吐导致急性消化液大量丢失。医生开具以下医嘱，应首先为患者输入的是

A. 5%$NaHCO_3$溶液

B. 平衡盐溶液

C. 3% 氯化钠溶液

D. 5% 葡萄糖溶液

E. 10% 葡萄糖溶液

5. 在静脉补钾时，200ml 生理盐水中最多可加 10% 氯化钾的量是

A. 12ml

B. 10ml

C. 8ml

D. 6ml

E. 3ml

6. 低钾性碱中毒最可能出现于

A. 尿毒症

B. 胃手术后

C. 大量输血

D. 术后少尿

E. 严重创伤

7. 高钾血症引起心律失常时，静脉注射应首选的药物是

A. 10% 硫酸镁溶液

B. 5% 碳酸氢钠溶液

C. 5% 氯化钙溶液 + 等量 5% 葡萄糖溶液

D. 利尿剂

E. 5% 葡萄糖溶液 + 胰岛素

8. 某患者因腹泻、呕吐入院，心电图：ST 段水平压低，T 波倒置，U 波增高。最可能的病因是

A. 高钾血症

B. 低钾血症

C. 高钙血症

D. 洋地黄效应

E. 洋地黄中毒

9. 静脉补钾时的先决条件是

A. 尿量每小时 40ml 以上时补给

B. 浓度不得高于 0.3%

C. 滴速在每分钟 60 滴以下

D. 每日补钾不得高于 6~8g

E. 注意药物配伍禁忌

10. 输入下列哪种药液速度宜慢

A. 甘露醇

B. 5% 葡萄糖

C. 含钾药物

D. 抗菌药物

E. 生理盐水

11. 低渗性脱水早期尿量变化是

A. 先减少后增多

B. 先增多后减少

C. 无明显变化

D. 减少

E. 增多

12. 患者男性，20 岁，因患大叶性肺炎后出现高热、大量出汗。患者诉口渴、口干，尿少。查体：口舌干燥，皮肤弹性差，眼窝凹陷，血清钠浓度为 150mmol/L。考虑病人出现了

A. 高渗性脱水

B. 等渗性脱水

C. 低渗性脱水

D. 水中毒

E. 代谢性酸中毒

13. 当中心静脉压小于 5cmH_2O，常提示的是

A. 血容量过多

B. 左心功能不全

C. 右心功能不全

D. 左心充盈不佳或血容量不足

E. 右心充盈不佳或血容量不足

参考答案

1.A　2.C　3.C　4.B　5.D　6.B　7.C　8.B　9.A　10.C　11.B　12.A　13.E

3. 解析：上述患者因高热 2 日未能进食，自述口渴，口干，血清钠浓度为 156mmol/L，考虑为高渗性脱水。高渗性脱水患者应补充 5% 葡萄糖溶液。

8. 解析：低钾血症心电图表现为 Q-T 间期延长，S-T 段下降，T 波低平、增宽、双向、倒置，U 波出现。

11. 解析：低渗性脱水是失钠多于失水，脱水早期细胞外液渗透压降低，抗利尿激素分泌减少，肾小管对水的重吸收减少，故尿量增多，这增加了细胞外液的丢失。后期因血容量降低，醛固酮和抗利尿激素分泌均增加，尿量减少。

12. 解析：大叶性肺炎患者出现高热、大量出汗、口渴，同时查血清钠浓度为 150mmol/L，符合高渗性脱水的表现和辅助检查结果。本题选 A。

13. 解析：若中心静脉压小于 0.49kPa（5cmH_2O），为右心房充盈不足或血容量不足；中心静脉压大于 1.47kPa（15cmH_2O）时，提示心功能不全、静脉血管床过度收缩或肺循环阻力增高；若 CVP 超过 1.96kPa（20cmH_2O）时，则表示存在充血性心力衰竭。因此本题选 E。

第二章　循环系统疾病病人的护理

第一节　循环系统解剖生理

1. 关于肺循环的途径，正确的是

A. 右心室－肺动脉－肺毛细血管－肺静脉－左心房

B. 右心室－肺静脉－肺毛细血管－肺动脉－左心房

C. 左心室－肺静脉－肺毛细血管－肺动脉－右心房

D. 左心室－肺动脉－肺毛细血管－肺静脉－右心房

E. 右心室－肺动脉－奇静脉－肺静脉－左心房

2. 二尖瓣的解剖位置是

A. 左心房与左心室之间

B. 右心房与右心室之间

C. 右心室与肺动脉之间

D. 左心房与主动脉之间

E. 左心房与肺静脉之间

3. 三尖瓣的解剖位置在

A. 主动脉和肺动脉之间

B. 右心房和右心室之间

C. 左心房和左心室之间

D. 右心室与肺动脉之间

E. 左心室和主动脉之间

4. 营养心脏自身的血液来自于

A. 肺动脉

B. 主动脉

C. 冠状动脉

D. 颈动脉

E. 锁骨下动脉

5. 心包腔内含少量浆液，其作用是

A. 增加负压

B. 润滑心包腔

C. 防止心包粘连

D. 促进血液回流

E. 有利于心脏舒张

6. 正常情况下心室的除极方向

A. 由心外膜到心内膜

B. 由心内膜到心外膜

C. 由左向右

D. 由心底到心尖

E. 由心尖到心底

7. 心脏正常窦性心律的起搏点是

A. 心房

B. 窦房结

C. 房室结

D. 希氏束

E. 左心室

8. 正常情况下，心脏传导系统中具有自律性的是

A. 结间束

B. 窦房结

C. 房室结

D. 希氏束

E. 左右束支

9. 护生在心内科实习，带教老师提问心肌细胞动作电位的传导途径，护生正确的回答是

A. 窦房结→心房肌→房室交界→房室束及左右束支→浦肯野纤维→心室肌

B. 房室结→房室交界→房室束及左右束支→心房肌→浦肯野纤维→心室肌

C. 窦房结→房室交界→心房肌→浦肯野纤维→左右束支→心室肌

D. 窦房结→浦肯野纤维→房室束及左右束支→心房肌→房室交界→心室肌

E. 窦房结→心房肌→房室交界→房室束及左右束支→房室交界→浦肯野纤维→心室肌

10. 不属于心室肌细胞生理特征的

A. 兴奋期

B. 自律性

C. 传导性

D. 收缩性

E. 应激性

11. 患者，男，70岁，行12导联心电图检查，其中V_1导联电极的安放位置应为图中的

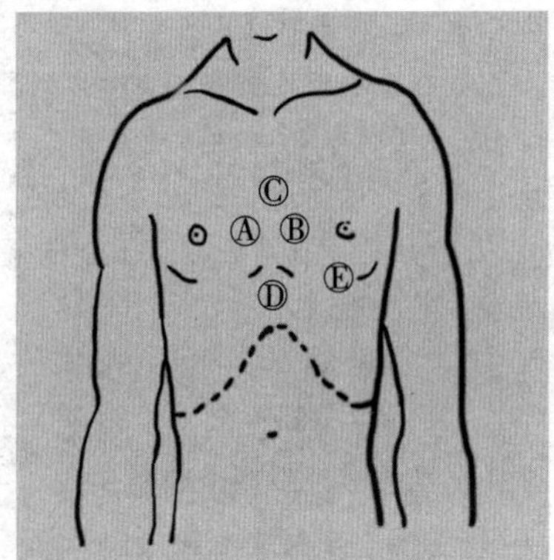

A. A

B. B

C. C

D. D

E. E

12. 护士在给患者做心电图时，V_4 导联正确的放置位置是

A. 胸骨左缘第 4 肋间

B. 左腋窝前线第 5 肋间

C. 左锁骨中线第 5 肋间

D. 左腋前线第 4 肋间

E. 左锁骨中线第 4 肋间

13. 供应右心室侧壁的冠状动脉是

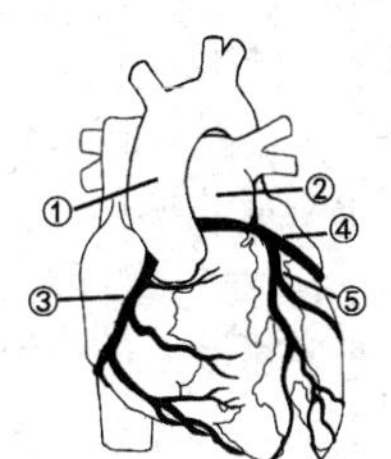

A. ①

B. ②

C. ③

D. ④

E. ⑤

参考答案

1.A　2.A　3.B　4.C　5.B　6.B　7.B　8.B　9.A　10.E　11.A　12.C　13.C

12. 解析：电极的位置是：V_1 导联：胸骨右缘第 4 肋间；V_2 导联：胸骨左缘第 4 肋间；V_3 导联：V_2 与 V_4 连线的中点；V_4 导联：左锁骨中线与第 5 肋间处；V_5 导联：左腋前线与 V_4 同一水平处；V_6 导联：在腋中线与 V_4 同一水平处。

13. 解析：右冠状动脉负责右心房、右心室、左心室后壁、室间隔后 1/3 部位的心肌和窦房结、房室交界处等部位的血液供应。图③为右冠状动脉，本题选 C。

第二节　心功能不全病人的护理

1. 下列可引起心室后负荷过重的疾病是

A. 高血压

B. 瓣膜关闭不全

C. 室间隔缺损

D. 甲状腺功能亢进症

E. 贫血

2. 下列哪种疾病可导致左心室压力负荷增加

A. 甲亢

B. 肺动脉高压

C. 主动脉瓣狭窄

D. 主动脉瓣关闭不全

E. 甲状腺功能减退

3. 关于左心衰的描述，错误的是

A. 病理生理改变为体循环淤血

B. 最早出现的症状是劳力性呼吸困难

C. 如发生急性肺水肿则咳大量粉红色泡沫样痰

D. 咳嗽、咳痰，痰液呈白色泡沫样

E. 晚期出现端坐呼吸

4. 心源性呼吸困难最先出现的是

A. 阵发性夜间呼吸困难

B. 端坐呼吸

C. 劳力性呼吸困难

D. 心源性哮喘

E. 急性肺水肿

5. 慢性左心功能不全最早出现的症状是

A. 劳力性呼吸困难

B. 心源性哮喘

C. 水肿

D. 咳粉红色泡沫样痰

E. 食欲降低

6. 患者，女，50 岁，因心力衰竭入院，诊断为心功能Ⅱ级。患者应表现为

A. 不能从事任何体力活动

B. 日常活动后出现呼吸困难，休息后缓解

C. 轻微活动后出现呼吸困难，休息后不易缓解

D. 一般活动不引起疲乏，呼吸困难

E. 休息时即有呼吸困难

7. 患者女性，48 岁。近 2 个月来因日常活动可引起气急、心悸症状，评估此病人心功能为Ⅱ级，应如何指导该病人活动

A. 绝对卧床但应取半卧位

B. 可照常工作

C. 活动明显受限

D. 稍事活动

E. 轻体力工作，下午多休息

8. 患者，男，69 岁，高血压心脏病 10 年，近一年来患者明显感觉体力活动受限，洗脸、刷牙即可引起呼吸困难、心悸，此患者目前心功能处于

A. Ⅰ级

B. 代偿期

C. Ⅱ级

D. Ⅲ级

E. Ⅳ级

9. 患者，男，46 岁。患有心脏病，上 2 层楼时感心悸、气促，休息 10 分钟左右可好转，护士应如何指导该患者的活动量

A. 日常活动照常，不必限制
B. 可起床稍事活动，增加睡眠时间
C. 卧床休息，限制活动量
D. 增加有氧运动
E. 半坐卧位，日常生活完全依赖他人照顾

10. 患者，男，80 岁，因慢性心衰（全心衰），心功能Ⅳ级入院，经治疗、护理心功能已恢复至Ⅱ级，责任护士嘱患者可渐增加活动量，并说明长期卧床的危害，长期卧床可能出现的危害不包括

A. 易发生压疮
B. 活动减少使消化功能减退
C. 易形成下肢静脉血栓
D. 易发生扩张性心肌病
E. 长期卧床，致肌肉萎缩

11. 慢性左心功能不全患者最主要的临床表现是

A. 咳嗽
B. 心悸
C. 下肢水肿
D. 肝脏肿大
E. 呼吸困难

12. 提示左心衰的临床表现是

A. 奇脉
B. 平脉
C. 水冲脉
D. 脉搏短细
E. 交替脉

13. 右心功能不全主要临床症状出现的病理生理基础是

A. 肺循环淤血
B. 体循环淤血
C. 心肌损害
D. 心室重构
E. 血流动力学改变

14. 右心衰竭皮肤黏膜发生紫绀的机制是

A. 肺循环血液中还原血红蛋白增多
B. 体循环静脉血中还原血红蛋白增多
C. 血液中碳氧血红蛋白增多
D. 血液中二氧化碳潴留增多
E. 血液中高铁血红蛋白增多

15. 肺心病患者发生心力衰竭，最常见的类型是

A. 左心衰竭继而右心衰竭
B. 右心衰竭继而左心衰竭
C. 右心衰竭
D. 左心衰竭
E. 全心衰

16. 右心衰竭的特征性体征是

A. 水肿
B. 肝大和压痛
C. 肝颈静脉反流征阳性
D. 肺动脉瓣区第二心音亢进
E. 双肺可闻及哮鸣音

17. 属于右心功能不全特征性体征是

A. 肝颈静脉反流征阳性
B. 右心室扩大
C. 三尖瓣区收缩期吹风样杂音 3/6 级
D. 心率 123 次 / 分
E. 发绀

18. 右心衰竭患者最早出现的体征是

A. 下肢水肿
B. 颈静脉充盈
C. 肝颈静脉反流征阳性
D. 肝大
E. 杵状指

19. 下列不属于右心衰竭临床表现的是

A. 食欲不振、少尿
B. 早期在身体疏松部位出现水肿，如眼睑
C. 肝脏肿大伴压痛
D. 颈静脉怒张
E. 口唇、甲床出现紫绀

20. 患者男性，70 岁，反复咳嗽、咳痰，伴喘息 30 余年，查体发现其心尖搏动在剑突下，提示该患者出现

A. 左室肥大
B. 右室肥大
C. 右房肥大
D. 心包积液
E. 左房肥大

21. 地高辛用于治疗心力衰竭的主要药理作用是

A. 扩张冠状动脉
B. 增强心肌收缩力
C. 减轻心脏前负荷
D. 减少心律失常发生
E. 降低心脏的传导性

（22~24 题共用题干）

患儿 4 岁，患室间隔缺损，病情较重，平时需用地高辛维持心功能。现患儿因上呼吸道感染后诱发急性心力衰竭，按医嘱用西地兰，患儿出现恶心，呕吐，视力模糊。

22. 出现上述临床表现的原因是

A. 上呼吸道感染加重
B. 胃肠感染
C. 急性心力衰竭加重
D. 洋地黄中毒反应
E. 室间隔缺损的表现

23. 要确定上述判断还应做的检查是

A. 粪便检查
B. 心脏 B 超检查
C. X 线检查
D. 心电图检查
E. 心导管检查

24. 此时应采取的措施是

A. 调慢输液速度
B. 给患儿吸入乙醇湿化的氧气
C. 禁食以减轻胃肠道负担
D. 暂停使用洋地黄并通知医生

E. 密切观察患儿心率变化

25. 患者，女，32 岁，诊断全心衰竭 6 年，发热、咳嗽咳痰 10 天，心脏加快 2 天收住院。应用洋地黄 1 周后，出现下列哪种情况时，应该考虑中毒可能并暂停给药

A. 心尖区仍可以听到舒张期奔马律

B. 房颤心律变为规律

C. 心率由 120 次 / 分降到 90 次 / 分

D. 食欲较治疗前好转

E. 尿量较药前增多

26. 患者男性，55 岁，因慢性心力衰竭入院治疗。住院期间遵医嘱服用地高辛每日 0.125mg，某天患者出现黄视绿视，提示病人出现了

A. 血钾过高

B. 心律失常

C. 洋地黄中毒

D. 血钾过低

E. 血钠过高

27. 患者，男，55 岁，因心力衰竭使用洋地黄进行治疗。治疗期间的下列医嘱中，护士应对哪项提出质疑和核对

A. 氯化钾溶液静滴

B. 生理盐水静滴

C. 5% 葡萄糖溶液静滴

D. 葡萄糖酸钙溶液静滴

E. 乳酸钠溶液静滴

28. 下列药物服用前需常规测心率的是

A. 安定

B. 硫酸亚铁

C. 洋地黄制剂

D. 心得安

E. 氯丙嗪

29. 洋地黄治疗心力衰竭的作用机制是

A. 促进水钠排泄

B. 增强心肌收缩力

C. 扩张小血管

D. 减轻心脏负荷

E. 降低心肌氧耗

30. 患者，女，52 岁，因患慢性心力衰竭，长期低盐饮食，及用利尿剂，洋地黄药物治疗，近期出现咳嗽，食欲减退，淡漠，嗜睡等，首先考虑发生了

A. 左心衰加重

B. 洋地黄药物中毒

C. 电解质紊乱

D. 继发感染

E. 消化不良

31. 发现洋地黄药物毒性反应时，应及时处理，下列处理措施不当的是

A. 停用洋地黄类药物

B. 停用排钾利尿剂

C. 纠正心律失常

D. 补充钾盐

E. 对缓慢心律失常可用利多卡因

32. 患儿，8 岁，先天性心脏病并发充血性心力衰竭。已服用地高辛维持治疗 6 个月。当你准备给该患儿服用地高辛时，须先测量患儿的

A. 体温

B. 脉搏

C. 呼吸

D. 血压

E. 意识

（33~35 题共用题干）

患者，女性 70 岁，因冠心病间断发生左心衰竭 3 年，半天来与家人争吵后心悸，气短、不能平卧，咳粉红色泡沫样痰，急诊入院。体检：BP 90/60mmHg，R 28 次 / 分，神志清，坐位，口唇紫绀，心率 130 次 / 分，律齐，两肺满布湿啰音及哮鸣音。

33. 急诊护士应给予患者的吸氧方式为

A. 持续低流量给氧

B. 间断低流量给氧

C. 低流量酒精湿化给氧

D. 高流量给氧

E. 高流量酒精湿化给氧

34. 责任护士进行病情观察时，出现下列哪种表现与洋地黄疗效有关

A. 心率增快

B. 肺内啰音减少

C. 血压下降

D. 腹痛、腹泻

E. 呼吸困难加重

35. 上述患者来急诊时最主要的护理诊断是

A. 体温过高

B. 焦虑

C. 活动无耐力

D. 营养失调：低于机体需要量

E. 气体交换受损

36. 关于硝普钠的主要药理作用，正确的叙述是

A. 扩张动、静脉，减轻心脏负荷

B. 增强心肌收缩力

C. 心输出量增加

D. 减慢心率

E. 利尿

37. 患者，女，55 岁，患风湿性心脏瓣膜病，平时一般活动无明显症状，近两日感冒后，出现明显心力衰竭的临床表现，入院治疗，护士在评估时，提示患者心衰严重的表现是

A. 体温 37.5℃

B. 血压 95/65mmHg

C. 心率 95 次 / 分

D. 听力减弱

E. 端坐体位

38. 慢性心力衰竭患者经保守治疗，病情好转出院。患者做出下列陈述，表明其还没有充分了解出院指导

A. “如果我睡不好觉，只能坐起来才能睡着，我应

当来复诊”

B.“如果我呼吸越来越短，越来越急，我应当来复诊”

C.“如果我饮食没有变化，体重越来越重，我应当来复诊”

D.“如果我把开的药吃完了，病情没什么变化，就来复诊继续吃药”

E.“如果我咳嗽、发烧，应当先把剩下的抗生素吃掉，然后来复诊”

39. 心力衰竭时通过利尿作用达到降低心脏负荷的药物是

A. 硝酸甘油

B. 地高辛

C. 毛花苷 C

D. 氢氯噻嗪

E. 多巴胺

40. 长期服用利尿剂（呋塞米）的心衰患者，护士应当关注的不良反应是

A. 低血压

B. 低血钾

C. 低血钠

D. 脱水

E. 发热

参考答案

1.A 2.C 3.A 4.C 5.A 6.B 7.E 8.D 9.B 10.D 11.E 12.E 13.B 14.B 15.C 16.C 17.A 18.A 19.B 20.B 21.B 22.D 23.D 24.D 25.B 26.C 27.D 28.C 29.B 30.B 31.E 32.B 33.E 34.B 35.E 36.A 37.E 38.E 39.D 40.B

2. 解析：压力负荷过重主要见于瓣膜狭窄导致心脏射血受阻，左心室后负荷过重疾病见于高血压、主动脉瓣狭窄、梗阻型心肌病等。

9. 解析：患者上 2 层楼时感心悸、气促，休息 10 分钟左右可好转，提示患者为心功能 2 级。心功能 2 级可从事轻体力劳动，多休息。

15. 解析：肺心病由于肺循环阻力增加、肺动脉高压，进而使右心肥厚、扩大而发生右心衰竭。

16. 解析：右心衰竭病人出现颈静脉怒张，当压迫病人的腹部或肝脏，可见颈静脉怒张更加明显，即为肝颈静脉回流征阳性。

18. 解析：右心衰竭患者早期在身体的下垂部位和组织疏松部位，出现凹陷性水肿。

20. 解析：患者的基础疾病是慢性支气管炎，病史长达 30 年，常年肺动脉高压可引起右室肥大（肺心病），此时病人可出现剑突下心尖搏动。

27. 解析：洋地黄不宜与葡萄糖酸钙合用，二者均可导致心率减慢，因此，应避免合用。

31. 解析：发现洋地黄药物毒性反应时出现缓慢心律失常，应使用阿托品 0.5~1mg 治疗或安置临时起搏器。

第三节　心律失常病人的护理

1. 患者，男，70 岁，行 12 导联心电图检查，其中 V1 导联电极的安放位置应在图中的

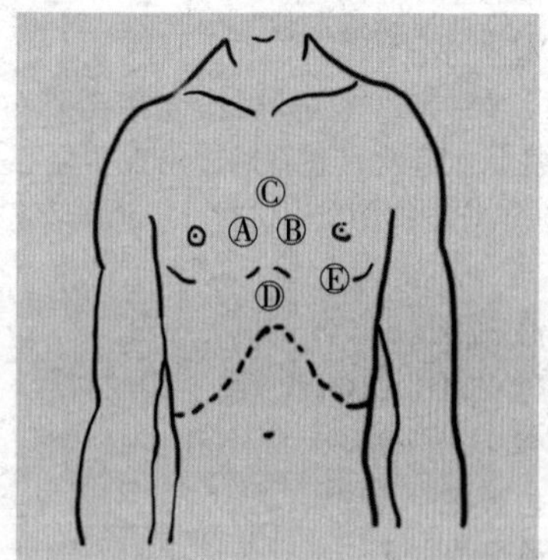

A. A

B. B

C. C

D. D

E. E

2. 心动过缓是指心率每分钟少于

A. 40 次

B. 50 次

C. 60 次

D. 70 次

E. 80 次

3. 窦性心动过速是指心率大于

A. 80 次 / 分钟

B. 100 次 / 分钟

C. 120 次 / 分钟

D. 160 次 / 分钟

E. 180 次 / 分钟

4. 下列因素中，可能引起窦性心动过缓的是

A. 缺氧

B. 发热
C. 失血性贫血
D. 甲亢
E. 高钾

5. 患者女性，60 岁，因心律失常入院，入院后给予心电监护。护士在观察心电监护时，出现下列哪种心律失常可导致猝死

A. 心房颤动
B. 阵发性室上性心动过速
C. 室性期前收缩
D. 阵发性室性心动过速
E. Ⅱ度房室传导阻滞

6. 通过解除紧张情绪能缓解的心律失常是

A. 窦性静止
B. 房性期前收缩
C. 心室颤动
D. 室性期前收缩
E. 三度房室传导阻滞

7. 患者，女，70 岁，急性下壁心肌梗死，收入 CCU 病房。患者出现下列哪种心律失常最危险

A. 窦性心动过速
B. 偶发房性期前收缩
C. 窦性心律不齐
D. 三度房室传导阻滞
E. 偶发室性期前收缩

8. 下列哪种心律失常可引起晕厥

A. 窦性停搏
B. Ⅲ度房室传导阻滞
C. 预激综合征
D. 房性纤颤
E. 室性纤颤

9. 预防室性心律失常的最佳方法是

A. 适宜的锻炼
B. 保持情绪稳定
C. 良好的饮食习惯
D. 经常进行健康体检
E. 控制器质性心脏病病情

10. 诊断心律失常最有效的检查方法是

A. 心电图
B. 心电向量图
C. 心尖搏动图
D. 超声心动图
E. 心脏磁共振

11. 患者，男，72 岁。因急性前壁心肌梗死收入院。入院后已行面罩吸氧，建立静脉通路，心电监护提示频发、多源性室性早搏。护士在床边准备抢救用品，最重要的是

A. 呼吸机
B. 除颤仪
C. 吸痰器
D. 气管切开包
E. 吸氧饱和度仪

12. 频发早搏的心律失常患者，不可饮用浓茶的目的主要是避免

A. 过多 Ca^{2+} 的摄入
B. 过多 K^{+} 的摄入
C. 过多咖啡因的摄入
D. 过多液体的摄入
E. 影响铁的摄入

13. 风湿性心脏病二尖瓣狭窄患者，最常见的心律失常是

A. 室性早搏
B. 心房颤动
C. 窦性心动过速
D. 房室传导阻滞
E. 室上性心动过速

14. 急性前壁心肌梗死易发生的心律失常类型为

A. 室上性心动过速
B. 房室传导阻滞
C. 心房颤动
D. 房性期前收缩
E. 快速室性心律失常

15. 为转复房颤患者的异位心律失常，护士在进行电复律治疗时不恰当的操作是

A. 绝对卧床、保暖
B. 电极放置位置正确
C. 电击涂抹足够的电极糊
D. 放电时抢救人员离开床沿
E. 非同步电除颤

16. 如图所示，该心电图显示的心律失常类型是

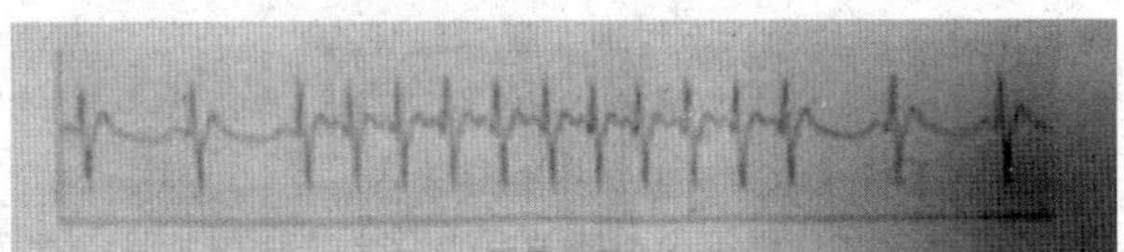

A. 窦性心动过速
B. 阵发性室上性心动过速
C. 房室传导阻滞
D. 阵发性房性心动过速
E. 室颤

17. 患者，女，62 岁，心前区疼痛 2 小时入院，患者恶心、呕吐、烦躁、大汗淋漓，经休息和含服硝酸甘油后疼痛未见缓解，患者病情尚不稳定，提示可能发生室颤的心律失常是

A. 窦性心动过速
B. 窦性心动过缓
C. 室上性心动过速
D. 偶发房性期前收缩
E. 室性心动过速

18. 心电图示有室性期前收缩，为判定心律失常程度，下列哪项检查最为必要

A. 超声心动图
B. 动态心电图
C. 平板运动试验
D. X 线

E. 实验室检查血清肌酸激酶

（19~20 题共用题干）

患者，男，35 岁，反复晕厥，抽搐 2 天。查体：心率 38 次 / 分，脉律不规则，心尖区第一心音强弱不等，血压 100/65mmHg。

19. 该患者治疗方案首选

A. 阿托品静推

B. 利多卡因静脉推注

C. 电复律

D. 起搏器植入

E. 绝对卧床休息，无需特殊治疗

20. 在治疗过程中患者突然神志不清，抽搐，听诊心音消失，血压测不出，紧急处理不当的是

A. 立即建立静脉通道

B. 描记 12 导联心电图确诊

C. 立即进行有效的胸外按压

D. 迅速有效的人工呼吸

E. 根据情况选用合适药物，使心脏复苏

21. 心室颤动患者的脉搏特征是

A. 快而规则

B. 慢而规则

C. 快而不规则

D. 慢而不规则

E. 摸不到

22. 最危急的心律失常是

A. 窦性心动过速

B. 心房颤动

C. 室上性心动过速

D. 房室传导阻滞

E. 心室颤动

23. 患者，男，42 岁。码头搬运工人，安装永久性起搏器 10 天后出院。正确的出院指导是

A. 可以恢复正常工作

B. 可以行磁共振检查

C. 学会每天自测脉搏

D. 术侧上肢只能下垂，不能抬起

E. 1 年内无心律失常可取出永久起搏器

参考答案

1.A 2.C 3.B 4.E 5.D 6.D 7.D 8.B 9.E 10.A 11.B 12.C 13.B 14.E 15.E 16.B 17.E 18.B 19.D 20.B 21.E 22.E 23.C

5. 解析：随时有猝死危险的心律失常包括阵发性室性心动过速、Ⅲ度房室传导阻滞和心室颤动，护士如有发现应立即报告医生进行抢救。

6. 解析：室性期前收缩是一种常见的异位性心律失常，正常成人和心脏病患者均可发生，正常人室性期前收缩发生的几率随年龄的增长而增加。除心脏疾病外，药物中毒、精神紧张、过量饮酒均可诱发室性期前收缩。

12. 解析：频发早搏的心律失常患者，为预防早搏出现，建议注意休息，最好不要饮用浓茶、咖啡。因浓茶或者咖啡可刺激患者导致兴奋，引起心律失常。

14. 解析：急性前壁心肌梗死易伴发快速型室性心律失常，如室性心动过速，频发性、多源性室性期前收缩等；而下壁心肌梗死易发生缓慢型心律失常，如房室传导阻滞等。

第四节　先天性心脏病病人的护理

1. 目前认为先天性心脏病的主要病因是

A. 宫内细菌感染

B. 胎盘早剥

C. 母亲妊娠毒血症

D. 宫内支原体感染

E. 宫内病毒感染

2. 患儿，男，2 岁，生后即发现心脏有杂音，婴儿期喂养困难，易疲乏，经常咳嗽，每年冬天患肺炎。查体：生长发育落后、心前区隆起，心界向左下扩大，心率 160 次 / 分，胸骨左缘第 2 肋间可闻及Ⅱ ~ Ⅲ级收缩期杂音，P_2 稍加强，有固定性分裂，该患儿最可能的诊断是

A. 房间隔缺损

B. 室间隔缺损

C. 法洛四联症

D. 动脉导管未闭

E. 肺动脉狭窄

3. 患儿，女，3 岁半，因“房间隔缺损”拟入院择期手术治疗。以下护士健康教育内容中不正确的是

A. 本病为一种先天性心脏病，预后较好

B. 注意保护性隔离，不要去人多的地方

C. 治疗方案以手术为主

D. 术前最重要的是防止皮肤破损

E. 按时进行预防接种

4. 患儿，2 岁。因反复上呼吸道感染、发绀、发育落后就诊，诊断为“房间隔缺损”。对该患儿的健康指导，错误的是

A. 建立合理的生活制度

B. 加强活动，增强体质

C. 维持营养，促进生长

D. 合理用药，防止各种感染

E. 指导掌握观察病情变化的知识

5. 患儿，女，5岁，在门诊诊断为“房间隔缺损”，拟择期手术治疗。门诊护士对家属的健康教育要点，错误的是

A. 本病为一种先天性心脏病

B. 经过治疗，大多数情况预后良好

C. 治疗方案以手术为主

D. 术前最重要的是防止皮肤破损

E. 术前注意保暖，避免着凉，感冒

6. 属于青紫型先天性心脏病的是

A. 法洛四联症

B. 室间隔缺损

C. 动脉导管未闭

D. 房间隔缺损

E. 主动脉缩窄

7. 患儿，女，1岁半，生后即发现心脏有杂音，婴儿期喂养困难，经常咳嗽，患过3次肺炎。查体：消瘦，心前区隆起，心界向左下扩大，胸骨左缘第3~4肋间可闻及Ⅵ级粗糙收缩期杂音，P_2增强，最可能的诊断是

A. 房间隔缺损

B. 室间隔缺损

C. 法洛四联症

D. 动脉导管未闭

E. 肺动脉狭窄

8. 先天性心脏病最常见的类型是

A. 房间隔缺损

B. 室间隔缺损

C. 法洛四联症

D. 动脉导管未闭

E. 肺动脉狭窄

9. 患儿，女，6个月。室间隔缺损，哭闹时常有口唇发绀。对其饮食护理正确的是

A. 喂哺过程中可暂停，给予休息

B. 喂哺后取仰卧位以利消化

C. 提供低蛋白易消化食物

D. 每餐宜喂饱，以保证营养

E. 勿边喂哺边吸氧

10. 患儿，男，3岁，室间隔缺损，突然烦躁不安，发绀，查体：意识清楚，两肺底有少许啰音，心率190次/分，肝肋下4cm，考虑该患儿可能出现的情况

A. 支气管肺炎

B. 心力衰竭

C. 循环衰竭

D. 亚急性心内膜炎

E. 中毒性脑病

11. 患儿，女，6岁，已确诊为室间隔缺损，需做扁桃体切除术，按医嘱使用抗菌药物，其用药主要的目的是预防

A. 肺炎

B. 支气管炎

C. 感染性心内膜炎

D. 扁桃体周围脓肿

E. 变态反应性疾病

12. 患儿，男，6岁，患轻度室间隔缺损，尚未治疗，现因龋齿需要拔牙，医生在拔牙前给予抗生素，其目的是预防

A. 上呼吸道感染

B. 牙龈炎

C. 支气管炎

D. 充血性心力衰竭

E. 感染性心内膜炎

13. 患儿，女，4岁。患轻度室间隔缺损，未行手术治疗。体检发现右下第一乳磨牙为龋齿，需拔除，结合该患儿的先心病史，拔牙前需给予抗生素治疗。其目的是防止

A. 呼吸道感染

B. 牙龈炎

C. 感染性心内膜炎

D. 淋巴结炎

E. 败血症

14. 患者，男，8个月，因“体检发现心脏杂音”入院，诊断为“先天性心脏病，室间隔缺损”患者入院后行室间隔缺损修补术，术后进行监护，给予呼吸机辅助呼吸，护士术后进行健康评估的重点是

A. 呼吸

B. 血压

C. 心率

D. 尿量

E. 体温

（15~16题共用题干）

患儿男，3岁。平时活动耐力低下，诊断为先天性心脏病，其心脏的血流动力学如图所示。

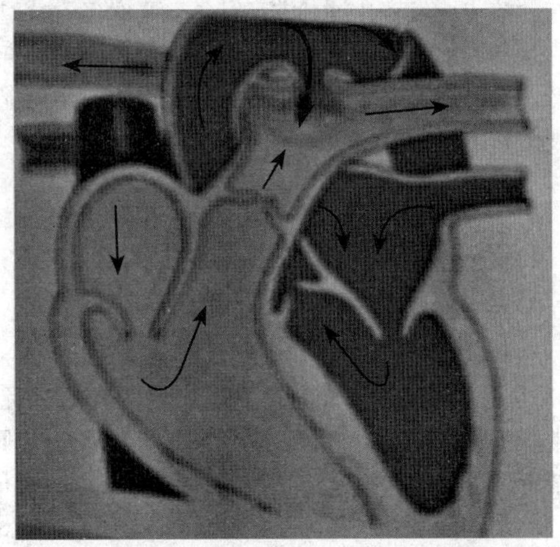

15. 根据上述血流动力学特点，考虑该患儿为

A. 房间隔缺损

B. 室间隔缺损

C. 法洛四联症

D. 动脉导管未闭

E. 主动脉瓣关闭不全

16. 该患儿的心脏杂音特点是

A. 舒张期隆隆样

B. 收缩期泼水样

C. 收缩期吹风样

D. 舒张期吹风样

E. 连续性机器样

17. 患儿，女，4 岁，诊断为“先天性心脏病”。查体：胸骨左缘第 2、3 肋间可闻及粗糙的连续性、机器样杂音，脉压 50mmHg，并有水冲脉、毛细血管搏动和股动脉枪击音，最可能的原因是

A. 室间隔缺损

B. 房间隔缺损

C. 动脉导管未闭

D. 法洛四联症

E. 主动脉狭窄

18. 患儿，男，2 岁。因气急、乏力、生长发育落后就诊。入院后被诊断为动脉导管未闭，择期手术治疗。护士针对该患儿的健康教育，错误的是

A. 合理用药

B. 保证充足的睡眠

C. 充分运动，增强体质

D. 定期复查

E. 气温变化时及时增减衣服

19. 3 岁男孩，婴儿期开始发现紫绀，逐渐加重，有晕厥及抽搐史。查体：胸骨左缘第 3 肋间有Ⅲ级收缩期杂音，P2 减弱，有杵状指。最可能的诊断是

A. 室间隔缺损

B. 房间隔缺损

C. 动脉导管未闭

D. 法洛四联症

E. 肺动脉狭窄

20. 某患儿，3 岁，出生 4 个月后出现发绀，剧烈哭闹时有抽搐史，发育比同龄儿童稍差，平时经常感冒，查体：杵状指，嘴唇发绀明显；心前区闻及Ⅲ级收缩期喷射样杂音。X 线胸片提示肺血少、右心室增大。最可能的临床诊断是

A. 房间隔缺损

B. 室间隔缺损

C. 动脉导管未闭

D. 法洛四联症

E. 肺动脉狭窄

21. 患儿，男，3 岁。自 1 岁时出现活动后气促、乏力，常喜下蹲位，发绀，胸骨左缘第 2~4 肋间闻及Ⅲ级收缩期杂音，可见杵状指，首先考虑

A. 房间隔缺损

B. 动脉导管未闭

C. 法洛四联症

D. 室间隔缺损

E. 右位心

22. 法洛四联症的畸形不包括

A. 房间隔缺损

B. 室间隔缺损

C. 肺动脉狭窄

D. 右心室肥厚

E. 主动脉骑跨

23. 患儿，女，5 岁。自 1 岁时出现活动后气促、乏力，常喜蹲踞，发绀，胸骨左缘 2~4 肋间隙闻及Ⅲ级收缩期杂音，可见杵状指，首先考虑的诊断为

A. 二尖瓣关闭不全

B. 室间隔缺损

C. 急性心包炎

D. 法洛四联症

E. 缩窄性心包炎

24. 属于右向左分流型先天性心脏病的有

A. 法洛四联症

B. 房间隔缺损

C. 室间隔缺损

D. 肺动脉狭窄

E. 动脉导管未闭

25. 法洛四联症患儿缺氧发作时，使用普萘洛尔（心得安）进行治疗的目的是

A. 控制惊厥

B. 减慢心率

C. 减少水钠潴留

D. 抑制呼吸中枢

E. 纠正代谢性酸中毒

26. 法洛四联症患儿腹泻时最易出现的并发症是

A. 脑血栓形成

B. 心力衰竭

C. 呼吸道感染

D. 感染性动脉炎

E. 低血容量性休克

（27~30 题共用题干）

患儿，男，2 岁。生后青紫逐渐加重，1 岁半会走，但自己不肯走，走几步要下蹲，青紫，有杵状指，查体：胸骨左缘第 3 肋间闻及Ⅲ级收缩期吹风样杂音，肺动脉瓣听诊区第二音减弱。Hb 210g/L，ECG 显示右心室肥厚，X 线片见肺血流少，靴形心，心尖上翘，肺动脉段凹陷。

27. 首先考虑该患儿为

A. 室间隔缺损

B. 房间隔缺损

C. 动脉导管未闭

D. 法洛四联症

E. 肺动脉狭窄

28. 此患儿如出现突然青紫加重、晕厥，不应采取的措施是

A. 置小儿膝胸卧位

B. 给予高浓度氧气吸入

C. 及时通知医生

D. 给予钙剂静脉推注

E. 给予洋地黄

29. 此患儿术前最需要进行的体检是

A. 放射性核素

B. CT

C. 心血管造影

D. 心肌酶谱测定

E. 染色体检查

30. 护理此患儿时要注意保证液体入量，目的是避免发生

A. 心力衰竭

B. 肾功能衰竭

C. 休克

D. 脑栓塞

E. 便秘

（31~32 题共用题干）

患儿，男，3 岁，自生后 5 个月起出现青紫并逐渐加重，喜蹲踞。查体：心前区略隆起，胸骨左缘第 2~4 肋间听到Ⅱ ~ Ⅲ级柔和喷射性收缩期杂音，肺动脉瓣听诊区第二心音减弱，四肢活动正常，末端可见发绀及杵状指(趾)。

31. 患儿最可能患

A. 室间隔缺损

B. 房间隔缺损

C. 法洛四联症

D. 肺动脉狭窄

E. 动脉导管未闭

32. 该患儿在查体时因哭闹出现突然晕厥，面色青紫，经按压人中后清醒过来，家长咨询护士患儿出现晕厥的原因，护士的正确解释是

A. 脑供血不足

B. 脑血栓形成

C. 左心负荷过重

D. 肺静脉压突然升高

E. 肺动脉漏斗部痉挛

33. 小儿，1 岁。患有法洛四联症，由母亲在家照顾，社区护士在进行健康教育中指出，对法洛四联症等青紫型先天性心脏病患儿的护理中，为防止其发生脑血栓等并发症，应特别注意

A. 避免过劳

B. 低盐饮食

C. 预防感染

D. 多喂水

E. 必要时喂哺前后吸氧

34. 护理法洛四联症患儿时，给予充足水分的主要目的是

A. 预防形成脑血栓

B. 预防并发肺感染

C. 预防并发亚急性细菌性心内膜炎

D. 预防心力衰竭

E. 预防中枢神经系统感染

35. X 线检查呈“靴形心”的先心病是

A. 室间隔缺损

B. 房间隔缺损

C. 法洛四联症

D. 动脉导管未闭

E. 病毒性心肌炎

36. 患儿女，3 岁。患法洛四联症，择期手术。患儿入院 5 天来，不让父母离开身边，见到医护人员及陌生人员靠近会躲避，睡眠中常有惊醒。患儿出现上述表现的主要原因是

A. 对黑暗恐惧

B. 分离性焦虑

C. 对死亡恐惧

D. 对手术焦虑

E. 对医源性限制的焦虑

37. 患儿男，3 岁。哭闹时出现口唇发绀，听诊闻及胸骨左缘收缩期杂音，考虑为先天性心脏病。最具有诊断价值的检查是

A. 心电图

B. X 线检查

C. 超声心动图

D. 血常规检查

E. 心肌标志物检查

38. 患儿女，3 岁，患法洛四联症，心功能Ⅳ级。护士向其家长建议该患儿最合适的手术时机是

A. 心功能改善后

B. 成年后

C. 学龄前

D. 择期

E. 立即

39. 患儿男，10 岁。室间隔缺损，拟次日行室间隔缺损修补术。夜间护士巡视病房时发现患儿不肯入睡，哭诉不想手术。此时患儿的主要护理问题是

A. 焦虑恐惧

B. 有感染的危险

C. 潜在并发症：心力衰竭

D. 营养失调：低于机体需要量

E. 活动无耐力

40. 先天性心脏病患儿出院时对家长的健康宣教，错误的是

A. 避免患儿长时间剧烈哭闹

B. 积极参加各种体育运动

C. 避免受凉、防止感冒

D. 少量多餐，给予高蛋白、高热量、易消化的饮食

E. 按免疫程序接种疫苗

41. 关于先心病儿童的个性心理特征表现，错误的叙述是

A. 性格内向

B. 情绪不稳

C. 依赖性增强

D. 明显的恐惧感

E. 记忆力强

42. 患儿，女，7 岁。以先天性心脏病收入院第 1 天，拟行手术治疗。当天晚上夜班护士查房时患儿开始哭闹：“我要爸爸妈妈，现在就要，离开他们我睡不着。”护士最佳的回答是

A.“你想爸爸妈妈了吧？我陪你说说话吧。”

B.“ 如果你要乖乖地睡觉，我就给你拿玩具玩。”

C.“你再闹的话，我就给你扎针了。”

D.“你不许瞎闹，再闹大灰狼就来了。”

E.“医院有规定，你现在的情况父母不能陪床。”

43. 患儿女，9 岁，患有先天性心脏病，应用强心苷类药物治疗。护士对其家长进行有关饮食营养的健康教育时，应强调多给患儿进食

A. 富含铁的食物

B. 富含镁的食物

C. 富含钙的食物

D. 富含钾的食物

E. 富含钠的食物

参考答案

1.E 2.A 3.D 4.B 5.D 6.A 7.B 8.B 9.A 10.B 11.C 12.E 13.C 14.A 15.D 16.E 17.C 18.C 19.D 20.D 21.C 22.A 23.D 24.A 25.B 26.A 27.D 28.D 29.C 30.D 31.C 32.A 33.D 34.A 35.C 36.B 37.C 38.A 39.A 40.B 41.E 42.A 43.D

2. 解析：患儿喂养困难，易疲乏。经常咳嗽，每年冬天患肺炎，生长发育落后符合左向右分流型先心病，结合胸骨左缘第 2 肋间有Ⅱ～Ⅲ级收缩期杂音和 P2 有固定性分裂考虑为房间隔缺损。

9. 解析：先心病患儿哭闹时发绀提示缺氧，应暂停喂养。

13. 解析：先心病患儿在实施口腔内手术及生殖、泌尿、消化道侵入性检查或其他外科手术前，应预防性使用抗生素，防止发生感染性心内膜炎。

21. 解析：活动后气促、乏力，常喜下蹲位，发绀，胸骨左缘第 2~4 肋间闻及Ⅲ级收缩期杂音，杵状指为法洛四联症的典型症状。

26. 解析：法洛四联症患儿由于缺氧，红细胞代偿性增多，血液黏滞度增高，易发生脑栓塞，特别是因某些因素引起患儿脱水时更易出现，如腹泻等。

33. 解析：法洛四联症患儿血液黏稠度高，发热、出汗、吐泻时，体液量减少，加重血液浓缩易形成血栓，因此要注意供给充足液体，必要时可静脉输液。

43. 解析：强心苷属于洋地黄类药物，洋地黄类中毒可引起低钾血症，故应补充含钾丰富的食物。

第五节　高血压病人的护理

1. 根据血压水平的定义和分类，某患者血压水平为 135/88mmHg。该患者属于

A. 理想血压

B. 正常高值

C. 正常血压

D. 1 级高血压

E. 临界高血压

2. 一级高血压是指

A. 收缩压 140~149mmHg，舒张压 85~89mmHg

B. 收缩压 140~149mmHg，舒张压 90~99mmHg

C. 收缩压 140~159mmHg，舒张压 85~89mmHg

D. 收缩压 140~159mmHg，舒张压 90~99mmHg

E. 收缩压 160~179mmHg，舒张压 90~99mmHg

3. 患者，男，42 岁，近期出现头晕、乏力，连续 3 天血压 140~150/90~96mmHg，患者的血压属于

A. 正常值

B. 正常高值

C. 1 级高血压

D. 2 级高血压

E. 3 级高血压

4. 患者，女，61 岁，退休教师，性格谦和，平时好咸食，因头晕就诊，量血压 155/96mmHg，该患者的血压属于

A. 正常高值

B. 临界高血压

C. 1 级高血压

D. 2 级高血压

E. 3 级高血压

5. 患者，男，65 岁，体检时三次测得血压为 165/105mmHg，属于

A. 正常值

B. 单纯收缩期高血压

C. 1 级高血压

D. 2 级高血压

E. 3 级高血压

6. 患者，女，50 岁。最近血压波动在（160~170）/（90~95）mmHg，诊断为高血压，属于

A. 舒张期高血压

B. 收缩期高血压
C. 1 级高血压
D. 2 级高血压
E. 3 级高血压

7. 3 级高血压是指血压的范围为
A. 收缩压 160~180mmHg，舒张压 90~100mmHg
B. 收缩压 160~180mmHg，舒张压 100~110mmHg
C. 收缩压≥ 180mmHg，舒张压 90~100mmHg
D. 收缩压≥ 180mmHg，舒张压 100~110mmHg
E. 收缩压≥ 180mmHg，舒张压≥ 110mmHg

8. 患者，男，70 岁，高血压病史 20 年，糖尿病史 15 年。平时血压控制在 160~170/100~105mmHg 之间。该患者的高血压危险度分层属于
A. 极高危险组
B. 高度危险组
C. 中度危险组
D. 低度危险组
E. 无危险组

9. 患者，女，60 岁，糖尿病史 15 年，平素血压 160/105mmHg，血脂正常，无家族史，患者血压应该控制在
A. ＜ 130/80mmHg
B. ＜ 140/90 mmHg
C. ＜ 130/85 mmHg
D. ＜ 140/85 mmHg
E. 收缩压＜ 150mmHg

10. 患者，男，48 岁，因原发性高血压门诊治疗，身高 168cm，体重 90kg。医生嘱其体重指数（kg/m^2）应控制为 24，请问该患者的体重应控制在多少以下
A. 68kg
B. 73kg
C. 76kg
D. 79kg
E. 82kg

11. 通常不会导致咯血症状的疾病是
A. 支气管扩张症
B. 高血压
C. 急性肺水肿
D. 肺癌
E. 肺结核

12. 患者女性，56 岁，既往有高血压病史 10 余年，因情绪激动后出现剧烈头痛、呕吐。入院查体：血压 220/140mmHg，昏迷，瞳孔散大。医嘱给予输注甘露醇，其目的是
A. 降血压
B. 降低血液黏稠度
C. 溶栓
D. 降低颅内压
E. 止血

13. 患者，女，52 岁。诊断为高血压急症，医嘱呋塞米 20mg，iv。执行后患者出现乏力、腹胀、肠鸣音减弱的症状。该患者可能发生了
A. 高钾血症
B. 低钾血症
C. 高钠血症
D. 低钠血症
E. 低氯血症

14. 利尿剂降低血压的主要机制是
A. 减少血容量
B. 阻断 β 受体
C. 阻断 α 受体
D. 阻断钙通道
E. 扩张小动脉

15. 卡托普利治疗高血压病时最常见的副作用是
A. 头痛
B. 乏力
C. 心率增快
D. 心率减慢
E. 刺激性干咳

16. 患者男性，50 岁，突发头痛、视物模糊、失语，测血压 210 /130mmHg。应首选的降压药物是
A. 卡托普利
B. 呋塞米
C. 异博定
D. 心得安
E. 硝普钠

17. 需避光使用的药物是
A. 垂体后叶素
B. 尼可刹米
C. 硝普钠
D. 脂肪乳
E. 复方氨基酸

18. 患者，女，60 岁，高血压心脏病并发心力衰竭，医嘱使用噻嗪类药物治疗，护士病情观察时应警惕下列哪项不良反应
A. 心率过快
B. 低钾血症
C. 低血糖
D. 心律失常
E. 高钠血症

（19~20 题共用题干）

患者，男，62 岁。高血压 10 年。夜间睡眠中突然憋醒，大汗淋漓，被迫坐起。喘息，咳粉红色泡沫样痰。双肺闻及广泛湿啰音。给予乙醇湿化吸氧。

19. 采用乙醇湿化吸氧的目的是
A. 湿化气道
B. 净化气道
C. 降低通气阻力
D. 降低肺泡表面张力
E. 降低肺泡内泡沫的表面张力

20. 乙醇湿化的浓度是
A. 20%~30%
B. 30%~40%

C. 40%~50%

D. 50%~60%

E. 60%~80%

21. 患者男性，60 岁，患高血压 10 余年。2 小时前与人争吵后出现剧烈头痛、呕吐。入院后患者出现昏迷，瞳孔先缩小后散大，对光反射消失，应考虑为

A. 脑疝形成

B. 高血压危象

C. 呼吸衰竭

D. 脑梗死

E. 蛛网膜下隙出血

22. 患者，男，68 岁。高血压病史 10 年。2 小时前看电视时突然跌倒在地，神志不清，急诊入院。查体：浅昏迷，BP150/100mmHg，P64 次 / 分。头颅 CT：左侧基底节区高密度影。患者最可能发生了

A. 肿瘤

B. 高血压脑病

C. 脓肿

D. 脑出血

E. 脑梗死

23. 患者，男，59 岁，长期高血压患者，今日突然出现头痛，呕吐，多汗，面色苍白，视物模糊，测血压 254/117mmHg，经及时治疗抢救，血压有所下降，考虑该患者为

A. 急进型高血压病

B. 脑血管意外

C. 高血压危象

D. 高血压脑病

E. 急性心肌梗死

（24~26 共用题干）

患者，女，63 岁，高血压性脑出血。患者昏迷，大小便失禁。

24. 给予患者留置导尿的目的是

A. 正确记录出入量，以观察病情

B. 防止出现尿潴留

C. 保护局部皮肤，防止压疮

D. 增强患者舒适度

E. 防止泌尿系统及皮肤感染

25. 制定预防压疮的护理措施，错误的是

A. 每 2 小时为患者翻身 1 次，叩背

B. 保持会阴部清洁

C. 按时做皮肤向心性按摩

D. 交接班仔细检查受压部位

E. 不使用质地过硬的纸巾

26. 为防止逆行性感染，采取的措施不包括

A. 协助患者经常变换体位

B. 保持引流管通畅

C. 保持引流袋低于膀胱位置

D. 尿液有结晶时，更换导尿管

E. 每日用消毒液棉球擦拭尿道口

27. 患者男性，50 岁，患高血压 2 年，体型肥胖，平常血压维持在 165/110mmHg 左右。护士对患者进行运动指导时，适合于患者的体育运动是

A. 快跑

B. 散步

C. 打球

D. 登山

E. 游泳

28. 患者，男，71 岁，患高血压 6 年，体重 75kg，身高 165cm。护士对其进行健康指导，错误的是

A. 坚持适当的体育运动

B. 低盐饮食

C. 吃减肥药

D. 不得随意增减和中断药物

E. 监测血压和服药的关系

29. 患者，女，50 岁，初诊为高血压，目前血压维持在 145/85mmHg。护士在评估中发现患者喜好下列食物，护士应指出，其中最不利于控制高血压的食物是

A. 猪肝

B. 鲫鱼

C. 瘦肉

D. 河虾

E. 竹笋

30. 患者，女，56 岁，小学文化程度，诊断为原发性高血压，护士指导其服用降压药后应防止直立性低血压，不正确的是

A. 不宜做剧烈运动

B. 体位变换时应缓慢

C. 感觉头晕时加量服药

D. 感觉头晕时卧床休息

E. 2 小时内不宜盆浴

（31~33 题共用题干）

患者，男，69 岁，因头痛、头晕入院，在平静状态下测得血压为 165/95mmHg，其余检查正常。

31. 该患者最有可能的诊断是

A. 脑出血

B. 冠心病

C. 原发性高血压

D. 脑瘤

E. 脑膜炎

32. 患者住院期间，为其测量血压，正确的是

A. 若采取立位测量，手臂应平第 6 肋间

B. 放气时听到的最强音即为收缩压

C. 缓慢放气，速度以水银柱下降 4mmHg/s 为宜

D. 听到舒张压后保持放气速度，直到汞柱回到零位

E. 发现血压听不清时，立即重新测量

33. 为该患者做健康宣教，不妥的是

A. 低盐饮食

B. 适度的体育锻炼

C. 多吃含纤维素的食物，预防便秘

D. 规律服用降压药物

E. 在药物的作用下将血压控制得越低越好

34. 有关降压药的用药护理，正确的是
A. 可以自行增减药物
B. 出现头晕、眼花属正常反应
C. 效果差自行撤换药物
D. 降压越快效果越好
E. 改变体位动作要慢

35. 患者，男，68 岁。因高血压来诊。医嘱给予降压药口服治疗。护士应指导患者，为评估降压效果，患者应自行测量、记录血压。测量血压的最佳时段是
A. 服用降压药前
B. 服用降压药后
C. 两次服用降压药之间
D. 服用降压药半小时后
E. 服用降压药 2 小时后

36. 患者，男，55 岁，血压 160/95mmHg，诊断为原发性高血压，需要长期降压治疗，护士对患者进行长期用药指导，错误的是
A. 药物的名称、剂量、用法
B. 教会患者或家属观察药物的不良反应
C. 教会患者或家属观察药物的疗效
D. 降压效果好可自行停药
E. 指导患者时间药效的观点

37. 原发性高血压患者，吸烟史 20 年，肥胖，且血压 160/95mmHg，下列健康教育内容，错误的是
A. 保持情绪稳定
B. 适量运动
C. 高热量、高糖饮食
D. 戒烟
E. 控制高血压

（38~39 题共用题干）

患者，男，70 岁。有高血压病史 10 年。2 小时前大便用力后突然出现头痛、喷射性呕吐，言语不清，跌倒在地，入院就诊。

38. 分诊护士最恰当的处理是
A. 优先心血管内科急诊
B. 优先神经外科急诊
C. 优先普外科急诊
D. 优先骨科急诊
E. 进一步询问病史

39. 接诊护士在配合医生体检时，不正确的做法是
A. 扶患者坐起，听双肺呼吸音
B. 测量生命体征，观察瞳孔、意识
C. 迅速建立静脉通道
D. 头部放置冰袋
E. 禁食禁水

40. 患者，男，70 岁，高血压 15 年。昨受凉后出现剧烈头痛、头晕、呕吐。查血压 200/130mmHg。遵医嘱给予硝普钠降压。用药护理正确的是
A. 提前配置
B. 肌内注射
C. 静脉推注
D. 快速滴注
E. 避光滴注

41. 患者患高血压病 3 年，入院后给予降压药物等治疗，在用药护理中护士指导患者改变体位时动作宜慢，其目的为
A. 避免发生高血压脑病
B. 避免发生高血压危象
C. 避免发生急进型高血压
D. 避免发生体位性低血压
E. 避免血压增高

42. 患者，男，70 岁，高血压 10 年。今在服用降压药物后出现头晕、恶心、乏力。查体：血压 110/70mmHg，脉搏 106 次 / 分。目前最主要的护理措施是
A. 吸氧
B. 肌注止吐剂
C. 心电监护
D. 加服降压药物
E. 安置头低足高位

43. 患者，女，66 岁。高血压病史多年。曾多次发生短时间肢体麻木或眩晕，持续几分钟后恢复正常，发作时曾有跌倒现象。目前最主要的护理措施是
A. 给予低脂、低盐、低胆固醇饮食
B. 向患者讲解疾病相关知识
C. 安抚患者情绪
D. 指导患者配合，进行有效安全防护
E. 嘱患者戒烟限酒

参考答案

1.B　2.D　3.C　4.C　5.D　6.D　7.E　8.A　9.A　10.A　11.B　12.D　13.B　14.A　15.E　16.E　17.C　18.B　19.E　20.A　21.A　22.D　23.C　24.C　25.C　26.D　27.B　28.C　29.A　30.C　31.C　32.C　33.E　34.E　35.E　36.D　37.C　38.B　39.A　40.E　41.D　42.E　43.D

10. 解析：体重指数控制为 24，体重为 24×1.68^2=67.74kg，因此选 A。

14. 解析：利尿剂降压的机制主要是通过对钠的排泄作用，是通过减少血容量和心排出量，从而降低血压。

42. 解析：高血压患者降压后如出现体位性低血压，应立即停服一切降压药物，密切观察血压变化，尽量平卧，如果出现头晕等供血不足症状，采取头低脚高位卧床，可以稍微缓解低血压症状，不要突然起立或长时间站立，以防脑部供血不足导致晕厥。

第六节 冠状动脉粥样硬化性心脏病病人的护理

1. 关于心绞痛疼痛特点的描述，错误的是
A. 阵发性前胸、胸骨后疼痛
B. 劳累后或情绪激动时发作
C. 可放射至心前区与左上肢
D. 持续时间长，像针刺刀扎样痛
E. 持续数分钟，为压榨性疼痛

2. 患者，男，66 岁，患高血压 8 年，近年来间断胸骨后或心前区疼痛，持续 3~5 分钟，经入院检查确诊为心绞痛，医生嘱用硝酸甘油，责任护士讲解用药知识，不妥的是
A. 应卧位或坐位服药，以防发生体位性低血压
B. 该药应舌下含服，不可吞服或嚼服
C. 该药不良反应有头面部皮肤潮红，搏动性头痛等
D. 该药可扩张外周血管，减轻心脏负担
E. 出现不良反应应立即停药，不可再服用

3. 患者男性，71 岁。因晚餐时情绪激动，饭后自感咽部及下颌有"紧缩性发闷"，并放射至颈部，来院急诊前自含硝酸甘油后憋闷感逐渐缓解、应考虑为
A. 脑供血不足
B. 颈椎病
C. 咽喉炎
D. 心绞痛
E. 心功能不全

（4~6 题共用题干）

患者，男，52 岁，3 个月来常出现左前胸及肋骨后压榨样疼痛，并向左肩放射，登楼 1 层即可发作，休息后 3~5 分钟疼痛可逐渐缓解。

4. 该患者最可能的诊断是
A. 心脏神经官能症
B. 心肌梗死
C. 变异型心绞痛
D. 稳定型心绞痛
E. 不稳定型心绞痛

5. 根据加拿大心血管病学会（CCS）分级，该患者疾病的严重程度为
A. 0 级
B. Ⅰ级
C. Ⅱ级
D. Ⅲ级
E. Ⅳ级

6. 对该患者进行用药指导，错误的是
A. 硝酸甘油舌下含化 1~2 分钟起效，30 分钟作用消失
B. 硝酸甘油喷雾剂，每次 0.4mg，15 分钟内不超过 1.2mg
C. 硝酸异山梨酯舌下含化 2~5 分钟起效，2~3h 作用消失
D. 服用 β 受体阻滞剂不可突然停药
E. β 受体阻滞剂适合所有的心绞痛发作

7. 心绞痛疼痛时典型的心电图表现是
A. 高尖 T 波
B. ST 段抬高
C. ST 段压低＞ 0.1mv，T 波低平或倒置
D. 病理性 Q 波
E. P–R 间期延长

（8~10 题共用题干）

患者，女，65 岁，肥胖，有高血脂史及高血压史，血压 24/13.3KPa（180/100mmHg）。近日心前区发生疼痛，考虑为心绞痛。

8. 胸痛性质是
A. 隐痛持续整天
B. 锻炼后可减轻
C. 阵发性针刺样痛
D. 刀割样痛
E. 压迫、发闷或紧缩感

9. 疼痛部位是
A. 胸骨体上段或中段之后
B. 胸骨体下段
C. 整个左胸
D. 心尖区
E. 剑突下区

10. 疼痛持续时间应是
A. 1~2min
B. 3~5min
C. 5~10min
D. 10~20min
E. 超过 30min

11. 患者，男，65 岁，心绞痛住院治疗期间，护士发现其突然意识消失，喘息样呼吸，颈动脉搏动消失。此时首要的急救措施是
A. 心内注射肾上腺素
B. 给予呼吸兴奋剂洛贝林
C. 通知医生
D. 立即进行心肺复苏
E. 静脉推注阿托品

12. 患者，男，58 岁。冠心病史 6 年，因心绞痛急诊入院。患者情绪紧张，主诉乏力，食欲不振。医嘱：药物治疗，绝对卧床休息，护士评估患者存在的健康问题，需要首先解决的是
A. 焦虑
B. 生活自理缺陷

C. 疲乏
D. 疼痛
E. 便秘

13. 患者男性，86岁，因冠心病全心衰竭入院，神志清。呼吸25次/分，心界向两侧扩大，心率110次/分，两肺可闻及湿啰音，以肺底多，肝肋下3指，双下肢可凹性水肿。患者在家中已2天未解大便，家属急切询问目前如何解决患者排便问题，责任护士的回答不妥的是

A. 需训练床上排便
B. 饮食中可增加粗纤维
C. 住院期间养成按时排便的习惯
D. 排便时不可过度用力，必要时可用润肠剂
E. 可多在室内活动，以促进排便

14. 患者，女，68岁，患冠心病心绞痛2年，胸痛发作时经休息或含服硝酸甘油5分钟内可以缓解，护士指导患者平日预防用药中，下列哪项不恰当

A. 倍他乐克
B. 长效消心痛
C. 小剂量阿司匹林
D. 硝苯地平缓释片
E. 氨苯蝶啶

15. 缓解心绞痛发作最有效、作用最快的药物是

A. 硝苯地平
B. 普萘洛尔
C. 阿司匹林
D. 硝酸甘油
E. 阿托品

16. 患者，男，52岁，因心绞痛入院，护士指导患者舌下含服硝酸甘油片。正确的方法是应将药片放于

A. 口中咀嚼后咽下
B. 舌下热窝处待其溶化吸收
C. 用温水含服
D. 舌面上
E. 上下牙齿之间咬住

17. 患者，男，50岁，建筑公司工人，近1个月发现过度劳累时心绞痛，经医生给予做心电图检查确诊为心绞痛。患者吸烟多年，血脂高，喜欢喝浓茶。责任护士向患者进行健康教育，不妥的是

A. 低盐、低脂饮食，不易过饱
B. 保持情绪稳定，不可过度劳累
C. 按医嘱服药，平日随身带硝酸甘油
D. 戒烟、限酒，不饮浓茶
E. 心绞痛疼痛持续1小时以上为正常情况

18. 对急性心肌梗死患者吸氧的目的是

A. 减少疼痛
B. 改善心肌缺氧
C. 增加活动耐力
D. 预防心力衰竭
E. 促进梗死心肌恢复

19. 患者，男，59岁，患冠心病、心绞痛5年，3小时前发生心前区剧烈疼痛服用硝酸甘油3片未缓解，急诊入院。心电图检查发现ST段弓背上抬，随后相应导联出现病理性Q波，血压85/55mmHg，心率108次/分，律齐。入监护室观察治疗，经用药后疼痛缓解。2小时后心电监测示血压70/50mmHg，心率118次/分。患者烦躁不安，皮肤湿冷，此时最可能发生了

A. 脑出血
B. 室壁瘤破裂
C. 心源性休克
D. 心律失常
E. 心力衰竭

20. 患者，男，68岁。48小时前急性心肌梗死发作入院。现其病情稳定，家属强烈要求探视，单位到探视时间，此时护士首先应该

A. 请护士长出面调解
B. 请主管大夫出面调解
C. 向家属耐心解释取得家属理解
D. 悄悄让家属进入病房
E. 不予理睬

21. 患者，男，70岁。冠心病史15年，活动后出现心前区压榨样疼痛2小时。首选的治疗措施是

A. 口服安体舒通
B. 嚼服达喜
C. 肌内注射吗啡
D. 舌下含服硝酸甘油
E. 口服扑尔敏

22. 某急性心肌梗死患者发病48h后，要求到厕所大便，责任护士应该

A. 嘱家人陪同前往
B. 用开塞露后，再允许前往
C. 先给予缓泻剂，再允许前往
D. 如无便秘史，应允许前往
E. 制止患者，指导其床上使用便盆

23. 急性心肌梗死患者发病后24小时内主要的死亡原因是

A. 心脏破裂
B. 心律失常
C. 心力衰竭
D. 心源性休克
E. 室壁瘤

24. 患者，男，62岁。心绞痛2年。4小时前出现胸骨中段剧烈疼痛，舌下含服硝酸甘油不能缓解。查体：心率增快，心尖部可闻及舒张期奔马律。心电图ST段抬高。该患者的检查结果最可能出现

A. 血糖减低
B. 白细胞减少
C. 血清心肌酶升高
D. C反应蛋白降低
E. 红细胞沉降率正常

（25~27题共用题干）

患者，男，52岁，因“胸骨后压榨性疼痛半日”急诊入院，心电图：急性广泛前壁心肌梗死。

25. 升高最早也是恢复最早的心肌损伤标记物是

A. 门冬氨酸氨基转移酶
B. 乳酸脱氢酶
C. 肌酸磷酸激酶同工酶
D. 碱性磷酸酶
E. 谷氨酸转移酶

26. 为减轻患者疼痛，首选的药物是
A. 安定
B. 阿司匹林
C. 吗啡
D. 硝酸甘油
E. 心痛定

27. 最有可能导致患者 24 小时内死亡的原因是
A. 右心衰竭
B. 心源性休克
C. 室颤
D. 心脏破裂
E. 感染

28. 患者，男，43 岁。踢球时突然感左臂及心前区剧痛，有濒死感，就地休息 30 分钟未缓解，伴烦躁不安、恶心，出冷汗，急送至急诊科。心电监护提示多导联 ST 段呈弓背型抬高，T 波倒置，可见异常深宽 Q 波，最可能发生了
A. 稳定型心绞痛
B. 急性心包炎
C. 急性心肌梗死
D. 心脏神经官能症
E. 急性主动脉夹层动脉瘤

29. 患者，女，44 岁。患心肌梗死住院治疗。首次静脉泵入硝酸甘油时，在 30 分钟内应特别注意的是
A. 尿量
B. 中心静脉压
C. 血氧饱和度
D. 心率
E. 血压

30. 急性心肌梗死早期（24 小时内）的主要死亡原因是
A. 心律失常
B. 心室壁瘤
C. 心脏破裂
D. 心源性休克
E. 心力衰竭

31. 患者男性，49 岁。突感胸骨后闷胀窒息感，伴恶心、呕吐及冷汗。含服硝酸甘油不能缓解。最大可能是
A. 急性胆囊炎
B. 急性胰腺炎
C. 急性胃炎
D. 急性心肌梗死
E. 心肌炎

32. 急性心肌梗死患者应绝对卧床休息至少达
A. 24 小时
B. 48 小时
C. 1 周
D. 2 周
E. 3~5 周

（33~34 题共用题干）

患者，男，66 岁。冠心病史 10 年，最近频繁发作心前区不适，含服硝酸甘油无效，疑为急性心肌梗死。

33. 实验室检查该病人的心肌酶和心肌蛋白，其中出现最早、恢复最早的是
A. 肌酸磷酸激酶同工酶
B. 肌钙蛋白
C. 门冬氨酸氨基转移酶
D. 乳酸脱氢酶
E. 肌红蛋白

34. 病人入院后，护士首先为其进行的操作是
A. 进行心电监护
B. 心电图检查
C. 抽血标本送检
D. 吸氧
E. 肌注哌替啶

35. 患者，男，65 岁，高血压病史 12 年，未规律服降压药治疗，血压时高时低，多在 160/105mmHg，近 3 小时来心前区持续疼痛，出冷汗来院急诊，入院后经检查确诊为急性心肌梗死，入 CCU 病房，半小时后患者出现呼吸困难伴喘息。两肺满布湿啰音，心率 108 次 / 分，律整齐，护士首先考虑患者发生了
A. 肺栓塞
B. 肺部感染
C. 急性左心衰竭
D. 严重心肌缺血、缺氧
E. 再次心肌梗死

36. 患者，男，64 岁，心前区疼痛 4 小时，舌下含服硝酸甘油不缓解急诊入院，心电图示：V_1~V_5 导联 ST 段抬高，弓背向上，实验室检查：血肌酸激酶同工酶增高，考虑该患者发生了
A. 不稳定型心绞痛
B. 急性心肌梗死
C. 主动脉夹层动脉瘤破裂
D. 心包炎
E. 病毒性心肌炎

37. 患者，男，62 岁，患急性心肌梗死，血压 150/90mmHg，双肺未闻及干湿性啰音，心率 120 次 / 分，律齐。哪种药物长期应用可改善预后
A. 硝苯地平
B. 硝酸异山梨酯
C. 美托洛尔
D. 普罗帕酮
E. 维拉帕米

38. 患者，女，69 岁，因 4 小时来持续心前区痛，确诊为急性心肌梗死收入监护室，监测中发现患者出现心室颤动，此时责任护士应采取的首要措施是
A. 气管插管
B. 心内注射利多卡因

C. 高压吸氧
D. 非同步电复律
E. 同步电除颤

（39~40 题共用题干）

患者，男，67 岁。因心前区疼痛 3 小时，呈压榨样，伴冷汗，恐惧来院就诊。

39. 目前该患者需要立即进行的检查是
A. 肺功能检查
B. 血常规
C. 心电图检查
D. 超声心动图
E. CT

40. 根据目前病情，暂不需要处理的是
A. 测体温
B. 心电监护
C. 护理评估
D. 血液生化检查
E. 胸部 X 线检查

41. 某患者接受冠状动脉造影术后回到病房，医嘱沙袋压迫穿刺点 6h，为防止局部出血和栓塞护士应重点观察
A. 呼吸
B. 心率
C. 血压
D. 足背动脉搏动
E. 肌力

（42~43 题共用题干）

患者，男，65 岁，确诊为急性下壁心肌梗死，突发心脏停搏。

42. 针对该患者采取的紧急处理措施，错误的是
A. 迅速开始人工呼吸
B. 准备好电击除颤
C. 立即开放静脉输液通道
D. 立即开始胸外按压
E. 待心电图确诊后开始胸外按压

43. 复苏早期，以下哪项是纠正酸中毒的主要措施
A. 立即静脉注射碳酸氢钠
B. 静脉注射大量维生素 C
C. 静脉滴注林格液
D. 迅速建立有效气道，加强通气
E. 静脉滴注白蛋白

44. 患者，男，65 岁。急性心肌梗死冠状动脉支架植入术后半年，在家休养。心情低落，少与人交流，对周围事物不感兴趣。其最可能的心理问题是
A. 谵妄
B. 抑郁
C. 焦虑
D. 恐惧
E. 愤怒

（45~48 题共用题干）

患者，男，47 岁，体型肥胖，2 小时前运动中出现心前区剧痛，并向左手臂放射，伴有恶心，急诊入院，心电监护示Ⅱ导联 ST 段弓背状抬高，T 波倒置。

45. 该患者最可能的原因是
A. 急性胃炎
B. 急性胰腺炎
C. 稳定型心绞痛
D. 急性心包填塞
E. 急性心肌梗死

46. 该患者目前宜首选的辅助检查是
A. 12 导联心电图
B. 心脏彩超
C. 急诊胃镜
D. 腹部 B 超
E. 胸部 CT

47. 该患者适宜的给氧流量为
A. 1~2L/min
B. 3~4L/min
C. 5~6L/min
D. 6~8L/min
E. 酒精湿化给氧

48. 入院后经治疗疼痛缓解，但患者烦躁不安、大汗、皮肤湿冷，血压 80/50mmHg，心率 115 次 / 分，尿量 20ml/h，该患者最可能出现了
A. 急性肾衰竭
B. 急性心力衰竭
C. 心律失常
D. 心源性休克
E. 心脏破裂

49. 急性心肌梗死患者行冠脉介入治疗过程中，突发心室颤动应行
A. 非同步直流电除颤
B. 同步直流电除颤
C. 口对口人工呼吸
D. 心外按压
E. 气管插管

参考答案

1.D 2.E 3.D 4.D 5.D 6.E 7.C 8.E 9.A 10.B 11.D 12.D 13.E 14.E 15.D 16.B 17.E 18.B 19.C 20.C 21.C 22.E 23.B 24.C 25.C 26.C 27.C 28.C 29.E 30.A 31.D 32.C 33.A 34.B 35.C 36.B 37.C 38.D 39.C 40.E 41.D 42.E 43.D 44.B 45.E 46.A 47.B 48.D 49.A

5. 解析：稳定型心绞痛 CCS 分级：Ⅰ级：一般日常活动不引起心绞痛，费力、速度快、长时间的体力活动引起发

作；Ⅱ级：日常体力活动稍受限制，在饭后、情绪激动、寒冷时受限制更明显；平地步行 200m 以上或登楼一层以上受限；Ⅲ级：日常体力活动明显受限制，以一般速度在一般条件下平地步行 200m 内或上一层楼即可引起心绞痛发作；Ⅳ级：轻微活动即可引起心绞痛，甚至休息时也可发作。

16. 解析：舌下热窝处黏膜有丰富的血管，舌下含服硝酸甘油片，能让药物快速通过血管壁迅速吸收，快速发挥药效。

20. 解析：急性心肌梗死患者应绝对卧床休息，减少不良刺激，家属强烈要求探视时，护士应向家属耐心解释探视时会导致病人情绪激动，加重心肌耗氧，以取得患者家属理解。

21. 解析：患者活动后出现心前区压榨样疼痛 2 小时，考虑为心肌梗死，心肌梗死的患者应肌内注射吗啡止痛。

第七节　心脏瓣膜病病人的护理

1. 风湿性心脏瓣膜病最常见的致病菌是

A. 金黄色葡萄球菌

B. 厌氧菌

C. 肺炎杆菌

D. 铜绿假单胞菌

E. A 族乙型溶血性链球菌

2. 引起亚急性自体瓣膜炎最常见的致病菌是

A. 草绿色链球菌

B. 肺炎球菌

C. 淋球菌

D. 流感嗜血杆菌

E. 金黄色葡萄球菌

3. 患者，女，55 岁。体检发现心尖部舒张期震颤，最可能的原因是

A. 主动脉瓣狭窄

B. 主动脉瓣关闭不全

C. 肺动脉瓣狭窄

D. 肺动脉瓣关闭不全

E. 二尖瓣狭窄

4. “二尖瓣面容”的表现是

A. 面颊潮红，呼吸急促

B. 面容憔悴，面色苍白

C. 两颊部绀红，口唇轻度发绀

D. 面色灰白，表情淡漠

E. 面容惊愕，眼球突出

5. 风湿性心脏病二尖瓣狭窄发生栓塞最常累及的部位是

A. 脑

B. 肾

C. 肠

D. 肺

E. 肝

6. 患者，女，30 岁。风湿性心脏病二尖瓣狭窄 10 年。近 1 个月常于夜间憋醒，呼吸深快，伴有哮鸣音，端坐后可稍缓解。对夜间易发生喘憋的机制，正确的叙述是

A. 全身小动脉痉挛

B. 小支气管舒张

C. 交感神经张力增加

D. 膈肌抬高下降

E. 平卧回心血量增加

（7~10 题共用题干）

患者，女，24 岁，患有风湿性心脏瓣膜病，临床诊断为联合瓣膜病变，二尖瓣狭窄伴主动脉瓣关闭不全。

7. 为明确病情严重程度，患者最重要的辅助检查是

A. 超声心动图

B. 血液生化全套

C. 超声多普勒

D. 冠状动脉造影

E. 心电图

8. 患者近来因肺部感染出现心力衰竭，提示发生右心衰竭的是

A. 夜间不能平卧

B. 呼吸费力

C. 颈动脉搏动显著

D. 下肢凹陷性水肿

E. 口唇发绀

9. 住院期间，受凉后并发肺部感染，患者卧床时亦表现有明显心悸、气短、不能平卧，其心功能评估为

A. Ⅰ级

B. Ⅱ级

C. Ⅲ级

D. Ⅳ级

E. Ⅴ级

10. 此时患者宜

A. 减少活动，增加睡眠时间

B. 劳逸结合，避免过度劳累

C. 从事轻体力活动

D. 绝对卧床休息

E. 卧床休息，生活自理

11. 患者男性，32 岁，诉心悸及颈部明显搏动感，查血压 142/45mmHg，X 线示左心室扩大、主动脉弓突出并有明显搏动。最可能的诊断为

A. 冠状动脉粥样硬化性心脏病

B. 病毒性心肌炎

C. 高血压性心脏病

D. 风湿性心脏病主动脉瓣关闭不全

E. 风湿性心脏病主动脉瓣狭窄

12. 风湿性心瓣膜病首要的并发症是

A. 心律失常

B. 栓塞
C. 肺部感染
D. 亚急性感染性心内膜炎
E. 充血性心力衰竭

13. 风湿性心脏病二尖瓣狭窄并发栓塞时，最常见的栓塞部位在
A. 脾动脉
B. 肺动脉
C. 肾动脉
D. 脑动脉
E. 四肢动脉

14. X 线心影特征为梨形心的心脏病是
A. 主动脉瓣狭窄
B. 二尖瓣狭窄
C. 三尖瓣狭窄
D. 主动脉瓣关闭不全
E. 二尖瓣关闭不全

15. 确诊二尖瓣狭窄最可靠的辅助检查是
A. 心电图
B. 胸部 X 线片
C. 超声心动图
D. 心导管检查
E. CT

16. 预防风湿性心瓣膜病的根本措施是
A. 长期服用抗风湿药物
B. 积极防治链球菌感染
C. 防止复发，卧床休息
D. 增加营养，避免过劳
E. 居室要防寒避湿

17. 患者，男，62 岁。2 年前行“人工瓣膜置换术”，术后遵医嘱服用华法林。护士建议该患者日常生活中使用电动剃须刀剃须，主要目的是
A. 避免出血
B. 避免损伤皮肤引发感染性心内膜炎
C. 避免交叉感染
D. 方便老年人使用
E. 经济实用

18. 患者，男，49 岁。因风湿性心瓣膜病入院。给予抗感染和抗心衰治疗后好转，拟于近日出院，护士在指导中应强调，预防链球菌感染最重要的措施是
A. 坚持锻炼，防止呼吸道感染
B. 减少运动，多休息
C. 坚持限制钠盐饮食
D. 减轻心理压力，增强康复信心
E. 定期复查，必要时作细菌培养

19. 患者，男，65 岁。心脏瓣膜置换术后并发急性呼吸窘迫综合征，需使用呼吸机治疗。患者家庭经济负担大，其家属很担心费用问题，询问护士是否可以不使用呼吸机。护士最佳的做法是
A. 强调使用呼吸机的重要性
B. 告知使用呼吸机的费用
C. 让其直接问医生
D. 告诉其若放弃治疗则后果自负
E. 与医生讨论是否使用其他治疗方法

（20~21 题共用题干）

患者，男，57 岁，以呼吸困难、口唇发绀、烦躁不安而急诊入院，入院后诊断为风湿性心脏病合并心力衰竭。

20. 为缓解症状，护士应协助患者采取的体位是
A. 仰卧位，头偏向一侧
B. 抬高床头 15~30cm
C. 抬高患者头胸部 20°，抬高下肢 30°
D. 摇起床头支架 30°~50°，再摇起膝下支架
E. 抬高床头 60°~70°，右侧卧位

21. 患者烦躁不安，为防止患者受伤，应采取的保护措施是
A. 使用肩部约束带防止坠床
B. 使用膝部约束带限制患者坐起
C. 加用双侧床档防止坠床
D. 使用双套结固定上肢限制患者坐起
E. 使用支被架防止坠床

22. 主动脉狭窄患者突出的临床表现是
A. 胸痛伴眩晕
B. 乏力，下肢水肿
C. 呼吸困难、心绞痛和晕厥
D. 乏力、水肿、黑矇
E. 咳血伴声音嘶哑

（23~25 题共用题干）

患者，女，35 岁，患风湿性心脏病二尖瓣狭窄，心房颤动 5 年，近来体力活动后心慌气短，下肢水肿，在门诊给予地高辛药物治疗。

23. 为减轻心脏负担应采取的护理措施是
A. 照常活动
B. 稍事活动，增加间歇休息时间
C. 绝对卧床休息
D. 限制活动，多卧床休息
E. 逐渐增加活动量

24. 给予地高辛的主要目的是
A. 减慢心率
B. 扩张动脉
C. 扩张静脉
D. 增强心肌收缩力
E. 利尿作用

25. 在服药过程中出现下列哪些情况应考虑地高辛中毒
A. 脉率减慢为 70 次 / 分
B. 脉律转规则
C. 水肿消退
D. 无心慌、气短
E. 体重减轻

26. 治疗风湿性二尖瓣狭窄药物中，苄星青霉素的作用是防止
A. 风湿热

B. 心力衰竭
C. 动脉栓塞
D. 心律失常
E. 心绞痛

27. 患者，女，27 岁。患风湿性心瓣膜病，二尖瓣狭窄伴关闭不全 2 年。1 周前因感冒后病情加重入院治疗，不正确的护理措施是
A. 保持口腔清洁
B. 进食高热量、高蛋白清淡易消化饮食
C. 卧床休息减少活动
D. 定时测体温，注意热型
E. 空腹服用阿司匹林

28. 患者，男，60 岁。拟诊断为“心瓣膜病，二尖瓣关闭不全并发感染性心内膜炎”收入院。关键的治疗措施是
A. 降温
B. 适当应用激素
C. 抗生素的合理利用
D. 加强营养
E. 预防心律失常

参考答案

1.E 2.A 3.E 4.C 5.A 6.E 7.A 8.D 9.D 10.D 11.D 12.E 13.D 14.B 15.C 16.B 17.A 18.A 19.A 20.D 21.C 22.C 23.B 24.D 25.B 26.A 27.E 28.C

5. 解析：二尖瓣狭窄伴房颤可致栓塞，以脑动脉栓塞最常见。

6. 解析：阵发性夜间呼吸困难常发生在夜间，病人平卧时回心血量增加，肺淤血加重，于睡眠中突然憋醒，被迫坐起。

11. 解析：由于主动脉瓣关闭不全，使左心室代偿性肥大扩张，体检可见颈动脉搏动明显，脉压增大，左室扩大等，上述患者的表现符合主动脉瓣关闭不全。

14. 解析：二尖瓣狭窄时左心房及右心室增大，肺动脉瓣突出，严重时左心室甚至缩小，形成倒置的“梨形心”，故选 B。

17. 解析：华法林是香豆素类抗凝剂，在体内有对抗维生素 K 的作用，其主要不良反应为出血。因此，护士建议该患者日常使用电动剃须刀剃须，主要目的是避免出血。

19. 解析：机械通气是急性呼吸窘迫综合征最重要的治疗措施，常采用 PEEP 模式进行通气。因此，护士需跟患者家属强调使用呼吸机的重要性。

26. 解析：苄星青霉素可有效地防治链球菌感染，对风湿热活动期有较好效果。

27. 解析：阿司匹林应在饭后服用，以减少对消化道的刺激。

第八节　感染性心内膜炎病人的护理

1. 下列有关感染性心内膜炎的叙述，正确的是
A. 心肌内部的炎症
B. 以左心室扩张为主
C. 心包的微生物感染
D. 心包内有赘生物的形成
E. 心肌内膜表面的微生物感染

2. 患者，女，53 岁。诊断为亚急性感染性心内膜炎，护士为患者进行身体评估中发现下列哪项体征与本病不符
A. 玫瑰疹
B. Roth 斑
C. Osler 结节
D. 皮肤瘀点
E. 指甲下线状出血

3. 患者，男，38 岁。感染性心内膜炎。患者住院期间突然出现失语、吞咽困难、瞳孔不等大，神志模糊。最可能出现的并发症是
A. 脑栓塞
B. 肾栓塞
C. 肺栓塞
D. 脾栓塞
E. 肝栓塞

4. 患者，女，32 岁，患风心病二尖瓣狭窄，近日出现发热，疑为亚急性感染性心内膜炎。护士应告知患者抗生素的正确使用方法是
A. 用抑菌抗生素治疗
B. 早期、大剂量抗生素长期治疗
C. 症状缓解后停用抗生素
D. 体温下降后应用抗生素
E. 细菌培养阳性后再使用抗生素

5. 确诊感染性心内膜炎的最重要的依据是
A. 超声心动图异常
B. 结膜出血点
C. 发热
D. 心律失常
E. 血培养阳性

6. 患者，男，32 岁。门诊拟诊亚急性感染性心内膜炎

收住入院。住院第一天，护士为患者采集血标本，下列哪种方法正确

A. 每间隔 1 小时采血 1 次，共 3 次

B. 每间隔 3 小时采血 1 次，共 3 次

C. 只能在夜间采血，每间隔 1 小时采血 1 次，共 3 次

D. 在早、中、晚餐前采血 3 次

E. 可在任意时间采血 3 次

7. 患儿，7 岁。因风湿性心内膜炎入院，病情较重，护士为其采取的绝对卧床休息时间为

A. 2~3 周

B. 3~4 周

C. 6~12 周

D. 4~5 个月

E. 5~6 个月

（8~9 题共用题干）

患者，女，25 岁。患风湿性心脏瓣膜病。不明原因持续发热 1 月余，体温波动在 37.5℃ ~38.5℃之间，应用多种抗生素治疗无效，今晨以“感染性心内膜炎”收治入院。

8. 现遵医嘱行血培养检查。抽取血清标本时间的选择，正确的是

A. 第 1 日间隔 1 小时采血，共 3 次，体温升高时采血

B. 第 1 日间隔 1 小时采血，共 3 次，无需体温升高时采血

C. 第 1 日间隔 1 小时采血，共 3 次，寒战时采血

D. 入院 3 小时内采血，间隔 1h，共 3 次

E. 停用抗生素后 2~7 天采血，无需体温升高时采血

9. 入院后心脏彩超检查示二尖瓣有一大小约为 10mm × 10mm 赘生物。据此，护士最应预防和关注的是

A. 心力衰竭

B. 肺部感染

C. 动脉栓塞

D. 出血

E. 深静脉血栓

参考答案

1.E　2.A　3.A　4.B　5.E　6.A　7.C　8.E　9.C

7. 解析：无心脏炎者卧床 2 周，有心脏炎时轻者 4 周，重者 6~12 周。

第九节　心肌疾病病人的护理

1. 患者，男，30 岁，农民，患病毒性心肌炎经治疗康复后出院。出院医嘱要求患者出院后限制活动 6 个月。患者认为现无不适现象，询问为何不能下地干农活。护士向患者说明此时合理休息的主要原因是

A. 减少疲劳感

B. 减轻精神压力

C. 减少心肌耗氧量

D. 恢复体力，增强体质

E. 增加战胜疾病的信心

2. 某病毒性心肌炎患者出院时，护士嘱其限制重体力活动，预防病毒的重复再感染，其目的是预防哪种疾病的发生

A. 限制型心肌病

B. 扩张型心肌病

C. 肥厚型心肌病

D. 二尖瓣脱垂

E. 风湿性心瓣膜病

3. 对病毒性心肌炎患者的健康指导，正确的内容是

A. 半年内可以妊娠，但需在妇产科医生的指导下妊娠

B. 饮食上应限制蛋白质与脂肪的摄入

C. 注意防寒保暖，预防病毒性感冒

D. 无并发症者急性期应卧床休息 1 周

E. 出院后即可恢复学习或轻体力活动

4. 患者，女，18 岁，因“受感冒后出现心悸，气促 7 天”入院，入院诊断为病毒性心肌炎，实验室检查：ESR40mm/h，心肌酶谱增高，对该患者的健康宣教，正确的是

A. 可在病区里散步或进行活动耐力以内的运动

B. 无症状时可进行轻体力劳动

C. 进食低蛋白，高维生素饮食

D. 可适度饮酒，促进睡眠

E. 绝对卧床休息 4 周以上，出院后继续休息 3~6 个月

5. 扩张型心肌病病人心脏结构最基本的改变是

A. 室间隔肥厚

B. 心室容积变少

C. 单侧或双侧心腔扩大

D. 左心室肥厚

E. 右心室流出道梗阻

6. 扩张型心肌病的主要体征是

A. 听诊心脏杂音

B. 叩诊心界扩大

C. 咳粉红色泡沫样痰

D. 心率增快

E. 出现心律失常

7. 患者，女，34 岁，因扩张型心肌病心力衰竭住院，在清晨洗漱时突然跌倒，呼之不应，心音消失，血压测不到，应立即

A. 找上级医师
B. 鼻导管给氧
C. 静脉切开输液
D. 心电图检查
E. 心肺复苏

8. 患者，女，72 岁。患扩张型心肌病伴慢性右心衰 5 年，长期卧床，皮肤护理时，应着重预防压疮发生的部位是

A. 肩胛部
B. 枕部
C. 腰骶部
D. 胫前部
E. 足踝部

9. 患者，女，65 岁，患扩张型心肌病 8 年，昨夜突然梦中惊醒，被迫坐起，烦躁不安，呼吸困难，咳嗽，咳粉红色泡沫样痰。该患者最可能发生了

A. 心源性休克
B. 心律失常
C. 呼吸衰竭
D. 肺栓塞
E. 急性肺水肿

10. 对心肌疾病患者的出院指导，错误的是

A. 避免剧烈体育运动
B. 多食蔬菜、水果
C. 避免去人多的场所
D. 进食高蛋白、高维生素、清淡饮食
E. 根据药物疗效调整药物剂量

（11~12 题共用题干）

患者，男，32 岁。因出差劳累，发作性头晕、胸闷半月余，突发晕厥 1 小时，以“晕厥原因待查，肥厚型梗阻性心肌病待查”急诊收入院。有猝死家族史。

11. 入院当晚，患者情绪较为紧张，迟迟无法入睡，多次呼叫值班护士，诉“头晕、胸闷”，但每次床边检查生命体征，除脉搏稍快外，余均正常。其发生上述表现最主要的原因是

A. 床铺不舒服
B. 环境陌生
C. 担心会突发死亡
D. 不习惯熄灯睡觉
E. 不习惯与陌生人同住

12. 对其进行健康指导，错误的做法是

A. 解释保持情绪稳定的重要性，必要时遵医嘱使用镇静剂
B. 避免屏气用力
C. 若失眠可独自出去活动，以改善睡眠
D. 如厕、沐浴时，要告知陪人或同室病友，无需反锁
E. 保持大小便通畅

13. 患者，女，41 岁。患有肥厚型心肌病，因胸痛 1 小时急诊入院，首要的护理措施是

A. 绝对卧床
B. 给予 1~2L/min 吸氧
C. 给予高热量饮食
D. 建立静脉通路
E. 预防呼吸道感染

14. 护士指导肥厚型梗阻性心肌病患者避免屏气的主要目的是

A. 避免心衰
B. 避免出血
C. 防止晕厥
D. 防止栓塞
E. 防止抽搐

15. 患者，男，31 岁。因肥厚型梗阻性心肌病入院治疗。患者常有胸痛症状出现，护士需要告知其避免胸痛发作的诱因，其中不包括

A. 长时间卧床
B. 饱餐
C. 情绪激动
D. 持举重物
E. 突然屏气

16. 患者，女，32 岁。因心悸、水肿、端坐呼吸入院，诊断为肥厚型心肌病。护士采集健康史时，针对病因，首先应询问的是该患者有无

A. 应用化疗药物
B. 病毒感染史
C. 家庭装修史
D. 酗酒史
E. 家族史

17. 患者，男，39 岁，因胸痛 2 小时入院，有肥厚型心肌病史。首要的护理措施是

A. 给氧
B. 进行入院评估
C. 体格检查
D. 饮食指导
E. 活动指导

18. 肥厚型心肌病患者猝死的先兆症状是

A. 心悸
B. 晕厥
C. 心前区疼痛
D. 全身乏力
E. 呼吸困难

19. 肥厚型梗阻性心肌病患者最常见的死亡原因是

A. 猝死
B. 脑卒中
C. 休克
D. 心肌梗死
E. 肺栓塞

20. 患者，女，36 岁。心悸、气短 2 年。夜间喘半年，下肢水肿 3 个月。查体，心脏大，心音低钝，肝大，下肢水肿。考虑为肥厚型心肌病。为明确诊断，最有意义的检

查是
A. 钡餐造影
B. 超声心动图
C. 胸部 CT
D. 冠脉造影
E. 心电图

参考答案

1.C　2.B　3.C　4.E　5.C　6.B　7.E　8.C　9.E　10.E　11.C　12.C　13.A　14.C　15.A　16.E　17.A　18.B　19.A　20.B

2. 解析：心肌炎患者应严格控制活动，绝对卧床休息，直至心肌病变停止发展，心脏形态恢复正常，才能逐步增加活动量。如果心肌炎期间过度劳累，容易致使心脏代偿性扩大，导致扩张型心脏病。故选 B。

3. 解析：病毒性心肌炎患者出院后应注意休息，1 年内避免重体力劳动，避免呼吸道感染、寒冷、酗酒等诱因。

11. 解析：患者有猝死的家族史，入院前有突发晕厥病史，故本次入院心理压力较大，担心会猝死。故选 C。

12. 解析：患者应避免情绪激动、持重、屏气及激烈运动等，减少晕厥和猝死的危险，有晕厥病史或猝死家族史者应避免独自外出活动，以免发作时无人在场而发生意外。故选 C。

第十节　心包疾病病人的护理

1. 心包腔内含少量浆液，其作用是
A. 增加负压
B. 润滑心包腔
C. 防止心包粘连
D. 促进血液回流
E. 有利于心脏舒张

2. 我国缩窄性心包炎最常见的病因是
A. 创伤
B. 肿瘤
C. 结核菌感染
D. 化脓性细菌感染
E. 非特异性感染

3. 患者男性，30 岁，因急性心包炎后出现心包积液。该患者的表现<u>不可能</u>出现
A. 胸痛
B. 呼吸困难
C. 面色苍白、发绀
D. 动脉血压升高
E. 颈静脉怒张

4. 护士配合医生进行心包穿刺操作时，正确的是
A. 术前嘱患者禁食 2~3 小时
B. 术前准备阿托品
C. 第一次可抽液 350ml 以上
D. 抽液中禁止夹闭胶管
E. 术后待心包引流液小于 50ml/d 时可拔管

5. 患者，男，38 岁，胸痛伴发热、乏力 5 天，胸痛随深呼吸及变换体位而加重，查体可闻及心包摩擦音。该患者最可能的原因是
A. 急性心肌梗死
B. 病毒性心肌炎
C. 急性肺栓塞
D. 感染性心内膜炎
E. 急性心包炎

6. 纤维蛋白性心包炎的典型体征是
A. Ewart 征
B. 颈静脉怒张而搏动不明显
C. 心包摩擦音
D. 奇脉
E. 肝大，双下肢水肿

7. 急性心包炎早期表现中具有诊断价值的是
A. 发热
B. 血压下降、脉压减小
C. 心包摩擦音
D. 呼吸深大
E. 胸痛

8. 听诊时为清楚地听到急性心包炎患者的心包摩擦音，患者应采取的体位是
A. 端坐位
B. 坐位且身体后仰
C. 坐位且身体前倾
D. 右侧卧位
E. 左侧卧位

9. 患者，男，55 岁，急性心包炎出现心包积液，拟行心包穿刺术，抽液量正确的是
A. 首次不超过 50ml，以后每次不超过 100ml
B. 首次不超过 100ml，以后每次不超过 300ml
C. 首次不超过 300ml，以后每次不超过 500ml
D. 不超过 500ml
E. 应尽量抽完

10. 心包炎患者做出下列哪项表述时，护士应对其加强饮食教育
A. “医院的饭太淡，我自己带了几个咸鸭蛋”
B. “我的身体正在恢复，要每天吃点肉和鱼”
C. “每天饭菜量必须足够，不能饿着”
D. “我每天都要吃一些新鲜水果”
E. “要多吃蔬菜，不然会便秘”

参考答案

1.B　2.C　3.D　4.B　5.E　6.C　7.C　8.C　9.B　10.A

2. 解析：缩窄性心包炎继发于急性心包炎，以结核性心包炎最为常见。

4. 解析：心包穿刺术前患者需禁食 4~6 小时。术前备用阿托品以备术中发生迷走反射时使用。心包穿刺第一次抽液量不超过 200ml。抽液过程中要注意随时夹闭胶管，防止空气进入心包腔。

8. 解析：心包摩擦音在胸骨左缘第 3、4 肋间最明显，坐位时身体前倾、深吸气或将听诊器胸件加压更易听到。

10. 解析：心包炎患者的饮食教育中要求限制钠盐摄入，因此，当患者作出“医院的饭太淡，我自己带了几个咸鸭蛋”的表述时，护士应对其加强限盐教育。

第十一节　周围血管疾病病人的护理

1. 患者，男，43 岁，因左下肢静脉曲张行大隐静脉高位结扎剥脱术。术后该患者的患肢应

A. 平放
B. 内收
C. 外展
D. 抬高
E. 垂落床边

2. 患者，女，55 岁。诊断为下肢静脉曲张。关于患者使用弹力绷带的注意事项，错误的是

A. 宽度和松度适宜
B. 包扎前使静脉排空
C. 包扎时从肢体近端向远心端缠绕
D. 包扎后注意观察皮肤颜色、皮温及肿胀情况
E. 不同疾病或手术选择不同的包扎方法

（3~5 题共用题干）

患者，男，39 岁，搬运工人，右下肢大隐静脉曲张 2 年，近日踝部皮肤颜色加深，常发生疼痛。入院后为该患者行保守治疗。

3. 该患者患病的主要诱因是

A. 深静脉阻塞
B. 动脉硬化
C. 循环血量增多
D. 长期重体力劳动
E. 静脉瓣膜缺陷

4. 针对该患者的护理措施，错误的是

A. 穿弹力袜
B. 卧床时抬高患肢 20°～30°
C. 双膝勿交叉过久
D. 保持大便通畅
E. 避免长时间站立

5. 若该患者症状缓解，予以出院，下列健康教育错误的是

A. 避免穿过紧衣物
B. 保持良好的坐姿
C. 使用弹力袜 1~2 个月
D. 保持大便通畅
E. 适当进行体育锻炼

（6~7 题共用题干）

患者，女，63 岁。因下肢静脉曲张行大隐静脉高位结扎剥脱术。

6. 术后护士指导其使用弹力绷带的正确方法是

A. 包扎前应下垂患肢
B. 手术部位的弹力绷带应缠绕的更紧
C. 两圈弹力绷带之间不能重叠
D. 由近心端向远心端包扎
E. 包扎后应能扪及足背动脉搏动

7. 对此患者进行日常保健指导，错误的是

A. 尽量避免久站
B. 休息时放低患肢
C. 适当体育锻炼
D. 使用弹力袜
E. 避免跷二郎腿

8. 患者，男，34 岁，下肢静脉曲张 6 年，自诉患肢受碰撞后皮肤破溃，出血，护士告知此时的紧急处理措施是

A. 指压止血
B. 站立位弹力绷带包扎
C. 平卧抬腿加压包扎
D. 钳夹血管止血
E. 止血带止血

9. 患者，女，39 岁。下肢静脉曲张数年，近日行硬化剂注射疗法。护士对其进行健康教育，正确的内容是

A. 可穿紧身衣裤
B. 绷带加压包扎 1 个月
C. 坐时双膝可长久采取交叉位
D. 绷带加压包扎期间可以久站
E. 绷带加压包扎期间不能行走

10. 下肢静脉曲张患者为避免腹内压增高所采取的护理措施不包括

A. 保持大便通畅
B. 避免长时间站立
C. 有计划地减轻体重
D. 使用弹力绷带

E. 穿宽松衣物

11. 患者，女，48 岁，下肢静脉曲张手术后，下列关于弹力绷带的使用不妥的是

A. 为防止静脉剥脱部位出血，使用期间严禁松开弹力绷带

B. 术后立即使用弹力绷带

C. 弹力绷带自足背向大腿方向加压包扎

D. 患者下床活动时仍需使用弹力绷带

E. 维持弹力绷带包扎 2 周左右

12. 患者，男，42 岁，下肢静脉曲张剥脱术后，护士告知其早期下床活动的主要目的是

A. 避免肠粘连

B. 促进切口愈合

C. 避免深静脉血栓形成

D. 防止术后复发

E. 预防坠积性肺炎

13. 治疗下肢静脉曲张的根本有效方法是

A. 手术治疗

B. 抬高患肢

C. 注意休息

D. 避免久站

E. 使用弹力绷带或穿弹力袜

14. 下肢静脉曲张术后早期活动是为了防止

A. 切口延迟愈合

B. 患肢僵硬

C. 血管痉挛

D. 血栓性静脉炎

E. 术后复发

15. 为预防下肢深静脉血栓患者出现栓塞，应禁止

A. 按摩患肢

B. 活动健肢

C. 抬高患肢

D. 患肢热敷

E. 患肢制动

16. 患者男性，47 岁，久站后左下肢出现酸胀感，小腿右侧可见静脉突起，诊断为下肢静脉曲张，对此患者日常保健要求中不恰当的是

A. 避免久站

B. 避免患肢外伤

C. 使用弹力袜

D. 休息时抬高患肢

E. 减少下肢活动

17. 患者男性，56 岁，下肢静脉高位结扎及膀胱术后 4 小时，因站立排尿，小腿部伤口突然出血不止，紧急处理的方法是

A. 指压止血

B. 用止血带绑扎

C. 钳夹结扎

D. 站立位包扎

E. 平卧，抬高患肢，加压包扎

（18~20 题共用题干）

患者男性，67 岁。有长期吸烟史，脊柱手术后卧床 2 周，出现右腿小腿疼痛，紧束感，并逐渐出现下肢水肿。

18. 考虑患者可能出现了

A. 肌肉萎缩

B. 水电解质紊乱

C. 关节炎

D. 切口感染

E. 下肢深静脉血栓形成

19. 在护理患者时应注意禁止

A. 抬高患肢

B. 热敷

C. 理疗

D. 按摩患肢

E. 应用抗生素

20. 预防该并发症发生的主要护理措施是

A. 早期下床活动

B. 定时观察，早期发现

C. 预防性应用抗生素

D. 抬高患肢

E. 热敷，理疗

21. 患者，男，40 岁，血栓闭塞性脉管炎术后，为了解手术肢体远端血运情况，护士应观察的体征不包括

A. 双侧足背动脉搏动

B. 皮肤温度

C. 皮肤颜色

D. 皮肤出血

E. 皮肤感觉

22. 血栓闭塞性脉管炎病变主要位于

A. 大、中动脉

B. 大、中静脉

C. 上肢中、小动静脉

D. 下肢中、小动静脉

E. 深静脉

23. 患者，男，64 岁。偏瘫卧床 3 年。今日出现小腿疼痛、肿胀、苍白，疑深静脉血栓形成。社区护士指导家属禁止按摩患肢，其目的是

A. 预防出血

B. 防止血栓脱落

C. 促进静脉回流

D. 缓解疼痛

E. 减轻水肿

（24~25 题共用题干）

患者，男，46 岁。右下肢发冷、小腿抽痛、足趾麻木半年余。1 周前出现右足趾持续性疼痛难忍、夜间尤甚。医生告知其应积极配合治疗，多做勃格运动，否则有截肢危险。现患者坐卧不宁，经常无故地发怒，与家人争吵，对医护人员的服务不满。

24. 此时对其进行心理护理，主要是减轻该患者的

A. 焦虑

B. 紧张

C. 恐惧

D. 绝望

E. 抑郁

25. 护士指导其做勃格运动的主要目的是

A. 减轻下肢水肿

B. 促进患者舒适

C. 减慢肢体坏疽速度

D. 促进侧支循环建立

E. 提高日常活动能力

26. 关于血栓闭塞性脉管炎的护理措施，错误的是

A. 劝告患者戒烟

B. 防止患肢受伤

C. 局部热敷

D. 足部保暖

E. 做伯格运动

27. 患者，男，34 岁，左足麻木，疼痛，走路时小腿酸胀，易疲劳，足底有硬胀感，初步诊断为血栓闭塞性脉管炎，可确诊的辅助检查是

A. 行动脉造影

B. 行交感神经阻滞

C. 仔细检查肢体各动脉搏动情况

D. 静脉注射硫酸镁 10ml

E. 肢体抬高试验

28. 下肢静脉曲张早期的主要症状是

A. 下肢沉重感

B. 曲张静脉破裂出血

C. 肢端坏疽

D. 血栓性静脉炎

E. 溃疡形成

29. 血栓闭塞性脉管炎营养障碍期的表现是

A. 游走性动脉血管闭塞

B. 复发性游走性静脉炎

C. 反复性游走性动脉炎

D. 反复性动脉血管闭塞

E. 患肢动脉搏动消失

参考答案

1.D 2.C 3.D 4.B 5.C 6.E 7.B 8.C 9.B 10.D 11.A 12.C 13.A 14.D 15.A 16.E 17.E 18.E 19.D 20.A 21.D 22.D 23.B 24.A 25.D 26.C 27.A 28.A 29.E

1. 解析：下肢静脉曲张行大隐静脉高位结扎剥脱术后应抬高患肢，以促进血液回流，减轻水肿。

2. 解析：下肢静脉曲张患者弹力绷带包扎时应从肢体远端开始，逐渐向近心端缠绕。

4. 解析：下肢大隐静脉曲张的病人休息或卧床时应抬高患肢 30° ~40°。

6. 解析：下肢静脉曲张行大隐静脉高位结扎剥脱术后，护士指导使用弹力绷带的正确方法是：包扎前抬高患肢；手术部位弹力绷带宽度和松紧度应适宜；包扎应从肢体远端向近心端开始；两圈弹力绷带之间应有重叠；包扎后应能扪及足背动脉搏动。

16. 解析：下肢静脉曲张患者应注意避免久站、避免患肢外伤、休息时抬高患肢、使用弹力袜，并增加下肢活动，以促进静脉血液回流。

21. 解析：血栓闭塞性脉管炎术后应观察肢体远端血运情况：包括双侧足背动脉搏动、皮肤温度、皮肤颜色、皮肤感觉等。

22. 解析：血栓闭塞性脉管炎是一种周围血管慢性非化脓性病变，主要侵犯下肢的中、小动静脉，以动脉为主，全层管壁均有炎症反应。

第十二节　心脏骤停病人的护理

1. 患者，男，70 岁，因脑出血急诊入院，目前患者各种反射消失，瞳孔散大，心跳呼吸停止，脑电波平坦，目前该患者处于

A. 临终状态

B. 临床死亡期

C. 濒死期

D. 深昏迷期

E. 生物学死亡期

2. 判断心脏骤停的最主要指征是

A. 大动脉搏动消失

B. 尿量减少

C. 皮肤发绀

D. 瞳孔散大

E. 面色苍白

3. 早期确诊患者出现心脏骤停的征象是

A. 心律失常

B. 皮肤苍白或明显发绀

C. 意识丧失，大动脉搏动消失

D. 心源性呼吸困难

E. 四肢末梢厥冷

4. 心脏骤停后最容易发生病理变化的器官是

A. 肾脏

B. 肺

C. 肝脏

D. 脑

E. 心脏

5. 护士巡视病房时发现一冠心病患者突然出现抽搐、意识丧失、颈动脉摸不到。此时护士应立即

A. 建立静脉通路

B. 给氧

C. 通知医生

D. 进行心肺复苏术

E. 测量血压

6. 患者，男，55 岁。因频发室性早搏入院。如厕时突然倒地不省人事，颈动脉摸不到搏动，未闻及呼吸音，双侧瞳孔散大。此时应立即采取的措施是

A. 平卧保暖

B. 氧气吸入

C. 心肺复苏

D. 心电监护

E. 建立静脉通路

（7~8 共用题干）

患者，男，22 岁，HIV 阳性。因患风湿性心脏病住院。护士巡视病房时发现患者面色苍白，呼之不应，立即呼救，触摸颈动脉无搏动

7. 护士应首先采取的措施是

A. 心脏按压

B. 电动吸痰

C. 鼻导管给氧

D. 准备抢救车

E. 建立静脉通路

8. 患者随即出现呼吸停止，此时最适宜的辅助呼吸方法是

A. 鼻导管给氧

B. 口对口人工呼吸

C. 配合医生气管插管

D. 配合医生气管切开

E. 简易呼吸器辅助呼吸

9. 一般认为心脏骤停多长时间会出现脑水肿

A. 1 分钟

B. 2 分钟

C. 3 分钟

D. 10 分钟

E. 15 分钟

10. 为成人进行心肺复苏（CPR），心脏按压的按压点应位于图示点的

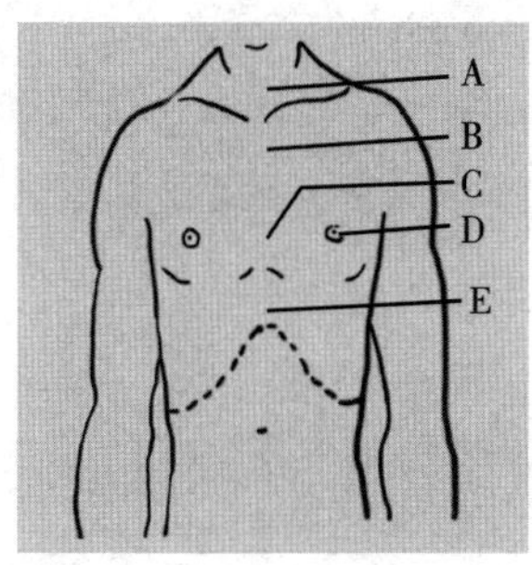

A. A

B. B

C. C

D. D

E. E

11. 患者男性，58 岁，因遭遇车祸后出现心跳、呼吸骤停，护士达到现场后进行胸外按压，操作手法错误的是

A. 按压部位为胸骨中下 1/3 交界处

B. 按压频率为 80 次 / 分

C. 按压力度使胸骨下陷 5~6cm

D. 心脏按压与人工呼吸之比为 30 ∶ 2

E. 按压不能间断

12. 进行单人施救心肺复苏时，按压与呼吸的比例为

A. 30 ∶ 1

B. 15 ∶ 1

C. 60 ∶ 4

D. 30 ∶ 2

E. 15 ∶ 2

13. 患者除颤未成功，心电图呈一直线，立即予心脏按压，按压频率是

A. 60 次 / 分

B. 60~80 次 / 分

C. 80 次 / 分

D. 80~100 次 / 分

E. 100~120 次 / 分

14. 心肺复苏（CRP）CAB 三个步骤中的“A”是指

A. 胸外心脏按压

B. 人工呼吸

C. 清理口腔污物

D. 开放气道

E. 头部降温

15. 肾上腺素用于治疗心脏骤停，其主要的药理作用是

A. 增加心肌收缩力

B. 扩张外周血管

C. 减慢心率

D. 抗心律失常

E. 纠正酸碱失衡

16. 心肺复苏时首选的给药途径是

A. 中心静脉输注

B. 气管内注射

C. 心内注射

D. 外周静脉注射

E. 骨髓腔注射

17. 患者，女，30 岁。因车祸造成胸部严重创伤，多根多处肋骨骨折，出现反常呼吸，送至医院心搏停止。抢救要点是

A. 立即胸外心脏按压

B. 迅速建立静脉通路

C. 胸部加压包扎

D. 电击除颤

E. 立即开胸行胸内心脏按压

18. 患者，男，65 岁。心绞痛住院治疗期间，护士发现其突然意识消失，喘息样呼吸，颈动脉搏动消失。此时首要的急救措施是

A. 心内注射肾上腺素

B. 给予呼吸兴奋药洛贝林

C. 通知医生

D. 立即进行心肺复苏

E. 静脉推注阿托品

19. 一心肌梗死患者突发室颤，当班护士紧急给予非同步直流电除颤，选择的单相波能量为

A. 400~500J

B. 360~400J

C. 50~100J

D. 100~200J

E. 200~360J

20. 患者，男，70 岁，行走时突然跌倒，不省人事，立即送来急诊，呼之不应，呼吸停止，颈动脉搏动消失，心音未能闻及，可确定的诊断是

A. 脑卒中

B. 癫痫大发作

C. 心搏骤停

D. 夹层动脉瘤破裂

E. 大面积肺栓塞

21. 患者行心脏按压时，呼吸出现骤停，立即予简易呼吸器辅助呼吸，开放气道时应采取

A. 托颌法

B. 仰头抬颈法

C. 仰头举颌法

D. 仰头托颏法

E. 后仰法

（22~23 题共用题干）

患者，男，32 岁，高空作业不慎坠落，入院后出现意识丧失，呼吸急促，心电监护示心室颤动。

22. 护士立即准备除颤，下列做法错误的是

A. 电极板涂导电糊，与皮肤紧密接触

B. 电极板用盐水纱布垫包裹，与皮肤紧密接触

C. 选用同步直流电复律

D. 一个电极置于胸骨右缘锁骨下方，另一个电极置于左乳头的外侧

E. 放电时操作者不可接触患者和病床

23. 关于心肺复苏后的做法，错误的是

A. 密切观察心率、心律的变化

B. 头部置冰袋

C. 遵医嘱给予脱水剂

D. 保持体温在 32℃ ~35℃

E. 由家属代为陪护

参考答案

1.B 2.A 3.C 4.D 5.D 6.C 7.A 8.E 9.C 10.C 11.B 12.D 13.E 14.D 15.A 16.D 17.E 18.D 19.E 20.C 21.C 22.C 23.E

4. 解析：脑组织对缺氧最敏感，心脏骤停后 4~6 分钟即可对脑细胞造成不可逆的损伤。

6. 解析：如厕时突然倒地不省人事，颈动脉触不到搏动，未闻及呼吸音，双侧瞳孔散大，提示发生了呼吸、心跳骤停，此时应立即进行心肺复苏，故选 C。

10. 解析：胸外心脏按压的部位为胸骨中下 1/3 交界处或两乳头连线与胸骨交界处。

16. 解析：心肺复苏给药途径有三种：①静脉途径，分外周静脉通道和深静脉通道两种。前者快速、简便、安全，一般作为首选。②骨髓腔途径，仅用于无法建立血管通路的婴幼儿。③气管途径，血药浓度和最佳用药效果不太明确。

第三章　消化系统疾病病人的护理

第一节　消化系统生理解剖

1. 空腹时大肠最常见的运动形式是
   A. 分节推进运动
   B. 多袋推进运动
   C. 蠕动
   D. 袋状往返运动
   E. 集团蠕动

2. 结肠的主要功能是
   A. 吸收水分和盐类
   B. 吸收胆盐和维生素 B_{12}
   C. 吸收脂肪的水解产物
   D. 分泌消化液
   E. 产生排便反射

3. 患者，男，68 岁，近 1 周来出现消化不良，到社区卫生服务中心咨询护士消化不良的原因。护士的解释错误的是
   A. 胃收缩力降低
   B. 牙体变硬，咀嚼能力下降
   C. 胃液、胆汁和胰液分泌减少
   D. 食管括约肌张力增强，影响消化
   E. 吞咽功能下降

4. 正常情况下，胰液进入十二指肠，在肠激酶的作用下首先激活的是
   A. 糜蛋白酶原
   B. 激肽释放酶原
   C. 前磷脂酶
   D. 前弹力蛋白酶
   E. 胰蛋白酶原

5. 肝脏组织基本的功能单位为
   A. 肝细胞
   B. 肝小叶
   C. 肝窦
   D. 肝段
   E. 门脉系统

6. 空肠回肠的静脉血最终汇入
   A. 下腔静脉
   B. 肠系膜上静脉
   C. 门静脉
   D. 肠系膜下静脉
   E. 髂内静脉

7. 牛羊乳喂养的婴儿粪便颜色呈
   A. 墨绿色
   B. 淡黄色
   C. 白陶土色
   D. 黄绿色
   E. 深黄色

参考答案

1.D　2.A　3.D　4.E　5.B　6.C　7.B

4. 解析：在正常情况下，胰液内的胰蛋白酶原无活性。待其流入十二指肠，受到胆汁和肠液中的肠激酶的激活作用后变为有活性的胰蛋白酶，方具有消化蛋白质的作用。胰腺炎时此酶首先被激活后，才能激活其他酶反应。

第二节　口炎病人的护理

1. 鹅口疮的致病菌为
   A. 单纯疱疹病毒Ⅰ型
   B. 链球菌
   C. 金黄色葡萄球菌
   D. 肺炎链球菌
   E. 白色念珠菌

2. 患者，男，89 岁。因腹部隐痛来院就诊，门诊以腹痛待查收入院，患者身高 160cm，体重 40kg，意识清楚，生活基本不能自理。护士在晨间为其进行口腔护理时发现患者口腔黏膜充血糜烂，舌苔增厚，有假膜。此时护士应
   A. 要求患者每次饭后均要刷牙龈
   B. 要求家属加强照护，注意口腔清洁
   C. 允许患者在不适时，自行清除假膜
   D. 提供 0.9% 生理盐水漱口
   E. 提供 3% 碳酸氢钠溶液漱口

3. 患儿，女，15 岁，疱疹性口腔炎，护士在口腔涂药

后应协助患儿闭口

A. 5 分钟
B. 10 分钟
C. 15 分钟
D. 20 分钟
E. 25 分钟

4. 患儿男，生后 10 天。因口腔黏膜有异常来院就诊。查体可见口腔黏膜有白色乳凝块样小点，汇聚成小片，家长称不易拭去。目前患儿饮食正常，无全身症状。为该患儿进行口腔黏膜局部治疗应选用的是

A. 2.5% 金霉素鱼肝油
B. 2% 碳酸氢钠溶液
C. 10 万 U/ml 制霉菌素鱼肝油混悬溶液
D. 3% 过氧化氢溶液
E. 2% 利多卡因

5. 为鹅口疮患儿清洗口腔可应用的溶液是

A. 5% 葡萄糖液
B. 0.1% 依沙吖啶
C. 3% 过氧化氢
D. 5% 金霉素鱼肝油
E. 2% 碳酸氢钠

6. 患者，女，66 岁。因肺炎行抗生素治疗 1 周，护士查房发现患者口腔黏膜破溃，并附着白色膜状物，用棉签拭去附着物可见底部轻微出血，无疼痛。判断该患者口腔病变的原因是

A. 缺乏维生素
B. 铜绿假单胞菌感染
C. 真菌感染
D. 凝血功能障碍
E. 病毒感染

7. 患儿女，出生后 20 天，因发热应用抗生素治疗 10 余天，查体时护士见其口腔黏膜有乳凝块样附着物，不易擦掉。应考虑为

A. 疱疹性口腔炎
B. 溃疡性口腔炎
C. 单纯性口腔炎
D. 鹅口疮
E. 口角炎

参考答案

1.E　2.E　3.B　4.C　5.E　6.C　7.D

3. 解析：口腔炎患儿涂药后应嘱咐患儿闭口 10 分钟再去除棉球或纱布，然后取出隔离的纱布或棉球，嘱咐患儿不可立即漱口、饮水或进食。

第三节　慢性胃炎病人的护理

1. 引起慢性胃炎的主要细菌是

A. 链球菌
B. 铜绿假单胞菌
C. 大肠埃希菌
D. 幽门螺杆菌
E. 金黄色葡萄球菌

2. 以下哪种药物抑制胃酸分泌最强

A. 奥美拉唑
B. 法莫替丁
C. 氢氧化铝
D. 枸橼酸铋钾
E. 硫糖铝

3. 患者，男，27 岁，因上腹部不适、食欲减退等就诊，诊断为慢性胃炎，护士在对其进行宣教时，应告知其与慢性胃炎发病相关的细菌是

A. 大肠埃希菌
B. 沙门菌
C. 幽门螺杆菌
D. 空肠弯曲菌
E. 嗜盐杆菌

4. 符合慢性胃炎临床表现的是

A. 上腹饱胀不适，餐后加重
B. 长期上腹痛，餐后缓解
C. 反酸、呕吐、腹泻
D. 上腹部疼痛，向肩背部放射
E. 贫血、消瘦

5. 服用胃黏膜保护剂硫糖铝后最常见的不良反应是

A. 头晕
B. 皮疹
C. 乏力
D. 便秘
E. 口干

6. 患者男性，36 岁，因上腹部胀痛、黑便入院，入院后被诊断为慢性胃炎。经过一段时间的治疗后病人逐渐恢复，护士指导患者可进食

A. 粽子
B. 烤肉
C. 油条
D. 面条
E. 汤圆

7. 急慢性胃炎患者有少量出血时，为中和胃酸可给予

A. 米汤
B. 肉汤
C. 绿色蔬菜

D. 温开水

E. 凉开水

8. 慢性胃炎患者腹痛发作时，可以缓解腹痛的护理措施不包括

A. 腹部捂热水袋

B. 增加活动量

C. 转移注意力

D. 播放轻音乐

E. 腹部按摩

9. 执行慢性胃炎患者的医嘱时，使用前应着重与医生进行沟通的药物是

A. 消胆胺

B. 山莨菪碱

C. 雷尼替丁

D. 泼尼松

E. 多潘立酮

10. 关于慢性胃炎的叙述，正确的是

A. 多好发于青壮年

B. 自身免疫性胃炎可伴有贫血

C. 常有特征性腹部疼痛特点

D. 均应进行抗幽门螺杆菌治疗

E. 萎缩性胃炎随年龄增加症状可逐渐减轻

11. 患者，男，63 岁，患慢性胃炎，幽门螺杆菌（+），需采用抗菌药物治疗。其用药原则是

A. 药物种类不受限制

B. 宜长期使用

C. 联合用药

D. 宜静脉给药

E. 剂量宜大

12. 确诊慢性胃炎最重要的检查是

A. 粪便隐血试验

B. 钡餐造影

C. 胃液分析

D. 胃镜

E. 幽门螺杆菌检测

13. 患者，女，35 岁。因近日来反酸、嗳气。经内镜检查诊断为慢性浅表性胃炎。幽门螺杆菌试验阳性，该患者需要进行根除幽门螺杆菌三联治疗。治疗用药不包括

A. 枸橼酸铋钾

B. 阿莫西林

C. 吗丁啉

D. 克拉霉素

E. 左旋奥美拉唑

14. 患者，女，内镜下诊断为慢性浅表性胃炎。医生治疗前建议患者行快速尿素酶试验，该试验可检测

A. 胃酸

B. 壁细胞抗体

C. 血氨

D. 胃泌素

E. 幽门螺杆菌

15. 患者，男，46 岁，反复中上腹不适 1 年余，诊断为“慢性胃炎”。医嘱“枸橼酸铋钾”120mg × 2，每日两次，甲硝唑，0.2g × 2，每日 3 次，口服，下列用药指导错误的是

A. 枸橼酸铋钾应在饭前半小时服用

B. 甲硝唑应在饭前半小时服用

C. 服药期间出现便秘为正常现象

D. 出现尿量减少应立即到医院就诊

E. 可服用维生素 B 以减轻甲硝唑的副作用

16. 患者男性，27 岁，5 小时前因大量饮酒及暴饮暴食，出现腹痛、恶心、呕吐，呕吐物为不消化食物，体格检查上腹部有轻压痛。肠鸣音亢进，诊断为急性单纯性胃炎，引起该病的病因很多，请问下列哪项不是急性单纯性胃炎的原因

A. 药物

B. 暴饮暴食

C. 急性感染

D. 细菌毒素

E. 自身免疫反应

17. 患者，男，63 岁，偏头痛 3 年余，间断自行服用阿司匹林。今晨突发中上腹剧烈疼痛，排黑色便 2 次，约 50ml。拟诊断为急性糜烂出血性胃炎。对该患者的饮食指导正确的是

A. 规律进食

B. 少渣食物

C. 微凉食物

D. 禁食

E. 半流质饮食

18. 慢性胃炎的典型临床表现是

A. 上腹饥饿痛，餐后缓解

B. 长期上腹痛，餐后缓解

C. 腹部绞痛、腹胀、停止排便排气

D. 腹痛、腹泻、消化不良、黏液便

E. 上腹饱胀不适，餐后加重

（19~21 题共用题干）

患者男性，38 岁，上腹部持续饱胀不适感半年，餐后症状加重，但食欲及体重无明显变化。出现黑便 3 天，每日 1 次，大便成形有光泽。查体：上腹部轻压痛，肝脾肋下未触及，无明显贫血面容，幽门螺杆菌检测阳性。

19. 该患者最有可能的诊断是

A. 慢性胃窦胃炎

B. 慢性胃体胃炎

C. 胃溃疡

D. 十二指肠球部溃疡

E. 胃癌

20. 为进一步明确诊断，首选的检查是

A. 急诊 X 线钡餐检查

B. 待大便变黄后做 X 线检查

C. 有黑便期间做急诊胃镜检查

D. 待大便变黄后胃镜检查

E. 择期做 X 线气钡双重造影

21. 诊断此病最可靠的方法是

A. 胃镜及胃黏膜活组织检查

B. 消化道钡餐检查
C. 幽门螺杆菌检测
D. 血清学检查
E. 胃液分析

参考答案

1.D 2.A 3.C 4.A 5.D 6.D 7.A 8.B 9.D 10.B 11.C 12.D 13.C 14.E 15.B 16.B 17.D 18.E 19.A 20.C 21.A

6. 解析：慢性胃炎患者恢复期应给予高热量、高蛋白、高维生素、易消化饮食，避免食用过咸、过甜、辛辣、生冷等刺激性食物。

13. 解析：根除幽门螺杆菌常用三联疗法，枸橼酸铋钾或奥美拉唑与甲硝唑、阿莫西林或克拉霉素联合应用。

18. 解析：慢性胃炎病程迁延，多无明显症状。部分病人有消化不良的表现，多数为上腹部隐痛或不适、反酸、上腹部饱胀、嗳气、食欲缺乏、恶心、呕吐等，少数病人有呕血与黑便；自身免疫性胃炎病人可有舌炎及贫血。

第四节 消化性溃疡病人的护理

1. 与消化性溃疡发生关系密切的细菌是
A. 大肠埃希菌
B. 金黄色葡萄球菌
C. 幽门螺杆菌
D. 痢疾杆菌
E. 链球菌

2. 十二指肠溃疡患者腹痛的节律特点是
A. 空腹时腹痛明显
B. 餐后即刻腹痛明显
C. 餐后 0.5~1 小时腹痛明显
D. 进餐时腹痛明显
E. 餐后 2 小时腹痛明显

3. 消化性溃疡特征性的临床表现是
A. 黄疸
B. 食欲下降
C. 恶心、呕吐
D. 反酸、嗳气
E. 节律和周期性上腹痛

4. 消化性溃疡最主要的发病因素是
A. 十二指肠肠壁薄弱
B. 习惯性便秘
C. 先天畸形
D. 黏膜萎缩
E. 幽门螺杆菌感染

5. 患者女性，50 岁，患胃溃疡。入院后护士对其讲解胃溃疡疼痛方面的知识，患者的复述正确的是
A. “饥饿或空腹痛”
B. “进餐后立即出现”
C. “秋冬季节容易发作”
D. “进餐后 0.5~1 小时出现”
E. “睡前加餐可缓解疼痛”

6. 患者男性，50 岁，既往有胃溃疡病史 10 余年，现出现上消化道少量出血、无呕吐。在饮食护理方面，护士应指导患者选择
A. 禁食
B. 正常饮食
C. 低蛋白饮食
D. 细软不烫食物
E. 营养丰富的流质饮食

7. 患者男性，30 岁，因反复间歇性上腹疼痛就诊。入院后诊断为十二指肠溃疡给予手术治疗。术后病情平稳，护士应协助病人取
A. 平卧位
B. 头高脚低位
C. 半卧位
D. 左侧卧位
E. 中凹卧位

8. 患者男性，20 岁，患消化性溃疡 2 年，一直接受克拉霉素、甲硝唑和奥美拉唑等药物治疗。最近 2 个月，粪便隐血试验一直阳性，应考虑为
A. 溃疡出血
B. 克拉霉素不良反应
C. 溃疡癌变
D. 溃疡穿孔
E. 幽门梗阻

9. 患者，男，41 岁，有消化道溃疡病史 4 年，1 天来胃痛明显，无恶心呕吐、今晨觉头昏、乏力、黑蒙，排尿排便一次。对于该患者，除腹痛外，护士还应重点询问
A. 排便习惯
B. 粪便颜色
C. 尿液颜色
D. 尿量
E. 有无眩晕

10. 患者，男，45 岁，患十二指肠球部溃疡 5 年，近日原疼痛节律消失，变为持续上腹痛，伴频繁呕吐宿食。最可能的并发症是
A. 上消化道出血
B. 溃疡穿孔
C. 幽门梗阻
D. 溃疡癌变

E. 复合性溃疡

11. 患者，男，45 岁。十二指肠球部溃疡并发幽门梗阻。医嘱中出现下列哪种药物时，护士应提出质疑

A. 氢氧化铝凝胶
B. 口服补液盐
C. 奥美拉唑
D. 枸橼酸铋钾
E. 克拉霉素

12. 患者，女，63 岁。胃穿孔修补术后，为预防发生粘连性肠梗阻，应指导患者

A. 早期取半卧位
B. 早期离床活动
C. 早期进食
D. 保持排便通畅
E. 多饮水

13. 关于消化性溃疡用药的叙述，不正确的是

A. 氢氧化铝凝胶应在餐后 1 小时服用
B. 服用西咪替丁应注意观察有无头晕、皮疹
C. 硫糖铝片应在餐前 1 小时服用
D. 奥美拉唑可引起头晕，用药时不宜开车
E. 甲硝唑应在餐前半小时服用

14. 患者，女，45 岁。消化性溃疡。近年感上腹部饱胀，疼痛于餐后加重，且反复大量呕吐。该患者可能出现了

A. 出血
B. 穿孔
C. 癌变
D. 幽门梗阻
E. 营养不良

15. 胃溃疡的好发部位是

A. 胃小弯
B. 胃大弯
C. 胃底
D. 贲门
E. 幽门管

（16~18 题共用题干）

患者，男，40 岁。近几天来上腹部疼痛不适反复发作，2 小时前在睡眠中突感上腹刀割样疼痛，继之波及全腹。既往有十二指肠溃疡病史，根据临床表现和辅助检查结果，拟诊为十二指肠穿孔。

16. 肠穿孔的重要诊断依据为

A. 既往病史
B. 腹膜炎和腹腔积液体征
C. B 超示腹腔液性暗区
D. X 线示膈下游离气体
E. 患者自觉症状

17. 该患者先试行非手术治疗，其措施并不包括

A. 禁食
B. 胃肠减压
C. 静脉补液
D. 腹腔引流
E. 应用抗生素

18. 该患者最恰当的体位是

A. 平卧位
B. 半卧位
C. 膝胸卧位
D. 侧卧位
E. 头低足高位

19. 患者，男，36 岁。胃溃疡 5 年，规律用药但依然反复发作。护士在收集资料时发现患者饮食极不规律，常暴饮暴食，每日饮酒量约 500ml。在进行健康指导时应着重给患者讲解的是

A. 药物的不良反应
B. 胃溃疡的并发症
C. 合理饮食的重要性
D. 胃溃疡的发病机制
E. 保持情绪稳定的重要性

20. 消化性溃疡患者服用铝碳酸镁片的正确方法是

A. 温水吞服
B. 咀嚼后服用
C. 餐后两小时服用
D. 餐前服用
E. 餐中服用

21. 患者，男，36 岁，诊断为“胃溃疡”入院，患者意识清醒，语言表达准确，近期便血频繁，身体虚弱。患者目前其主要护理诊断为

A. 潜在并发症：感染
B. 排泄形态改变：便血
C. 营养失调：与便血有关
D. 身体虚弱：因为患者有便血
E. 体液不足：与便血丢失体液有关

22. 某消化性溃疡患者即将出院，责任护士指导其回家后应注意的事项不包括

A. 上腹部疼痛时要及时服用去痛片止痛
B. 抗酸药宜在饭后和睡前服用
C. 保护胃黏膜药宜在餐后 1 小时服用
D. 避免进食刺激性食物
E. 生活规律，劳逸结合

23. 患者，男，40 岁。因胃溃疡穿孔行“毕 I 式胃大部切除术”。现术后 4 天，主诉腹部胀痛，恶心，停止排气排便。查体：全腹膨隆，未见肠型，中上腹轻度压痛及肌紧张，肠鸣音消失。最重要的处理措施是

A. 应用抗生素
B. 半卧位
C. 补液
D. 胃肠减压
E. 镇痛

24. 患者，男，50 岁，胃溃疡病史 20 余年，近 1 个月出现腹部疼痛不似以前规律，无恶心、呕吐、体重下降现象。入院检查大便隐血试验阳性，考虑胃溃疡伴消化道出血，下列生活指导正确的是

A. 增加体育锻炼
B. 温凉、清淡无刺激性流食

C. 高蛋白高纤维饮食
D. 多饮肉汤
E. 进食

（25~28 题共用题干）

患者，女，45 岁。因上腹部钝痛，伴腹胀，反酸，嗳气半年，近期出现消瘦，乏力入院。

25. 为明确诊断，医嘱行大便隐血试验，其目的是
A. 检查粪便中有无寄生虫
B. 检查粪便中有无异常代谢物
C. 检查粪便中有无微量血液
D. 检查粪便性状
E. 检查粪便中有无致病菌

26. 试验前正确的饮食是
A. 进食富含铁剂的食物，纠正机体贫血
B. 进食高脂肪饮食，以刺激胆囊收缩排空
C. 进食牛奶，豆制品及大白菜等清淡饮食
D. 进食新鲜绿色蔬菜，补充维生素
E. 进食动物高蛋白饮食，补充机体营养

27. 护士应告知患者留便的时间为入院后
A. 第 1 天
B. 第 2 天
C. 第 3 天
D. 第 4 天
E. 第 5 天

28. 经检查确诊慢性胃溃疡，护士的饮食指导正确的是
A. 食用易消化，富含热量，蛋白质及维生素食物
B. 多喝牛奶，可修复受损组织，促进溃疡愈合
C. 多食粗纤维的食品，促进胃肠消化
D. 甜品可补充能量，宜多食
E. 根据口味可食用辛辣食物，促进食欲

（29~30 题共用题干）

患者，男，40 岁，职业司机，间断上腹胀痛 3 年，常于餐后加重，冬春季为重，3 天前上腹胀痛加重，伴有反酸，嗳气。患者吸烟 16 年，平均 20 支 / 天，经胃镜检查，诊断为“胃溃疡收入院”

29. 该患者饮食护理中，应尽量避免
A. 进餐时细嚼慢咽
B. 定时定量进餐
C. 餐间零食和睡前进食
D. 症状加重时以面食为主
E. 少食多餐

30. 患者经治疗后病情好转，出院时应特别强调
A. 睡前进餐补充夜间能量消耗
B. 制定戒烟计划，坚持戒烟
C. 增加工作时间，转移对病情的关注
D. 症状好转后可自行停药
E. 饮食上无任何禁忌

31. 对于消化性溃疡患者，引起胃酸分泌过多的食品是
A. 牛奶
B. 香蕉
C. 蛋汤
D. 米汤
E. 香菇

（32~34 题共用题干）

患者，男，46 岁。十二指肠溃疡并发瘢痕性幽门梗阻，反复呕吐宿食，消瘦，皮肤干燥弹性下降，入院后经术前准备，在硬膜外麻醉下行胃大部切除术。

32. 该病人入院时最主要的护理问题是
A. 心输出量减少
B. 体液不足
C. 组织灌注量改变
D. 活动无耐力
E. 皮肤完整性受损

33. 特殊的术前准备是
A. 心理护理
B. 皮肤护理
C. 术前 3 天每晚洗胃
D. 配血、皮试
E. 术前用药

34. 术后如发生胃肠吻合口出血，最早的临床表现是
A. 脉搏细速，血压下降
B. 烦躁不安，面色苍白
C. 尿量减少，四肢湿冷
D. 头晕，心悸，出冷汗
E. 胃管内吸出大量鲜红色血液

35. 某十二指肠溃疡患者，典型夜间腹痛 2 年，近 1 个月疼痛节律性消失，变为餐后腹痛伴呕吐，吐出大量隔宿食物，应考虑并发了
A. 出血
B. 慢性穿孔
C. 急性穿孔
D. 幽门梗阻
E. 癌变

36. 消化性溃疡最常见的并发症是
A. 穿孔
B. 出血
C. 癌变
D. 幽门梗阻
E. 营养不良

37. 可保护胃黏膜，杀灭幽门螺杆菌的药物是
A. 三钾二橼络合铋
B. 法莫替丁
C. 吲哚美辛
D. 硫糖铝
E. 阿托品

38. 十二指肠溃疡患者上腹痛的典型节律是
A. 疼痛 – 进食 – 缓解
B. 进食 – 缓解 – 疼痛
C. 进食 – 疼痛 – 缓解

D. 缓解 – 疼痛 – 进食
E. 疼痛 – 进食 – 疼痛

39. 患者，男，28 岁。患十二指肠溃疡病多年，于饱餐后突然出现上腹剧烈疼痛，腹肌紧张。首先应考虑并发了

A. 幽门梗阻
B. 急性胃穿孔
C. 急性胰腺炎
D. 急性胆囊炎
E. 慢性胃穿孔

40. 溃疡病幽门梗阻患者的主要临床表现是

A. 腹胀
B. 食欲减退
C. 阵发性腹痛
D. 营养不良
E. 呕吐大量宿食

41. 患者，男，51 岁，上腹部烧灼痛 2 个月，多于进餐后半小时发生，持续 1 小时左右，两天前无明显诱因排柏油样黑便，经胃镜检查诊断为胃溃疡，目前认为该病的发生与何种病原菌感染有关

A. 肺炎球菌
B. 链球菌
C. 幽门螺杆菌
D. 金黄色葡萄球菌
E. 大肠埃希菌

42. 消化性溃疡患者服用制酸剂宜在

A. 饭前 1~2 小时
B. 饭后 1~2 小时
C. 每日清晨一次
D. 两餐之间
E. 进餐时与食物同服

43. 某消化性溃疡病人，酒后不久出现上腹部剧烈疼痛，面色苍白。查体：腹肌紧张，全腹明显压痛、反跳痛，血压 90/60mmHg，首要的护理措施是

A. 服镇静剂
B. 立即输血
C. 吸氧
D. 禁食、胃肠减压
E. 给镇痛剂

44. 患者，男，48 岁。十二指肠球部溃疡疼痛节律消失，变为持续上腹痛，伴频繁呕吐宿食，考虑该患者出现的并发症是

A. 溃疡出血
B. 溃疡穿孔
C. 多发性溃疡
D. 溃疡癌变
E. 幽门梗阻

45. 质子泵抑制剂治疗胃溃疡的机制为

A. 在胃黏膜表面形成保护膜
B. 竞争性结合 H_2 受体
C. 促进受损胃上皮细胞再生
D. 抑制 H^+，K^+–ATP 酶活性
E. 改善胃黏膜微循环

46. 患者，女，30 岁，有胃溃疡病史 3 年，经正规治疗并规律用药后仍发作。在进行入院评估时，护士发现其饮食极不规律，钟爱刺激性饮食，经常应酬饮酒。请问对该名患者进行健康教育的重点是

A. 按时服药
B. 癌变的可能性
C. 合理饮食的重要性
D. 胃溃疡的发病机制
E. 学会排解压力

47. 患者，男，20 岁，胃溃疡病史 3 年。入院前突发剧烈腹痛，由上腹开始迅速蔓延至全腹，腹肌强直，有明显压痛和反跳痛。该患者可能出现了

A. 幽门梗阻
B. 急性穿孔
C. 出血
D. 癌变
E. 急性胰腺炎

48. 患者，女，66 岁，诊断为慢性胃溃疡。患者询问护士该病的特点，护士的回答<u>错误</u>的是

A. 周期性发作
B. 好发于春夏
C. 节律性疼痛
D. 常由幽门螺杆菌感染引起
E. 任何年龄均可发生，中年多见

（49~51 题共用题干）

患者，男，49 岁，十二指肠溃疡病史 3 年余。以“间断上腹痛 3 年，腹胀、呕吐 20 天”为主诉入院。20 天前食辛辣食物后出现上腹不适、恶心，进食后加重，腹胀逐渐加重并出现呕吐，非喷射性，量多，为胃内容物，有隔夜宿食，呕吐后腹胀可缓解。

49. 该患者最可能出现了

A. 幽门梗阻
B. 肠梗阻
C. 出血
D. 感染
E. 癌变

50. 为进一步明确诊断，下列哪项措施最适宜

A. 胃镜
B. 腹部平片
C. 血常规
D. 粪便常规
E. 大便隐血

51. 该病最常见的病因为

A. 幽门螺杆菌感染
B. 乙醇
C. 化学损伤
D. 自身免疫
E. 吸烟

52. 下列护理措施中<u>不恰当</u>的是

A. 禁食

B. 禁水
C. 持续胃肠减压
D. 置三腔二囊管
E. 全胃肠外营养

参考答案

1.C 2.A 3.E 4.E 5.D 6.D 7.C 8.C 9.B 10.C 11.B 12.B 13.E 14.D 15.A 16.D 17.D 18.B 19.C 20.B 21.E 22.A 23.D 24.B 25.C 26.C 27.D 28.A 29.C 30.B 31.A 32.B 33.C 34.E 35.D 36.B 37.A 38.A 39.B 40.E 41.C 42.B 43.D 44.E 45.D 46.C 47.B 48.B 49.A 50.A 51.A 52.D

13. 解析：由于甲硝唑片对胃有一定的刺激，所以应饭后服用。

15. 解析：好发于胃小弯，尤其在胃窦部小弯处多见。十二指肠溃疡好发于十二指肠球部前后壁。

20. 解析：治疗消化性溃疡时，成人可在饭后 1~2 小时，睡前或胃不适时服用 1~2 片铝碳酸镁咀嚼片。

23. 解析：上述症状提示患者发生了吻合口瘘，通过胃肠减压可以减轻腹部膨胀，避免胃液进一步漏入腹腔。

27. 解析：大便隐血试验前 3 天应禁食猪肝、动物血、瘦肉、铁剂及绿色蔬菜，第 4 天开始收集大便做隐血试验。

32. 解析：患者为十二指肠溃疡并发瘢痕性幽门梗阻，出现反复呕吐宿食，消瘦，皮肤干燥，弹性消失，说明有体液丢失过多，导致机体脱水。

42. 解析：制酸剂可使胃内酸度降低，常用药物有氢氧化铝、碳酸氢钠、铝碳酸镁等。须餐后 1~2 小时、睡前或胃部不适时服用。

第五节　溃疡性结肠炎病人的护理

1. 溃疡性结肠炎的好发部位
A. 升结肠
B. 横结肠
C. 降结肠
D. 乙状结肠
E. 盲肠

2. 溃疡性结肠炎活动期表现是
A. 腹泻
B. 便秘
C. 发热
D. 黏液脓血便
E. 外周关节炎

3. 患者女性，32 岁，患溃疡性结肠炎 3 年。该病最典型的粪便特点是
A. 柏油样便
B. 暗红色便
C. 黏液脓血便
D. 陶土色便
E. 果酱样便

4. 患儿女，3 岁，患溃疡性结肠炎。护士指导患儿家长留取粪便标本，正确的是
A. 留取全部粪便
B. 选取黏液脓血部分粪便送检
C. 选取中央部分粪便送检
D. 选取不同部位粪便送检
E. 便盆应加温

5. 患者，男，30 岁。黏液脓血便伴里急后重 2 年，诊断为溃疡性结肠炎。近 1 周腹痛加重伴发热入院治疗。护士遵医嘱为患者保留灌肠治疗，患者应采取的体位是
A. 右侧卧位
B. 左侧卧位
C. 仰卧位
D. 俯卧位
E. 半卧位

6. 患者，女，26 岁。半年前开始出现反复发作的腹泻、腹痛、排黏液脓血便，疑诊溃疡性结肠炎，拟行肠镜检查。门诊护士告知患者应在行肠镜检查的
A. 前 4 小时可进食
B. 前 1 天晚餐后禁食
C. 前 2 天停服铁剂
D. 前 2 天清洁灌肠
E. 前 3 天停服阿司匹林

7. 溃疡性结肠炎最重要的实验室诊断方法是
A. 血液检查
B. 粪便检查
C. 自身免疫抗体检测
D. 结肠镜检查
E. X 线钡剂灌肠

8. 患者，男，21 岁，患溃疡性结肠炎。近 2 天来，每天腹泻 10 余次，伴脓血。BMI：17（kg/m^2）。对该患者的健康指导错误的是
A. 遵医嘱给予静脉营养
B. 正常饮食
C. 避免多纤维素食物
D. 监测体重
E. 食物宜细软

9. 患者，女，25 岁，患溃疡性结肠炎。腹泻每天 2~3 次，无便血，血沉正常。该患者病情程度分型为
A. 轻型
B. 中型

C. 中高型
D. 重型
E. 正常

（10~13 题共用题干）

患者，女，43 岁，下腹痛、黏液脓血便 3 个月，有里急后重感，无发热、消瘦。体检：心肺无异常；腹软，左下腹轻压痛，拟诊为溃疡性结肠炎。

10. 为进一步确诊，应首选下列哪项检查
A. 血常规
B. 粪便检查
C. 免疫学检测
D. X 线钡剂灌肠
E. 结肠镜

11. 下列哪项可以作为疾病活动期的判断指标
A. 体温升高
B. 呼吸急促
C. 黏液脓血便
D. 腹痛加剧
E. 血压升高

12. 本病腹痛的特点是
A. 疼痛 – 便意 – 便后缓解
B. 便意 – 疼痛 – 便后缓解
C. 疼痛 – 便意 – 便后不缓解
D. 便意 – 疼痛 – 便后不缓解
E. 疼痛 – 便意 – 便后疼痛加重

13. 经治疗后，病情缓解，医嘱出院。下列饮食指导中错误的是
A. 适当增加碳水化合物
B. 忌食乳制品
C. 食用软食
D. 多食新鲜水果
E. 忌食冷饮

（14~16 题共用题干）

患者，男，26 岁，以“反复黏液脓血便 1 年，加重 1 周”为主诉入院。此次发病前进食辛辣食物后，出现腹泻，大便 3~4 次 / 天，黏液脓血便，有粪质，每次量约 60~80ml，伴脐周疼痛，便后缓解。吸烟 7 年，每天 10 支左右。体格检查：T 36.5℃，R 18 次 / 分，P 70 次 / 分，BP110/70mmHg。拟诊“溃疡性结肠炎”。

14. 该患者处于疾病的哪一个时期
A. 缓解期
B. 进展期
C. 活动期
D. 迁延期
E. 愈合期

15. 根据病情轻重，该患者属于
A. 微型
B. 轻型
C. 中型
D. 重型
E. 暴发型

16. 针对该患者的护理措施，不妥的是
A. 补充牛奶
B. 休息
C. 少渣饮食
D. 不食冷饮
E. 戒烟

参考答案

1.D　2.D　3.C　4.B　5.B　6.B　7.D　8.B　9.A　10.E　11.C　12.A　13.D　14.C　15.B　16.A

1. 解析：溃疡性结肠炎的好发部位为远侧结肠，如直肠和乙状结肠。

第六节　小儿腹泻病人的护理

1. 小儿腹泻主要的致病菌为
A. 轮状病毒
B. 肺炎球菌
C. 大肠埃希菌
D. 金黄色葡萄球菌
E. 肺炎链球菌

2. 关于轮状病毒肠炎的临床表现，正确的是
A. 多发生在气温较高的季节
B. 2 岁以上婴儿多见
C. 黏液脓血便
D. 大便中含大量白细胞
E. 大便无腥臭味

3. 轮状病毒性肠炎大便特点是
A. 黏液便
B. 脓血便
C. 豆腐渣样便
D. 暗绿色水样便
E. 水样或蛋花汤样便

4. 10 月龄患儿患病毒性肠炎入院，不宜进食的食物有
A. 母乳
B. 纯牛乳
C. 发酵乳
D. 去乳糖配方乳
E. 豆制代乳品

（5~8 题共用题干）

患儿，女，11 个月，腹泻 3 天，大便为蛋花汤样带黏液，无腥臭味；无尿 8 小时，眼窝凹陷极明显；血钠 125mmol/L，诊断为小儿秋季腹泻

5. 该患儿感染的病原体主要是

A. 变形杆菌
B. 柯萨奇病毒
C. 轮状病毒
D. 金黄色葡萄球菌
E. 致病性大肠埃希菌

6. 患儿脱水的程度和性质是

A. 中度低渗性脱水
B. 中度等渗性脱水
C. 重度等渗性脱水
D. 重度低渗性脱水
E. 重度高渗性脱水

7. 护士晨起观察到患儿出现四肢厥冷、脉弱、血压下降的情况，提示可能出现了

A. 贫血
B. 休克
C. 低钾血症
D. 低钙血症
E. 继发感染

8. 首要的处理措施是

A. 利尿
B. 记出入量
C. 静脉补液
D. 限制饮食
E. 应用抗生素

9. 患儿 7 个月，腹泻。排黄绿色稀水样便 2 天，每日 4~5 次，精神状态好。为预防脱水给口服补液盐（ORS），其张力是

A. 1/5 张
B. 1/4 张
C. 1/3 张
D. 1/2 张
E. 2/3 张

10. 患儿，女，3 个月。轻型腹泻。家长主诉患儿清洁臀部时哭闹明显。护士进行健康评估时要特别注意患儿的

A. 体温
B. 呼吸
C. 尿量
D. 肛周皮肤
E. 每日大便次数

11. 某 9 个月男婴，腹泻 2 天，大便每日 15~16 次，蛋花汤样，判断患儿脱水程度的评估指标<u>不包括</u>

A. 精神状态
B. 尿量
C. 肠鸣音
D. 皮肤弹性
E. 前囟

12. 患儿，男，11 个月，2017 年 10 月因发热、呕吐、腹泻入院。大便为黄色蛋花汤样，每日十余次，量多，无腥臭味，前囟、眼窝稍凹陷，尿量减少，大便镜检（–）。对该患儿的治疗<u>不恰当</u>的是

A. 使用蒙脱石散
B. 应用双歧杆菌
C. 补钾
D. 补液
E. 及时足量使用广谱抗生素

（13~14 题共用题干）

患儿，男，8 个月，体重 8kg，因严重腹泻入院治疗，医嘱：0.9% 氯化钠溶液静脉滴注，输液速度为 20ml/（kg·h）。

13. 护士每小时应为患儿输入的液体量是

A. 240ml
B. 200ml
C. 180ml
D. 160ml
E. 120ml

14. 患儿病情稳定后，护士在日常护理过程中，<u>不正确</u>的措施是

A. 若患儿呕吐，应禁食，补液
B. 如再次发作急性腹泻，应早期使用止泻剂
C. 腹胀时应注意观察有无低钾血症
D. 加强臀部护理
E. 详细记录出入液体量

（15~18 题共用题干）

患儿，女，10 个月，足月产，反复腹泻 1 月余，每天 5~6 次，时稀时稠，生后混合喂养，未添加辅食，查体：神志清，表情呆滞，体重 4.8kg，腹软。腹壁脂肪消失。

15. 应首选考虑该患儿为

A. 重度营养不良，迁延性腹泻
B. 中度营养不良，迁延性腹泻
C. 重度营养不良，慢性腹泻
D. 中度营养不良，慢性腹泻
E. 轻度营养不良，慢性腹泻

16. 患儿变化最为显著的血清指标是

A. 血红蛋白浓度
B. 血清白蛋白浓度
C. 白细胞计数
D. 淋巴细胞计数
E. 红细胞计数

17. 关于该患儿的补液原则，正确的是

A. 补液总量适量增加，保证正常滴速
B. 补液总量适量增加，滴速宜稍慢
C. 补液总量适量减少，保持正常滴速
D. 补液总量适量减少，滴速宜稍快
E. 补液总量适量减少，滴速宜稍慢

18. 患儿住院第 2 天晨起突然出现神志不清，面色苍白，脉搏细弱，呼吸表浅，出冷汗，首先应静脉注射的是

A. 地高辛
B. 葡萄糖

C. 地西泮
D. 洛贝林
E. 氨茶碱

（19~22 题共应题干）

患儿，女，6 个月。人工喂养，因腹泻，呕吐 2 天，伴口渴、尿少半天。门诊拟诊婴儿腹泻伴脱水，收入院，体检，枕秃。脱水征明显，精神萎靡，呼吸深快，口唇呈樱红色。

19. 该患儿呼吸深快最可能的原因是
A. 休克
B. 败血症
C. 低钾血症
D. 中毒性脑病
E. 代谢性酸中毒

20. 需进一步诊断，下列哪项最重要
A. 血常规
B. 尿常规
C. 血生化
D. 大便常规
E. 大便细菌培养

21. 患儿在补液过程中，出现尿量增多，腹胀，心音低钝，肠鸣音减弱，最可能的原因是
A. 低钠血症
B. 低钙血症
C. 低钾血症
D. 低镁血症
E. 代谢性酸中毒

22. 若需给该患儿补钾，下列哪项不正确
A. 见尿补钾
B. 尽量口服
C. 补钾一般需要 4~6 天
D. 静脉补钾的浓度不超过 0.3%
E. 必要时可缓慢静脉推注 0.3% 氯化钾

23. 患儿 6 个月，腹泻 2 天，稀便，日 10 次左右，精神尚好，皮肤弹性稍差，轻度眼窝下陷，尿稍少，四肢不凉。其脱水程度是
A. 轻度脱水
B. 中度脱水
C. 不脱水
D. 重度脱水
E. 重度脱水酸中毒

24. 患儿，9 个月，呕吐，腹泻 4 天。查体：口腔黏膜干燥，皮肤弹性差，尿量明显减少，血清钠 140mmol/L，考虑该患儿为
A. 中度低渗性脱水
B. 轻度等渗性脱水
C. 中度高渗性脱水
D. 中度等渗性脱水
E. 轻度高渗性脱水

25. 患儿男，1 岁。腹泻、呕吐 4~5 天，12 小时无尿。体检：神志模糊，面色苍白，口唇呈樱红色，呼吸深快，前囟、眼窝深凹，无泪，皮肤弹性差，四肢冷，脉搏细弱，护士应协助医生给予的紧急治疗是
A. 1 ： 1 含钠液 20ml/kg，静脉推注
B. 3 ： 2 ： 1 含钠液 180ml/kg，静脉滴注
C. 3 ： 1 含钠液 150ml/kg，静脉滴注
D. 2 ： 1 等张含钠液 20ml/kg，静脉推注
E. 4%$NaHCO_3$ 50ml/kg，静脉推注

26. 患儿，1 岁，因婴儿腹泻脱水入院，经补液脱水基本纠正，但患儿精神萎靡，四肢无力，心音低钝，腹胀，膝反射减弱，应考虑为
A. 低血糖
B. 低钙血症
C. 低镁血症
D. 低钾血症
E. 酸中毒

27. 患儿，6 个月，呕吐、腹泻 3 天。查体：口腔黏膜极度干燥，皮肤弹性极差，前囟明显凹陷，血清钠 145mmol/L。考虑该患儿为
A. 中度低渗性脱水
B. 轻度等渗性脱水
C. 中度高渗性脱水
D. 重度等渗性脱水
E. 轻度高渗性脱水

28. 患儿，男，8 个月。平常体重 8kg，腹泻 2 天，伴重度脱水，估计该患儿丢失累积损失量为
A. 100~300ml
B. 300~500ml
C. 500~800ml
D. 800~1000ml
E. 1000~1500ml

29. 患儿女，2 岁，因腹泻 2 天入院，入院后护士遵医嘱给予补液 200ml，该液体中最多可加入 10% 氯化钾
A. 6ml
B. 8ml
C. 10ml
D. 12ml
E. 14ml

30. 关于小儿腹泻的治疗措施，错误的是
A. 纠正水、电解质紊乱
B. 严重脱水应及时补液
C. 及时使用止泻药
D. 给予助消化药
E. 要注意补钾

31. 引起秋季腹泻最常见的病原体是
A. 流感病毒
B. 轮状病毒
C. 埃可病毒
D. 柯萨奇病毒
E. 大肠埃希菌

32. 患儿，女，4 个月，出生后不久即腹泻，大便每天 5~6 次，大便稀，呈黄色，神志清楚，食欲好，无呕吐及其他症状，营养中等，面部见湿疹，大便常规正常。考虑
A. 婴儿腹泻

B. 迁延性肠炎
C. 病毒性肠炎
D. 生理性腹泻
E. 真菌性肠炎

33. 患儿，9 个月，诊断“婴儿腹泻”，补液过程中出现尿量增多、腹胀、心音低钝、肠鸣音减弱，最可能的原因是

A. 低钠血症
B. 低钙血症
C. 低钾血症
D. 低镁血症
E. 代谢性酸中毒

34. 有助于维护和修复小儿肠道黏膜屏障功能的药物是

A. 青霉素
B. 黄连素
C. 制霉菌素
D. 蒙脱石散
E. 双歧杆菌

（35~37 题共用题干）

患儿，女，8 个月，体重 7.5kg，腹泻 2 天，每天 10 余次，精神萎靡，皮肤弹性差，口腔黏膜干燥，前囟眼窝明显凹陷，尿量少。血生化检查：血钾 3.0mmol/L，血钠 135mmol/L。

35. 判断该患儿脱水程度为

A. 无脱水
B. 轻度脱水
C. 中度脱水
D. 重度脱水
E. 极重度脱水

36. 估计该患儿丢失累积损失量为

A. 30~50ml/kg
B. 50~100ml/kg
C. 100~120ml/kg
D. 120~150ml/kg
E. 150~180ml/kg

37. 该患儿脱水的性质是

A. 极低渗脱水
B. 低渗脱水
C. 等渗脱水
D. 高渗脱水
E. 极高渗脱水

参考答案

1.A　2.E　3.E　4.B　5.C　6.D　7.B　8.C　9.D　10.D　11.C　12.E　13.D　14.B　15.A　16.B　17.E　18.B　19.E　20.C　21.C　22.E　23.A　24.D　25.D　26.D　27.D　28.D　29.A　30.C　31.B　32.D　33.C　34.D　35.C　36.B　37.C

29. 解析：静脉补钾时，浓度不应超过 0.3%。所以补液 200ml 时，氯化钾不应超过（200 × 0.3%）× 10%=6ml。

34. 解析：蒙脱石散为天然蒙脱石微粒粉剂，对消化道黏膜具有很强的覆盖保护能力，修复、提高黏膜屏障对攻击因子的防御功能，具有平衡正常菌群和局部止痛作用。

第七节　肠梗阻病人的护理

1. 肠梗阻的临床表现不包括

A. 腹痛
B. 腹胀
C. 腹泻
D. 呕吐
E. 肛门停止排气排便

2. 胃肠减压排气用于肠梗阻患者，最可靠的拔管指征是

A. 肛门排气
B. 肠鸣音亢进
C. 腹胀消失
D. 体温正常
E. 食欲增加

3. 阿托品用于治疗不完全性肠梗阻患者时，其主要作用是

A. 刺激迷走神经兴奋
B. 解除平滑肌痉挛
C. 抑制交感神经兴奋
D. 抑制中枢神经系统
E. 抑制腺体分泌

4. 除腹痛外，高位小肠梗阻最主要的症状是

A. 停止排便排气
B. 肠腔积气
C. 腹胀明显
D. 肠蠕动亢进
E. 呕吐频繁

5. 胃肠减压最可靠的拔管指证是

A. 体温正常
B. 腹胀消失
C. 食欲增加
D. 肠鸣音恢复
E. 肛门排气

6. 患儿，男，6 岁，患蛔虫性肠梗阻，该患者不会出现下列哪项临床表现

A. 阵发性腹痛和呕吐
B. 腹部可扪及变形的条索状团块
C. 明显腹膜刺激征
D. 症状的严重程度与体征不相符
E. 可呕吐出虫体

7. 肠梗阻的典型临床表现不包括

A. 阵发性腹痛
B. 均匀性腹胀
C. 腹泻
D. 反射性呕吐
E. 肛门停止排气排便

8. 患者男性，18 岁，饭后剧烈运动后突然出现剧烈腹痛，向腰背部放射，呕吐，应考虑为

A. 肠扭转
B. 肠套叠
C. 肠肿瘤
D. 肠粘连
E. 肠系膜动脉血栓

9. 高位小肠梗阻除腹痛外最主要的症状是

A. 腹胀明显
B. 呕吐频繁
C. 叩诊呈鼓音
D. 停止排便排气
E. 腹部包块

10. 关于空肠扭转致闭袢性肠梗阻患者的临床表现，不正确的是

A. 突然发作
B. 持续性腹部绞痛伴阵发性加剧
C. 呕吐发生早且频繁
D. 均匀性全腹胀
E. 排出血性黏液样便

11. 高位肠梗阻早期会出现哪一类型的水、电解质酸碱失衡

A. 低氯、代谢性碱中毒
B. 低钾、代谢性酸中毒
C. 低钙、呼吸性碱中毒
D. 低镁、呼吸性酸中毒
E. 高磷、代谢性酸中毒

12. 患儿女，6 个月，因剧烈哭闹后右上腹触及腊肠样包块，怀疑为肠套叠，该患儿首选的检查治疗是

A. 结肠镜检
B. 空气灌肠
C. 直肠活检
D. 腹部 CT
E. 钡剂灌肠

13. 以下哪项是肠套叠的典型表现

A. 持续性腹痛、黏液血便和腹部肿块
B. 阵发性腹痛、果酱样血便和腊肠样肿块
C. 持续性腹痛、果酱样血便和菜花样肿块
D. 阵发性腹痛、鲜血便和腊肠样肿块
E. 持续性腹痛、鲜血便和菜花样肿块

14. 患者，女，40 岁，因绞窄性肠梗阻行“部分肠段切除吻合术”。术后第 5 天拔除腹腔引流管。第 7 天患者诉腹痛，以脐周为甚。体检：T 38.7℃，P 22 次 / 分，R 95 次 / 分，BP 135/76mmHg。腹胀，脐周中度压痛、反跳痛，腹肌轻度紧张，未扪及肿块，肠鸣音弱。血常规：白细胞 13.9×10^9/L，中性粒细胞 87%。该患者最可能并发了

A. 切口感染
B. 肠粘连
C. 肠瘘
D. 急性胃扩张
E. 胃溃疡

（15~18 题共用题干）

患者，男，38 岁，1 小时前晚餐后踢足球时出现持续性腹部剧烈疼痛，阵发性加重，呕吐宿食，含少量血性液体，烦躁不安，中腹部可扪及一拳头大小的包块，有压痛，肠鸣音减弱，血常规：WBC 13.4×10^9/L，发病以来未排便排气。诊断为肠梗阻。

15. 根据病情，引起该患者肠梗阻的最可能的原因是

A. 肠痉挛
B. 肠道结石
C. 肠粘连
D. 肠结核
E. 肠扭转

16. 应首先采取的护理措施是

A. 嘱患者多喝水
B. 口服液状石蜡
C. 低压灌肠
D. 禁食、胃肠减压，积极进行手术准备
E. 三腔二囊管压迫止血

17. 该患者目前最主要的护理诊断是

A. 排便困难
B. 体液不足
C. 焦虑
D. 个人应对无效
E. 活动无耐力

18. 该患者行急诊肠切除吻合术，该患者术后不会发生哪项并发症

A. 切口裂开
B. 切口感染
C. 肠瘘
D. 肠粘连
E. 倾倒综合征

19. 患者，女，63 岁。胃穿孔修补术后，为预防发生粘连性肠梗阻，应指导患者

A. 早期取半卧位
B. 早期离床活动
C. 早期进食
D. 保持排便通畅
E. 多饮水

参考答案

1.C 2.A 3.B 4.E 5.E 6.C 7.C 8.A 9.B 10.D 11.A 12.B 13.B 14.C 15.E 16.D 17.B 18.E 19.B

8. 解析：青少年饱餐后剧烈运动出现剧烈腹痛，考虑为肠扭转。

11. 解析：高位肠梗阻患者呕吐早且频繁，呕吐物为胃内容物，病人易出现低氯低钾性碱中毒。

第八节　急性阑尾炎病人的护理

1. 阑尾炎最常见的原因是

A. 阑尾管腔阻塞

B. 粪石阻塞

C. 炎性狭窄

D. 肿瘤

E. 异物

2. 患者男性，36 岁，因转移性右下腹疼痛入院，入院后诊断为急性阑尾炎。查体：麦氏点压痛，体温升高、脉搏增快。现患者突然出现腹痛加剧，全腹压痛、反跳痛、肌紧张。应考虑为

A. 急性肠梗阻

B. 阑尾周围脓肿

C. 腹腔脓肿

D. 阑尾穿孔

E. 急性腹膜炎

3. 患者，男，70 岁。2 天前因急性阑尾炎行阑尾切除术，现诉腹胀，未排气、排便，下列护理措施错误的是

A. 评估患者腹胀情况

B. 给予阿托品肌注

C. 鼓励患者床上多翻身

D. 必要时给予肛管排气

E. 鼓励患者下地活动

4. 急性阑尾炎患者最典型的症状是

A. 转移性脐周疼痛

B. 转移性右下腹疼痛

C. 固定的脐周疼痛

D. 固定的右下腹疼痛

E. 腹痛位置无规律

5. 患者，男，38 岁。阑尾穿孔合并腹膜炎。手术后第 7 天，体温 39℃，伤口无红肿，大便次数增多，混有黏液，伴里急后重。该患者可能并发了

A. 肠炎

B. 肠粘连

C. 盆腔脓肿

D. 膈下脓肿

E. 细菌性痢疾

6. 患者，女，26 岁，由于穿孔性阑尾炎入院，入院后行阑尾切除术，术后第 5 天，体温达 39.5℃，大便次数增多，伴里急后重，直肠指捡发现直肠前壁有触痛，并有波动感。该患者可能并发了

A. 内出血

B. 切口感染

C. 盆腔脓肿

D. 肠瘘

E. 腹膜炎

7. 患者，男，45 岁。急性阑尾炎术后 1 天，予半坐卧位，护士向患者解释此措施的目的，下列解释错误的是

A. 利于呼吸

B. 减轻切口张力

C. 预防肠粘连

D. 利于腹腔引流

E. 腹腔渗液积聚于盆腔

8. 患者，女，44 岁，于 2:00pm 行阑尾切除术。9:00pm 患者主诉下腹胀痛，耻骨联合上叩诊浊音。患者存在的最主要的健康问题是

A. 有腹膜感染的危险

B. 术后疼痛

C. 体液过多

D. 排便异常

E. 尿潴留

9. 急性阑尾炎最典型的临床表现为

A. 转移性脐周疼痛

B. 固定性脐周疼痛

C. 转移性右下腹痛

D. 固定的右下腹痛

E. 腹痛位置无规律

10. 患者，女，18 岁。因急性阑尾炎急需手术。患者表现十分害怕，焦虑不安，食欲差，失眠。急诊护士应首先考虑给予

A. 饮食指导

B. 心理护理

C. 观察病情变化

D. 术前常规护理

E. 镇静药物

11. 患者，女，36 岁。阑尾炎切除术后，术后 3 天患者无排气，腹胀明显。护士采取的最简单有效的措施是

A. 鼓励下床活动

B. 胃肠减压

C. 腹部热敷

D. 肛管排气

E. 腹部环形按摩

12. 急性阑尾炎非手术治疗的适应证是
A. 化脓性或坏疽性阑尾炎
B. 阑尾穿孔并发腹膜炎
C. 慢性阑尾炎急性发作
D. 急性单纯性阑尾炎
E. 阑尾周围脓肿
13. 急性阑尾炎腹痛起始于脐周或上腹的机制是
A. 胃肠功能紊乱
B. 内脏神经反射
C. 阑尾位置不固定
D. 躯体神经反射
E. 阑尾管壁痉挛
14. 患者，女，29 岁，因脐周部疼痛伴呕吐 5 小时就诊，医生拟诊为“急性阑尾炎”。其诊断依据最可能是根据下列哪一体征
A. 剑突下压痛
B. 脐周部疼痛
C. 右下腹固定压痛
D. 呕吐胃内容物
E. 肠鸣音减弱
15. 患者，女，78 岁，因“急性阑尾炎”行保守治疗。第 3 天出现肝区疼痛，体温高达 39.2℃，B 超确诊为肝脓肿，请问该患者的感染途径为
A. 经肝动脉感染
B. 经淋巴系统感染
C. 经门静脉感染
D. 经胆道感染
E. 透过肠壁蔓延感染
16. 患者，男，53 岁，患急性化脓性阑尾炎行阑尾切除术后 1 天，护士要求患者下床活动，其最主要的目的是
A. 有利于伤口愈合
B. 预防血栓性静脉炎
C. 预防肺不张
D. 防止肠粘连
E. 预防压疮

参考答案

1.A 2.D 3.B 4.B 5.C 6.C 7.C 8.E 9.C 10.B 11.A 12.D 13.B 14.C 15.C 16.D

12. 解析：绝大多数急性阑尾炎确诊后，应及早施行阑尾切除术。非手术治疗仅适用于早期单纯性阑尾炎或有手术禁忌证者。阑尾周围脓肿先使用抗生素控制症状，一般 3 个月后再行手术切除阑尾。

第九节 腹外疝病人的护理

1. 疝内容物最多见的是
A. 小肠
B. 大网膜
C. 盲肠
D. 阑尾
E. 乙状结肠
2. 腹股沟斜疝与直疝的最主要鉴别点是
A. 发病年龄
B. 有无咳嗽冲击感
C. 疝块外形
D. 平卧后肿块能否自行回纳
E. 压迫内环后疝是否再突出
3. 绞窄性疝与嵌顿性疝的主要区别是
A. 疝块大小
B. 疝块有无压痛
C. 疝内容物能否回纳
D. 是否出现肠梗阻
E. 疝内容物有无血运障碍

（4~7 题共用题干）

患者男性，68 岁，8 年来站立或腹压增高时反复出现右腹股沟肿物，平卧安静时肿块明显缩小或消失。最近 2 个月因便秘肿块又出现，平卧后肿块不易消失，准备入院行手术治疗。

4. 术前针对患者的护理措施，不妥的是
A. 卧床休息
B. 术前应留置胃管
C. 用肥皂水灌肠，清洁肠道
D. 观察病人腹部情况
E. 治疗便秘
5. 术毕患者回病房，护士安置患者取平卧位，膝下垫软枕，其目的是
A. 促进病人舒适
B. 缓解切口张力，以利愈合
C. 预防感染
D. 减少阴囊血肿的发生
E. 减轻疼痛
6. 术后为预防阴囊血肿，护士应采取的措施是
A. 保持切口敷料清洁、干燥
B. 用丁字带托起阴囊
C. 伤口放置盐袋
D. 早期下床活动
E. 阴囊冷敷
7. 针对该患者，术后可有效防止疝气复发的措施是
A. 定期复查
B. 治疗便秘

C. 卧床休息
D. 防止受凉
E. 避免重体力劳动

（8~9 题共用题干）

患者，男，62 岁。5 年来站立、咳嗽时反复出现左侧肿块，呈梨形，平卧可消失。12 小时前搬家具时肿块增大，有明显疼痛，平卧和手推均不能回纳，肛门停止排便排气。诊断为腹外疝入院治疗。

8. 该患者最适合的治疗措施是
A. 立即手术
B. 手法复位
C. 药物止痛
D. 平卧观察
E. 抗生素治疗

9. 患者治疗后即将出院，护士给予指导，其中不正确的是
A. 出院后 3 个月内避免重体力劳动
B. 减少和消除引起腹外疝复发的因素
C. 调整饮食习惯，保持排便通畅
D. 定期随访，疝复发时可在家中观察
E. 注意避免增加腹内压的动作，如剧烈咳嗽等

10. 患者，男，33 岁。腹股沟斜疝术后取仰卧位，腘窝部垫枕，最主要的目的是
A. 预防麻醉后头痛
B. 减少阴囊血肿发生机会
C. 促进肠蠕动恢复、预防肠粘连
D. 减轻切口疼痛、利于切口愈合
E. 防止疝复发

11. 患者，男，25 岁。在硬膜外麻醉下行左腹股沟斜疝修补术。恰当的术后饮食护理是
A. 术后应禁食 48 小时
B. 术后即进普通饮食
C. 术后应胃肠减压
D. 术后应静脉供给营养 3 天
E. 若术后 6 小时无恶心即可进流质饮食

12. 某患儿，3 个月，因哭闹时脐部隆起就医，诊断为脐疝，患儿家长很是担心，护士对家长进行健康教育，不妥的是
A. 解释脐疝的发病原因及临床特点
B. 嘱其保持患儿大便通畅，防止便秘
C. 疝块还纳后局部可用大于脐环并外包纱布的硬币压迫
D. 建议尽早手术治疗
E. 定期来院复查

13. 关于右侧腹股沟斜疝嵌顿病人的术后出院指导，正确的叙述是
A. 出院后不必定期随访
B. 可进食刺激性食物
C. 卧床休息不可增加活动量
D. 出院后 3 天内避免重体力劳动或提举重物
E. 减少和消除引起腹外疝复发的因素

14. 患者，男，65 岁，发现右腹股沟内侧包块 3 年余。3 天前腹股沟包块突然增大、变硬，不能还纳，伴剧烈疼痛，8 小时前疼痛有所缓解，但出现发热，患者最可能出现了
A. 急性阑尾炎
B. 绞窄性疝
C. 嵌顿性疝
D. 难复性疝
E. 易复性疝

15. 患者，男，57 岁。既往便秘数年，站立时阴囊部位出现肿块，呈梨形，平卧时可还纳。体检发现外环扩大，嘱患者咳嗽时，指尖有冲击感；平卧回纳肿块后，手指压迫内环处，站立咳嗽，肿块不再出现。诊断为腹股沟斜疝，准备手术治疗。为避免患者术后疝复发，护士在术前最重要的准备是
A. 治疗便秘
B. 训练床上排尿
C. 导尿
D. 灌肠
E. 麻醉前用药

16. 8 岁男孩，疝内容物可达阴囊处，疝块回纳后，压内环，增加腹压不再出现。该患者考虑为
A. 腹股沟斜疝
B. 脐疝
C. 腹股沟直疝
D. 股疝
E. 切口疝

17. 患者，男，65 岁，患腹股沟斜疝，术后回到病房，为防止术后出血，切口部位压沙袋，压迫的时间是
A. 2~4 小时
B. 5~6 小时
C. 7~9 小时
D. 12~24 小时
E. 36~48 小时

18. 患者，女，63 岁。右腹股沟斜疝修补术后 7 天，恢复顺利，明日出院，健康教育最重要的是
A. 增加营养
B. 定期复查
C. 适当活动
D. 避免便秘
E. 3 个月内避免重体力劳动

19. 患者，男，48 岁。6 年来站立或腹压增高时反复出现右阴囊肿块，平卧安静时用手将肿块向腹腔推送，肿块可向腹腔回纳而消失，入院查体后诊断为右腹股沟斜疝，进行手术修补后，针对该患者的术前护理措施，不正确的是
A. 绝对卧床休息
B. 取屈膝仰卧位
C. 多饮水
D. 注意保暖
E. 排尿

20. 患者，男，65 岁，患便秘多年，近 3 个月来站立时阴囊出现肿块，呈梨形，平卧时可消失。触诊发现外环

扩大，手指压迫内环处，站立咳嗽，肿块不再出现，诊断为腹外疝，准备手术治疗。术后预防阴囊血肿的措施是

A. 半卧位
B. 脱水利尿
C. 托起阴囊、沙袋压迫伤口
D. 应用止血药物
E. 经常按摩局部

21. 腹外疝术后护理措施中不正确的是

A. 平卧 3 天，膝下垫一软枕
B. 术后当日可进流食
C. 预防感染
D. 预防术后出血
E. 早期下床活动

22. 关于腹外疝采用传统疝修补术后的护理，不正确的是

A. 术后取平卧位，膝下垫一软枕
B. 术后当日可进流食
C. 预防感染
D. 预防术后出血
E. 术后次日可下床活动

23. 患者，男性，60 岁，因腹股沟直疝疝块嵌顿，行手法复位后，应重点观察的内容是

A. 是否有肠梗阻表现
B. 生命体征
C. 是否有肠破裂的表现
D. 疝块是否再次脱出
E. 有无全身感染症状

24. 患者，男，58 岁，8 年来站立或腹压增高时反复出现右阴囊肿块，平卧安静时用手将肿块向腹腔推送，肿块可向腹腔回纳而消失，入院查体后诊断为右腹股沟斜疝，应进行手术修补，术前护理措施中错误的是

A. 绝对卧床休息
B. 术前晚灌肠
C. 多饮水
D. 注意保暖
E. 排尿

25. 患者，男，68 岁，右侧腹股沟区可复性肿块 7 年，肿块有时可进入阴囊。体检：右腹股沟区肿块，可还纳，外环口容 2 指，压迫内环口后肿块不再出现。鉴别该患者为腹股沟斜疝或直疝时，最有意义的鉴别点是

A. 发病年龄
B. 突出途径
C. 疝块外形
D. 疝内容物是否进入阴囊
E. 还纳疝内容物、压迫深环后疝内容物是否再突出

26. 患者，男，38 岁，腹股沟斜疝行无张力疝修补术，术后第 1 天护士对该患者进行术后指导，正确的是

A. 限制患肢活动
B. 局部切口给予沙袋压迫
C. 嘱禁食
D. 嘱禁饮
E. 指导下床进行室内活动

（27~28 题共用题干）

患者，男，60 岁。3 年来走路，咳嗽或用力排便时反复出现右侧腹股沟肿块。呈椭圆形，平卧时肿块可消失。6 小时托举重物时肿块增大，局部剧痛，平卧或手推均不能回纳，肛门停止排便排气。诊断为腹外疝入院治疗。

27. 目前应紧急采取的治疗措施是

A. 胃肠减压
B. 手法复位
C. 立即手术
D. 戴疝气带
E. 抗生素治疗

28. 患者治疗后即将出院，下列出院指导中错误的是

A. 出院 3 个月内避免重体力劳动
B. 定期随访，疝复发时可在家中观察
C. 注意保暖，防止受凉咳嗽
D. 定期门诊复查，不适随诊
E. 注意避免增加腹内压的动作，如用力排便等

参考答案

1.A　2.E　3.E　4.B　5.B　6.B　7.B　8.A　9.D　10.D　11.E　12.D　13.E　14.B　15.A　16.A　17.D　18.E　19.A　20.C　21.E　22.E　23.C　24.A　25.E　26.E　27.C　28.B

3. 解析：绞窄性疝有肠壁坏死，其肠壁动脉血流障碍是区别嵌顿性疝的主要表现。

12. 解析：半岁以内婴幼儿疝有自行消失的可能，可暂不手术治疗。

21. 解析：腹外疝术后患者应取平卧位，膝下垫一软枕，可使髋关节微屈，以松弛切口腹股沟张力和减少腹腔内压力。一般术后 6~12 小时若无恶心、呕吐可进流质。术后 3~5 天可考虑离床活动（采用无张力疝修补术的病人可以早期离床活动）。术后同时要预防切口感染和术后出血。

第十节　痔病人的护理

1. 病理学上区分内痔与外痔的分界线为

A. 直肠肛门移行带
B. 内括约肌
C. 齿状线

D. 白线
E. 肛垫

2. 内痔的主要表现是
A. 肛门不适
B. 排便时无痛性间歇性出血
C. 肛门环状肿物
D. 肛周红肿
E. 有脓液流出

3. 患者，女，46 岁，长期便秘，半年来排便时有肿物自肛门脱出，便后能自行还纳，应考虑为
A. 内痔Ⅰ期
B. 内痔Ⅱ期
C. 内痔Ⅲ期
D. 内痔Ⅳ期
E. 血栓性外痔

4. 患者，女，27 岁，近半年来经常排便后滴少量鲜血。近 1 个月排便时出现一软结节突出，需用手辅助回纳，并伴有肛门部瘙痒感，护士对该患者进行疾病评估后，应考虑为
A. 直肠息肉
B. 混合痔
C. 直肠癌
D. Ⅲ期内痔
E. Ⅳ期内痔

5. 患者，男，65 岁，行痔疮手术后给予热水坐浴，不正确的叙述是
A. 坐浴时间 30~45 分钟
B. 坐浴后更换敷料
C. 坐浴前需排空膀胱
D. 浴盆和溶液要求无菌
E. 具有消炎，止痛作用

（6~8 题共用题干）

患者，男，51 岁。反复出现排便后肛门疼痛，时有瘙痒 4 年余，站立或行走过久时肛门有肿胀感。昨日突发便后肛门剧烈疼痛，咳嗽时疼痛加重加剧。查体见肛门处有一紫红色肿块，有触痛感，直径约 2cm。

6. 最可能的诊断是
A. 直肠息肉脱出
B. 血栓性外痔
C. 肛管周围脓肿
D. 内痔并发感染
E. 肛裂

7.[假设信息] 患者行手术治疗，术后正确的护理措施是
A. 术后 48 小时内控制排便
B. 术后当天下床活动
C. 术后当天可进普食
D. 术后尽量减少或不使用镇痛剂
E. 术后每天用 1 ∶ 500 的高锰酸钾溶液坐浴

8. 患者术后不会出现的情况是
A. 伤口出血
B. 尿潴留
C. 肛门疼痛
D. 伤口渗血
E. 肠粘连

（9~10 题共用题干）

患者，男，42 岁，排便时有一组织团块脱出肛门，便后可自行回纳，伴无痛性出血

9. 对脱出肛门的组织团块进行视诊时，患者应采取的体位是
A. 右侧卧位
B. 左侧卧位
C. 蹲位
D. 结石位
E. 膝胸位

10. 该患者属于
A. Ⅲ期内痔
B. Ⅱ期内痔
C. 前哨痔
D. Ⅰ期内痔
E. 血栓性外痔

（11~13 题共用题干）

患者，女，31 岁，会计，喜食辛辣食物，平日体健，患痔疮 4 年，近期无痛性便血加重，在排便时间歇滴血，痔核脱出肛门外，排便后需用手才能还纳，还纳后不再脱出。

11. 最可能的诊断是
A. 内痔一期
B. 内痔二期
C. 内痔三期
D. 内痔四期
E. 血栓性外痔

12. 该患者术前应采取的正确护理措施是
A. 术前 3 天进少渣饮食
B. 排便时可看报以放松心情
C. 坐浴时水温以 30℃为宜
D. 可以喝咖啡但不能饮酒
E. 术前绝对卧床以免痔核脱出

13. 痔切除术后护理正确的是
A. 仰卧硬板床
B. 术后 7 天内每天做一次灌肠
C. 一旦出现尿潴留应立即导尿
D. 排便后先行伤口换药，然后坐浴
E. 第一次排便前适当给予止痛药

14. 以下出院指导中不正确的是
A. 定时排便
B. 避免辛辣食物
C. 多休息、少运动
D. 加强肛门括约肌舒缩功能练习
E. 每次排便后清洁肛周皮肤

15. 患者，男，40 岁，痔疮手术后，遵医嘱行热水坐

浴，以下方法不妥的是
A. 坐浴前需排空膀胱
B. 坐浴盆需无菌
C. 水温为 60℃ ~70℃
D. 坐浴时间 15~20 分钟
E. 坐浴后应更换敷料

16. 关于痔的叙述，错误的是
A. 外痔由齿状线下方的直肠下静脉丛形成
B. 痔的形成与嗜酒有关
C. 内痔的特点是无痛性间歇性便后出鲜血
D. 混合痔兼有内、外痔的特点
E. 血栓性外痔一般无症状

17. 患者，男，42 岁，排便后肛门处剧烈疼痛。于肛门口见一椭圆形肿块，有明显触痛，应首先考虑为
A. 血栓性外痔
B. 肛周脓肿
C. 前哨痔
D. 内痔脱出嵌顿
E. 直肠息肉脱出

18. 患者，女，65 岁，肝硬化 6 年余。主诉“腹胀伴双下肢水肿 1 个月余，加重 3 天”。体格检查：肝脾大，腹部膨隆，移动性浊音阳性，双下肢可凹陷性水肿，肛诊可见外痔。以下饮食指导不恰当的是
A. 高热量
B. 低纤维素
C. 高蛋白
D. 软食
E. 低盐

参考答案

1.C　2.B　3.B　4.B　5.A　6.B　7.A　8.E　9.C　10.B　11.C　12.A　13.E　14.C　15.C　16.E　17.A　18.B

9~10 题解析：蹲位：病人蹲踞，向下用力增加腹压，适用于检查第Ⅱ、Ⅲ期内痔，脱肛，直肠下端息肉。排便时痔块脱出，便后自行回纳，属于Ⅱ期内痔。因此 9 题选 C，10 题选 B。

11. 解析：内痔三期表现为便血量常减少，痔块脱出不能自行回纳，需用手托回。

13. 解析：痔切除术后 1~2 天应以无渣或少渣流食、半流食为主，以减少肠蠕动、粪便形成和排便。应保持大便通畅，防止用力排便，崩裂伤口。若有便秘，可口服液状石蜡或其他缓泻剂，但忌灌肠。排便后先温水坐浴或高锰酸钾溶液坐浴，然后再换药。一旦出现尿潴留应对因、对症处理，先诱导排尿，无效时再导尿。第一次排便前可给止痛药以缓解疼痛。

14. 解析：痔切除术后应鼓励患者进行适当的活动，长久站立或坐位工作的人要坚持作保健体操，做肛门括约肌锻炼活动。

第十一节　肛瘘病人的护理

1. 引起肛瘘最常见的原发病是
A. 痔疮
B. 直肠息肉
C. 肛裂
D. 直肠肛管周围脓肿
E. 直肠癌

2. 患者男性，28 岁，因患肛瘘需温水坐浴。护士指导患者温水坐浴的时间是
A. 5~10 分钟
B. 10~15 分钟
C. 15~20 分钟
D. 20~30 分钟
E. 30~60 分钟

3. 患者女性，29 岁，因肛瘘行瘘管切除术。术后护士指导其进行肛门坐浴，错误的是
A. 用 1∶5000 高锰酸钾坐浴
B. 溶液为 3000ml
C. 水温为 50℃ ~60℃
D. 每次 20~30 分钟
E. 坐浴后擦干局部，涂抗生素软膏

4. 治疗单纯高位肛瘘，能有效避免肛门失禁的方法是
A. 1∶5000 高锰酸钾溶液坐浴
B. 挂线疗法
C. 局部换药治疗
D. 瘘道搔抓
E. 使用抗菌药物

参考答案

1.D　2.C　3.C　4.B

第十二节　直肠肛管周围脓肿病人的护理

1. 有关直肠肛管周围脓肿的叙述，错误的是
A. 多由肛腺或肛窦感染引起
B. 肛门周围脓肿最多见
C. 坐骨直肠窝脓肿很少见
D. 骨盆直肠窝脓肿全身中毒症状明显
E. 一旦脓肿形成应及时切开引流

2. 引起直肠肛周脓肿发病的病原微生物是
A. 真菌
B. 衣原体
C. 寄生虫
D. 细菌
E. 支原体

3. 患者行局部麻醉下肛周脓肿手术，进入手术室时，患者常出现的心理反应是
A. 兴奋
B. 恐惧
C. 烦躁
D. 忧郁
E. 愤怒

4. 患者，女，19 岁，肛管直肠手术后医嘱高锰酸钾溶液坐浴。不正确的坐浴方法是
A. 坐浴盆用前应消毒
B. 高锰酸钾溶液浓度为 1：5000
C. 坐浴时间 20 分钟
D. 水温 30℃ ~32℃
E. 感觉头晕不适时立即停止坐浴

（5~6 题共用题干）

患者，男，41 岁。肛周肿痛 3 天，肛门左侧皮肤发红伴疼痛，以坐时及排便时明显。2 天前加剧并出现局部肿胀，无畏寒、发热。查体：膝胸位肛门 11 点处局部肿胀约 2cm × 2cm，有脓头，周围皮肤发红，波动感（+）。

5. 引起该病的最常见原因是
A. 外伤
B. 肛周皮肤感染
C. 肛腺感染
D. 痔行药物注射治疗后
E. 血栓性外痔剥离术后

6. 目前对该患者生活影响最大的护理问题是
A. 体温过高
B. 疼痛
C. 皮肤完整性受损
D. 便秘
E. 个人应对无效

7. 患者，男，25 岁。一周前肛门周围持续性跳痛，皮肤红肿，并有局部压痛及波动感，诊断为肛门周围脓肿。行手术治疗，并应用抗生素。选择抗生素的方法，正确的是
A. 对铜绿假单胞菌有效的抗生素
B. 对革兰阴性杆菌和厌氧菌有效的抗生素，宜联合用药
C. 对金黄色葡萄球菌有效的抗生素
D. 对厌氧菌有效的抗生素
E. 对革兰阳性菌有效的抗生素

8. 患者，男，23 岁。直肠肛周脓肿切开引流术后 3 天，在饮食指导中错误的是
A. 多喝水
B. 均衡饮食
C. 少吃水果、蔬菜
D. 避免辛辣食物
E. 避免油炸食物

9. 直肠肛管周围脓肿患者用高锰酸钾溶液坐浴，浓度是
A. 1：1000
B. 1：2000
C. 1：3000
D. 1：4000
E. 1：5000

10. 男性，24 岁，2 天前肛门周围持续性跳痛，皮肤硬结红肿，并有局部压痛，可能出现了
A. 肛裂
B. 内痔
C. 直肠脱垂
D. 外痔
E. 肛门周围脓肿

11. 肛裂患者排便后出现第一次持续疼痛的主要原因是
A. 静脉血栓形成
B. 局部黏膜破损
C. 大便干结
D. 神经末梢受刺激
E. 肛管内括约肌痉挛性收缩

12. 直肠肛管手术后最常见的并发症是
A. 伤口出血
B. 切口裂开
C. 大便失禁
D. 肛门狭窄
E. 切口感染

（13~15 题共用题干）

患者，男，70 岁。较长时间大便干燥，近 2 周来，排便时疼痛伴出血，经检查，肛管皮肤全层裂开，形成溃疡，诊断为肛裂。采用坐浴等非手术治疗。

13. 该患者作直肠肛管检查时最适合的体位是
A. 蹲位

B. 左侧卧位
C. 右侧卧位
D. 膝胸位
E. 截石卧位

14. 该患者肛门坐浴的水温应为
A. 20℃ ~26℃
B. 30℃ ~36℃
C. 40℃ ~50℃
D. 50℃ ~56℃
E. 60℃ ~66℃

15. 上述患者的有关处理，不妥的是
A. 避免辛辣食物
B. 多吃水果
C. 服缓泻剂
D. 采用肛门指检
E. 采用消炎软膏

16. 患者男性，67 岁，患直肠脱垂 1 年。随着病情加重，站立时常有黏液从肛门流出，请问该患者目前最主要的护理问题是
A. 活动无耐力
B. 便秘
C. 有皮肤完整性受损的危险
D. 潜在并发症：水、电解质紊乱
E. 营养失调：低于机体需要量

17. 患者，男，31 岁，半年前因肛周皮下脓肿切开引流，之后局部皮肤反复红肿、破溃，局部有瘙痒。关于其处理，错误的是
A. 该患者须行手术治疗
B. 忌食辛辣、刺激食物
C. 每天便后予 35℃高锰酸钾溶液坐浴
D. 口服液体石蜡以促进排便
E. 为防肛门狭窄，可于术后 5~10 天扩肛

18. 患者，女，36 岁，2 天前出现肛周红肿、发硬，压痛明显，伴黄色分泌物排出，诊断为直肠肛管周围脓肿，引起该病的最常见原因是
A. 外伤
B. 肛周皮肤感染
C. 肛腺感染
D. 自行药物注射治疗后
E. 血栓性外痔剥离术后

19. 关于肛门坐浴的作用，错误的是
A. 能增进局部血运
B. 促进炎症吸收
C. 缓解肛门括约肌痉挛
D. 清洁作用
E. 有止血作用

参考答案

1.C　2.D　3.B　4.D　5.C　6.B　7.B　8.C　9.E　10.E　11.D　12.A　13.B　14.C　15.D　16.C　17.C　18.C　19.E

2. 解析：肛周脓肿是发生于肛门、肛管和直肠周围的急性化脓感染性疾病，属于细菌感染。

第十三节　肝硬化病人的护理

1. 门静脉系与腔静脉系之间最主要的交通支
A. 直肠下段肛管交通支
B. 前腹壁交通支
C. 腹膜后交通支
D. 胃底、食管下段交通支
E. 肠系膜交通支

2. 以假小叶形成为主要病理改变的疾病是
A. 慢性肝淤血
B. 弥漫性肝癌
C. 急性重型肝炎
D. 肝硬化
E. 亚急性重型肝炎

3. 患者，男，57 岁，食管胃底静脉曲张，患者可食用的食品是
A. 芹菜
B. 红薯
C. 韭菜
D. 鸡蛋
E. 竹笋

4. 肝硬化合并上消化道大出血的患者，经止血后容易出现的并发症是
A. 感染
B. 肝肾综合征
C. 肝性脑病
D. 癌变
E. 黄疸

5. 患者，男，48 岁，肝硬化病史 5 年，查体：腹部膨隆，腹壁皮肤紧张发亮，脐周可见静脉迂曲，患者腹壁膨隆的最可能原因是
A. 肝大
B. 脾大
C. 大量腹水
D. 腹腔积气
E. 腹腔肿瘤

6. 患者，男，40 岁，患酒精性肝硬化入院，护士对其生活方式和行为的指导中，最重要的是
A. 避免过度劳累
B. 适量饮酒

C. 戒酒
D. 服用解酒护肝药
E. 低脂饮食

7. 患者男性，50 岁，患肝硬化入院。入院查体：黄疸，皮肤瘙痒。患者出现皮肤瘙痒的原因是
A. 低蛋白血症
B. 感染
C. 胆红素水平升高
D. 免疫力下降
E. 皮肤水肿

8. 肝硬化患者出现上消化道出血的主要原因是
A. 慢性胃炎
B. 胃癌
C. 食管胃底静脉曲张破裂
D. 消化性溃疡
E. 脾功能亢进

9. 严重肝脏疾病患者手术前，最应补充的维生素是
A. 维生素 A
B. 维生素 B_{12}
C. 维生素 B_6
D. 维生素 K
E. 维生素 C

10. 肝硬化患者出现性欲减退、睾丸萎缩、乳房发育及蜘蛛痣是由于
A. 雄激素过多
B. 垂体功能减退
C. 雌激素过多
D. 肾上腺皮质激素过多
E. 继发性醛固酮增多

11. 肝硬化腹水患者每日氯化钠的摄入量宜控制在
A. 1.2~2.0g
B. 2.5~3.0g
C. 3.5~4.0g
D. 4.5~5.0g
E. 5.0~7.5g

12. 患者，男，56 岁。肝硬化腹水，在放腹水的过程中突然出现昏迷，首先采取的措施是
A. 吸氧
B. 头颅降温
C. 停止放腹水
D. 补充血容量
E. 保持呼吸道通畅

13. 肝硬化失代偿期患者最常见的并发症是
A. 电解质紊乱
B. 肝性脑病
C. 原发性肝癌
D. 肝肾综合征
E. 上消化道出血

14. 评估肝硬化有无腹水的最佳方法是
A. 视诊
B. 触诊
C. 听诊
D. 叩诊
E. 问诊

15. 肝硬化伴门静脉高压症的特征性临床表现是
A. 腹水、脾肿大、颈静脉怒张
B. 腹水、脾肿大、门静脉癌栓形成
C. 腹水、脾肿大、肝静脉阻塞
D. 腹水、脾肿大、下肢静脉血栓形成
E. 腹水、脾肿大、食管胃底静脉曲张

16. 患者，男，58 岁，酒精性肝硬化。B 超显示门脉增宽，有少量腹水，该患者口服螺内酯及呋塞米，即将出院。责任护士对该患者进行出院用药指导，错误的是
A. 呋塞米适宜睡前口服
B. 定期检测血钾浓度
C. 单独口服螺内酯时不需补钾
D. 定期监测体重
E. 定期监测腹围

17. 肝硬化晚期患者出现大量腹水，腹水产生的主要原因是
A. 门静脉高压和低蛋白血症
B. 淋巴回流受阻
C. 饮食不当
D. 醛固酮和抗利尿激素增多
E. 右心功能不全

（18~20 题共用题干）

患者，男，50 岁，肝硬化 5 年，中午进食后突然呕血，色暗红，量约 350ml，急诊入院，查体：神志清，T37.5℃，P120 次 / 分。BP90/60mmHg，患者情绪高度紧张，诉说有濒死的感觉，经抢救，患者病情平稳后行门体分流术。

18. 入院时，患者主要的心理问题是
A. 悲哀
B. 淡漠
C. 焦虑
D. 恐惧
E. 抑郁

19. 患者入院后采取的处理措施中不正确的是
A. 应用肥皂水灌肠
B. 三腔二囊管压迫止血
C. 静脉止血药物的应用
D. 应用保肝药物
E. 输液、输血

20. 分流术后 24 小时内应指导患者采取的卧位是
A. 头低足高位
B. 中凹位
C. 平卧位
D. 俯卧位
E. 半坐卧位

（21~24 题共用题干）

患者男性，52 岁，肝硬化，大量腹水，入院后给予利尿剂治疗，腹水量明显减少，但患者出现了淡漠少言、反

应迟钝、言语不清等症状。

21. 根据患者的情况，考虑可能出现了

A. 继发感染

B. 脑出血

C. 低血糖昏迷

D. 肝性脑病

E. 肝肾综合征

22. 为防止发生此并发症，应采取的措施是

A. 限制水的摄入，每天少于 1000ml

B. 加用保钾利尿剂，利尿速度不宜过快

C. 输注白蛋白

D. 加大利尿剂用量

E. 限制盐的摄入

23. 对于该患者的饮食护理，应注意

A. 限制蛋白质每天 20g 以内

B. 易消化、高蛋白、高热量

C. 多饮水，多吃新鲜蔬菜和水果

D. 首选动物蛋白，增加营养

E. 控制糖的入量

24. 如果患者出现大量呕血或黑便，甚至引起出血性休克，考虑可能出现了

A. 肝肾综合征

B. 继发感染

C. 上消化道出血

D. 应激性溃疡

E. 肝肺综合征

25. 患者，女，53 岁，患有肝硬化，近 3 天感腹胀、呼吸困难，B 超提示大量腹水，护士为患者采取的护理措施不包括

A. 安置患者平卧位

B. 严格限制水、盐摄入

C. 测体重腹围

D. 避免用力排便

E. 协助放腹水

26. 患者，男，65 岁，患肝硬化 12 年，2 小时前呕鲜红色血液 100ml，血压 90/55mmHg，脉率 120 次 / 分，急诊护士应立即采取的抢救措施不包括

A. 卧床休息，平卧，头偏向一侧

B. 立即通知医师，备好抢救物品和药品

C. 心电监护，密切观察病情变化

D. 鼻饲给予流质饮食

E. 备好三腔二囊管待用

27. 门脉高压症分流术后的护理，不恰当的是

A. 早期起床活动

B. 低蛋白饮食

C. 忌食过烫食物

D. 使用抗生素

E. 术后平卧 48 小时

28. 患者女性，46 岁，3 年前出现皮肤瘙痒、黄疸，诊断为原发性胆汁性肝硬化，近 1 周黄疸加深，出现大量腹水，护理措施中不恰当的是

A. 按医嘱给予利尿剂

B. 指导患者半卧位以减轻呼吸困难

C. 进水量控制在 1000ml/d 左右，准确记录每日出入量

D. 定期测量腹围

E. 低盐饮食，限制每日食盐 5g

29. 患者，男，43 岁，酒精性肝硬化 2 年余，今晨以“呕血 1 天”急诊入院。体格检查：T 37.5℃，P 110 次 / 分，BP 60/30mmHg，慢性病面容，四肢湿冷，反应迟钝，语速慢。说明其出血量在

A. ≥ 1000ml

B. 400~500ml

C. 300~400ml

D. 250~300ml

E. ＜ 250ml

30. 门静脉高压症患者行分流术的最主要缺点是

A. 易发生血栓

B. 手术难度大

C. 不能减轻腹水

D. 易诱发肝性脑病

E. 不能纠正脾功能亢进

31. 患者，男，50 岁。因门静脉高压症进行脾肾分流术，出院时进行健康指导，以下哪项是预防上消化道出血的措施

A. 继续卧床休息

B. 服用护肝药物

C. 经常服用维生素 K

D. 少吃脂肪和蛋白质类食物

E. 饮食细软，不宜过烫

32. 患者，男，68 岁，肝硬化晚期，患者行为异常，有时谵妄，呼气有肝臭味，4 天未排便。拟灌肠解除便秘，禁用的灌肠液是

A. 生理盐水

B. 1、2、3 溶液

C. 0.1%~0.2% 肥皂水

D. 甘油加温开水

E. 液状石蜡

33. 患者，男，45 岁。诊断为肝硬化。自述乏力、食欲低下。查体：神志清楚、消瘦，轻度黄疸，腹部移动性浊音（+），X 线钡剂检查见食管胃底静脉曲张。护士给予患者的饮食护理，错误的是

A. 高蛋白饮食

B. 适量脂肪饮食

C. 营养丰富、高热量饮食

D. 低盐饮食

E. 多食粗纤维和粗粮，以保持排便通畅

34. 肝硬化患者出现全血细胞减少的原因主要是

A. 血液稀释

B. 脾功能亢进

C. 肝衰竭

D. 营养不良

E. 失血过多

35. 患者，女，50 岁。血吸虫性肝硬化致门静脉高压，

分流术前的护理措施，正确的是

A. 适当活动，改善心肺功能

B. 高蛋白，低脂饮食

C. 注射维生素 K

D. 数日晨放置胃管

E. 术前 2 天清洁灌肠

36. 患者，女，65 岁，肝炎后肝硬化，水肿明显，大量腹水，医嘱给予放腹水治疗。下列关于腹腔穿刺放腹水的护理措施，不妥的是

A. 术前测量生命体征

B. 术前嘱患者排空膀胱

C. 术中及术后观察有无不适

D. 术毕用腹带缚紧腹部

E. 腹水立即弃去

（37~39 题共用题干）

患者，女，42 岁。有乏力、厌油、恶心、肝区痛已 1 周，巩膜黄染，尿色黄，经医生检查 ALT200U/L，A/G 比例倒置，腹部有移动性浊音，B 超检查示肝硬化

37. 作胃镜检查时可发现

A. 食管炎

B. 胃炎

C. 胃溃疡

D. 食管胃底静脉曲张

E. 幽门梗阻

38. 检查腹部皮肤可发现

A. 蜘蛛痣

B. 皮下静脉曲张

C. 淤血、瘀斑

D. 水肿

E. 皮纹

39. 护士指导患者饮食应特别注意

A. 戒酒

B. 多吃蛋白质食物

C. 少吃油腻食物

D. 多吃含维生素食物

E. 避免粗纤维及较硬食物

（40~41 题共用题干）

患者男性，患肝硬化 5 年，中午因饮食不当突然出现呕血，伴神志恍惚、心悸、四肢湿冷、无尿，脉搏 130 次 / 分，血压 80/55mmHg，血红蛋白 80g/L。

40. 根据以上描述推断患者的出血量约为

A. 300~500ml

B. 500~800ml

C. 800~1000ml

D. 1000~1500ml

E. ＞ 1500ml

41. 患者出血易诱发

A. 窒息

B. 猝死

C. 肝性脑病

D. 肾功能衰竭

E. 电解质紊乱

（42~44 题共用题干）

患者，男，65 岁，患肝硬化门静脉高压。住院期间出现大量腹腔积液，神志模糊，贫血、巩膜轻度黄染。

42. 该患者饮食中合理的蛋白质供应量是

A. 暂时不给蛋白质

B. 25g

C. 50g

D. 75g

E. 100g

43. 该患者宜采取的体位是

A. 平卧位

B. 侧卧位

C. 坐位

D. 半卧位

E. 头高足低位

44. 该患者每日的进水量应控制在

A. 300ml

B. 500ml

C. 800ml

D. 1000ml

E. 1500ml

参考答案

1.D 2.D 3.D 4.C 5.C 6.C 7.C 8.C 9.D 10.C 11.A 12.C 13.E 14.D 15.E 16.A 17.A 18.D 19.A 20.C 21.D 22.B 23.A 24.C 25.A 26.D 27.A 28.E 29.A 30.D 31.E 32.C 33.E 34.B 35.C 36.E 37.D 38.B 39.E 40.D 41.C 42.A 43.D 44.D

14. 解析：当腹腔内腹腔积液达到 1000ml 时，可叩出移动性浊音。

16. 解析：利尿剂尽可能白天使用，夜间使用可引起夜间尿量增多影响病人的睡眠。

22. 解析：肝硬化大量腹水患者为防止肝性脑病的发生，应避免各种诱发因素。如避免快速利尿和大量放腹水，防止有效循环血容量减少、水电解质紊乱和酸碱失衡。即治疗中应加用保钾利尿剂，且利尿速度不宜过快。

23. 解析：有肝性脑病先兆者，因食物中的蛋白质可被肠道细菌的氨基酸氧化酶分解产生氨，应限制或禁食蛋白质。

25. 解析：肝硬化患者出现腹胀、呼吸困难时应协助病人取半卧位，减轻呼吸困难的程度。

28. 解析：肝硬化腹水应限制钠、水的摄入，限制盐在 1~2g/d，进水量限制在 1000ml/d 左右。

35. 解析：肝硬化门静脉高压患者存在有肝功能障碍导致的凝血功能障碍，在行手术前应常规给予维生素 K，以防

止术中、术后出血的发生。

40. 解析：上消化道出血当胃内积血量达 250~300ml 时可引起呕血；一次出血量不超过 400ml，一般不引起全身症状；出血量超过 400~500ml 时，可出现全身症状，如超过 1000ml，可出现急性周围循环衰竭的表现。

第十四节　细菌性肝脓肿病人的护理

1. 发生细菌性肝脓肿时，细菌最主要的入侵途径是
   A. 胆道系统
   B. 肝动脉
   C. 淋巴系统
   D. 门静脉
   E. 损伤伤口
2. 细菌性肝脓肿患者最常见的早期症状是
   A. 恶心
   B. 黄疸
   C. 贫血
   D. 右上腹肌紧张，局部触痛明显
   E. 寒战、高热
3. 细菌性肝脓肿常见的早期临床表现是
   A. 恶心呕吐
   B. 黄疸
   C. 局部皮肤凹陷性水肿
   D. 右上腹肌紧张
   E. 寒战、高热、肝区疼痛、肝肿大
4. 患者，男，32 岁，高热，右上腹痛 5 天。B 型超声和 CT 检查提示肝脓肿，曾有胆道感染病史。引起该疾病的最可能原因是
   A. 胆道化脓性感染
   B. 坏疽性阑尾炎
   C. 开放性肝损伤
   D. 右侧膈下脓肿
   E. 肝包虫病
5. 患者，女，43 岁，阿米巴痢疾 2 个月，近 1 周轻度发热，体温 37.8℃，无寒战，黄疸。B 超检查提示肝单个液性暗区。为其进行经皮肝穿刺并置管闭式引流，引流液颜色大多为
   A. 金黄色
   B. 黄绿色
   C. 黄白色
   D. 果酱色
   E. 黄褐色

参考答案

1.A　2.E　3.E　4.A　5.D

2. 解析：寒战和高热是细菌性肝脓肿最常见的早期症状，体温可达 39~40℃。

第十五节　肝性脑病病人的护理

1. 属于氨中毒引起肝性脑病的主要机制是
   A. 氨导致蛋白质代谢障碍
   B. 氨干扰脑的能量代谢
   C. 氨取代正常神经递质
   D. 氨引起神经传导异常
   E. 氨使氨基酸代谢不平衡
2. 肝性脑病最具有特征性的体征是
   A. 腱反射亢进
   B. 肌张力增加
   C. 扑翼样震颤
   D. 踝阵挛
   E. 巴彬斯基征阳性
3. 患者，男，66 岁，肝性脑病前期，表现为意识思维错乱，行为失常，此时灌肠忌用
   A. 生理盐水
   B. 高渗盐水
   C. 1.2.3 溶液
   D. 0.1% 肥皂溶液
   E. 小檗碱（黄连素）溶液
4. 肝性脑病患者能使用精氨酸的目的是
   A. 使肠内呈碱性，减少氨的吸收
   B. 防止酸碱平衡紊乱
   C. 改善肝功能
   D. 抑制脑内神经递质的合成
   E. 与游离氨结合，从而降低血氨
5. 患者，男，50 岁，上消化道出血后出现肝性脑病。护士遵医嘱为其灌肠，此时应避免选择
   A. 小苏打
   B. 生理盐水
   C. 弱酸溶液
   D. 新霉素液
   E. 石蜡

6. 肝性脑病患者禁忌使用的维生素是
A. 维生素 C
B. 维生素 K
C. 维生素 A
D. 维生素 B_6
E. 维生素 E

7. 患者，男，52 岁，确诊为肝性脑病，现给予乳果糖口服，目的是为了
A. 导泻
B. 酸化肠道
C. 抑制肠菌生长
D. 补充能量
E. 保护肝脏

8. 患者，男，临床诊断为肝性脑病昏迷前期。下列不宜食用的食物是
A. 肉末蛋羹，拌菠菜
B. 豆腐脑，什锦菜
C. 果汁，蛋糕
D. 炒米饭，蘑菇汤
E. 稀粥，烧饼

9. 关于肝性脑病患者饮食护理的叙述，正确的是
A. 每日总热量以脂肪为主
B. 血氨偏高者限制蛋白质摄入
C. 病情好转后主要选择动物蛋白
D. 应控制饮食中维生素 C 的摄入
E. 每日饮水量不少于 2000ml

（10~11 题共用题干）

患者，男，50 岁。因“神志不清、行为异常 5 天”入院，既往有肝硬化病史 8 年。入院查体：呼之不应，压眶反射无反应。皮肤可见蜘蛛痣。实验室检查：血氨 145μg/dl。脑电图显示 δ 波每秒 3 次。诊断为肝硬化、肝性脑病。

10. 患者入院后制定的护理措施不恰当的是
A. 取仰卧位，头偏向一侧
B. 鼻饲 25% 葡萄糖供给热量
C. 如有便秘及时用肥皂水灌肠
D. 每日入液量以尿量加 1000ml 为标准
E. 必要时使用约束带

11. 患者经积极治疗后好转，神志清醒，此时适宜的饮食是
A. 绝对禁食蛋白质饮食
B. 限制碳水化合物的摄入
C. 逐步增加蛋白质饮食，以植物蛋白为主
D. 逐步增加蛋白质饮食，以动物蛋白为主
E. 增加脂肪的摄入，以保证热量的供给

12. 患者，男，56 岁。肝硬化多年，行脾脏切除术后 10 天。目前血氨增高，无临床表现。处于亚临床肝性脑病阶段。饮食原则重点是
A. 提供优质蛋白质
B. 避免动物性食物
C. 肠胃外营养
D. 流食
E. 无渣饮食

13. 患者，女，40 岁。因肝硬化腹水入院。放腹水后出现精神错乱、幻觉、嗜睡伴有扑翼样震颤、脑电图异常等表现，护士采取的饮食护理措施应除外
A. 以葡萄糖为主的饮食
B. 钠盐限制在 250mg/d
C. 静脉补充葡萄糖供给热量
D. 昏迷者鼻饲饮食
E. 清醒后供给动物性蛋白质

（14~15 题共用题干）

患者女性，45 岁，肝硬化 6 年，近两天突然呕血约 1000ml，现出现烦躁不安，言语不清，睡眠倒错，有扑翼样震颤，脑电图异常。

14. 根据病情该患者处于肝性脑病的
A. 前驱期
B. 昏迷前期
C. 昏睡期
D. 昏迷期
E. 清醒期

15. 对该患者的护理措施错误的是
A. 低热量饮食
B. 暂停蛋白质摄入
C. 清除肠内积血
D. 生理盐水灌肠
E. 口服 50% 硫酸镁溶液导泻

（16~18 题共用题干）

患者，女，45 岁。因肝硬化腹水入院。放腹水后出现精神错乱、幻觉、嗜睡伴有扑翼样震颤、脑电图异常等表现。

16. 患者此时处于肝昏迷的
A. 典型期
B. 嗜睡期
C. 昏睡期
D. 浅昏迷期
E. 深昏迷期

17. 遵医嘱用硫酸镁导泻，重点观察内容除外
A. 体温
B. 心率
C. 血压
D. 尿量
E. 排便量

18. 该患者的饮食护理，不正确的是
A. 忌食蛋白质
B. 限盐饮食
C. 高热量饮食
D. 补充多种维生素
E. 清醒后供动物性蛋白

参考答案

1.B　2.C　3.D　4.E　5.A　6.D　7.B　8.A　9.B　10.C　11.C　12.A　13.E　14.B　15.A　16.C　17.A　18.E

4. 解析：精氨酸可促进尿素循环，从而降血氨；该药为酸性，适用于碱中毒时。

6. 解析：肝性脑病患者应禁用维生素 B_6，因其可使左旋多巴脱羧为多巴胺，影响疗效。

8. 解析：肝性脑病病人出现昏迷时，禁忌高蛋白食物。选项 A 肉末蛋羹为动物蛋白。

10~11 题解析：肝性脑病患者可用生理盐水或弱酸性溶液灌肠，禁用肥皂水灌肠。昏迷病人应禁食蛋白质，清醒后逐步增加蛋白质饮食，最好给予植物蛋白。因此，10 题选 C，11 题选 C。

17. 解析：硫酸镁导泻易致患者腹泻而导致机体脱水，所以应重点观察脉搏、血压、尿量及排便量变化，相对来讲体温不属于重点观察内容。

第十六节　胆道感染病人的护理

1. 对急性胆囊炎患者进行腹部触诊，最常见的压痛点在

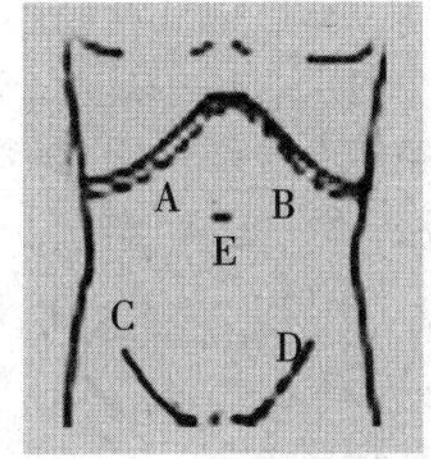

A. A
B. B
C. C
D. D
E. E

2. 患者，男，59 岁，剑突下刀割样绞痛 5 小时，寒战、高热伴黄疸。既往有类似发作史。查体：神志淡漠，体温 39℃，血压 80/60mmHg，脉搏 125 次 / 分，剑突下压痛，肌紧张，白细胞 26×10^9/L，中性粒细胞 95%，肝区叩击痛。可能的诊断是

A. 急性胰腺炎
B. 急性梗阻性化脓性胆管炎
C. 胆道蛔虫病
D. 急性胆管炎
E. 溃疡病穿孔

参考答案

1.A　2.B

第十七节　胆道蛔虫病病人的护理

1. 胆道蛔虫病的典型症状是

A. 钻顶样剧痛
B. 持续性胀痛
C. 阵发性绞痛
D. 上腹部钝痛
E. 刀割样剧痛

2. 关于胆道蛔虫病患者，症状和体征的叙述，正确的是

A. 症状重而体征较轻
B. 有体征无症状
C. 症状和体征均较重
D. 症状轻而体征重
E. 症状和体征均较轻

3. 患儿女，10 岁。突然腹部钻顶样疼痛 2 小时来院。大汗淋漓，转辗不安；疼痛停止时又平息如常。查体：剑突偏向右方有压痛；无腹肌紧张及反跳痛。为明确诊断，应采取的检查是

A. 腹部 B 超
B. ERCP
C. 右上腹 X 线平片
D. 测血清淀粉酶
E. 十二指肠引流液检查

4. 患儿男，13 岁，以“胆道蛔虫病”入院治疗，经解痉止痛后病情缓解给予驱虫药哌嗪治疗，指导患儿正确服用驱虫药的时间为

A. 清晨空腹或晚上临睡前
B. 进餐时服用
C. 餐前半小时
D. 餐后半小时
E. 腹痛时

5. 患儿女，10 岁。剑突下突发阵发性“钻顶样”剧烈腹痛 3 小时，呕出一条蛔虫，患儿立即全身发抖，双目紧闭，面色苍白，查体不配合。患儿的主要心理反应是

A. 焦虑

B. 自卑

C. 孤独

D. 恐惧

E. 绝望

6. 某 8 岁患儿，被诊断为“胆道蛔虫病”，经非手术治疗后症状缓解。医嘱给予患儿驱虫药治疗（每天 1 次），该患儿服用驱虫药的时间应是

A. 早餐前

B. 午餐前

C. 午餐后

D. 晚餐后

E. 晚上睡前

7. 患者，男，22 岁。因胆道蛔虫采用纤维十二指肠镜取虫术，除术前禁食 12h 外，检查 3 天应选择的饮食是

A. 低脂饮食

B. 禁食

C. 高脂饮食

D. 半流质饮食

E. 流质饮食

8. 患儿男，10 岁，突发上腹部钻顶样剧痛，大汗呻吟，呕吐，几分钟后很快缓解，但又反复发作。查体：剑突右下轻度深压痛，无腹胀。应考虑为

A. 急性胰腺炎

B. 急性肠梗阻

C. 胆道蛔虫病

D. 急性胆囊炎

E. 急性胃穿孔

9. 患儿，男，9 岁，胆道蛔虫病，遵医嘱予驱虫药，给药时间应选择在

A. 与早餐同服

B. 早餐后半小时

C. 午餐后半小时

D. 晚餐后半小时

E. 睡前空腹

10. 胆道蛔虫病患者服用驱虫药的时间应选择在

A. 早餐后半小时

B. 与早餐同服

C. 午餐前半小时

D. 晚上睡前空腹

E. 与晚餐同服

参考答案

1.A　2.A　3.A　4.A　5.D　6.E　7.A　8.C　9.E　10.D

2. 解析：胆道蛔虫病的主要特征是症状与体征不符，病人诉剧烈疼痛，但查体无阳性体征。

3. 解析：患儿突然腹部钻顶样疼痛，大汗淋漓，辗转不安；疼痛停止时又平息如常，初步考虑为胆道蛔虫病，因此首选的检查方法为 B 超。

7. 解析：胆道蛔虫病患者忌吃油腻食物，因油腻食物可阻滞脾胃，为寄生虫在体内生存创造条件，故应低脂饮食。

第十八节　胆石症病人的护理

1. 胆固醇结石形成的最重要原因是

A. 胆汁成分改变

B. 胆道感染

C. 葡萄糖醛酸酶增加

D. 胆道梗阻

E. 胆道内蛔虫残体留存

2. 夏柯（Charcot）三联征是指

A. 腹痛、恶心、高热

B. 恶心、腹胀、寒战

C. 腹痛、腹胀、寒战高热

D. 腹痛、黄疸、恶心

E. 腹痛、寒战高热、黄疸

3. 胆道结石患者的典型临床表现除腹痛外还有

A. 腹部肿块、黄疸

B. 恶心、呕吐、嗳气

C. 腹部肿块、嗳气

D. 寒战、高热、黄疸

E. 寒战、高热、便血

4. 患者，男，50 岁，因胆总管结石合并胆管炎收住院拟行手术治疗，术后需放置

A. 胆囊造瘘管

B. 胸腔引流管

C. T 形引流管

D. 空肠造瘘管

E. 腹腔双套管

5. 患者男性，54 岁，患胆囊结石。患者即将接受胆囊切除术，术前护士和其谈话的重点主题是

A. 术前健康指导

B. 疾病的相关知识

C. 鼓励患者战胜疾病

D. 出院的注意事项

E. 术后如何饮食

6. 患者，男，37 岁。因胆石症入院行胆囊切除术、胆总管切开术，术中放置 T 管。护士向患者家属解释时，应

说明使用T管的首要目的是

A. 引流胆汁和减压

B. 促进伤口引流

C. 提供冲洗胆道的途径

D. 阻止胆汁进入腹膜腔

E. 将胆汁进入十二指肠的量减至最少

7. 拟行胆总管结石切除术的某患者感到焦虑，对于减轻焦虑最为合适的护理措施是

A. 告知患者手术常规的治疗方法

B. 为患者提供其想知道的有关术后信息

C. 告知患者转移注意力为其减轻焦虑

D. 强调术后遵医嘱的重要性

E. 强调术前情绪稳定的重要性

8. 患者，女，43岁，患胆石症6年，2天前腹痛，寒战，高热和黄疸发作，门诊用抗生素、输液治疗无效入院，来院时发现患者神志不清，血压为75/50mmHg，考虑为

A. 急性坏疽性胆囊炎

B. 急性重症胆管炎

C. 慢性胆囊炎急性发作

D. 胆道蛔虫伴感染

E. 胆囊穿孔

9. 患者，女，48岁，因胆道结石行胆总管切开取石+T管引流术。术后7天患者需带引流管出院。护士进行健康指导，错误的是

A. 低脂饮食

B. 避免外出活动

C. 保持引流袋低于引流口50cm左右

D. 若发现引流出血性液体立即就诊

E. 每天记录引流量

10. 患者女性，60岁，剑突下持续性疼痛6小时，寒战、高热伴黄疸。既往有类似发作史。查体：神志淡漠，体温39℃，血压10.7/8kPa（80/60mmHg），脉搏120次/分，剑突下压痛，肌紧张，白细胞26×10^9/L，肝区叩击痛，血清淀粉酶240索氏单位，可能诊断为

A. 胆道蛔虫症

B. 急性胰腺炎

C. 急性梗阻性化脓性胆管炎

D. 急性胆囊炎

E. 溃疡病穿孔

11. 患者，女，54岁，胆道结石，护士进行病情观察发现患者出现以下何种症状时，提示为急性梗阻性化脓性胆管炎

A. 高热、寒战

B. 上腹绞痛

C. 黄疸明显

D. 血压下降伴意识不佳

E. 反复呕吐

（12~13题共用题干）

患者，女，57岁，胆总管结石，入院行总管切开探查，T型管引流术。

12. 术后针对T型管引流的护理措施，不妥的是

A. 拔管前夹管观察1~2天

B. 拔管前经T管胆道造影

C. 一般留置2周

D. 每日用生理盐水冲洗T型管

E. 记录引流胆汁的量、色及性状

13. 若患者出院时仍然不能将T管拔出，出院指导不妥的是

A. 出现引流异常或胆道脱出应及时就诊

B. 更换引流袋注意消毒连接口

C. 避免淋浴，以防感染发生

D. 避免过度活动，以防牵拉T管致其脱出

E. 穿柔软宽松衣服，以防引流管受压

（14~15题共用题干）

患者，男，75岁。平时喜欢饮浓茶，今晨进食2个油煎荷包蛋后突发右上腹阵发性绞痛，向右肩部放射，伴全身冷汗，送至急诊。

14. 为判断患者病情，最有价值的辅助检查是

A. B超

B. X线

C. 经内镜逆行胰胆管造影

D. CT

E. 经皮肝穿刺胆管造影

15. 经过检查，确诊为胆囊结石，入院在腹腔镜下行胆囊摘除术，患者术后恢复良好，出院前护士给患者进行健康宣教，建议患者的饮食应该

A. 低蛋白、低脂、高维生素饮食

B. 低糖、低盐、低脂饮食

C. 低盐、低蛋白、低脂饮食

D. 高蛋白、低脂、高维生素饮食

E. 高蛋白、低盐、低脂饮食

16. 患者，女，40岁，胆道手术后，T管引流2周，拔管前先试行夹管1~2天，夹管期间应注意观察的内容是

A. 饮食、睡眠

B. 腹痛、发热、黄疸

C. 引流口有无渗液

D. 大便的颜色

E. 神志、血压和脉搏

参考答案

1.A　2.E　3.D　4.C　5.A　6.A　7.C　8.B　9.B　10.C　11.D　12.D　13.C　14.A　15.D　16.B

第十九节　急性胰腺炎病人的护理

1. 急性胰腺炎的炎症性质为
A. 化脓性炎症
B. 无菌性炎症
C. 化学性炎症
D. 免疫性炎症
E. 变态反应性炎症

2. 急性胰腺炎最常见的病因是
A. 胆道疾病
B. 胰管梗阻
C. 酗酒
D. 暴饮暴食
E. 十二指肠憩室炎

3. 患者，男性，37 岁，3 小时前因暴饮暴食后出现上腹部绞痛，并向肩背部放射，送到医院急诊，怀疑为急性胰腺炎，此时最具诊断意义的实验室检查是
A. 血清淀粉酶测定
B. 尿淀粉酶测定
C. 血钙测定
D. 血清脂肪酶测定
E. 血糖测定

4. 患者，男性，46 岁，晚餐进食后突然出现上腹中部剧烈刀割样疼痛，向腰背部呈带状放射，继而呕出胆汁。入院后诊断为急性胰腺炎。为减轻腹痛，护士可协助患者取
A. 仰卧位
B. 半卧位
C. 屈膝侧卧位
D. 俯卧位
E. 坐位

5. 患者，男性，40 岁，既往有胆囊结石病史。因酗酒后 2 小时出现腹部绞痛入院。入院后诊断为急性胰腺炎。出院前护士对其进行健康指导，患者的复述，<u>不妥</u>的是
A. “少吃油腻食物”
B. “规律进食，避免饱一餐饿一顿”
C. “积极治疗胆囊结石”
D. “每天一杯红酒有助于我健康”
E. “检查用药，定期到门诊复查”

6. 以下<u>不符合</u>急性胰腺炎腹痛特点的是
A. 刀割样痛或绞痛
B. 进食后疼痛缓解
C. 向腰背部呈带状放射
D. 位于中上腹
E. 可阵发性加剧

7. 为缓解疼痛，急性胰腺炎可采取的卧位是
A. 仰卧位
B. 俯卧位
C. 弯腰屈膝侧卧位
D. 半坐卧位
E. 仰卧屈膝位

8. 为急性胰腺炎患者解痉镇痛时，<u>不宜</u>使用的药品是
A. 山莨菪碱
B. 吗啡
C. 阿托品
D. 哌替啶
E. 普鲁本辛

9. 患者，女，45 岁。因餐后腹痛住院，拟诊断为急性水肿型胰腺炎行保守治疗。护士告知患者行胃肠减压的主要目的是
A. 减轻腹胀
B. 防止恶心、呕吐
C. 减少胰液分泌
D. 预防感染
E. 防止胰液逆流

10. 某患者因急性胰腺炎拟行急诊手术，下列护理措施<u>不妥</u>的是
A. 将备用床改为麻醉床
B. 测量生命体征
C. 通知医生协助体检
D. 口渴时少量饮水
E. 评估患者收集资料

11. 患者，男，50 岁。平常嗜烟酒，有胆道结石病史。昨晚饮酒后和暴食后出现左上腹疼痛。最可能的疾病是
A. 胆囊穿孔
B. 胆道阻塞
C. 肝硬化
D. 急性胰腺炎
E. 原发性肝癌

12. 怀疑急性胰腺炎时，首选的检查项目是
A. 血钾
B. 血肌酐
C. 血淀粉酶
D. 血尿酸
E. 血白细胞计数

13. 患者，女，42 岁。诊断为急性胰腺炎，经治疗后腹痛、呕吐基本消失，开始进食时应给予
A. 普食
B. 低脂、低蛋白流质饮食
C. 高脂、高蛋白流质饮食
D. 高脂、低蛋白流质饮食
E. 低脂、高蛋白饮食

14. 护士查房时观察到某急性胰腺炎患者偶有阵发性的肌肉抽搐，最可能的原因是
A. 低钙反应
B. 疼痛反应

C. 营养失调导致
D. 精神高度紧张导致
E. 使用哌替啶后的正常反应

15. 急性胰腺炎患者应慎用的药物是
A. 洛赛克
B. 生长抑素
C. 吗啡
D. 奥曲肽
E. 钙剂

16. 患者，男，28 岁。酗酒后突发剧烈上腹绞痛 10h 伴呕吐、冷汗、面色苍白入院。查体：T39.1℃，P110 次 / 分，BP80/60mmHg，腹上区压痛及反跳痛阳性、腹肌紧张，Grey-Turner 征（+）。实验室检查：血清淀粉酶升高，血钙降低，最可能的诊断是
A. 胆石症
B. 胃溃疡
C. 急性胃穿孔
D. 出血坏死型胰腺炎
E. 急性水肿型胰腺炎

17. 患者，女，47 岁。有胆道结石病，昨夜聚餐，大量饮酒后突发左上腹疼痛。该患者最可能发生了
A. 胃穿孔
B. 急性胆囊炎
C. 肝硬化
D. 急性胰腺炎
E. 肝癌破裂

18. 男性，50 岁，饱餐后出现上腹持续性疼痛并向左肩、腰背部放射，伴有恶心呕吐，诊断为急性胰腺炎。入院后收集资料中与其疾病关系密切的是
A. 平时喜食素食
B. 父亲因冠心病去世
C. 25 年来每天饮白酒半斤
D. 不喜欢活动
E. 有阑尾炎手术史

19. 患者，男，41 岁，8 小时前饮酒后出现上腹绞痛，向背部放射。送到医院急诊，怀疑为急性胰腺炎，此时最具诊断意义的实验室检查为
A. 尿淀粉酶检查
B. 血清脂肪酶测定
C. 血钙测定
D. 血清淀粉酶测定
E. 白细胞计数

20. 患者女性，54 岁，胆源性胰腺炎发作数次，对预防胰腺炎再次发作最有意义的措施是
A. 服用抗生素
B. 注意饮食卫生
C. 经常服用消化酶
D. 治疗胆道疾病
E. 控制血糖

21. 患者，男，42 岁，因“急性胰腺炎”行胰腺及胰周坏死组织清除 + 腹腔双套管灌洗引流术。术后第 3 天，患者诉心悸，护士发现引流液呈血性，心率 105 次 / 分，BP80/50mmHg，此时，护士应
A. 加快灌洗速度
B. 减慢灌洗速度
C. 加大负压，促进引流
D. 通知医师，做好急诊手术准备
E. 拔除引流管

22. 下列哪项不符合水肿型胰腺炎的临床表现
A. 腹痛
B. 恶心、呕吐
C. 腹膜炎体征
D. 皮下出血
E. 发热

23. 最能提示急性出血坏死型胰腺炎的化验结果是
A. 血清脂肪酶升高
B. 血钾增高
C. 白细胞计数明显增高
D. 血清淀粉酶增高
E. C 反应蛋白异常增高

24. Grey-Turner 征是下列哪一疾病的临床表现
A. 急性坏死型胰腺炎
B. 穿孔性阑尾炎
C. 急性梗阻性化脓性胆管炎
D. 慢性胆囊炎
E. 急性水肿型胰腺炎

（25~27 题共用题干）

患者男性，41 岁。于饱餐后突然出现中上腹持久剧烈疼痛，伴有反复恶心，呕吐胆汁。查体：上腹壁压痛，腹壁轻度紧张，测血清淀粉酶明显增高，诊断为急性胰腺炎。

25. 对该患者首选的处理措施为
A. 禁食、胃肠减压
B. 适当补钙、补钾
C. 外科手术准备
D. 屈膝侧卧位
E. 应用抗生素

26. 上述措施的主要目的是
A. 减低胃内压力
B. 减少感染
C. 减少呕吐
D. 减少胃液和食物刺激胰腺分泌
E. 减少对胃黏膜的刺激

27. 经治疗后，腹痛、呕吐基本缓解，患者的饮食宜给予
A. 高脂、高糖
B. 高脂、低糖
C. 低脂、高糖
D. 低脂、低蛋白
E. 低脂、低糖

参考答案

1.C 2.A 3.A 4.C 5.D 6.B 7.C 8.B 9.C 10.D 11.D 12.C 13.B 14.A 15.C 16.D 17.D 18.C 19.D 20.D 21.D 22.D 23.E 24.A 25.A 26.D 27.E

10. 解析：急性胰腺炎发作后，行手术治疗前应绝对禁食。

15. 解析：急性胰腺炎病人使用吗啡后可引起 Oddi 括约肌痉挛，加重疼痛。

19. 解析：急性胰腺炎时，血清淀粉酶常明显升高，血清淀粉酶起病后 6~12 小时开始升高，12~24 小时达到高峰，48 小时下降，持续 3~5 天。尿淀粉酶在发病后 12~24 小时开始升高，1~2 周达到高峰。

23. 解析：C 反应蛋白在组织受到损伤、炎症、感染或肿瘤破坏时，血浆中的浓度明显上升，因此测量血清中 C 反应蛋白，可以作为判断有无感染、疾病是否处于活动期的指标。对于急性出血坏死型胰腺炎 CRP 可明显升高。

第二十节　上消化道大量出血病人的护理

1. 上消化道出血最常见的原因是
A. 慢性胃炎
B. 胃癌
C. 食管胃底静脉曲张
D. 消化性溃疡
E. 脾功能亢进

2. 下列哪项不属于上消化道出血的常见病因
A. 消化性溃疡
B. 胃扭转
C. 急性糜烂出血性胃炎
D. 食管胃底静脉曲张破裂
E. 胃癌

3. 上消化道出血的特征性表现是
A. 发热
B. 氮质血症
C. 贫血
D. 周围循环衰竭
E. 呕血与黑便

（4~6 题共用题干）

患者男性，48 岁，纳差、乏力 2 年，伴间断牙龈出血，近 1 个月腹胀，4h 前进食后突感心慌、出汗，并呕吐暗红色血液 200ml，来院急查：血压 85/55mmHg，心率 126 次 / 分，Hb60g/L，脾肋下 3.0cm，既往有肝炎病史 10 余年。

4. 对该患者应立即采取的措施为
A. 冰盐水洗胃
B. 静脉输注止血敏
C. 紧急手术
D. 快速输液、输血、补充血容量
E. 口服云南白药

5. 最可能的出血原因是
A. 食管胃底静脉曲张破裂
B. 消化性溃疡
C. 食管癌
D. 胆道出血
E. 胃癌

6. 该患者可使用双气囊三腔管压迫止血，护理过程中错误的是
A. 胃囊保持压力为 50mmHg
B. 食管气囊保持压力 3~4 天为限
C. 拔管前口服液体石蜡
D. 食管气囊保持压力 40mmHg
E. 出血停止后可立即拔管

7. 患者男性，36 岁，突然呕血 2000ml，伴柏油样大便，血压 60/30mmHg，心率 120 次 / 分，此时首先应采取的措施是
A. 准备肌注给予止血药物
B. 立即开放静脉补充血容量
C. 准备急查 B 超
D. 准备抗酸药物
E. 嘱患者严格卧床休息

8. 患者男性，因 3 小时前呕鲜红色血约 800ml 而急诊入院，既往有肝硬化史，查体：血压 135/60mmHg，心率 122 次 / 分，针对该患者的护理措施，不妥的是
A. 密切观察生命体征及神志变化
B. 去枕平卧，头偏向一侧
C. 给予流质饮食
D. 立即建立静脉通道
E. 备好三腔二囊管备用

9. 患者，65 岁。患肝硬化 12 年。2 小时前呕鲜红色血液 1000ml，血压 90/55mmHg，脉率 120 次 / 分。急诊护士采取的抢救措施不包括
A. 卧床休息，平卧位，头偏向一侧
B. 立即通知医师，备好抢救物品和药品
C. 心电监护，密切观察病情变化
D. 鼻饲给予流质饮食
E. 备好三腔二囊管代用

10. 对上消化道大出血伴休克的患者应采取的首要护理措施是
A. 稳定患者情绪
B. 去枕平卧位

C. 开放静脉通路
D. 准备三腔二囊管
E. 准备手术

11. 患者，女，64岁，急性糜烂出血性胃炎。呕血2次，约500ml，急诊入院。入院查体神志不清，四肢湿冷，脉细速。下列护理措施错误的是
A. 双侧鼻导管给氧
B. 建立2条以上静脉通路
C. 心电监护
D. 烦躁时遵医嘱给予地西泮
E. 备好三腔二囊管

12. 患者，男，42岁，以“饮酒后1小时呕鲜血约500ml”为主诉入院。体检：T 38.2℃，P 102次/分，R 23次/分，BP 90/60mmHg，神志尚清楚，巩膜黄染，腹部膨隆，移动性浊音阳性。下列哪项措施是错误的
A. 积极手术治疗
B. 静脉输液
C. 吸氧
D. 予三腔二囊管压迫止血
E. 遵医嘱注射垂体加压素

（13~16题共用题干）
患者，男，60岁，因“上腹不适、恶心，呕血1小时”入院，体检：脉搏102次/分，血压95/60mmHg。既往有乙型肝炎病史10年。诊断为肝硬化、门静脉高压：合并食管-胃底静脉曲张破裂出血。

13. 导致食管、胃底静脉曲张破裂出血死亡的最主要原因是
A. 失血性休克
B. 肝衰竭
C. 肾衰竭
D. 多器官功能衰竭
E. 感染

14. 患者入院后1小时再次呕血500ml，此时最简单而有效的急救措施是
A. 急诊手术
B. 内镜下注射硬化剂
C. 口服生长抑素
D. 三腔二囊管压迫
E. 静脉滴注垂体后叶素

15. 拟对该患者行贲门周围血管离断术，对该患者的术前护理，错误的是
A. 吸氧
B. 应用三腔管压迫止血
C. 遵医嘱补充维生素K
D. 禁食
E. 温生理盐水洗胃

16. 术后3天，患者已恢复肛门排气，下列护理措施中错误的是
A. 可下床活动
B. 可进普通软食
C. 每天记录引流量
D. 严密观察患者生命体征，以防内出血
E. 如无明显渗血渗液，伤口敷料可2~3天更换1次

参考答案

1.D　2.B　3.E　4.D　5.A　6.E　7.B　8.C　9.D　10.C　11.E　12.A　13.A　14.D　15.E　16.B

第二十一节　慢性便秘病人的护理

1. 慢性便秘患者最主要的临床表现是
A. 缺乏便意、排便困难
B. 腹痛
C. 里急后重感
D. 恶心、呕吐
E. 腹部下坠感

2. 患者，男，68岁，患有冠心病，护士对其进行预防便秘的健康教育，错误的是
A. 排便时选择单独隐蔽的环境
B. 尽量在床上大小便
C. 进行腹部自右向左环形按摩
D. 合理使用口服缓泻剂
E. 养成规律的排便习惯

（3~4题共用题干）
患者，女，62岁。肺癌晚期，骨转移。化疗后食欲极差，腹胀痛，夜间不能入睡。近3天常有少量粪水从肛门排出，有排便冲动，却不能排出大便。

3. 患者最有可能出现的护理问题是
A. 腹泻
B. 粪便嵌塞
C. 肠胀气
D. 便秘
E. 排便失禁

4. 最恰当的护理措施
A. 指导患者进行排便控制训练
B. 增加静脉输液量，防止水电解质紊乱
C. 可适当减少饮食量，避免腹胀
D. 可给予口服导泻剂通便
E. 可给予小量不保留灌肠，必要时人工取便

5. 某68岁社区居民主诉经常发生便秘。社区护士对其进行的健康指导中，不恰当的是

A.“您应该给自己定一个有规律的活动计划，增加活动量”

B.“每天应当多吃一点粗纤维食物，像麦片、芹菜等”

C.“每天排便要有规律，在一段固定时间内排便”

D.“经常做腹部环形按摩，促进肠蠕动”

E.“您应当常备开塞露，排便不畅时随时使用”

6. 患者男性，68 岁，便秘 5 天。给予腹部按摩、开塞露均无效，医嘱要求灌肠，灌肠液的温度是

A. 28℃ ~32℃

B. 32℃ ~36℃

C. 36℃ ~38℃

D. 39℃ ~41℃

E. 40℃ ~45℃

7. 67 岁慢性便秘患者来院咨询，护士提出下列为改善便秘的处理措施，其中错误的是

A. 腹部环形按摩

B. 坚持长期服用缓泻剂

C. 增加饮水量

D. 提供隐蔽的排便环境

E. 高纤维饮食

8. 患者，女，66 岁，慢性便秘 2 年，加重 1 周，遵医嘱给予稀释性泄剂治疗，护士应着重观察患者的

A. 意识变化

B. 生命体征

C. 肢体活动情况

D. 水电解质情况

E. 情绪变化

参考答案

1.A　2.B　3.B　4.E　5.E　6.D　7.B　8.D

第二十二节　急腹症病人的护理

1. 对诊断不明的急腹症患者禁用泻药的主要原因是

A. 易致感染扩散

B. 减少肠道蠕动

C. 易致血压下降

D. 影响肠道消化吸收

E. 易致水电解质失衡

2. 老年急腹症患者的临床特点不包括

A. 症状不典型

B. 体征较轻

C. 体温改变不明显

D. 白细胞计数显著增高

E. 易伴发其他疾病

3. 患者男性，28 岁。在一次车祸中被汽车撞伤，左腹疼痛，下列做法不妥的是

A. 要求病人禁食禁饮

B. 迅速建立静脉通路

C. 使用吗啡止痛

D. 及早使用有效抗生素

E. 做好术前准备

4. 急腹症最突出的表现是

A. 腹痛

B. 败血症

C. 休克

D. 恶心、呕吐

E. 腹泻

5. 患者，男，30 岁。因反复上腹痛 1 年半加重 3 天入院。护士夜间巡视时，患者诉上腹痛加剧，大汗淋漓。此时护士应采取的最有意义的措施是

A. 取半卧位

B. 遵医嘱使用止痛剂

C. 检查腹肌紧张度，是否有压痛及反跳痛

D. 针灸或热敷

E. 多饮水以减少体液流失

6. 患者，女，42 岁，被汽车撞伤，右上腹剧痛，脉搏 100 次 / 分，呼吸 36 次 / 分，血压 90/65mmHg，诊断尚未明确时应禁用

A. 安定

B. 吗啡

C. 鲁米那

D. 非那根

E. 6- 氨基己酸

7. 急性腹膜炎患者休克的主要原因是

A. 体温过高

B. 麻痹性肠梗阻

C. 剧烈疼痛

D. 血容量减少及毒素吸收

E. 细菌大量繁殖

8. 患者，女，62 岁，诉阵发性腹部绞痛 1 小时，疼痛发作时自觉腹部有“气块”窜动，并受阻于右下腹部，腹胀，呕吐宿食 1 次，今晨尚未排便。护士在听诊腹部时最可能闻及下列哪一体征

A. 气过水音

B. 移动性浊音

C. 肠鸣音消失

D. 血管杂音

E. 振水音

9. 患者，男，45 岁，腹部外伤 6 小时，四肢湿冷，腹肌紧张，全腹压痛及反跳痛阳性，移动性浊音阴性，肠鸣

音消失。该患者目前<u>不宜</u>

A. 给予抗生素

B. 补充血容量

C. 密切监测生命特征

D. 诊断性腹腔穿刺

E. 给予止痛和镇痛剂

10. 诊断急性腹膜炎最重要的体征是

A. 腹胀

B. 腹膜刺激征

C. 肝浊音界消失

D. 肠鸣音减弱

E. 移动性浊音

11. 关于内脏性疼痛的描述，<u>不妥</u>的是

A. 痛觉迟钝

B. 范围不明显

C. 缓慢、持续

D. 定位不准确

E. 常引起腹肌紧张

12. 患者，女，38 岁。突然感到腹痛难忍，面色苍白，出冷汗来院就诊，在医生未确诊之前，值班护士的做法<u>不妥</u>的是

A. 测量生命体征

B. 与医生沟通，留血标本

C. 了解病史，进行护理评估

D. 给予热水袋止痛

E. 开放静脉通道，准备急救物品

13. 患者，男，27 岁，晚餐后半小时打篮球时突发剧烈腹痛，伴呕吐血性胃内容物，体检示 T 38.6℃，R 27 次 / 分，P 110 次 / 分，腹部不对称肿胀，右上腹部重度压痛，中度反跳痛，可触及触痛性肿块，应考虑该患者出现了

A. 小肠扭转

B. 十二指肠溃疡出血

C. 肠瘘

D. 食管胃底静脉曲张破裂出血

E. 胃穿孔

14. 患者，女，38 岁，因油腻饮食后腹部绞痛入院，拟次日行腹部 B 超检查，护士应指导患者今晚进何种饮食

A. 低脂饮食

B. 无脂饮食

C. 低盐饮食

D. 无糖饮食

E. 低蛋白饮食

15. 患者，男，12 岁。因急性下腹疼痛 2 小时入院。在医生诊断不明的情况下禁忌热疗的主要原因是

A. 腹部不宜热疗

B. 用热会使体温升高

C. 热疗可能会掩盖病情真相

D. 限制炎症吸收

E. 热使肠蠕动增快，而致腹泻

参考答案

1.A　2.D　3.C　4.A　5.C　6.B　7.D　8.E　9.E　10.B　11.E　12.D　13.A　14.B　15.C

1. 解析：急腹症患者禁服泻药，以免引起感染扩散，或加重病情。

3. 解析：急腹症在未明确诊断前，禁忌使用吗啡止痛，以免掩盖病情。

5. 解析：对于急腹症的患者要定时观察腹部症状和体征。

8. 解析：上述患者考虑为幽门梗阻，为幽门梗阻的病人进行腹部检查时，可闻及振水音。

第四章　呼吸系统疾病病人的护理

第一节　呼吸系统的解剖与生理结构

1. 不能进行气体交换的部位是
   A. 终末细支气管
   B. 呼吸性细支气管
   C. 肺泡管
   D. 肺泡囊
   E. 肺泡
2. 左、右主支气管分叉水平对应的解剖部位是
   A. 颈动脉切迹
   B. 胸骨柄
   C. 胸骨角
   D. 胸骨体
   E. 剑突
3. 关于婴幼儿呼吸系统生理特点的叙述，错误的是
   A. 婴儿的呼吸频率较快是正常的
   B. 婴儿呼吸节律很规整，若不齐就有严重问题
   C. 婴儿呈腹式呼吸
   D. 婴儿没有什么呼吸储备，容易出现呼吸衰竭
   E. 婴儿气道管径小，容易阻塞
4. 影响肺泡内氧气与血红蛋白结合的最重要因素是
   A. 血红蛋白量
   B. 肺泡壁完整性
   C. 肺泡内氧浓度
   D. 肺泡间质的厚度
   E. 血液流速
5. 在正常情况下，呼吸中枢发出冲动主要依靠
   A. 二氧化碳
   B. 氧气
   C. pH 值
   D. 呼吸频率
   E. 潮气量

参考答案

1.A　2.C　3.B　4.C　5.A

第二节　急性感染性喉炎病人的护理

1. 患儿女，10 个月，发热 2 天伴声音嘶哑，犬吠样咳嗽，吸气性呼吸困难，烦躁不安、口周发绀，患儿可能患
   A. 上呼吸道感染
   B. 急性感染性喉炎
   C. 支气管肺炎
   D. 喘憋性支气管炎
   E. 支气管哮喘
2. 患儿女，3 岁。因上呼吸道感染入院。目前出现高热、声音嘶哑、犬吠样咳嗽、吸气性喉鸣。为迅速缓解症状。首选的处理方法是
   A. 地塞米松雾化吸入
   B. 静脉点滴抗生素
   C. 静脉点滴泼尼松
   D. 口服化痰药
   E. 以呼吸机行机械通气
3. 小儿急性喉炎、喉头水肿时，咳嗽的特点是
   A. 刺激性干嗽
   B. 典型的犬吠样咳嗽
   C. 改变体位时咳嗽加重
   D. 伴有呕吐的痉挛性咳嗽
   E. 咳嗽无力，但可听到痰鸣音

（4~6 题共用题干）

患儿，1 岁，突发声音嘶哑，犬吠样咳嗽，吸气性喉鸣音和三凹征，患儿烦躁，口周发绀。查体：体温 38.4℃，咽充血，吸气性呼吸困难，肺部无湿啰音，间接喉镜检查有声带肿胀，声门下黏膜呈梭形肿胀。

4. 该患儿最可能的诊断为
   A. 急性咽炎
   B. 急性喉炎
   C. 肺炎
   D. 急性支气管炎
   E. 支气管哮喘
5. 该患儿最主要的护理措施是
   A. 体温升高
   B. 气体交换受损

C. 活动无耐力
D. 低效型呼吸状态
E. 焦虑
6. 对该患儿的护理措施，不妥的是
A. 卧床休息，减少活动，避免哭闹
B. 保持室内空气新鲜
C. 抬高床头以保持体位舒适
D. 判断缺氧程度，做好气管插管的准备
E. 立即进行气管切开，以防窒息

参考答案

1.B 2.A 3.B 4.B 5.D 6.E

2. 解析：急性感染性喉炎的患儿可用肾上腺皮质激素雾化吸入，消除黏膜水肿，缓解症状。

第三节 急性支气管炎病人的护理

1. 支气管炎的典型症状是
A. 喘息
B. 反复咳嗽咳痰
C. 逐渐加重的呼吸困难
D. 发热
E. 胸闷、气急

2. 患儿女，1 岁，诊断为“急性支气管炎”3 天，咳嗽、咳痰加重，评估患儿痰液黏稠，患儿自己难以咳出。清理患儿呼吸道首先应选用的方法是
A. 继续鼓励患儿咳嗽排痰
B. 少量多次饮水
C. 体位引流
D. 超声雾化吸入
E. 负压吸痰

3. 患者，男，75 岁。因“发热、反复咳嗽并伴有脓性痰液 2 周”入院，诊断为急性支气管炎。易加重病情的药物是
A. 可待因
B. 必嗽平
C. 复方甘草合剂
D. 复方氯化铵
E. 沐舒坦

4. 患者，女，30 岁。急性支气管炎，咳嗽剧烈，咳脓性痰，量较多，咳嗽时胸痛，查体：T37.8℃，R20 次 / 分。目前该患者最主要的护理问题是
A. 知识缺乏
B. 体温过高
C. 气体交换受损
D. 疼痛
E. 清理呼吸道无效

5. 患儿男，2 岁。咳嗽 3 天，体温 38℃，双肺有干性及不固定湿啰音，患儿最可能的原因是
A. 支气管肺炎
B. 急性支气管炎
C. 急性上呼吸道感染
D. 毛细支气管炎
E. 支气管异物

6. 急性上呼吸道感染最常见的病原体是
A. 细菌
B. 病毒
C. 支原体
D. 衣原体
E. 幽门螺杆菌

7. 在对一位急性上呼吸道感染患者进行有关预防措施指导时，护士的下列说法中，不当的是
A. 避免过度劳累
B. 避免到人多拥挤的场所
C. 保持环境整洁，空气清新
D. 坚持规律体育锻炼
E. 接种疫苗后可产生终生免疫力

8. 患者，男，28 岁，因 3 天前气候骤变而受寒，出现发热、鼻塞、流涕、咳嗽、咽痛，来院就诊，初步诊断为急性上呼吸道感染，该患者病理改变不会出现
A. 喉黏膜充血水肿
B. 扁桃体肿大
C. 鼻黏膜充血、水肿
D. 喉黏膜弥散性纤维素渗出
E. 咽部黏膜充血、水肿

9. 患儿，女，1 岁，以“咳嗽、发热 2 天”就诊，体温波动于 37.8℃ ~38.5℃之间，诊断为“上呼吸道感染”，最可能的病原体是
A. 病毒
B. 细菌
C. 真菌
D. 支原体
E. 衣原体

10. 患者，女，22 岁，平素体健，3 天前受凉后出现打喷嚏、流鼻涕、喉痛，查体：T 38.2℃，P88 次 / 分，R 22 次 / 分，诊断为急性上呼吸道感染，以下措施错误的是
A. 嘱患者适当休息，多饮水
B. 含服消炎喉片
C. 应用解热镇痛剂
D. 立即应用抗生素
E. 早期应用抗病毒药

11. 引起细菌性扁桃体炎最多见的病原体是

A. 溶血性链球菌

B. 流感嗜血杆菌

C. 肺炎链球菌

D. 葡萄球菌

E. 克雷伯杆菌

12. 下列哪项不是儿童上呼吸道感染的并发症

A. 扁桃体炎

B. 支气管炎

C. 急性喉炎

D. 急性中耳炎

E. 咽后壁脓肿

13. 婴儿上呼吸道感染早期并发高热，最容易引起的并发症是

A. 惊厥

B. 中耳炎

C. 肺炎

D. 支气管炎

E. 喉炎

（14~16 题共用题干）

患儿，男，2 岁，因发热、流涕 1 天来院求诊。查体：体温 39℃，精神尚可，咽部充血，心、肺、腹无异常。血常规：白细胞 8×10^9/L，分类 N 45%，L 55%。临床诊断为“急性上呼吸道感染”。

14. 以下护理措施错误的是

A. 多饮水

B. 卧床休息

C. 观察体温变化

D. 可采用冷敷、温水擦浴等物理降温

E. 维持室温在 24℃ ~26℃，不可开窗通风

15. 患儿突然出现惊厥，最可能的原因是并发了

A. 低钙血症

B. 高热惊厥

C. 化脓性脑膜炎

D. 细菌性脑膜炎

E. 病毒性脑膜炎

16. 此时对患儿家长进行健康指导，不妥的是

A. 保持房间适宜的温度、湿度

B. 给予营养丰富、易消化的饮食

C. 多进行户外活动，以增强抵抗力

D. 注意观察病情变化，预防并发症

E. 作好呼吸道隔离，以防交叉感染

参考答案

1.B 2.D 3.A 4.E 5.B 6.B 7.E 8.D 9.A 10.D 11.A 12.A 13.A 14.E 15.B 16.C

8. 解析：上呼吸道感染分为以下几种类型：

普通感冒：体检可见鼻腔黏膜充血、水肿、有分泌物，咽部轻度充血。

急性病毒性咽炎：体检咽部明显充血水肿，颌下淋巴结肿大且触痛。

急性病毒性喉炎：喉部水肿、充血，局部淋巴结轻度肿大和触痛，可闻及喉部的喘鸣音。

咽结合膜热：体检可见咽及结合膜明显充血。

细菌性咽－扁桃体炎：体检可见咽部明显充血，扁桃体肿大、充血，表面有黄色脓性分泌物，颌下淋巴结肿大、压痛。

第四节 肺炎病人的护理

1. 支气管肺炎患儿的体位正确的是

A. 平卧

B. 中凹卧位

C. 头胸抬高位

D. 俯卧位

E. 右侧卧位

2. 肺炎患者咳大量黄色脓痰最有可能提示感染的是

A. 肺炎链球菌

B. 金黄色葡萄球菌

C. 冠状病毒

D. 白色念珠菌

E. 肺炎支原体

3. 患儿男，10 岁，以大叶性肺炎收入院，入院当晚，护士正在巡视病房，此时患儿对护士说：“你们都是坏人，把我的爸爸妈妈赶走了，平时都是他们陪我睡觉的。”护士正确的回答是

A.“根据医院的规定，在住院期间，你的父母都不能在这里陪你。”

B.“如果你乖乖的睡觉，我就找人给你买好吃的。”

C.“你再闹的话，我就给你扎针了。”

D.“你想爸爸妈妈了吧？我陪你说说话吧。”

E.“爸爸妈妈一会就来，你先睡吧。”

4. 患儿女，8 个月。因“发热、咳嗽伴气促”来诊，诊断为肺炎入院。为防止患儿发生并发症，护士应重点观察

A. 睡眠状况

B. 进食量

C. 大小便次数

D. 心率、呼吸的变化

E. 咳嗽频率及轻重

5. 患儿，3 个月，患急性支气管肺炎，1 周来高热持续不退，咳嗽加重，呼吸困难伴口唇发绀，左侧肋间隙饱满，呼吸运动减弱，叩诊呈浊音，听诊呼吸音减弱。该患儿可能并发

A. 心力衰竭

B. 呼吸衰竭

C. 脓胸

D. 气胸

E. 肺大疱

6. 患者，男，22 岁。患肺炎链球菌入院 4 天，无家属探视。近 2 天咳嗽、胸痛加重。患者情绪激动，入睡困难，坐立不安，对待医生护士不耐烦。患者目前最主要的心理问题是

A. 紧张

B. 恐惧

C. 依赖

D. 焦虑

E. 悲观

7. 肺炎患者出现高热时，给予的饮食不包括

A. 高蛋白质

B. 高热量

C. 高脂肪

D. 高维生素

E. 易消化的流质饮食

8. 休克型肺炎的患者应用抗生素和补液治疗。提示患者病情好转、血容量已补足的体征不包括

A. 口唇红润

B. 肢端温暖

C. 尿量＞ 30ml/h

D. 收缩压＞ 90mmHg

E. 心率 120 次 / 分

9. 不属于肺炎链球菌肺炎的病理分期是

A. 充血期

B. 红色肝变期

C. 溃疡期

D. 灰色肝变期

E. 消散期

10. 肺炎链球菌患者的典型症状不包括

A. 寒战、高热

B. 咳嗽

C. 咯铁锈色痰

D. 胸痛

E. 腹胀

11. 治疗小儿支原体肺炎首选的抗生素是

A. 青霉素

B. 氨苄青霉素

C. 头孢噻肟

D. 庆大霉素

E. 红霉素

12. 护士指导肺炎患儿家长体位引流的方法，其拍背的顺序应是

A. 由下向上、由外向内

B. 由上向下、由外向内

C. 由下向上、由内向外

D. 由下向上、由左向右

E. 由上向下、由右向左

13. 患儿女，4 个月。肺炎入院。医嘱给予心电监护，安静状态下患儿生命体征如图所示，HR129 次 / 分，R39 次 / 分。护士对监测结果判断正确的是

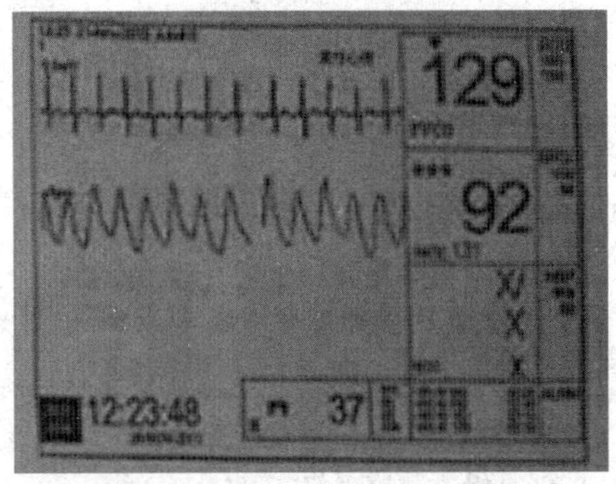

A. 心率呼吸均正常

B. 心率增快，呼吸增快

C. 心率正常，呼吸增快

D. 心率减慢，呼吸正常

E. 心率减慢，呼吸减慢

14. 患者，男，50 岁。重症肺炎并发感染性休克入院。护士配合抢救时实施静脉输液的过程中错误的是

A. 尽快建立两条静脉通道

B. 妥善安排输液顺序

C. 输液量宜先少后多

D. 输入血管活性药物时应根据血压随时调整滴速

E. 保持输液通畅，防止药物外渗

15. 患儿女，10 个月。因发热、咳嗽 3 天，病情加重来诊。查体：患儿烦躁不安，气促，口唇发绀。T39℃，P180 次 / 分，呼吸 50 次 / 分。肺部可闻及较多细湿啰音，心音低钝，肝肋下 3cm。对该患儿的护理错误的是

A. 面罩给氧

B. 置患儿于半卧位

C. 避免各种刺激

D. 加快输液速度

E. 备好抢救用品

16. 支气管肺炎患儿停用抗生素的时间是抗生素用至体温正常后

A. 1~2 天

B. 3~4 天

C. 5~7 天

D. 8~10 天

E. 10~15 天

17. 治疗支原体肺炎的首选抗生素是

A. 大环内酯类

B. β – 内酰胺类

C. 氨基糖苷类

D. 喹诺酮类

E. 磺胺类

18. 重症肺炎患儿发生腹胀是由于

A. 低钠血症

B. 消化不良

C. 中毒性肠麻痹

D. 低钾血症

E. 低钙血症

19. 某肺炎球菌肺炎患者，在应用常规青霉素治疗下。病程延长且退热后又发冷发热，白细胞增高，应首先考虑的是

A. 细菌产生耐药性

B. 发生了并发症

C. 机体抵抗力差

D. 支持疗法不力

E. 青霉素剂量不足

20. 某住院患者因持续咳黏痰，经 X 线和痰菌检查，诊断为真菌性肺炎，在护理评估时，需要考虑的发病因素不包括

A. 是否有鼻导管吸氧史

B. 是否有口腔念珠菌感染

C. 是否使用过糖皮质激素

D. 是否长期使用广谱抗生素

E. 是否使用免疫抑制剂

21. 6 个月肺炎患儿，精神不振，食欲差，对该患儿饮食指导错误的是

A. 给予营养丰富半流质饮食

B. 耐心喂养防呛咳

C. 尽量少饮水

D. 少量多餐

E. 继续母乳

22. 提示患者肺部有厌氧菌感染的表现是

A. 大量脓痰

B. 咳出的痰液有恶臭

C. 有持续存在的湿性啰音

D. 痰中带血

E. 咳嗽伴有高热

23. 咳铁锈色痰应考虑为

A. 病毒感染

B. 化脓菌感染

C. 厌氧菌感染

D. 肺炎链球菌感染

E. 肺癌

24. 肺炎链球菌肺炎患者典型表现不包括

A. 寒战

B. 高热

C. 咳铁锈色痰

D. 咳嗽

E. 哮鸣

25. 患儿，男，9 岁，发热 6 天，咳嗽，2 天来加重，曾用头孢菌素类抗生素治疗 3 天无效改用大环内酯类抗生素治疗 2 天体温下降，T 37.5℃，胸片发现左上肺小片状云雾状阴影，该患儿考虑为

A. 呼吸道合胞病毒肺炎

B. 腺病毒肺炎

C. 流感嗜血杆菌肺炎

D. 金黄色葡萄球菌肺炎

E. 肺炎支原体肺炎

26. 患者，男，24 岁，肺炎球菌肺炎 2 周，在抗生素治疗下体温退后复升，应考虑

A. 抗生素剂量不足

B. 细菌产生耐药性

C. 并发症存在

D. 机体抵抗力低下

E. 休克

27. 重症肺炎因二氧化碳潴留导致酸碱平衡紊乱类型是

A. 代谢性酸中毒

B. 呼吸性酸中毒

C. 代谢性碱中毒

D. 呼吸性碱中毒

E. 混合性酸中毒

28. 患儿，1 岁，因肺炎入院治疗，在住院期间患儿突然口吐粉红色泡沫样痰，医嘱给予吸氧。吸入氧气的乙醇湿化液浓度是

A. 10%~20%

B. 20%~30%

C. 30%~40%

D. 40%~50%

E. 50%~60%

29. 患儿，男，9 个月，因“发热、咳嗽 2 天，气促 1 天”入院。查体：体温 38.8℃，心率 158 次 / 分，呼吸 52 次 / 分，鼻翼扇动，三凹征（+），双肺闻及较为密集的中、细湿啰音。入院后即给予抗生素治疗，家长咨询抗生素应用多长时间，护士的正确回答是

A. 1~3 天

B. 5~7 天

C. 至临床症状、体征消失

D. 至体温正常后 1~3 天

E. 至体温正常后 5~7 天

30. 患儿，女，10 个月，因“肺炎”入院，目前出现烦躁、呼吸急促、面色青灰，查体：体温 37.3℃，心率 188 次 / 分，呼吸 62 次 / 分，两肺满布中小水泡音，肝肋下 3.5cm，患儿可能发生了

A. 气胸

B. 脓气胸

C. 心力衰竭

D. 呼吸衰竭

E. 中毒性脑病

31. 1 岁金黄色葡萄球菌肺炎患儿，突然出现呼吸困难加重，经吸痰和给予氧气吸入后无明显缓解，应考虑

A. 合并心力衰竭

B. 呼吸性酸中毒

C. 高热所致

D. 并发脓气胸

E. 肺部炎症加重

（32~33 题共用题干）

患者，男，28 岁，外出活动时遇暴雨，淋湿全身，当晚出现全身乏力，全身肌肉酸痛，测体温 39.8℃，自服抗病毒冲剂后效果不佳，凌晨开始感胸痛并咳嗽，咳铁锈色痰。

32. 目前患者最主要的护理问题是
A. 知识缺乏
B. 体温过高
C. 自理能力下降
D. 清理呼吸道无效
E. 疼痛

33. 护士应首先采取的护理措施是
A. 鼓励多饮水
B. 雾化吸入促进排痰
C. 协助生活护理
D. 物理降温
E. 药物止痛

（34~36 题共用题干）

患者男性，25 岁，突然畏寒，发热伴右胸疼痛 1 天，胸透见右中肺有大片炎性阴影，入院后肌注青霉素治疗，体温逐渐下降，患者一般情况也明显好转

34. 该患者可能的诊断是
A. 肺炎球菌肺炎
B. 肺炎支原体肺炎
C. 金黄色葡萄球菌肺炎
D. 肺结核
E. 军团菌病

35. 针对该患者的护理，不妥的是
A. 胸痛取患侧卧位
B. 呼吸困难取半卧位
C. 高热患者常规使用退热剂
D. 腹胀患者可局部热敷或肛管排气
E. 密切观察生命体征、神志、尿量等变化，警惕感染中毒性休克

36. 该患者两天后体温又开始升高，血常规白细胞总数升高，应考虑
A. 抗生素剂量不足
B. 病原菌产生耐药性
C. 机体抵抗力低下
D. 休克先兆
E. 出现并发症

（37~38 题共用题干）

11 个月男婴，弛张高热，咳嗽 6 天，精神萎靡，纳差，时有呕吐，血常规白细胞 26×10^9/L，查体：烦躁不安，气促，面色苍白，皮肤可见猩红热样皮疹，两肺可闻及中小湿啰音。

37. 该患儿最可能的诊断是
A. 腺病毒肺炎
B. 肺炎支原体肺炎
C. 金黄色葡萄球菌肺炎
D. 肺炎链球菌肺炎
E. 呼吸道合胞病毒肺炎

38. 该患儿在治疗过程中突然出现呼吸困难加重，经吸痰和给予氧气吸入后无明显缓解，应考虑可能是
A. 肺部炎症加重
B. 并发脓气胸
C. 高热所致
D. 并发心力衰竭
E. 呼吸性酸中毒

39. 易合并脓胸、脓气胸的肺炎是
A. 腺病毒肺炎
B. 呼吸道合胞病毒肺炎
C. 金黄色葡萄球菌肺炎
D. 支原体肺炎
E. 霉菌性肺炎

（40~42 题共用题干）

患儿，男，6 岁。发热、咳嗽、咳痰 6 天。查体：T39.6℃，呼吸 24 次 /min，肺部听诊有少量湿啰音，痰液黏稠，不易咳出。诊断为金黄色葡萄球菌肺炎。

40. 该患儿最主要的护理诊断是
A. 体温过高
B. 咳嗽
C. 知识缺乏
D. 气体交换受损
E. 恐惧

41. 针对该患儿的护理措施，不妥的是
A. 物理降温
B. 对患儿家长进行健康指导
C. 室内湿度宜在 60% 左右
D. 保持呼吸道通畅，更换体位，定时超声雾化
E. 给予镇咳药

42. 对该患儿及家长进行健康指导，不妥的是
A. 介绍本病的原因
B. 指导有效的咳嗽技巧
C. 解释超声雾化吸入的作用
D. 指导补充合理的营养、水分
E. 指导吸痰方法

（43~45 题共用题干）

患儿，男，8 个月，以“咳嗽、发热 2 天，气喘 1 天”为主诉入院。查体：T 38.5℃，P 180 次 / 分，R 60 次 / 分，烦躁，面色苍白，呼吸急促，可见鼻翼扇动及三凹征，咽红，双肺可闻及细湿啰音，HR 180 次 / 分，心音低钝，肝右肋下 3.5cm，剑突下 2.5cm，质软，双下肢未见明显水肿。

43. 该患儿的正常心率范围是
A. 70~90 次 / 分
B. 80~100 次 / 分
C. 100~120 次 / 分

D. 110~130 次 / 分
E. 120~140 次 / 分

44. 该患儿出现的合并症是
A. 心肌炎
B. 心力衰竭
C. 呼吸衰竭
D. 脑水肿
E. 中毒性脑病

45. 针对该患儿的护理措施，错误的是
A. 避免交叉感染
B. 注意变换体位
C. 持续高浓度给氧
D. 保证营养及水分的供给
E. 高热时采取物理或药物降温

46. 患儿，10 个月，因“发热、咳嗽 2 天、气促 1 天”就诊。体检：体温 39.8℃，脉搏 150 次 / 分，心率 50 次 / 分，口周发绀，两肺有细湿啰音，诊断为肺炎。应对该患儿立即采取的护理措施是
A. 取舒适的体位
B. 调节病室的温湿度
C. 进行雾化吸入
D. 进行物理降温
E. 翻身、拍背、吸痰

47. 小儿细菌性肺炎最主要病原体是
A. 链球菌
B. 厌氧菌
C. 葡萄球菌
D. 肺炎链球菌
E. 流感嗜血杆菌

（48~50 题共用题干）

患者，男，26 岁，因肺炎球菌肺炎住院。护士发现其脉搏 120 次 / 分，呼吸 28 次 / 分，血压 80/50mmHg，神志模糊、烦躁、发绀、四肢湿冷、尿量减少。

48. 该患者出现了
A. 胸膜炎
B. 心包炎
C. 脓胸
D. 休克性肺炎
E. 脑膜炎

49. 除遵医嘱给予抗菌治疗外，首要的护理措施是
A. 遵医嘱给予止咳祛痰药
B. 注意观察生命体征、神志、瞳孔、尿量的变化
C. 协助患者取中凹卧位、保暖、吸氧、遵医嘱输液
D. 鼻饲高热量流质饮食
E. 预防并发症的发生

50. 不能提示患者病情好转的表现是
A. 神志清醒
B. 皮肤温度逐渐变暖
C. 脉搏有力
D. 尿量增多
E. 血压下降

51. 患儿 8 个月，发热、咳嗽 3 天，突然烦躁喘憋加重半天，面色苍白，口唇青紫，R80 次 / 分，两肺广泛细湿啰音，心音低钝，HR180 次 / 分，肝肋下 3.5cm，考虑患儿发生了
A. 脓气胸
B. 心力衰竭
C. 气胸
D. 中毒性脑病
E. 循环衰竭

参考答案

1.C 2.B 3.D 4.D 5.C 6.D 7.C 8.E 9.C 10.E 11.E 12.A 13.A 14.C 15.D 16.C 17.A 18.C 19.B 20.A 21.C 22.B 23.D 24.E 25.E 26.C 27.B 28.B 29.E 30.C 31.D 32.B 33.D 34.A 35.C 36.E 37.C 38.B 39.C 40.A 41.E 42.E 43.D 44.B 45.C 46.D 47.D 48.D 49.C 50.E 51.B

4. 解析：小儿肺炎容易并发心力衰竭，因此护士应重点观察是否出现心力衰竭的表现，如肝脏增大、呼吸增快、心率增快、突发呼吸困难等。

8. 解析：血容量补足的依据为：①动脉血压接近正常（＞90mmHg），脉压大于 30mmHg（4.0kPa）；②尿量大于 30ml/ 小时；③中心静脉压正常；④微循环好转，如唇色红、肢端温暖等。

9. 解析：肺炎链球菌的病理分期包括充血期、红色肝变期、灰色肝变期和消散期。

13. 解析：0~1 岁小儿的呼吸频率为 30~40 次 / 分，心率为 110~130 次 / 分。题干中的心率和呼吸均在正常范围内。

17. 解析：支原体肺炎的治疗首选大环内酯类中的红霉素。

18. 解析：重症肺炎患儿腹胀的重要原因是细菌毒素引起的中毒性肠麻痹。

21. 解析：肺炎患儿发热时大量出汗，体液丢失，因此应多喂水。

25. 解析：肺炎支原体肺炎多发生于学龄期儿童，刺激性干咳为突出的表现，常有发热，热程 1~3 周，而肺部体征不明显，首选大环内酯类抗生素治疗。

26. 解析：肺炎球菌肺炎患者在应用有效抗生素治疗后，体温会逐渐下降，而当体温退后再升或 3 天后仍不退者，应考虑肺炎球菌肺外感染并发症的发生，如脓胸、心包炎等。

27. 解析：重症肺炎时，由于肺通气、弥散和肺功能障碍，使得肺泡换气减少，导致二氧化碳潴留，动脉血二氧化碳分压增高，碳酸氢根浓度增加，pH 值下降，氢离子浓度升高，即致呼吸性酸中毒。

28. 解析：当患儿发生急性肺水肿时，应立即嘱患儿坐位，双腿下垂，给予间歇性吸入经20%~30%乙醇湿化的氧气，每次吸入不宜超过20分钟。

31. 解析：细菌性肺炎患儿，尤其是金黄色葡萄球菌肺炎者临床起病急、病情重、发展快，若患儿病情突然加重，体温持续不降或退而复升，剧烈咳嗽、呼吸困难，面色青紫，烦躁不安，提示并发脓胸或脓气胸。

37. 解析：金黄色葡萄球菌肺炎多见于新生儿及婴幼儿。临床特点为起病急、病情重、发展快，中毒症状明显，体温多呈弛张热，或为稽留热，烦躁不安，面色苍白，咳嗽，气促，皮肤可见猩红热样皮疹，肺部体征出现早，血白细胞计数明显增高。

38. 解析：金黄色葡萄球菌肺炎若感染波及胸膜，可引起胸膜渗液或脓胸，而肺边缘的脓肿破裂与肺泡、小支气管相通可造成脓气胸，患者表现为突然出现呼吸困难加重，经吸痰、吸氧后症状无明显改善。发生脓胸和脓气胸者应及时进行穿刺引流。

第五节　支气管扩张病人的护理

1. 大咯血是指24小时咯血量超过

A. 100ml
B. 200ml
C. 300ml
D. 400ml
E. 500ml

2. 患者，男，60岁，患右肺中叶支气管扩张。现患者痰多不易咳出，该患者可能存在的体征是

A. 消瘦、贫血
B. 呼吸运动减弱
C. 局限性哮鸣音
D. 固定而持久的局限性湿啰音
E. 两肺底布满湿啰音

3. 支气管扩张患者出现反复咯血，有窒息的危险。患者最可能出现的心理反应

A. 抑郁
B. 悲伤
C. 恐惧
D. 愤怒
E. 震惊

4. 患者，男，23岁。患支气管扩张症，间断咯血。近日来因受凉咯大量黄色脓痰入院治疗。医嘱体位引流。护士指导患者做体位引流时，错误的是

A. 在饭后1小时进行
B. 引流前做生理盐水超声雾化
C. 引流同时做胸部叩击
D. 引流后可给治疗性雾化吸入
E. 每次引流15~20分钟

5. 支气管扩张的早期病理改变是

A. 柱状扩张
B. 气管扭曲
C. 气管坏死
D. 气管穿孔
E. 空洞形成

（6~7题共用题干）

患者，男，65岁。支气管扩张，近日劳作后出现恶心、胸闷，反复咯血，24小时出血量约为800ml。

6. 该患者的咯血程度属于

A. 痰中带血丝
B. 微小量咯血
C. 小量咯血
D. 中等量咯血
E. 大量咯血

7. 目前患者饮食应

A. 禁食
B. 流质饮食
C. 半流质饮食
D. 软质饮食
E. 普通饮食

8. 为减少支气管扩张患者肺部继发感染和全身中毒症状，最关键的措施是

A. 加强痰液引流
B. 选择广谱抗生素
C. 使用呼吸兴奋剂
D. 使用支气管扩张剂
E. 注射流感疫苗

9. 患者，男，55岁，支气管扩张20年，近年来手指末端增生，肥厚，指甲从根部到末端拱形隆起呈杵状，该患者出现这种变化的主要原因是

A. 运动过量
B. 睡眠不足
C. 反复感染
D. 营养不良
E. 慢性缺氧

10. 患者男性，21岁，咳嗽、咳痰10年，间歇咳血，体检左下肺背部闻及湿啰音，有杵状指，诊断首先考虑为

A. 肺结核
B. 支气管扩张
C. 慢性支气管炎
D. 支气管哮喘
E. 肺癌

11. 体位引流适用于

A. 慢性支气管炎病人

B. 支气管哮喘病人

C. 昏迷病人

D. 肺炎链球菌肺炎病人

E. 支气管扩张病人

12. 支气管扩张患者一天中咳嗽、咳痰最严重的时刻是

A. 晨起

B. 白天

C. 傍晚

D. 夜间

E. 任何时候

13. 患者，女，33 岁，有支气管扩张症，2 天前因受凉咳大量黄色脓痰入院。遵医嘱体位引流，护士的做法错误的是

A. 饭前 1 小时或饭后 1~3 小时进行

B. 引流过程中观察患者有无咯血、发绀、出汗，如有不适终止引流

C. 嘱患者间歇做腹式呼吸后用力咳嗽，叩击或震荡患部以提高引流的效果

D. 引流后可给治疗性雾化吸入

E. 每次引流 15~20 分钟

14. 夜班护士发现一支气管扩张患者咯血约 200ml 后突然中断，呼吸极度困难，喉部有痰鸣音，表情恐怖，两手乱抓，首先要做的是

A. 立即支气管插管

B. 立即通知医师

C. 清除呼吸道积血

D. 给予高流量氧气吸入

E. 应用呼吸兴奋剂

15. 患者，女，55 岁，患支气管扩张症，病变在两肺下叶前基底支，为帮助其排出痰液，护士应为患者安置的体位是

A. 俯卧位

B. 仰卧位

C. 左侧卧位

D. 右侧卧位

E. 头低足高位

16. 患者咳脓痰伴少量鲜血，并且放置后分三层，首先考虑为

A. 慢性支气管炎

B. 肺癌

C. 肺结核

D. 支气管扩张症

E. 肺气肿

17. 体位引流适用于

A. 慢性支气管炎病人

B. 支气管哮喘病人

C. 昏迷病人

D. 肺炎链球菌肺炎病人

E. 支气管扩张病人

18. 患者，女，45 岁。因“支气管扩张症”住院，今晨出现咯血一次，量约 300ml。患者神情紧张，护士拟采取的急救措施不妥的是

A. 立即置患者于头低足高位

B. 立即清除口腔内血块

C. 给予高流量吸氧

D. 立即应用镇静、镇咳剂

E. 做好气管插管或切开的准备

（19~22 题共用题干）

患者，男，16 岁，患有支气管扩张症 4 年，近日因受凉后，体温 38℃，咳黄脓痰，伴咯血，每日咯血量 50ml。

19. 判断该患者咯血量为

A. 痰中带血

B. 少量咯血

C. 中等量咯血

D. 大量咯血

E. 不确定，需进一步评估

20. 护士观察病情时，以下哪项不属于观察的重点内容

A. 咯血情况

B. 体温情况

C. 痰液情况

D. 缺氧表现

E. 体重变化

21. 此时患者的饮食原则为

A. 暂禁食

B. 少量温热流质饮食

C. 少量温凉流质饮食

D. 少量温热饮食

E. 普通饮食

22. 今晨患者剧烈咳嗽后咯鲜红色血 300ml，护士采取的急救措施不妥的是

A. 立即置患者于头低足高位

B. 立即清除口腔内血块

C. 立即应用镇静、镇咳药

D. 给予高流量吸氧

E. 做好气管插管或切开的准备

参考答案

1.E　2.D　3.C　4.A　5.A　6.E　7.A　8.A　9.E　10.B　11.E　12.A　13.A　14.C　15.E　16.D　17.E　18.D　19.B　20.E　21.C　22.C

5. 解析：支气管扩张形态可分为柱状和囊状两种，亦常混合存在。柱状扩张的管壁损害较轻，随着病变的发展，破坏严重，变为囊状扩张。

19. 解析：少量咯血为＜ 100ml/d；中量咯血为 100~500ml/d；大量咯血为＞ 500ml/d 或 1 次咯血量＞ 300ml。

第六节　慢性阻塞性肺疾病病人护理

1. 慢性阻塞性肺疾病好发于
A. 10 岁以下儿童
B. 青壮年
C. 老年
D. 青春期
E. 婴儿期

2. 慢性阻塞性肺疾病病变的主要部位是
A. 气管
B. 上呼吸道
C. 支气管
D. 肺间质
E. 小细支气管

3. 慢性阻塞性肺气肿的病理改变不包括
A. 肺过度膨胀
B. 外观苍白或灰白
C. 镜检可见肺大疱
D. 肺血供增多
E. 弹力纤维网破坏

4. 最易并发阻塞性肺气肿的疾病是
A. 慢性支气管炎
B. 支气管哮喘
C. 慢性肺脓肿
D. 支气管扩张
E. 肺结核

5. 不属于慢性阻塞性肺疾病发病原因的是
A. 吸烟
B. 感染
C. 大气污染
D. 职业粉尘
E. 气候

6. 患者，男，60 岁。因“COPD 并发自发性气胸”入院。住院期间出现 T38.5℃，考虑合并细菌感染。最常见的致病菌是
A. 葡萄球菌
B. 结核杆菌
C. 卡他莫拉菌
D. 肺炎链球菌
E. 流感嗜血杆菌

7. 慢性阻塞性肺疾病急性发作期患者，长期卧床，咳痰无力，为促进排痰，护士给予胸部叩击，叩击方法中，错误的是
A. 患者取侧卧位
B. 叩击顺序由外向内
C. 叩击顺序由下向上
D. 叩击者的手扇形张开
E. 叩击者手指向掌心微屈

8. 患者，男，75 岁，慢性阻塞性肺疾病急性发作期患者。痰多黏稠，翻身时突然出现面色发绀，烦躁不安，护士首先应采取的措施是
A. 给患者吸氧
B. 给患者吸痰
C. 协助患者取坐位
D. 指导患者有效咳嗽
E. 湿化气道

9. 患者，男，66 岁，患慢性阻塞性肺疾病多年，护士在指导进行呼吸训练时，吸气与呼气时间比最好为
A. 吸气：呼气 =1 ：2
B. 吸气：呼气 =1 ：1
C. 吸气：呼气 =1.5 ：1
D. 吸气：呼气 =2 ：1
E. 吸气：呼气 =2 ：1

10. 预防慢性阻塞性肺疾病急性发作的措施不包括
A. 戒烟
B. 防止感冒
C. 合理膳食
D. 适当运动
E. 冬季停止一切户外活动

11. 患者，男，62 岁。因慢性阻塞性肺疾病合并慢性呼吸衰竭入院治疗，现病情缓解准备出院。在进行出院指导时，以下不妥的是
A. 应适当散步做操
B. 坚持腹式呼吸锻炼
C. 定期进行深呼吸咳嗽
D. 长期规则服用抗生素
E. 预防受凉感冒

12. 慢性阻塞性肺疾病合并自发性气胸患者，经过治疗准备出院。为减少气胸复发，护士应告诉患者需要特别注意的是
A. 避免进食生冷食物
B. 不能喝牛奶
C. 不能快步行走
D. 保持大便通畅
E. 坚持低蛋白饮食

13. 患者，男，80 岁。因慢性阻塞性肺疾病并发感染住院，患者出现下列哪种表现提示为肺性脑病先兆
A. 瞳孔不等大
B. 心率加快，血压升高
C. 呼吸急促
D. 烦躁，嗜睡
E. 尿量减少

14. 患者，男，70 岁，慢性阻塞性肺疾病。出院后拟行长期家庭氧疗。护士应告知患者每日吸氧的时间是不少于
A. 5 小时

B. 8 小时

C. 10 小时

D. 12 小时

E. 15 小时

15. 患者，女，80 岁。慢性阻塞性肺疾病 20 余年。今因“咳嗽、咳痰加重”住院。夜间因烦躁难以入眠，自服地西泮 5mg 后入睡，晨起呼之不应，呼吸浅促，出现上述表现的最可能的原因是

A. 地西泮的镇静作用

B. 地西泮过敏

C. 地西泮抑制呼吸中枢

D. 地西泮中毒

E. 地西泮镇咳作用

16. 患者，女，65 岁，有慢性阻塞性肺疾病病史。近年来多次在冬季发生肺炎，为减少患病几率，可以嘱患者于发病季节

A. 注射免疫球蛋白

B. 接种卡介苗

C. 接种流感疫苗

D. 服用抗生素

E. 在家中不要外出

（17~18 题共用题干）

患者，女，68 岁，慢性阻塞性肺疾病 10 年，因咳嗽，咳痰加重，伴发热，喘息 3 天入院，给予氨茶碱等治疗

17. 对该患者进行胸部评估时可发现的体征是

A. 可闻及湿啰音

B. 支气管偏向一侧

C. 呼吸频率减慢

D. 呼气延长

E. 胸廓不对称隆起

18. 应用氨茶碱治疗的目的是

A. 降低体温

B. 松弛支气管平滑肌

C. 稀释痰液

D. 减少支气管分泌物

E. 控制细菌感染

（19~20 题共用题干）

患者，男，70 岁，因慢性阻塞性肺气肿入院治疗。今晨护理查房时发现患者躁动不安，有幻觉，对自己所处的位置，目前的时间无法做出正确的判断。

19. 医嘱给予吸氧，最适合该患者的吸氧流量为

A. 10L/min

B. 8L/min

C. 6L/min

D. 4L/min

E. 2L/min

20. 该患者目前的意识状态属于

A. 深昏迷

B. 浅昏迷

C. 昏睡

D. 意识模糊

E. 嗜睡

21. 患者，男，55 岁，慢性咳嗽、咳痰性气短 5 年。为明确该患者是否为慢性阻塞性肺疾病，最有价值的一项指标是

A. 最大通气量低于预计值的 80%

B. 第一秒用力呼气量 / 用力肺活量＜ 70%

C. 潮气量低于预计值的 80%

D. 残气量 / 肺总量＞ 40%

E. PaO_2 低于正常

22. 患者，男，70 岁，COPD 病史 20 年，近日感冒后病情加重，夜间咳嗽频繁，痰量多，查体：神志清，口唇轻度发绀，桶状胸，双肺叩诊呈过清音，呼吸音低，动脉血气分析：PaO_2 55mmHg，$PaCO_2$ 60mmHg。经治疗后病情缓解，此时正确的健康指导是

A. 适当锻炼，低糖低蛋白饮食

B. 避免感冒，长期使用抗生素

C. 加强营养，低糖低蛋白饮食

D. 长期使用抗生素，加强营养

E. 避免感冒，进行缩唇呼吸及腹式呼吸

23. 患者，男，76 岁。因慢性阻塞性肺气肿入院。护士发现患者有明显的呼吸困难及口唇发绀，血气分析 PaO_2 29mmHg，SaO_2 55%，该患者程度为

A. 重度缺氧

B. 中度缺氧

C. 极重度缺氧

D. 极轻度缺氧

E. 轻度缺氧

24. 某人原有慢性阻塞性肺疾病，呼吸困难、发绀，近日咳嗽加剧，突然发生右侧胸痛，约 30 分钟后呼吸困难突然加剧，患侧胸壁叩诊呈鼓音，听诊呼吸音消失，该变化是

A. 自发性气胸

B. 肋间神经痛

C. 腹水

D. 胸腔积液

E. 肋骨骨折

25. 对改善早期肺气肿症状具有重要意义的措施是

A. 戒烟

B. 预防呼吸道感染

C. 去除外界刺激因素

D. 呼吸功能锻炼

E. 体位引流

26. 护士告诉慢性阻塞性肺气肿患者因为痰液黏稠，应多饮水，其原因是多饮水可以

A. 补充出汗等所丢失的水分

B. 加速细菌排出

C. 加速毒素及炎性分泌物排出

D. 降低出血性膀胱炎的发生

E. 促使痰液稀释而容易排出

27. 患者，男，60 岁，诊断为 COPD，血气分析：PaO_2 45mmHg，$PaCO_2$ 55mmHg，宜采用

A. 高压给氧

B. 乙醇湿化给氧
C. 间歇给氧
D. 高流量持续给氧
E. 低流量持续给氧

28. 患者，女，61 岁，慢性阻塞性肺疾病缓解期。护士指导患者做腹式呼吸，加强腹式呼吸的原因是
A. 有利于痰液排出
B. 增加肺泡张力
C. 借助腹肌进行呼吸
D. 使呼吸阻力减低，增加肺泡通气量
E. 间接增加肋间肌活动

29. 患者，男，76 岁，诊断为“COPD”，遵医嘱给予吸氧，吸入氧浓度为 29%，应调节氧流量为
A. 5L/min
B. 4L/min
C. 3L/min
D. 2L/min
E. 1L/min

（30~32 题共用题干）

患者男性，70 岁，慢性咳嗽咳痰 10 年，近两年来劳动时出现气促，近 2 日感冒后病情加重，咳脓痰且不易咳出，查体：体温 36.7℃，神志清，桶状胸，双肺叩诊过清音，呼吸音低，以慢性支气管炎合并慢性阻塞性肺气肿入院治疗。

30. 患者目前最主要的护理问题是
A. 体液过多
B. 有感染的危险
C. 清理呼吸道无效
D. 体温过高
E. 自理缺陷

31. 患者目前最主要的治疗措施是
A. 抗生素控制感染
B. 应用镇咳剂
C. 给予吸氧
D. 进行缩唇式呼吸训练
E. 使用支气管扩张剂

32. 患者应给予的氧疗方式为
A. 间歇给氧
B. 酒精湿化给氧
C. 低浓度持续给氧
D. 高压给氧
E. 高浓度持续给氧

（33~35 题共用题干）

患者，男，58 岁，患有慢性支气管炎并阻塞性肺气肿，近日因感冒咳嗽加重，并有低热。就诊前 2 小时突然喘息加剧，出大汗，用解痉止喘药均不能缓解。体检：喘憋状态，口唇紫绀，左肺叩诊呈过清音，右肺呈鼓音，右肺呼吸音消失，左侧呼吸音增粗并有少量干啰音。

33. 右肺的病情变化可能是发生了
A. 肺不张
B. 肺气肿
C. 胸腔积液
D. 胸膜增厚
E. 气胸

34. 除上述体征外，体检时还可出现
A. 气管居中
B. 气管左移位
C. 气管右移位
D. 胸廓凹陷
E. 右肺呼吸运动增强

35. 经急救后病情有所缓解，缓解的体征之一是
A. 右侧胸廓饱满
B. 右肺叩诊呈鼓音
C. 右肺呼吸音逐渐恢复
D. 左肺叩诊呈鼓音
E. 左侧胸廓饱满

36. 患者，男，65 岁，患有慢性支气管炎 15 年，冬季易发作，近 2 年出现气促，可能患有慢性阻塞性肺疾病，护士告知患者以下哪项检查可以确诊
A. 胸部 X 线检查
B. 肺功能检查
C. 痰培养
D. 心电图
E. 动脉血气分析

（37~38 题共用题干）

患者，女，55 岁，患慢性支气管炎，诉痰液黏稠咳不出来，嘴唇发绀，呼吸困难，血气分析结果：PaO_2 40mmHg，SaO_2 65%。

37. 该患者的缺氧程度属于
A. 正常
B. 轻度缺氧
C. 中度缺氧
D. 重度缺氧
E. 极重度缺氧

38. 遵医嘱给予患者吸痰，下列操作方法，错误的是
A. 吸痰前进行拍背可促进排痰
B. 吸痰前可适当提高氧流量
C. 吸痰管可重复使用
D. 每次吸痰不超过 15 秒
E. 吸痰过程观察痰液的颜色、量、性质

（39~42 题共用题干）

患者，男，75 岁，慢性支气管炎病史 20 年。1 周前受凉后出现咳嗽、咳痰，痰色黄、黏稠，不易咳出，伴有呼吸困难、乏力。以“慢性阻塞性肺疾病”收入院。

39. 该患者主要的护理诊断是
A. 体液过多
B. 清理呼吸道无效
C. 生活自理能力缺陷
D. 营养失调：低于机体需要量
E. 焦虑

40. 护士采用胸部叩击的方法促进患者排痰，错误的是

A. 患者取端坐卧位
B. 由外向内，由下而上
C. 护士将手扇形打开
D. 以手腕力量叩击
E. 每一肺叶叩击 1~3 分钟

41. 如果患者病情进一步发展，呼吸困难加重，查体：口唇发绀、颈静脉怒张，双肺可闻及散在湿啰音，心率 120 次 / 分，律齐。肝肋下 3cm，双下肢可见凹陷性水肿。此时患者出现了

A. 心力衰竭
B. 上消化道出血
C. 急性肾衰竭
D. 呼吸衰竭
E. 肺性脑病

42. 该患者应避免使用

A. 溴己新
B. 氨茶碱
C. 可待因
D. 盐酸氨溴索
E. 沙丁胺醇气雾剂

43. 患者，女，65 岁。患有 COPD。患者进行腹式呼吸训练时，护士应予以纠正的动作是

A. 吸气时腹部尽力挺出
B. 呼气时腹部尽力收缩
C. 鼻吸口呼
D. 慢吸气
E. 快呼气

参考答案

1.C　2.E　3.D　4.A　5.E　6.A　7.D　8.B　9.A　10.E　11.D　12.D　13.D　14.C　15.C　16.C　17.D　18.B　19.E　20.D　21.B　22.E　23.A　24.A　25.D　26.E　27.E　28.D　29.D　30.C　31.A　32.C　33.E　34.B　35.C　36.B　37.C　38.C　39.B　40.C　41.A　42.C　43.E

1. 解析：慢性阻塞性肺病多见于老年人，尤其以吸烟老年男性居多。

13. 解析：神志与精神的改变，如精神恍惚、嗜睡等对发现肺性脑病的先兆极为重要。

19~20. 解析：阻塞性肺疾病吸氧应为低流量吸氧 1~2L/min。意识模糊是指病人有定向障碍、思维和语言也不连贯，可有错觉、幻觉、躁动、精神错乱等。因此，19 选 E，20 选 D。

23. 解析：重度缺氧的标准：$PaO_2 < 30mmHg$，$SaO_2 < 60\%$，显著发绀，呼吸困难，三凹症，是氧疗的绝对适应证。

31. 解析：清理呼吸道无效：与呼吸道分泌物增多、黏稠及支气管痉挛有关。

第七节　支气管哮喘病人的护理

1. 哮喘发生的本质是

A. 交感神经兴奋
B. 迷走神经兴奋
C. 气道反应性降低
D. 免疫介导气道慢性炎症
E. β－肾上腺素受体功能低下

2. 患者男性，75 岁，因上呼吸道感染后引起哮喘发作，出院时，护士对患者健康教育的重点是

A. 避免食用牛奶、鱼、虾等食物
B. 避免服用阿司匹林等药物
C. 房间内不要放置花草
D. 向病人介绍每一种药物的名称、用法
E. 预防上呼吸道感染

3. 患者女性，20 岁。因外出旅游后出现呼吸困难、喘息入院。入院后诊断为支气管哮喘，护士应协助病人取

A. 平卧位
B. 端坐位
C. 半坐位
D. 左侧卧位
E. 头低脚高位

4. 通过兴奋 β_2 肾上腺素受体缓解支气管痉挛的药物是

A. 氨茶碱
B. 麻黄素
C. 阿托品
D. 肾上腺素
E. 沙丁胺醇

5. 患者，女，40 岁。毛绒玩具车间工人，有哮喘史 5 年。防治哮喘发作最有效的方法是

A. 脱离变应原
B. 药物治疗
C. 免疫治疗
D. 对症治疗
E. 长期治疗

6. 患者，男，56 岁，支气管哮喘发作，呼吸困难，此时护士应协助其采取的体位时

A. 半坐卧位
B. 端坐位
C. 中凹卧位
D. 头高足低位
E. 头低足高位

7. 患者，女，55 岁，因发作性胸闷、咳嗽就诊，诊为

支气管哮喘，医嘱予糖皮质激素吸入治疗，下列用药指导中正确的是

A.“吸入激素的主要作用是快速缓解症状”

B.“如果哮喘症状缓解，即可停止用药”

C.“吸入激素不会有任何副作用”

D.“吸入激素后要漱口”

E.“如果您要进行运动可在此前预防性吸入激素”

8. 患者男性，52岁，患支气管哮喘。入院给予某药物治疗后，患者出现了心血管方面的不良反应，该患者使用的药物可能是

A. 沙丁胺醇

B. 阿托品

C. 泼尼松

D. 氨茶碱

E. 色甘酸钠

9. 支气管哮喘的主要临床表现是

A. 吸气性呼吸困难伴三凹征

B. 发作性呼吸困难伴窒息感

C. 反复发作带哮鸣音的呼气性呼吸困难

D. 带哮鸣音的混合性呼吸困难

E. 呼吸困难伴哮鸣音

10. 患者，男，45岁。患有支气管哮喘史20余年，每年急性发作数次，经用药治疗后可以缓解。患者在与护士交流时询问：由于自觉症状消失后即停止服药，因此下次发作时是否可以先自行服用上次剩余的药物？护士首先应向患者重点说明的是

A. 应每天定时口服支气管扩张剂

B. 需认识到要长期规范治疗哮喘，不得自行停药

C. 鼓励多作运动，锻炼身体

D. 应当寻求医生帮助，及时解决用药问题

E. 应当寻找发病原因，避免复发，以减少用药

11. 糖皮质激素治疗支气管哮喘的主要作用是

A. 降低痰液黏稠度

B. 抑制气道炎症反应

C. 舒张支气管平滑肌

D. 抑制咳嗽中枢

E. 兴奋呼吸中枢

12. 患者，男，16岁，因支气管哮喘发作入院，听诊可闻及

A. 两肺底满布干湿啰音

B. 一侧满布哮鸣音

C. 一侧满布湿啰音

D. 两肺满布哮鸣音

E. 两肺满布湿啰音

13. 患者，男，48岁，受凉后哮喘发作，2天来呼吸困难加重，皮肤潮红，多汗，眼球结膜水肿，应给予的吸氧方式是

A. 酒精湿化给氧

B. 低流量间歇吸氧

C. 低流量持续吸氧

D. 高流量间歇吸氧

E. 高流量持续吸氧

14. 某急性发作重度的支气管哮喘者，其首选药物是

A. 氨茶碱

B. 地塞米松

C. 沙丁胺醇

D. 色甘酸钠

E. 异丙托溴铵

（15~18题共用题干）

患者，女，38岁。“慢性哮喘病史12年”。近日病情加重，夜间咳嗽频繁，痰量多，查体：神志清，口唇轻度发绀，桶状胸，双肺叩诊过清音，呼吸音低，可闻及干湿性啰音。经定量雾化吸入治疗后病情缓解，但 PaO_2（55mmHg）仍低。

15. 为防止病情进一步加重，最有效的措施是

A. 每日坚持用药

B. 坚持步行或慢跑等全身运动

C. 进行家庭氧疗

D. 保持情绪稳定

E. 做腹式呼吸加强膈肌运动

16. 对该患者进行健康教育重在提高

A. 适应工作节奏

B. 生活的规律性

C. 自我管理技能

D. 疾病的处理方法

E. 健康意识

17. 护士鼓励患者记哮喘日记，其监测的内容<u>不包括</u>

A. 上次住院时间

B. 每日症状发作次数

C. 所应用的药物

D. 症状发作程度

E. 吸氧时间及次数

18. 经治疗，患者状况好转。复诊时护士指导该患者注意避免各种诱发因素，特别是

A. 避免剧烈运动

B. 避免呼吸道感染

C. 避免接触外界人员

D. 避免吸入刺激性气体

E. 避免摄入引起过敏的食物

（19~21题共用题干）

患者，女，56岁。支气管哮喘10年，因受凉后憋喘加重，呼吸困难，夜间不愿平卧，自行吸入 β_2 受体激动剂效果不佳，患者紧张不已。血气分析 PaO_2 70mmHg。

19. 患者可能出现了

A. 神经精神性呼吸困难

B. 心源性呼吸困难

C. 混合性呼吸困难

D. 呼气性呼吸困难

E. 吸气性呼吸困难

20. 患者目前哮喘程度为

A. 极危重

B. 危重

C. 重度

D. 中度
E. 轻度

21. 正确的处理措施是
A. 静脉使用糖皮质激素
B. 给予抗生素
C. 低流量吸氧
D. 给予支气管舒张药
E. 给予镇静药

22. 患者，男，16 岁，因“今日突发呼吸困难，发作前有鼻痒、喷嚏、流涕、干咳”来诊。查体：坐位，血压正常，额部出汗，双肺哮鸣音响亮而弥散，心率 110 次 / 分，律齐，无杂音，血气分析，血氧饱和度 92%，初步判断该患儿哮喘急性发作的严重程度的分级属于
A. 轻度
B. 中度
C. 重度
D. 危重
E. 无法判断

23. 患者，女，48 岁，哮喘持续发作，呼吸 36 次 / 分，吸气时脉搏明显减弱，此时患者的脉搏属于
A. 奇脉
B. 短绌脉
C. 洪脉
D. 交替脉
E. 水冲脉

24. 患者，女，32 岁。因外出春游后出现咳嗽、咳痰伴喘息 1 天入院。查体：喘息貌，口唇发绀，在肺部可闻及广泛哮鸣音。入院后诊断为支气管哮喘。控制上述症状的首选药是
A. 氨茶碱
B. 泼尼松
C. 色甘酸二钠
D. 氯苯那敏
E. 沙丁胺醇

25. 预防外源性哮喘发作，最关键的措施是
A. 监测病情
B. 避免接触过敏原
C. 应用支气管扩张剂
D. 避免感染
E. 坚持服药

26. 患者，女，28 岁，发作性呼吸困难 16 年，多在春秋季发病，发作时多瘙痒，打喷嚏，最可能的诊断是
A. 运动性哮喘
B. 感染性哮喘
C. 外源性哮喘
D. 内源性哮喘
E. 混合型哮喘

27. 患者女性，45 岁，有哮喘史 5 年，近几天来为他人代养一只小狗，每次给小狗洗澡后出现咳嗽咳痰伴喘息，护士为其宣教时，应指出此次哮喘发作最可能的过敏原是
A. 尘螨
B. 花粉
C. 动物的毛屑
D. 病毒感染
E. 精神因素

28. 目前控制哮喘最有效的抗炎药物是
A. β 受体激动剂
B. 吲哚美辛
C. 糖皮质激素
D. 色甘酸二钠
E. 头孢类抗生素

29. 患者，男，29 岁。宠物店老板，有哮喘史 3 年，预防哮喘发作最有效的方法是
A. 脱敏治疗
B. 药物治疗
C. 免疫治疗
D. 加强运动，增强体质
E. 脱离变应原

30. 患者，男，45 岁，在参观朋友新房时出现流鼻涕、打喷嚏，继而出现明显喘憋，查呼气音延长，满肺满布广泛哮鸣音，最可能的原因是
A. 急性支气管炎
B. 喉头水肿
C. 慢性阻塞性肺气肿
D. 支气管哮喘
E. 急性肺水肿

31. 患者，女，30 岁，哮喘发作。为缓解支气管痉挛，给予氧气雾化吸入。护士在其操作中不正确的是
A. 将氧气流量调节到每分钟 4~5L
B. 严禁接触烟火和易燃品
C. 使用前摇匀药液
D. 用力吸气的同时堵住出气管
E. 呼气时放开口含嘴

32. 患者，女，16 岁，诊断为哮喘 2 年，护士观察到患者正在使用准纳器（舒利迭）吸入药物，患者的哪一种行为应被纠正
A. 水平握住准纳器
B. 对着准纳器呼气
C. 吸入药物时，深深平稳地吸气
D. 吸入药物后屏气 10s
E. 吸入药物后漱口

33. 患者，女，25 岁，反复喘息 10 余年，常在春季发病，诊断为哮喘，患者需长期吸入糖皮质激素，为防止不良反应的发生，应特别注意观察的是
A. 喘息
B. 尿量
C. 口腔黏膜
D. 血钾浓度
E. 血压

34. 患者，女，28 岁，诊断为支气管哮喘，快速静滴某药后，出现头晕、心悸、心律失常、血压下降，此药物可能是
A. 沙丁胺醇
B. 甲泼尼松

C. 氨茶碱
D. 盐酸氨溴索
E. 头孢他啶

（35~37 题共用题干）

患者，男，23 岁，门诊就医，近两个月来干咳，胸闷憋气，心悸，呼吸困难，夜间发作明显，影响睡眠，婴儿时面部湿疹严重，既往有过敏性鼻炎，皮肤荨麻疹，有类似发作病史。听诊双肺散在哮鸣音，心率 110 次 / 分。

35. 患者最可能的原因
A. 支气管扩张
B. 自发性气胸
C. 慢性阻塞性肺气肿
D. 支气管哮喘
E. 急性支气管炎

36. 治疗方法正确的是
A. 普萘洛尔口服
B. 0.1% 肾上腺素 1ml 皮下注射
C. 沙丁胺醇气雾剂，吸入
D. 色甘酸钠气雾剂，吸入
E. 地西泮，睡前服用

37. 下列哪项指标有助于判断病情严重程度
A. 血常规
B. 胸部 X 线
C. 胸部 CT
D. 最大呼气峰流速
E. 支气管舒张试验

（38~40 题共用题干）

患者，男，58 岁，反复出现喘息发作、咳嗽 30 年，春秋季好发，诊断为支气管哮喘，5 天前患者再次因哮喘急性发作住院。今晨患者剧烈咳嗽后突然出现左侧胸痛、极度呼吸困难、发绀、大汗淋漓、四肢厥冷，左侧肺部哮鸣音消失。

38. 护士判断该患者可能发生了
A. 休克
B. 呼吸衰竭
C. 心力衰竭
D. 自发性气胸
E. 肺不张

39. 该患者目前主要的护理诊断或医护合作性问题是
A. 低效性呼吸型态
B. 清理呼吸道无效
C. 焦虑
D. 疼痛
E. 体液不足

40. 此时应采取的首要抢救措施是
A. 取中凹体位
B. 高浓度给氧
C. 紧急穿刺放气
D. 安慰患者
E. 给予止痛药

（41~42 题共用题干）

患儿，男，3 岁。因咳嗽 3 天、喘憋 1 天入院。查体：体温 38.6℃，脉搏 120 次 / 分，呼吸 50 次 / 分，有呼气性呼吸困难，两肺布满哮鸣音，有少量粗湿啰音，诊断为哮喘性支气管炎

41. 患儿的首要护理问题是
A. 自理能力缺陷
B. 体温过高
C. 知识缺乏
D. 活动无耐力
E. 低效性呼吸型态

42. 针对该患者的护理措施，错误的是
A. 病室定时通风换气
B. 少量饮水
C. 定时为患儿拍背
D. 适当给予物理降温
E. 密切观察病情变化，必要时吸氧

参考答案

1.D　2.E　3.B　4.E　5.A　6.B　7.D　8.D　9.C　10.B　11.B　12.D　13.C　14.C　15.C　16.C　17.A　18.B　19.D　20.D　21.A　22.B　23.A　24.E　25.B　26.C　27.C　28.C　29.E　30.D　31.A　32.B　33.C　34.C　35.D　36.C　37.D　38.D　39.A　40.C　41.E　42.B

7. 解析：支气管哮喘病人吸入激素后要漱口，以免引起口咽部真菌感染。

22. 解析：支气管哮喘发作血氧饱和度＞ 95% 为轻度，91%~95% 为中度，≤ 90% 为重度。

31. 解析：氧气雾化时要求氧气湿化瓶内不放水，调节氧流量达 6~8L/min。

42. 解析：发热及哮喘患儿应鼓励饮水，以补充丢失的水分，稀释痰液，并防止便秘。

第八节　慢性肺源性心脏病病人护理

1. 我国慢性肺心病最常见的病因是
A. 脊柱畸形
B. 尘肺
C. 重症肺结核

D. COPD
E. 肺小动脉栓塞

2. 慢性肺源性心脏病最常见的病因是
A. COPD
B. 支气管哮喘
C. 支气管扩张
D. 肺动脉栓塞
E. 睡眠呼吸暂停综合征

3. 慢性肺源性心脏病的心脏改变主要是
A. 左心室肥厚
B. 二尖瓣关闭不全
C. 肺动脉瓣狭窄
D. 主动脉扩大
E. 右心室扩大

4. 肺源性心脏病肺动脉高压形成的最主要因素是
A. 缺氧
B. 血容量增加
C. 血液黏稠度增加
D. 继发性红细胞增加
E. 肺部毛细血管微小栓子形成

5. 患者女性，65 岁，肺心病病史 10 年，今晨突然出现神志恍惚、躁动、抽搐，应考虑为
A. 心力衰竭
B. 呼吸衰竭
C. 肺性脑病
D. 碱中毒
E. DIC

6. 在冬季天气剧烈变化的时候，有下列哪种疾病病史的患者应着重预防肺源性心脏病的发生
A. 慢性支气管炎
B. 慢性阻塞性肺疾病
C. 支气管哮喘
D. 支气管扩张
E. 大叶性肺炎

7. 患者男性，65 岁，因反复咳嗽、喘息 20 年，加重 1 周入院。入院后诊断为慢性肺源性心脏病，患者血气分析结果显示 PaO_2 50mmHg，$PaCO_2$ 55mmHg。此时护士应给予患者
A. 高浓度、高流量持续吸氧
B. 高浓度、高流量间歇吸氧
C. 低浓度、低流量持续吸氧
D. 低浓度、低流量间歇吸氧
E. 高压氧舱治疗

8. 肺心病并发二氧化碳潴留的典型表现是
A. 呼吸困难
B. 发绀
C. 肺功能下降
D. 意识障碍
E. 球结膜水肿

9. 慢性肺心病患者的心理社会状况评估不包括
A. 家庭角色和家庭关系的变化
B. 经济问题
C. 社会孤立
D. 失业问题
E. 治疗方案

10. 肺心病的预防不包括
A. 提倡戒烟
B. 增强免疫力
C. 减少有害物质的吸入
D. 预防感染
E. 多睡少动

11. 患者，女，69 岁，慢性肺心病急性发作，患者出现头痛、昼眠夜醒、神志恍惚时应考虑
A. 窒息先兆
B. 呼吸性酸中毒
C. 休克早期
D. 肺性脑病
E. DIC

12. 患者，男，68 岁，以“肺心病”而入院治疗。护士对患者进行身体评估发现下列症状，其中提示其右心功能不全的是
A. 口唇紫绀
B. 呼吸急促
C. 表情痛苦
D. 肝颈静脉反流征阳性
E. 双肺底可闻及散在湿啰音

13. 患者男。65 岁。因慢性肺源性心脏病并发肺炎、右心衰竭住院治疗。护士核对医嘱时，应提出质疑的是
A. 一级护理
B. 持续吸氧 6L/min
C. 头孢美唑钠 2.0g+5% 葡萄糖 100ml，ivgtt，q12h
D. 沐舒坦 30mg+0.9% 氯化钠 100ml，ivgtt，tid
E. 氢氯噻嗪 25mg，po，bid

14. 慢性肺源性心脏病患者肺、心功能失代偿期最突出的表现是
A. 呼吸困难加重，夜间更甚
B. 疲倦乏力，头晕心悸
C. 贫血
D. 多食多饮
E. 多尿

15. 患者，男，55 岁。肺心病并发 I 型呼吸衰竭，遵医嘱给予吸氧。该患者为快速缓解症状，自行调大氧流量，30 分钟后大量出汗，烦躁不安，肌肉震颤，间歇抽搐。考虑该患者最可能并发了
A. 氧中毒
B. 肺性脑病
C. 低钙血症
D. 低镁血症
E. 低钾血症

16. 患者，女，60 岁。慢性咳嗽、咳痰 30 年，下肢水肿 1 年。近半个月咳嗽加重，痰量增多，为黄色脓痰。呼吸困难，腹胀明显，食欲下降。诊断为慢性肺源性心脏病，呼吸衰竭。对患者进行的健康教育，不妥的内容是
A. 鼓励患者进行耐寒锻炼，如坚持冷水洗脸

B. 避免吸入刺激性气体

C. 尽量少去人群拥挤的公共场所，减少呼吸道感染的机会

D. 可以长期应用抗生素预防呼吸道感染

E. 积极改善膳食结构，加强营养

17. 患者，女，72 岁。因“间断咳嗽，咳痰 10 余年，症状加重，伴下肢水肿 1 周”入院，入院判断为“肺心病”。护士在进行健康评估时，哪项资料有助于判断本次症状加重的可能因素

A. 食物过敏史

B. 家族成员中有无同类疾病史

C. 有无受凉

D. 吸烟史

E. 是否坚持呼吸功能锻炼

18. 不属于肺心病代偿期特征的临床表现是

A. 发绀

B. 呼吸困难

C. 颈静脉充盈

D. 肺部叩诊过清音

E. 主动脉瓣第一心音亢进

19. 患者，女，75 岁。3 年前被诊断为“肺心病”，此次上呼吸道感染后病情加重入院。护士应采取的正确氧疗方式是

A. 间歇期高流量吸氧

B. 机械通气给氧

C. 持续高流量给氧

D. 每天给氧 3~4 小时

E. 持续低流量给氧

20. 患者，男，65 岁，COPD 病史 10 余年，近 2 年来反复上下肢水肿，此次因肺部感染病情加重，神志恍惚，口唇发绀，颈静脉怒张，上下肺闻及干湿啰音，心率 120 次 / 分，为确定有无呼吸衰竭，最重要的检查是

A. 脑电图

B. 心电图

C. 肺功能检查

D. 动脉血气分析

E. 电解质测定

21. 患者，男，69 岁。患慢性肺源性心脏病，近几天神志恍惚，四肢及皮肤温暖潮湿，烦躁不安，昼睡夜醒，今晨出现谵妄，肌肉抽搐，昏迷，抢救无效死亡。判断其死亡的主要原因是

A. 急性肺水肿

B. 心律失常

C. 肺性脑病

D. 感染性休克

E. 脑栓塞

（22~23 题共用题干）

患者，女，67 岁，肺源性心脏病，患者表现为呼吸困难，喉中有痰，不易咳出，患者家离医院较远，家人探视少，患者因此焦虑，无人时常哭泣

22. 护理该患者时应优先解决的问题是

A. 清理呼吸道无效

B. 皮肤完整性受损

C. 语言沟通障碍

D. 活动无耐力

E. 便秘

23. 除解决上述问题外，护士还应注意满足患者

A. 生理的需要

B. 安全的需要

C. 爱与归属的需要

D. 自尊的需要

E. 自我实现的需要

（24~25 题共用题干）

患者，男，68 岁，因呼吸困难、口唇发绀、烦躁不安急诊入院，确诊为肺源性心脏病、心力衰竭合并肺性脑病。护士配合医师进行抢救。

24. 该患者采取的吸氧方式应是

A. 低浓度间断吸氧

B. 高浓度持续吸氧

C. 低流量低浓度持续吸氧

D. 低流量高浓度间断吸氧

E. 高流量高浓度持续吸氧

25. 患者躁动不安，为防止坠床应采取的保护措施是

A. 约束双上肢

B. 约束双肩部

C. 约束双膝

D. 使用床档

E. 约束双脚

参考答案

1.D　2.A　3.E　4.A　5.C　6.B　7.C　8.A　9.E　10.E　11.D　12.D　13.B　14.A　15.B　16.D　17.C　18.E　19.E　20.D　21.C　22.A　23.C　24.C　25.D

13. 解析：肺源性心脏病患者应低流量、低浓度持续性给氧，即 1~2L/min。

16. 解析：长期服用抗生素，会产生耐药性或发生其他病菌感染，使病情得以继续发展、恶化。

17. 解析：肺心病的病人应重点预防受凉、感冒，以免加重病情。

18. 解析：肺心病的患者由于肺动脉高压会出现肺动脉第二心音亢进。患者不会出现主动脉瓣第一心音亢进，因此，本题选 E。

22. 解析：患者呼吸困难，喉中有痰，不易咳出，因此该患者首要的护理问题是清理呼吸道无效。

第九节　血气胸病人的护理

1. 自发性气胸的典型表现是
A. 刺激性咳嗽
B. 呼吸困难
C. 胸闷、气促
D. 胸痛
E. 血压下降

2. 自发性气胸的治疗措施中首要的是
A. 消除病因
B. 防治感染
C. 预防复发
D. 预防并发症
E. 使肺尽早复张

3. 患者，男，33 岁。干咳、胸痛，以自发性气胸入院。经积极治疗后已痊愈准备出院。护士告诉患者为预防复发最重要的是
A. 戒烟
B. 清淡饮食
C. 避免屏气用力
D. 积极锻炼身体
E. 保持情绪稳定

4. 患者，男，25 岁。肋骨骨折后合并血气胸，急诊行胸腔闭式引流术。对胸腔闭式引流护理，错误的是
A. 嘱患者勿折叠、扭曲、压迫管道
B. 嘱患者翻身时勿牵拉引流管
C. 保持水封瓶长管没入水中 6~8 ㎝
D. 指导患者多做深呼吸运动
E. 更换引流瓶时应双重夹闭引流管

5. 拔除胸腔闭式引流管时，应嘱患者
A. 深吸气后屏气
B. 深呼气后屏气
C. 正常呼吸
D. 浅呼气后屏气
E. 浅吸气后屏气

6. 某患者因胸腔积液行胸腔闭式引流术。正确的操作是

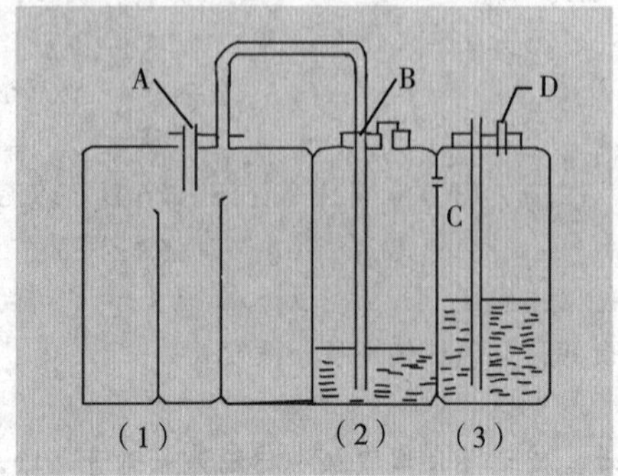

A. 将胸腔引流管连接于 A 管
B. 将胸腔引流管连接于 D 管
C. 每天记录引流瓶（2）的液体量
D. 观察 C 管中的水柱是否随呼吸上下波动
E. 需要负压吸引时连接于 A 管

7. 患者，男，23 岁。车祸 30 分钟后，因出现极度呼吸困难送来急诊。查体：右胸部饱满，呼吸音消失，叩诊呈鼓音，右胸部有骨擦音，皮下气肿。首要的急救措施是
A. 输血、输液
B. 镇静、吸氧
C. 胸壁固定
D. 剖胸探查
E. 胸腔穿刺排气

8. 患者，女，31 岁。车祸造成损伤性血胸，来院后立即为其行胸腔闭式引流术，现有引流一处。在术后观察中，引流量（血量）为多少时护士应立即报告医生提示患有进行性血胸的可能
A. 30ml/h
B. 50ml/h
C. 100ml/h
D. 150ml/h
E. 200ml/h

9. 患者，男，28 岁。突发性胸痛 2 小时，以自发性气胸诊断入院。查体：T36.8℃，P90 次 / 分，呼吸 22 次 / 分，右侧胸部肋间隙增宽，语颤消失，叩诊鼓音。其肝浊音界的改变是
A. 不变
B. 右移
C. 左移
D. 上移
E. 下移

10. 患者，男，28 岁，肺结核病史两年，因“发热、咳嗽 3 天”入院。今晨患者剧烈咳嗽后出现呼吸困难，其最可能并发了
A. 急性肺部感染
B. 心力衰竭
C. 自发性气胸
D. 呼吸衰竭
E. 肺气肿

11. 患者，男，25 岁，左胸外伤后来院就诊，诉胸部不适，但无明显呼吸困难。查体，胸廓未见明显伤口，X 线胸片显示右肺压缩 50%，最可能的诊断是
A. 张力性气胸
B. 进行性气胸
C. 多根多处肋骨骨折
D. 闭合性气胸
E. 开放性气胸

12. 患者，男，25 岁。因撞击导致肋骨骨折引起血气胸，给予局部固定和胸腔闭式引流治疗，目前已经拔出引

流管，责任护士给予其健康指导错误的内容是

A. 避免剧烈活动

B. 避免撞击骨折的部位

C. 定时做深呼吸

D. 保持大便通畅

E. 尽量不活动患侧肩关节

13. 患者，男，24 岁。损伤性气胸。遵医嘱给予胸腔闭式引流，其引流装置如图所示。目前该装置给予其胸腔施加的压力是

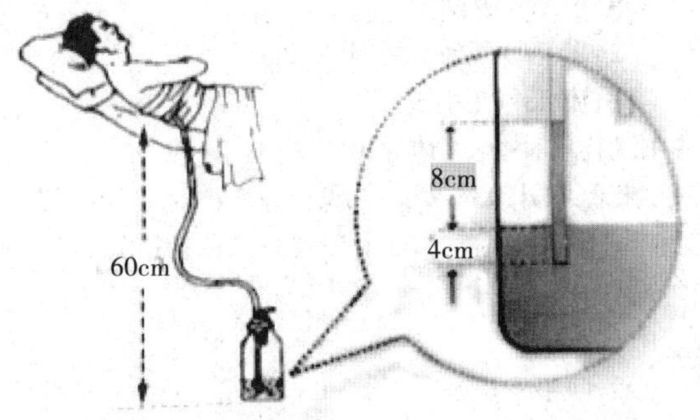

A. 60cmH_2O

B. 8cmH_2O

C. 0cmH_2O

D. –8cmH_2O

E. –60cmH_2O

14. 血气胸患者行胸腔闭式引流术，剖胸探查的指征是

A. 连续 3 小时内引出血性液 300ml

B. 连续 3 小时内引出血性液超过 200ml/ 小时

C. 连续 3 小时内引出血性液超过 100ml/ 小时

D. 连续 6 小时内引出血性液超过 200ml/ 小时

E. 连续 6 小时内引出血性液超过 300ml/ 小时

15. 患者，男，45 岁。因胸部外伤导致左侧血气胸，经胸膜腔闭式引流后，下列哪项是拔管的指征

A. 胸腔闭式引流每日引流量小于 50ml，X 线证实右肺完全膨胀

B. 胸腔闭式引流瓶长管内的水柱停止波动，每日引流量少于 80ml

C. 胸腔闭式引流长管内无气泡排出，每日引流量少于 80ml

D. 连续两天胸腔引流量小于 50ml，夹管 24 小时后拔除

E. 胸部 X 线检查证实右肺已经完全复张

（16~18 题共用题干）

患者，女，53 岁，胸闷气急 3 周，胸片提示右侧大量胸腔积液，胸穿抽出血性胸腔积液 1000ml

16. 最可能的病因为

A. 结核性胸膜炎

B. 癌性胸腔积液

C. 肺炎伴胸腔积液

D. 自发性液气胸

E. 漏出性胸腔积液

17. 进一步证实病因，最佳的检查方法是

A. 胸部 CT

B. 胸部超声波检查

C. 胸腔积液常规检查

D. 胸腔积液脱落细胞检查

E. 痰细胞学检查

18. 胸腔穿刺抽液时，患者出现头晕、出汗、面色苍白、四肢发冷，应立即

A. 减慢抽液速度

B. 停止抽液，平卧观察血压

C. 胸腔穿刺抽气

D. 高浓度吸氧

E. 皮下注射阿托品

19. 胸腔穿刺抽液时，患者出现头晕、出汗、面色苍白、四肢发凉，应立即

A. 减慢抽液速度

B. 停止抽液，平卧观察血压

C. 胸腔穿刺抽气

D. 高浓度吸氧

E. 皮下注射阿托品

（20~22 题共用题干）

患者男性，28 岁，胸部外伤致右侧第五肋骨骨折并发气胸，呼吸困难，紫绀，出冷汗。检查：血压 10.6/8kpa（80/60mmhg），气管向左侧移位，右胸廓饱满，叩诊呈鼓音，呼吸音消失，颈胸部有广泛皮下气肿等。医生采用闭式胸膜腔引流治疗。

20. 造成患者极度呼吸困难、紫绀的主要原因是

A. 健侧肺受压迫

B. 广泛皮下气肿

C. 纵隔向健侧移位

D. 静脉血液回流受阻

E. 伤侧胸腔压力不断升高

21. 护士在巡视病房时，发现引流管连接处脱节，应立即做出的处理是

A. 更换胸引流管

B. 引流管重新连接

C. 夹闭引流管近端

D. 拔除胸腔引流管

E. 通知医生，等待处理

22. 护士判断胸腔引流管是否通畅的最简单方法是

A. 检查引流管是否扭曲

B. 看引流管是否有液体引出

C. 检查引流瓶中是否有引流液

D. 检查患者的呼吸音是否正常

E. 观察水封瓶中长管内水柱的波动

23. 张力性气胸时首要的急救处理措施是

A. 气管插管辅助呼吸

B. 输血、补液抗休克

C. 立即排气，降低胸膜腔内压力

D. 剖胸探查

E. 气管切开辅助呼吸

24. 开放性气胸急救的首要措施是
A. 吸氧
B. 立即清创
C. 止痛
D. 抗感染
E. 封闭伤口

25. 开放性气胸患者现场急救的首要措施是
A. 吸氧、输液
B. 镇静、止痛
C. 清创、缝合
D. 封闭胸壁伤口
E. 应用抗生素

26. 患者，男，34 岁，右胸刺伤 2 小时，胸膜腔与外界相通，极度呼吸困难，此时应首先采取的措施是
A. 快速输液
B. 抗感染
C. 立即手术探查
D. 穿刺排气减压
E. 吸氧

27. 连枷胸、开放性气胸、张力性气胸均可发生的表现是
A. 纵隔移位或摆动
B. 血压骤降
C. 极度呼吸困难
D. 高热
E. 心跳骤停

28. 患者，女，20 岁，右胸外伤导致血气胸，行胸腔闭式引流术，其作用不包括
A. 排除积气、积液
B. 促进呼吸道分泌物排出
C. 重建负压，促进肺复张
D. 平衡压力，预防纵隔移位
E. 及时发现胸膜腔内活动性出血

（29~31 题共用题干）

患者，男，18 岁。晨练时突感左侧胸痛，气促。查体：呼吸 30 次 / 分，心率 110 次 / 分，神志清楚，面色苍白，口唇发绀，左上肺叩诊为鼓音，呼吸音消失。胸部 X 线检查示左肺压缩 90%，诊断为自发性气胸。

29. 该患者主要的护理问题是
A. 清理呼吸道无效
B. 低效型呼吸型态
C. 焦虑
D. 疼痛
E. 活动无耐力

30. 行胸腔闭式引流时，穿刺部位应为
A. 锁骨中线内第 2 肋间
B. 锁骨中线外第 2 肋间
C. 腋前线第 3~4 肋间
D. 腋前线第 6~7 肋间
E. 腋中线第 4~5 肋间

31. 胸腔闭式引流 5 天后，护士发现水封瓶长玻璃管内的水柱波动消失，患者咳嗽时水柱有波动出现。提示
A. 引流管有堵塞
B. 患侧肺不张
C. 肺膨胀良好
D. 呼吸道不通畅
E. 并发支气管胸膜瘘

32. 患者，女，20 岁，胸外伤导致血气胸，行胸腔闭式引流术，下列哪项不是拔管指征
A. 胸部 X 线检查显示肺膨胀良好
B. 患者无呼吸困难
C. 24 小时引流液量小于 200ml
D. 引流 48~72 小时
E. 引流瓶内无气体溢出

33. 患者，男，34 岁，右胸刺伤 2 小时，胸膜腔与外界相通，极度呼吸困难，此时应首先采取的措施是
A. 快速输液
B. 抗感染
C. 立即手术探查
D. 穿刺排气减压
E. 吸氧

（34~36 题共用题干）

患者，女，30 岁，右胸外伤后肋骨骨折，极度呼吸困难、发绀、烦躁不安。体检：脉搏细速，血压 80/60mmHg，皮肤湿冷，气管左移，颈静脉充盈，头颈部和右胸皮下气肿，右胸廓饱满、肋间隙增宽、呼吸幅度降低，叩诊呈鼓音，右肺呼吸音消失

34. 护士对该患者行护理评估后，最可能的结果是
A. 闭合性气胸
B. 开放性气胸
C. 张力性气胸
D. 创伤性气胸
E. 血气胸伴失血性休克

35. 若该患者行胸腔闭式引流 5 天后仍严重漏气，呼吸困难未见好转，此时，进一步的处理措施为
A. 剖胸探查
B. 持续大流量吸氧
C. 增加胸膜腔插管引流
D. 人工呼吸机辅助呼吸
E. 输血、输液，加强支持治疗

36. 若该患者行胸腔闭式引流，引流瓶应低于胸壁引流口平面
A. 10~20cm
B. 30~50cm
C. 60~100cm
D. 80~120cm
E. 100~150cm

（37~39 题共用题干）

患者，男，25 岁，10 分钟前左上胸部被汽车撞伤。既往体健。体检：BP 80/50mmHg，脉搏 148 次 / 分，R40 次 / 分。神志清，痛苦状，呼吸急促，吸氧下呼吸紧迫反而加重，

伴口唇青紫，气管移向右侧。左胸廓饱满，呼吸运动较右胸弱。有皮下气肿，范围为上自颈部、胸部下至上腹部

37. 护士对该患者进行病情判断后，其结果可能为
A. 闭合性气胸
B. 开放性气胸
C. 张力性气胸
D. 创伤性气胸
E. 血气胸伴失血性休克

38. 首要的急救措施是
A. 加压给氧
B. 排气减压
C. 剖胸探查
D. 快速输血补液
E. 气管切开辅助呼吸

39. 下列哪项术后护理措施不正确
A. 吸氧
B. 咳嗽时按压胸壁
C. 保持呼吸道通畅
D. 持续胸膜腔闭式引流 1 周以上
E. 必要时气管切开辅助呼吸

参考答案

1.D　2.E　3.C　4.C　5.A　6.A　7.E　8.E　9.E　10.C　11.D　12.E　13.D　14.B　15.A　16.B　17.D　18.B　19.B　20.E　21.C　22.E　23.C　24.E　25.D　26.D　27.A　28.B　29.B　30.B　31.C　32.C　33.D　34.C　35.A　36.C　37.C　38.B　39.D

1. 解析：气胸的典型表现是：在日常生活或休息时，突感一侧胸痛，如刀割样或针刺样，随即胸闷、气促、呼吸困难，可伴有刺激性咳嗽。

4. 解析：胸腔闭式引流时，水封瓶长管没入水中 3~4 cm。

9. 解析：气胸时胸腔内积气，肝上界下移。

10. 解析：肺结核病人剧烈咳嗽可能引起胸腔内压力升高，肺泡破裂出现气胸，胸膜腔压力增大，肺受压，病人出现呼吸困难。

14. 解析：血气胸病人胸腔闭式引流时如每小时引流出血性液体超过 200ml，连续 3 小时，提示胸腔内有活动性出血，应边抗休克边剖胸探查。

第十节　呼吸衰竭病人的护理

1. 可能发生呼吸肌无力引起呼吸衰竭的疾病是
A. 慢性阻塞性肺疾病
B. 重症支气管哮喘
C. 重症肺炎
D. 肺栓塞
E. 重症肌无力

2. 导致呼吸衰竭的病因不包括
A. 脑血管病变
B. 慢性阻塞性肺疾病
C. 肺栓塞
D. 心绞痛
E. 严重肺结核

3. Ⅰ型呼吸衰竭主要见于
A. 肺泡血量不足
B. 肺泡通气不足
C. 氧耗量不足
D. 肺换气功能障碍
E. 肺内动、静脉解剖分流增加

4. 感染后可累及呼吸功能，造成急性呼吸衰竭的病原体是
A. 金黄色葡萄球菌
B. 破伤风杆菌
C. 肺炎双球菌
D. 结核杆菌
E. 肺炎支原体

5. 临床上最常见的慢性呼吸衰竭的病因是
A. 呼吸肌病变
B. 重症肺结核
C. 严重胸廓畸形
D. 慢性阻塞性肺病
E. 神经系统病变

6. 呼吸衰竭患者最早、最突出的表现是
A. 紫绀
B. 呼吸困难
C. 血压下降
D. 心率加快
E. 精神反常

7. 呼吸衰竭最先受损的部位是
A. 大脑
B. 肺
C. 肝
D. 心脏
E. 肾

8. 呼吸衰竭的患者，在临床上出现最早的症状是
A. 胸部疼痛
B. 呼吸困难

C. 咯血
D. 发绀
E. 精神错乱

9. 慢性呼吸衰竭患者最早、最突出的临床表现是
A. 发绀
B. 发热
C. 咳嗽
D. 神经精神症状
E. 呼吸困难

10. 患者，男，62 岁，诊断为“COPD，Ⅱ型呼吸衰竭，肺性脑病”。护理人员应避免使用以下哪项处理措施
A. 持续低流量给氧
B. 静脉滴注抗生素
C. 肌注呋塞米
D. 烦躁时使用镇静剂
E. 口服解痉平喘类药物

11. 患者男性，63 岁。因呼吸衰竭入院，应用辅助呼吸和呼吸兴奋剂过程中，出现恶心、呕吐、烦躁、面颊潮红、肌肉颤动等现象。考虑为
A. 肺性脑病先兆
B. 呼吸兴奋剂过量
C. 痰液堵塞
D. 通气量不足
E. 呼吸性碱中毒

12. 呼吸衰竭的患者，呼吸中枢兴奋性下降，应使用的药物是
A. 沙丁胺醇
B. 酚妥拉明
C. 头孢曲松
D. 可拉明
E. 卡托普利

13. 患者，女，68 岁。有慢性哮喘史 15 年。今日感冒后病情加重，夜间咳嗽频繁，痰量多，以急性呼吸衰竭入院治疗。经治疗后病情缓解，准备出院，但 PaO_2 仍低（55mmHg）。为了防止心脏进一步受累，最有效的措施是
A. 作腹式呼吸加强膈肌运动
B. 避免吸入有毒气体
C. 保持室内清洁
D. 进行家庭氧疗
E. 坚持步行或慢跑等全身运动

14. 某慢性呼吸衰竭痰多的患者，在使用哪种药物后可能因为痰液黏稠增加而使排痰困难加重
A. 泼尼松
B. 沙丁胺醇
C. 呋塞米
D. 氨茶碱
E. 盐酸氨溴索

15. 患者，男，65 岁。因“呼吸衰竭”入院，住院期间应用呼吸兴奋剂，患者出现了何种情况时提示药物过量
A. 烦躁不安
B. 面色苍白
C. 呼吸深快
D. 四肢湿冷
E. 高热不退

16. 患者，男，76 岁，COPD 病史 5 年。因受凉并发肺部感染咳嗽、咳痰入院。查血气：PaO_2 50mmHg，$PaCO_2$ 55mmHg，pH 7.35，该患者最可能的诊断是
A. 支气管哮喘
B. 支气管肺炎
C. 支气管扩张
D. Ⅰ型呼吸衰竭
E. Ⅱ型呼吸衰竭

17. 肺心病患者并发症呼吸衰竭严重缺氧的典型表现是
A. 颜面发红
B. 颈静脉怒张
C. 发绀
D. 神志恍惚
E. 球结膜水肿

18. Ⅱ型呼吸衰竭的患者在使用人工呼吸机时，护士考虑患者是过度通气，支持该判断的是
A. 皮肤潮红、出汗
B. 患者可出现烦躁不安
C. 呼吸深大
D. 呼吸性酸中毒
E. 呼吸性碱中毒

19. 患者为慢性呼吸衰竭，近日因咳嗽、咳痰、气促明显，又出现神志不清、紫绀、多汗，做血气分析 PaO_2 50mmHg，$PaCO_2$ 62mmHg，应给予患者
A. 高浓度、高流量间歇吸氧
B. 高浓度、高流量持续吸氧
C. 低浓度、低流量持续吸氧
D. 低浓度、低流量间歇吸氧
E. 酒精湿化吸氧

20. 患者，男，65 岁。有慢性咳嗽咳痰史 25 年，近 2 年来呼吸困难逐渐加重，发绀，伴双下肢水肿，考虑为慢性呼吸衰竭。近日由于感染，咳嗽、咳痰加重，维持呼吸道通畅的重要措施是
A. 吸氧
B. 遵医嘱使用呼吸兴奋剂
C. 清除积痰
D. 呼吸功能锻炼
E. 纠正酸碱平衡

21. 慢性呼吸衰竭最早、最突出的临床表现是
A. 疲乏
B. 心律失常
C. 发绀
D. 呼吸困难
E. 昼夜颠倒

22. 患者，女，75 岁，慢性肺心病病史 15 年，因呼吸衰竭住院，血气分析示 PaO_2 45mmHg，$PaCO_2$ 75mmHg，给予持续低流量氧气吸入的原因是
A. 避免高流量 O_2 引起呼吸道分泌物干燥
B. 避免高流量 O_2 对呼吸道的刺激

C. 避免氧中毒的发生

D. 维持缺氧对呼吸中枢的兴奋作用

E. 保持 CO_2 对呼吸中枢的兴奋作用

23. 患者男性，60 岁。有慢性支气管炎、阻塞性肺气肿病史 10 余年，近 3 年来反复发作双下肢水肿，此次病情加重，口唇发绀，神志恍惚，双下肺闻及湿啰音，心率 120 次 / 分。确定该病人有无呼吸衰竭，下列哪项检查最有意义

A. 动脉血气分析

B. 发绀

C. 神志变化

D. 心律失常

E. 呼吸困难

（24~26 题共用题干）

患者，男，70 岁。慢性咳嗽、咳痰 20 余年，近 5 年来活动气急，一周前感冒后痰多，气急加剧。化验：动脉血 $PaCO_2$ 40mmHg，PaO_2 50mmHg。

24. 该患者最有可能诊断为

A. Ⅰ型呼吸衰竭

B. Ⅱ型呼吸衰竭

C. 呼吸窘迫综合征

D. 支气管哮喘急性发作

E. 脑血管意外

25. 如患者出现头痛，头胀，神志恍惚，躁狂乱语等，应考虑

A. 呼吸性酸中毒

B. 肺性脑病

C. 窒息先兆

D. 休克早期

E. 脑疝出现

26. 该患者正确的给氧方式是

A. 低流量低浓度间断给氧

B. 低流量低浓度持续给氧

C. 气管插管 + 机械通气

D. 高浓度吸氧

E. 高压氧舱给氧

（27~29 题共用题干）

患者，女，78 岁，慢性咳嗽、咳痰 20 余年，近 5 年来活动后气急，一周前感冒后痰多，气急加剧，近 2 天嗜睡，化验：WBC 6×10^9/L，中性 0.9，动脉血 PH 为 7.29，$PaCO_2$ 80mmHg，PaO_2 48mmHg

27. 该患者最可能的诊断为

A. Ⅰ型呼衰

B. Ⅱ型呼衰

C. 呼吸窘迫综合征

D. 支气管哮喘急性发作

E. 脑血管意外

28. 如患者出现头痛、头胀、神志恍惚，躁狂、谵妄等，应考虑

A. 呼吸性酸中毒

B. 肺性脑病

C. 窒息先兆

D. 休克早期

E. 脑疝出现

29. 若经药物治疗无效，患者自主呼吸停止，应立即给予

A. 气管切开 + 机械通气

B. 清理呼吸道

C. 气管插管 + 机械通气

D. 高浓度吸氧

E. 体外心脏按压

（30~32 题共用题干）

患者女性，67 岁，肺心病病史 20 年，此次患肺炎，2 周来咳嗽、咳痰，今晨呼吸困难加重，烦躁不安，神志恍惚。查体：体温 37.4℃，脉搏 110 次 / 分，呼吸 36 次 / 分，节律不整，口唇发绀，两肺底闻及细湿啰音，心（–），腹（–），血压正常

30. 患者最可能出现了下述那个并发症

A. 呼吸衰竭

B. 上消化道出血

C. 急性脑出血

D. 肾功能衰竭

E. 急性心力衰竭

31. 何种卧位可减轻患者的呼吸困难

A. 平卧位

B. 右侧卧位

C. 左侧卧位

D. 半卧位

E. 头低脚高位

32. 针对该患者的治疗，错误的是

A. 静脉滴注氯化钾

B. 给予镇静药

C. 低流量吸氧

D. 给呼吸兴奋剂

E. 使用人工呼吸

33. 慢性肺气肿患者，近日痰多不易咳出，常有喘鸣、头痛、烦躁、白天嗜睡、夜间失眠，晨间护理时发现患者神志淡漠，应考虑

A. 呼吸性酸中毒

B. 窒息先兆

C. 二氧化碳麻醉

D. 休克早期

E. 脑疝先兆

参考答案

1.E　2.D　3.D　4.C　5.D　6.B　7.A　8.B　9.E　10.D　11.B　12.D　13.D　14.C　15.A　16.E　17.C　18.E

19.C 20.C 21.D 22.D 23.A 24.A 25.B 26.D 27.B 28.B 29.C 30.A 31.D 32.B 33.C

3. 解析：Ⅰ型呼吸衰竭，即缺氧型呼吸衰竭，主要见于换气功能障碍（通气 / 血流比例失调、弥散功能损害和肺动脉分流）疾病，如肺部广泛炎症、肺间质性疾病和急性肺栓塞等。

14. 解析：呋塞米为利尿剂，使用后会导致血容量减少，痰液黏稠，从而使排痰困难加重。

16. 解析：Ⅰ型呼吸衰竭是指氧分压下降，低于 60mmHg，二氧化碳分压降低或正常。Ⅱ型呼吸衰竭二氧化碳分压大于 50mmHg，氧分压小于 60mmHg。题干中血气分析结果为：PaO_2 50mmHg，$PaCO_2$ 55mmHg，因此属于Ⅱ型呼吸衰竭。

33. 解析：慢性呼吸衰竭伴 CO_2 潴留时，随 $PaCO_2$ 升高可表现为先兴奋后抑制现象。兴奋症状包括失眠、烦躁、躁动、夜间失眠而白天嗜睡（昼夜颠倒现象）。

第十一节 急性呼吸窘迫综合征病人的护理

1. 我国急性呼吸窘迫综合征发病最主要的危险因素是
   A. 各种类型的休克
   B. 肺挫伤
   C. 重症肺炎
   D. 药物或麻醉品中毒
   E. 误吸胃内容物

2. 急性呼吸窘迫综合征的典型症状是
   A. 脉搏细速
   B. 血压下降
   C. 心律失常
   D. 进行性呼吸窘迫
   E. 精神神经症状

3. 患者，男，37 岁，因感染性休克入院。护士在观察病情时，下列症状提示其发生急性呼吸窘迫综合征的可能是
   A. 呼吸音减弱
   B. 肺部湿啰音
   C. 躁动不安
   D. 动脉血氧分压下降
   E. 呼吸困难迅速加重

4. ARDS 最早出现的症状是
   A. 代谢性酸中毒
   B. 进行性呼吸窘迫
   C. 低氧血症
   D. 咳粉红色泡沫样痰
   E. X 线检查可见大片状浸润阴影

5. 患者，女，25 岁，发热 3 日，今晨起呼吸困难，鼻导管吸氧未见好转。查体：体温 39℃，脉搏 110 次 / 分，呼吸 28 次 / 分，血压 110/70mmHg，双肺闻及细湿啰音及管状呼吸音。动脉血气分析：氧分压 50mmHg，二氧化碳分压 45mmHg，胸部 X 线：双肺可见密度增高的大片状阴影，临床诊断为急性呼吸窘迫综合征。最有效的通气方式
   A. 间歇正压通气
   B. 间歇指令通气
   C. 压力支持通气
   D. 持续气道正压通气
   E. 呼气末正压通气

6. 对 ARDS 的诊断和病情判断有重要意义的检查是
   A. 血气分析
   B. 呼吸功能监测
   C. X 线检查
   D. 血流动力学监测
   E. 心电图检测

参考答案

1.C 2.D 3.E 4.B 5.E 6.A

第五章　传染病病人的护理

第一节　传染病概述

1. 属于传染病预防措施的是
A. 计划免疫
B. 封锁疫区
C. 环境消毒
D. 限制集会
E. 停工停课
2. 确定一种传染病的检疫期是根据该病的
A. 潜伏期
B. 传染期
C. 症状明显期
D. 恢复期
E. 前驱期
3. 传染病的基本特征，下列哪一项除外
A. 有病原体
B. 有传染性
C. 有遗传性
D. 有流行性
E. 有免疫性
4. 预防传染病最有效的方法是
A. 及时接种疫苗
B. 养成良好卫生习惯
C. 保持环境卫生
D. 及时隔离病人
E. 消灭蚊蝇老鼠

参考答案

1.A　2.A　3.C　4.A

3. 解析：传染病的基本特征包括有病原体、有传染性、流行性及感染后免疫性，这些特征是传染病与其他疾病的主要区别。

第二节　流行性感冒病人的护理

1. 患者，男，18 岁，3 天前开始出现咳嗽、咽干，继而出现喷嚏、流清水样鼻涕，伴轻度头痛、低热，无明显咳嗽，查体：鼻黏膜充血。该患者最可能出现了
A. 疱疹性咽峡炎
B. 急性感染性喉炎
C. 进行性细菌性扁桃体炎
D. 急性支气管炎
E. 流行性感冒
2. 患者，女，28 岁，某外企主管。近 2 日出现咽干、咽痛、喉痒、发热、头痛、全身不适。对该患者的健康指导，错误的内容是
A. 避免上呼吸道感染等诱发因素
B. 生活规律、劳逸结合
C. 遇到流感流行时使用抗生素预防感染
D. 坚持冷水洗脸
E. 坚持适度的运动，增强体质
3. 确诊流行性感冒的方法主要是
A. 发病季节
B. 补体结合试验
C. 血凝抑制试验
D. 病毒分离
E. 全身症状重

参考答案

1.E　2.C　3.D

2. 解析：流感是由病毒感染引起，应使用抗病毒的药物，继发细菌感染时才使用抗生素。

第三节　麻疹病人的护理

1. 麻疹患者在出疹期首先出现皮疹的部位是

A. 前额、面、颈

B. 耳后、发际

C. 胸、背

D. 胸、腹

E. 四肢

2. 早期诊断麻疹最有价值的依据是

A. 全身斑丘疹

B. 麻疹黏膜斑

C. 呼吸道卡他症状

D. 颈部淋巴结肿大

E. 1 周前有麻疹接触史

3. 患儿男，5 岁。体温 39.4℃，发热 3 天后于耳后出现淡紫色、充血性斑丘疹，拟诊断为“麻疹”。此时患儿首要的护理问题是

A. 有皮肤完整性受损的危险

B. 有传播感染的危险

C. 有体液不足的危险

D. 体温过高

E. 潜在并发症：支气管肺炎

4. 患儿 2 岁，高热 4~5 天，1 天来全身出皮疹，为红色米粒大小斑丘疹，疹间皮肤不充血，精神食欲差，伴有流涕，咳嗽重，眼结膜充血、畏光，最可能是患

A. 麻疹

B. 风疹

C. 猩红热

D. 幼儿急疹

E. 水痘

5. 患儿女，5 岁，因患麻疹在家隔离治疗，社区护士指导家长消毒隔离措施不正确的是

A. 房间应经常通风换气

B. 隔离至出诊后 5 天

C. 患儿衣被及玩具等在阳光下暴晒 2 小时

D. 家长护理患儿后，须在流动空气中停留 30 分钟以上，才能去邻居家

E. 接触的易感患儿需隔离观察 7 天

6. 麻疹的出诊在发热后

A. 当天

B. 1~2 天

C. 2~3 天

D. 3~4 天

E. 7~10 天

7. 患儿，5 岁，高热 5 天伴流涕、干咳、纳差、1 天来全身出皮疹，为红色粟粒大小斑丘疹，疹间皮肤正常。该患儿应隔离至

A. 病后 1 周

B. 出诊后 5 天

C. 疹退后 5 天

D. 出诊后 1 周

E. 疹退后 10 天

8. 麻疹出疹的特点是

A. 发热 1~2 天出疹

B. 发热 2~3 天出疹

C. 发热 3~4 天出疹

D. 热退疹出

E. 发热 2~5 天出疹

9. 麻疹的隔离期是

A. 隔离到起病后 1 周

B. 隔离到出疹后 1 周

C. 无并发症隔离到出诊后 5 天，有并发症隔离到出疹后 10 天

D. 隔离到疹退后 10 天

E. 隔离到疹退后 15 天

10. 患儿，女，5 岁，诊断麻疹合并肺炎入院。在住院期间，为避免交叉感染，医护人员在诊治患儿后，应在空气流通处多少分钟以上才能接触其他患者

A. 30

B. 25

C. 20

D. 15

E. 10

11. 典型麻疹的出疹顺序是

A. 四肢→躯干→面部→颈部

B. 面部→颈部→躯干→四肢

C. 颈部→躯干→四肢→面部

D. 面部→躯干→四肢→颈部

E. 躯干→四肢→面部→颈部

12. 患儿，男，3 岁，发热，体温 39.2℃，面部及躯干可见皮疹，诊断为麻疹，护士为其家属进行健康教育时，不正确的是

A. 多饮开水

B. 勤剪指甲，防止抓伤皮肤

C. 保持呼吸道通畅

D. 保持病室通风，空气清新

E. 应用酒精擦浴降温

参考答案

1.B　2.B　3.D　4.A　5.E　6.D　7.B　8.C　9.C　10.A　11.B　12.E

5. 解析：麻疹患儿应隔离至出疹后 5 天，有并发症者延至出疹后 10 天。接触的易感儿隔离观察 21 天。

12. 解析：麻疹患儿处理高热时需兼顾透疹，不宜用药物或物理方法强行降温，尤其禁用酒精擦浴、冷敷。

第四节　水痘病人的护理

1. 水痘皮肤病变的病理特征是
   A. 仅限黏膜
   B. 仅限表皮
   C. 仅限真皮
   D. 可侵及皮下组织
   E. 可侵及肌层

2. 3 岁患儿，未患过水痘。现该患儿班级里出现水痘患儿。该患儿应在家隔离观察的时间是
   A. 1 周
   B. 2 周
   C. 3 周
   D. 4 周
   E. 5 周

3. 患儿女，2 岁，诊断为水痘，在家隔离治疗，因皮疹瘙痒，患儿哭闹不安，护士给予家长正确的指导是
   A. 局部涂 2% 碘酊
   B. 局部涂液体石蜡
   C. 局部涂地塞米松霜
   D. 局部涂炉甘石洗剂
   E. 局部涂金霉素鱼肝油

4. 患儿，女，5 岁，体温 38℃，全身可见皮疹，诊断为水痘，在门诊治疗，该患儿应在家隔离至疱疹全部结痂或出疹后几天为止
   A. 7 天
   B. 8 天
   C. 10 天
   D. 12 天
   E. 15 天

5. 6 岁女婴，皮肤同一部位出现丘疹、水疱疹，有的水疱内含清亮液体，有的已破溃结痂，最可能的原因是
   A. 麻疹
   B. 水痘
   C. 风疹
   D. 荨麻疹
   E. 药物疹

6. 抗水痘病毒首选的药物是
   A. 阿糖胞苷
   B. 病毒唑
   C. 干扰素
   D. 利巴韦林
   E. 阿昔洛韦

7. 患儿，男，4 岁。出水痘后其母亲非常担心患儿病情和预后。护士对家长的健康指导，不正确的是
   A. 康复后不用接种水痘疫苗
   B. 高热时使用阿司匹林降温
   C. 3 周内不能上学
   D. 室内适当通风
   E. 不能和其他孩子玩耍

参考答案

1.B　2.C　3.D　4.A　5.B　6.E　7.B

第五节　流行性腮腺炎病人的护理

1. 流行性腮腺炎的潜伏期平均为
   A. 6 天
   B. 9 天
   C. 12 天
   D. 15 天
   E. 18 天

2. 患有流行性腮腺炎患儿具有传染性的时段为
   A. 腮腺肿大前 1 日至消肿后 3 天
   B. 腮腺肿大前 1 天至出疹后 5 天
   C. 腮腺肿大前 2 天至出疹后 5 天
   D. 腮腺肿大前 3 天至出疹后 9 天
   E. 腮腺肿大期

3. 患儿，男，5 岁。患流行性腮腺炎第 3 天出现高热，头痛，呕吐，应初步考虑该患儿并发了
   A. 肾炎
   B. 胰腺炎
   C. 脑膜脑炎
   D. 心肌炎
   E. 支气管炎

4. 患儿，女，6 岁。因腮腺肿大伴发热、腹痛 3d 入院，入院后诊断为急性腮腺炎。为了查明患儿腹痛的原因，应做下列哪项检查
   A. 血糖
   B. 血及尿淀粉酶检查

C. 肝功能检查
D. B 超
E. 腹腔穿刺
5. 对无并发症的急性腮腺炎患儿，正确的隔离方式是
A. 保护性隔离
B. 接触性隔离
C. 血液隔离
D. 消化道隔离
E. 家中隔离

参考答案

1.E　2.A　3.C　4.B　5.E

5. 解析：无并发症的急性腮腺炎患儿一般在家中隔离治疗，采取呼吸道隔离。

第六节　病毒性肝炎病人的护理

1. 丙型肝炎的主要传播途径是
A. 粪 - 口传播
B. 水传播
C. 食物传播
D. 血液传播
E. 媒介传播
2. 戊型病毒性肝炎的主要传播途径是
A. 血液传播
B. 虫媒传播
C. 接触传播
D. 呼吸道传播
E. 粪 - 口传播
3. 孕妇，23 岁。孕 1 产 0，孕 20 周来院进行产前检查，HBsAg（+）、HBeAg（+）、HBcAb（+），孕妇不断询问乙肝母婴传播途径不包括
A. 乳汁传播
B. 产后接触母亲唾液或汗液传染
C. 经胎盘传播
D. 分娩时通过软产道接触母血或羊水传播
E. 粪 - 口传播
4. 急性黄疸型肝炎前驱期的表现是
A. 粪便颜色变浅
B. 皮肤瘙痒
C. 消化道症状
D. 皮肤黄染
E. 肝区疼痛
5. 乙型肝炎患者入院时换下的衣服应
A. 统一焚烧
B. 包好后存放
C. 消毒后存放
D. 交给家属带回
E. 消毒后交给患者
6. 患者，男，27 岁，既往体健，体检时肝功能正常，抗 -HBs 阳性，HBV 其他血清病毒标记物均为阴性。其很担心自己患上乙型肝炎，护士应告知患者其此时的状况是
A. 乙型肝炎且有传染性
B. 乙型肝炎但病情稳定
C. 乙型肝炎病毒携带状态
D. 处于乙型肝炎恢复期
E. 对乙型肝炎病毒具有免疫力
7. 患者，女，32 岁。因“乏力、纳差 5 天，尿黄 1 天”来诊，经实验室检查诊断为急性病毒性肝炎（甲型）。对于其 5 岁的儿子，适宜的做法是
A. 不需要采取任何措施
B. 预防性服用抗病毒药物
C. 进行相关检查，若未感染可不做处理
D. 进行相关检查，若未感染可注射人丙种球蛋白
E. 进行相关检查，若未感染可注射高价特异性免疫球蛋白
8. 孕妇，29 岁，既往体健，近一年来发现 HBsAg 阳性，但无任何症状，肝功能正常，经过十月怀胎，足月顺利分娩一 4500g 男婴，为阻断母婴传播，对此新生儿最适宜的预防方法是
A. 丙种球蛋白
B. 乙肝疫苗
C. 乙肝疫苗 + 丙种球蛋白
D. 高效价乙肝免疫球蛋白
E. 乙肝疫苗 + 高效价乙肝免疫球蛋白
9. 丙型肝炎的主要传播途径是
A. 饮食传播
B. 水源传播
C. 体液传播
D. 经输血传播
E. 共用牙刷、剃须刀
10. 患者，男，28 岁，在出差途中，不幸感染急性甲型肝炎在外地住院，他需要将自己生病的情况告知家人，于是给家里写信，他的信件应该用何种方法处理后再寄出
A. 高压蒸汽灭菌
B. 甲醛熏蒸柜熏蒸
C. 用紫外线照射
D. 用氯胺溶液喷雾
E. 过氧乙酸擦拭
11. 为丙型肝炎患者抽血做肝功能检查，抽血后护士消毒双手正确的是

A. 刷洗范围应在污染范围内
B. 流动水冲洗时，腕部应高于肘部
C. 洗手时，身体靠近洗手池
D. 双手共刷洗 2 分钟
E. 刷手毛刷可重复使用

12. 患者，男，32 岁，因患急性黄疸型肝炎住院，此时进行的护理措施，不妥当的是
A. 接触患者应穿隔离衣
B. 患者的排泄物直接倒入马桶冲掉
C. 给予低脂肪食物
D. 护理患者前后均应洗手
E. 患者剩余的饭菜可用漂白粉混合搅拌后倒掉

13. 患者，男，48 岁，因尿黄、眼黄、皮肤黄，肝功能检测 ALT 升高，血清抗 HAV-IgG 阳性。诊断为甲型肝炎，对该患者采取的隔离是
A. 呼吸道隔离
B. 血液隔离
C. 虫媒隔离
D. 消化道隔离
E. 保护性隔离

14. 某患者，20 年前患急性黄疸型肝炎，近 5 年右上腹胀痛，诊断为肝硬化，近 2 天出现大量腹水，在护理中不恰当的是
A. 指导患者取半卧位
B. 按医嘱给予利尿剂
C. 正确记录每日出入量
D. 定期测量腹围
E. 限制每日食盐 5g

15. 对于乙肝患者所生新生儿，下列哪项免疫措施没必要
A. 生后 24 小时内注射乙肝疫苗 30μg
B. 生后 48 小时内注射 0.5ml 乙肝免疫球蛋白
C. 生后 1 个月注射 0.5ml 乙肝免疫球蛋白
D. 生后 1 个月注射乙肝疫苗 10μg
E. 生后 6 个月注射乙肝疫苗 10μg

16. 患者，男，37 岁。因近 1 周食欲减退、上腹部不适、疲乏无力，伴巩膜及皮肤黄染 2 天。既往体健。入院 3 天后出现嗜睡，有扑翼样震颤，肝未扪及。血清总胆红素 200μmol/L，血清丙氨酸氨基转移酶 150U/L，血清 HBsAg（+），此病人的肝炎类型是
A. 急性黄疸型乙型肝炎
B. 淤胆型肝炎
C. 急性重型乙型肝炎
D. 亚急性重型乙型肝炎
E. 慢性重型乙型肝炎

参考答案

1.D 2.E 3.E 4.C 5.C 6.E 7.E 8.E 9.D 10.B 11.D 12.B 13.D 14.E 15.C 16.C

2. 解析：甲型和戊型肝炎主要通过粪－口途径传播。

6. 解析：抗 -HBs 阳性主要见于预防接种乙型肝炎疫苗后或过去感染 HBV 并产生免疫力的恢复者。

12. 解析：肝炎病人的排泄物、分泌物不能直接倾倒，应用 3% 漂白粉消毒后弃去。

第七节 艾滋病病人的护理

1. 患者，男，32 岁，反复发热、腹泻 2 个月。经实验室检查“抗 HIV 阳性”，初步诊断为“艾滋病”。护士对患者进行健康史评估时，下列内容中最不重要的是
A. 有无输血史
B. 有无静脉吸毒史
C. 有无吸食大麻史
D. 性伴侣情况
E. 有无不洁性行为史

2. HIV 感染后对免疫系统造成损害，主要的机理是损害哪类细胞
A. 自然杀伤（NK）细胞
B. CD_8^+T 淋巴细胞
C. CD_4^+T 淋巴细胞
D. B 淋巴细胞
E. 中性粒细胞

3. 艾滋病患者需要吸痰时，做法错误的是
A. 吸痰前洗手，戴好口罩、护目镜
B. 吸痰前穿好隔离衣
C. 不与其他病人共用中心吸引系统
D. 吸痰后吸痰管误落在地上，立即进行地面的清洁处理
E. 用过的吸痰管及纱布装入高危袋中焚烧

4. 预防、医疗、保健机构发现艾滋病病毒感染者时，以下措施不正确的是
A. 身体约束
B. 留观
C. 给予宣教
D. 医学观察
E. 定期和不定期访视

5. 患者女性，25 岁，在一次体检中发现 HIV 阳性，护士对患者的指导，不正确的是
A. 性行为时使用安全套
B. 外出时戴口罩
C. 告之不要传染给别人的义务

D. 严禁献血

E. 使用含氯消毒剂对血液、排泄物进行消毒

（6~8 共用题干）

患者男性，36 岁。因吸食毒品后感染 HIV。2 小时前因右下腹剧烈疼痛入院。入院后诊断为急性阑尾炎。现已接受手术治疗安返病房。术后病人意识清醒，病情平稳。

6. 针对该患者的护理措施，正确的是

A. 将患者隔离在单间病房

B. 护士做任何操作均需戴手套

C. 告知患者应履行不感染他人的义务

D. 禁止患者与其他患者交流

E. 规定患者只能在规定区域内活动

7. 护士为该患者更换被血液污染的被单，正确的做法是

A. 直接更换，更换后洗手

B. 选择戴手套并且操作后洗手

C. 先消毒后再更换

D. 手部皮肤完好可不戴手套

E. 直接更换，更换后消毒手

8. 为该患者采血后，注射器应

A. 煮沸消毒

B. 直接丢弃

C. 毁形消毒

D. 扔锐器盒中

E. 漂白粉消毒

9. 护士进行艾滋病防治的宣传教育工作，下列观点错误的是

A. 艾滋病应预防为主、防治结合

B. 艾滋病患者及其家属享有的就医合法权益受法律保护

C. 艾滋病患者及其家属享有的婚姻合法权益不受法律保护

D. 艾滋病患者及其家属享有的就业合法权益受法律保护

E. 艾滋病患者及其家属享有的入学合法权益受法律保护

10. 患者，女，40 岁，因咳嗽，伴间断腹泻，近段时间明显消瘦，查血清 HIV 阳性，诊断为艾滋病，给予三种抗病毒药联合治疗的主要作用是

A. 减少副作用

B. 预防感染

C. 避免产生耐药

D. 提高用药依从性

E. 改善症状

11. 下面哪种不是控制艾滋病有效的方法

A. 全民动员开展健康教育，不断提高广大民众艾滋病知识知晓率

B. 洁身自爱，避免高危性行为

C. 隔离艾滋病病毒携带者

D. 正确使用安全套

E. 及早治愈性病可大大减少感染艾滋病、性病的危险

12. 患者，男，38 岁，因反复发热 2 个月就诊，实验室检查示“抗 HIV 阳性”，初步诊断为艾滋病。护士对患者进行病史评估时，除外哪项均应询问患者

A. 饮食习惯

B. 性伴侣情况

C. 有无不洁性行为

D. 有无静脉吸毒史

E. 输血史

（13~15 题共用题干）

患者，男，35 岁。发热、乏力、全身多处淋巴结可触及，近几个月消瘦明显，体温 39.5℃，查抗 HIV 阳性，既往有吸毒史，诊断为艾滋病。

13. 对该患者采取的隔离措施是

A. 飞沫隔离

B. 消化道隔离

C. 严密隔离

D. 呼吸道隔离

E. 血液 / 体液隔离

14. 该患者的护理诊断不包括

A. 活动无耐力

B. 恐惧

C. 营养失调

D. 有感染的危险

E. 腹泻

15. 护士为该患者采取护理措施，错误的是

A. 持续低流量吸氧

B. 应卧床休息

C. 多听患者倾诉

D. 指导患者正确服药

E. 给予高热量、高蛋白、高维生素饮食

参考答案

1.C　2.C　3.D　4.A　5.B　6.C　7.B　8.C　9.C　10.C　11.C　12.A　13.E　14.E　15.A

2. 解析：HIV 病毒感染人体后主要攻击人体免疫细胞 CD_4^+T 淋巴细胞。

3. 解析：为艾滋病患者吸痰后，吸痰管误落在地，护士应立即对地面进行消毒。

第八节 流行性乙型脑炎病人的护理

1. 流行性乙型脑炎的主要传染源是
   A. 患者
   B. 隐性感染者
   C. 猪
   D. 牛
   E. 家禽
2. 有关乙脑的描述，错误的是
   A. 猪不是乙脑的主要传染源
   B. 蚊子是乙脑的主要传播媒介
   C. 人和动物均可称为传染源
   D. 蚊子感染乙脑病毒后不发病，是乙脑病毒的长期储存宿主
   E. 乙脑是人畜共患自然疫源性疾病
3. 流行性乙型脑炎极期最严重的三种症状是
   A. 高热、意识障碍、呼吸衰竭
   B. 意识障碍、呼吸衰竭、循环衰竭
   C. 高热、惊厥、呼吸衰竭
   D. 高热、惊厥、循环衰竭
   E. 惊厥、呼吸衰竭、循环衰竭
4. 流行性乙型脑炎致死的主要原因是
   A. 高热
   B. 惊厥
   C. 呼吸衰竭
   D. 昏迷
   E. 休克
5. 患儿男，10 岁。以发热 40.2℃收入院，诊断为乙脑。针对该患儿的高热，护理措施是
   A. 密切观察低钾的表现
   B. 以物理降温为主，可用小量阿司匹林、安乃近
   C. 以药物降温为主，无效时给予物理降温
   D. 早期足量给予脱水治疗
   E. 严格限制钠盐的摄入
6. 患者，男，35 岁，因高热急诊入院。T39.5℃，主诉头痛、恶心、呕吐和嗜睡，并有颈项强直，诊断为流行性乙型脑炎，应采取的隔离方式是
   A. 肠道隔离
   B. 昆虫隔离
   C. 接触性隔离
   D. 呼吸道隔离
   E. 保护性隔离
7. 某社区护士拟向社区居民宣传乙脑的预防知识，在强调接种乙脑疫苗的同时，还应动员社区居民做好
   A. 家禽管理
   B. 家畜管理
   C. 灭蝇工作
   D. 灭蚊工作
   E. 灭鼠工作

参考答案

1.B 2.A 3.C 4.C 5.B 6.B 7.D

3. 解析：高热、惊厥、呼吸衰竭是乙脑极期的严重症状，三者相互影响，呼吸衰竭常为致死的主要原因。

5. 解析：该患儿首要解决的护理问题是体温过高，采用的降温方法应以物理降温为主，适当应用药物降温，但应防止用药过量致大量出汗引起的循环衰竭。

6. 解析：流行性乙脑主要通过蚊虫传播，因此应采取昆虫隔离。

第九节 猩红热病人的护理

1. 引起猩红热的病原体是
   A. 金黄色葡萄球菌
   B. A 组 β 型链球菌
   C. B 组链球菌
   D. C 组链球菌
   E. 肺炎链球菌
2. 猩红热患儿特有的体征是
   A. 口周苍白圈
   B. 躯干糠皮样脱屑
   C. 皮疹多在发热 2 天后出现
   D. 疹间无正常皮肤
   E. 多为持续性高热
3. 患儿男，2 岁，患猩红热入院治疗。现患儿处于脱屑期，躯干呈糠皮样脱屑，手足为大片状脱皮，针对患儿该阶段的皮肤护理指导，错误的是
   A. 观察脱皮进展情况
   B. 勤换衣服，勤晒衣被
   C. 用温水清洗皮肤，以免感染
   D. 脱皮大时可用手轻轻撕掉
   E. 剪短患儿指甲避免抓破皮肤

4. 患儿女，8 岁，患猩红热入院。入院后第一天，护士应向患儿父母着重介绍

A. 住院环境

B. 治疗方法及预后

C. 病情观察要点

D. 医疗费用

E. 管床医生

5. 患儿男，6 岁。1 天前突发高热，体温达 39℃，并伴有咽痛、吞咽痛。今晨发现耳后、颈部及上胸部出现分布均匀的丘疹，舌头肿胀，呈杨梅舌。正确的护理措施是

A. 严密隔离

B. 呼吸道隔离

C. 消化道隔离

D. 保护性隔离

E. 无需隔离

6. 患儿女，5 岁。发热、出疹 3 天，诊断为猩红热住院。医生嘱家长在病程 2~3 周时检查尿液，护士应向家属解释，检查的目的是

A. 检查有无肾损害

B. 为控制活动量提供依据

C. 决定饮食调整方案

D. 了解药物副作用

E. 了解疾病恢复情况

7. 针对猩红热患儿家长的健康指导，错误的做法是

A. 急性期绝对卧床休息 1 周

B. 疹退后脱皮时不可强行剥离

C. 隔离患儿至咽拭子培养 3 次阴性

D. 病程 2~3 周时做尿液检查

E. 发热期间给予半流质营养饮食

参考答案

1.B　2.A　3.D　4.C　5.B　6.A　7.D

3. 解析：猩红热脱皮时可涂凡士林或液体石蜡予以保护，有大片脱皮时嘱患儿不要用手强行撕脱，须用消毒剪刀剪掉，以防感染。

5. 解析：根据题意，患儿为猩红热。猩红热病人及带菌者为传染源，自发病前 24 小时至疾病高峰传染性最强。主要通过空气飞沫直接传播。

7. 解析：猩红热潜在并发症有急性肾炎、风湿热，须密切观察尿量、尿色变化，警惕急性肾炎的发生，观察患儿有无关节肿痛等风湿热的迹象，发现异常给予相应治疗。显然病程 2~3 周时做尿液检查时间太长。

第十节　中毒型细菌性痢疾病人的护理

1. 典型中毒型细菌性痢疾患儿的粪便呈

A. 黏液脓血便

B. 陶土样便

C. 柏油样便

D. 果酱样便

E. 米汤水样便

2. 患者，女，32 岁。一日前饮用不洁水后突发高热，继而出现腹痛、腹泻和里急后重感，出现黏液脓血便，诊断为急性细菌性痢疾，在治疗药物使用中不正确的是

A. 喹诺酮类药物是目前相对理想的药物

B. 孕妇及儿童应慎用喹诺酮类药物

C. 应积极分离病原菌并行药物敏感试验

D. TMP-SMZ 耐药虽然增强，但对多数病人仍有效

E. 青霉素为治疗首选药物

3. 患儿，男，5 岁。确诊中毒型细菌性痢疾。为预防传播，该患儿应隔离至

A. 临床症状消失

B. 临床症状消失后 3 天

C. 1 次大便培养阴性

D. 2 次大便培养阴性

E. 3 次大便培养阴性

4. 患者，男，28 岁。在大排档聚餐后出现高热、腹泻，诊断为细菌性痢疾。对该患者采取的护理措施中，不正确的是

A. 给予胃肠道隔离

B. 给予高蛋白饮食

C. 酌情给予流质或半流质食物

D. 记录排便的性状、次数

E. 留取粪便标本送检

5. 患者，男，2 岁，出现高热、惊厥、剧烈头痛，频繁抽搐，呼吸节律不齐，深浅不一，诊断为中毒性菌痢。该患儿属于痢疾的哪一种临床类型

A. 普通型

B. 休克型

C. 脑型

D. 混合型

E. 轻型

参考答案

1.A　2.E　3.E　4.B　5.C

2. 解析：成人急性细菌性痢疾的首选药为喹诺酮类。

第十一节　流行性脑脊髓膜炎病人的护理

1. 流行性脑脊髓膜炎患者典型的皮肤黏膜体征是
   A. 瘀点、瘀斑
   B. 色素沉着
   C. 白斑
   D. 发绀
   E. 黄疸

2. 流行性脑脊髓膜炎患者在败血症期会出现皮肤黏膜病变，典型的变化是
   A. 红斑和水疱
   B. 色素沉着
   C. 瘀点、瘀斑
   D. 网状青斑
   E. 溃疡

3. 患儿，女，8 个月，体温 40.2℃，表现为哭闹、抽搐、呕吐、尖声哭叫、囟门隆起等，诊断为流行性脑脊髓膜炎，该患儿为流行性脑脊髓膜炎的哪一临床类型
   A. 慢性败血症型
   B. 轻型
   C. 爆发型
   D. 重型
   E. 普通型

4. 暴发性流脑病情危重，死亡率高，患者、家属均可产生焦虑及恐惧心理。护士进行护理时不妥的做法是
   A. 镇静，守候在患者床前
   B. 鼓励患者朋友、家人探视
   C. 密切观察患者病情变化
   D. 取得患者及家属的信赖
   E. 做好安慰解释工作

5. 患者，男，45 岁，以流行性脑脊髓膜炎收入传染病区治疗。护士接待过程中，不妥的是
   A. 患者衣物经消毒后交由家属带回
   B. 护士进入隔离室需戴口罩、帽子
   C. 告知患者落地物品分为污染和未污染
   D. 关闭通向走廊的门窗
   E. 紫外线消毒病室时应戴好眼罩

6. 患儿，男，12 岁。因发热，头痛 3 天，以流行性脑脊髓膜炎（普通型）入院，对于其密切接触的妹妹，预防措施正确的是
   A. 隔离观察 5 天
   B. 隔离观察 7 天
   C. 医学观察 5 天
   D. 不需要观察
   E. 医学观察 7 天

参考答案

1.A　2.C　3.E　4.B　5.A　6.E

1. 解析：流行性脑脊髓膜炎是由脑膜炎双球菌引起的呼吸道传染病，临床表现为发热、头痛、呕吐，皮肤黏膜瘀点、瘀斑，及颈项强直。

3. 解析：流行性脑脊髓膜炎普通型：婴幼儿患者除高热、呕吐、烦躁、拒食外，咳嗽、腹泻、惊厥较成人多见，脑膜刺激征常缺如，如囟门隆起有助于诊断。

第十二节　结核病病人的护理

1. 小儿受结核杆菌感染至 PPT 试验阳性的时间为
   A. 2~4 周
   B. 4~8 周
   C. 10~12 周
   D. 8~10 周
   E. 12~16 周

2. 关于肺结核患者化学治疗原则的描述，错误的是
   A. 早期使用抗结核药
   B. 联合使用抗结核药
   C. 间断使用抗结核药
   D. 适量使用抗结核药
   E. 规律使用抗结核药

3. 肺结核的化疗原则不包括
   A. 早期

B. 规律
C. 全程
D. 足量
E. 联合

4. 患儿，男，因早产住院，现已 3 个月大，需补种卡介苗，护士应该做的是
A. 告诉患儿家属不宜补种
B. PPD 试验阴性再接种
C. 直接补种
D. 与百白破疫苗同时接种
E. 减少接种剂量

（5~8 题共用题干）

患者女性，38 岁，身高 160cm，体重 45kg。因肺结核咯血收入院。夜班护士查房时发现该患者咯血约 200ml 后突然中断，呼吸极度困难，喉部有痰鸣音，表情恐怖，两手乱抓，眼球上翻，发绀。

5. 护士应判断患者最可能发生了
A. 出血性休克
B. 窒息
C. 肺不张
D. 肺部感染
E. 贫血

6. 此时护士最恰当的处理措施是
A. 立即通知医师
B. 立即气管插管
C. 清除呼吸道积血
D. 给予高流量氧气吸入
E. 应用呼吸兴奋剂

7. 上述患者 PPD 试验结果为阳性，PPD 试验阳性的判定标准为
A. ＜ 5mm
B. 5~9mm
C. 10~19mm
D. ＞ 20mm
E. 不足 20mm 但出现水疱、坏死

8. 护士针对该患者营养失调的护理措施，正确的是
A. 控制蛋白质的入量
B. 少喝牛奶、豆浆、吃鸡蛋等。
C. 控制水的入量
D. 给予高蛋白、高热量饮食
E. 减少维生素 B 和维生素 C 的摄入

9. 患者，女，43 岁，患肺结核 2 年。现使用链霉素抗结核治疗，用药期间应注意监测
A. 肝功能
B. 心功能
C. 肾功能
D. 肺功能
E. 胃肠功能

（10~11 共用题干）

患者女性，59 岁。因间断咳嗽、咳痰 5 年，加重伴咯血 2 个月入院。入院后诊断为浸润型肺结核，给予肌注链霉素，口服利福平、雷米封等治疗。

10. 链霉素治疗的不良反应是
A. 肝脏损害
B. 眩晕、听力障碍
C. 胃肠道刺激
D. 球后视神经炎
E. 周围神经炎

11. 上述病人痰液的最佳处理方法是
A. 消毒灵浸泡
B. 紫外线消毒
C. 痰吐在纸上用火焚烧
D. 甲酚消毒
E. 酒精消毒

12. 可使人体产生对结核菌获得免疫力的预防措施是
A. 进行卡介苗接种
B. 普及结核病防治知识
C. 及早发现并治疗病人
D. 消毒衣物，隔离病人
E. 加强锻炼，增强体质

13. 肺结核患者在家休养治疗期间，最简便而有效地处理痰液的方法是
A. 煮沸
B. 深埋
C. 焚烧
D. 70% 乙醇消毒
E. 5% 苯酚消毒

14. 关于肺结核患者咯血时的护理措施的叙述，<u>不正确</u>的是
A. 绝对卧床休息
B. 消除紧张情绪
C. 鼓励患者轻咳将血排出，不可屏气
D. 协助患者健侧卧位，轻拍患者后背刺激咳嗽
E. 发现窒息先兆时应立即报告医生

15. 患者，男，70 岁。患肺结核 20 年，近年来病情反复，经常咯血，表现为烦躁、焦虑。护士在护理过程中，应注意的是
A. 高流量高浓度吸氧
B. 患者咯血期间可进温软饮食
C. 采取健侧卧位
D. 讲解疾病知识，给予鼓励和帮助
E. 采取严密隔离

16. 患者男性，38 岁，有肺结核病史 2 年，突然咯血 300ml，口唇紫绀。查体：神志清，心率 100 次 / 分，律齐，血压 105/85mmHg，右肺可闻及湿啰音。首先的抢救措施是
A. 气管切开
B. 呼吸机辅助呼吸
C. 立即使用呼吸兴奋剂
D. 吸氧
E. 头低脚高位，清理呼吸道血块

（17~19 题共用题干）

患者，男，43 岁。开放性肺结核，咳嗽，咳痰 1 周入院。

17. 作为隔离病区的护士在护理该患者时，应明确该病的传播途径是

A. 空气传播
B. 共同媒介传播
C. 消化道传播
D. 间接接触传播
E. 直接接触传播

18. 正确的隔离区域划分和方法是

A. 护理人员离开病房等半污染区前要洗手
B. 医护人员值班室属于清洁区
C. 医护办公室属于清洁区，护理人员穿隔离衣可进入
D. 存放患者各种标本处属于清洁区，患者不得进入
E. 走廊属于污染区

19. 对该患者的护理措施，正确的是

A. 患者的呼吸道分泌物必须消毒后方可丢弃
B. 注意开门开窗使病室内空气流通
C. 患者离开病房应不受限制
D. 家属可以随意探视
E. 必须单间隔离

（20~22 题共用题干）

患者，男，41 岁。患肺结核已多年，治疗时断时续，近日痰量增多。且时有咯血，伴右侧胸痛

20. 咯血时最危险的是

A. 传染他人
B. 失血性休克
C. 窒息
D. 造成患儿情绪紧张
E. 营养不足

21. 针对咯血时的护理，错误的是

A. 大咯血遵医嘱给止血药
B. 小量镇静剂
C. 安静休息
D. 健侧卧位
E. 高浓度吸氧

22. 如发生大咯血，护士应指导患者避免

A. 畅通呼吸道
B. 头低脚高位
C. 头偏向一侧
D. 设法排出气管内血块
E. 屏气暂停呼吸

（23~26 题共用题干）

患者，女，33 岁。干咳伴乏力、低热、夜间盗汗、体重减轻 2 月余。X 线胸片：右上肺阴影。疑诊断为肺结核收住入院。

23. 为明确诊断应进行的检查是

A. 结核菌素试验
B. 痰结核菌检查
C. 呼吸功能检查
D. 腹部 B 超
E. 纤维支气管镜检查

24. 经检查确诊为肺结核，拟行异烟肼、利福平和吡嗪酰胺化疗。利福平可引起的副作用是

A. 周围神经炎
B. 听力障碍
C. 球后视神经炎
D. 胃肠道反应
E. 肝损害

25. 应采取的隔离措施是

A. 消化道隔离
B. 呼吸道隔离
C. 保护性隔离
D. 接触隔离
E. 床边隔离

26. 在治疗过程中，患者突然大量咯血出现窒息，应采取的体位是

A. 右侧卧位
B. 左侧卧位
C. 俯卧位
D. 仰卧位
E. 坐位

27. 处理肺结核患者痰液的最简单、最有效的方法是

A. 煮沸
B. 深埋
C. 酒精消毒
D. 焚烧
E. 等量 1% 消毒灵浸泡

28. 男婴，1 岁，未接种过卡介苗，PPD 试验中度阳性，家长向护士询问原因，护士给予的正确解释是

A. 未感染过结核
B. 曾感染过结核
C. 近 1 周感染过结核
D. 对结核有免疫力
E. 体内有新的结核病灶

29. 患者，男性，46 岁，患肺结核。出院时护士对其进行饮食指导，正确的是

A. 控制热量的摄入
B. 少喝牛奶、豆浆、吃鸡蛋等
C. 低脂肪饮食
D. 高蛋白饮食
E. 减少维生素的摄入

30. 确诊肺结核病人最可靠的检查方法是

A. 问病史
B. 查体
C. 痰查结核菌
D. X 线检查
E. B 超

31. 预防小儿肺结核的有效措施是

A. 隔离患儿

B. 接种卡介苗
C. 禁止随地吐痰
D. 预防性服用抗结核药
E. 增强抵抗力

32. 最容易引起听神经损害的抗结核药物是
A. 异烟肼
B. 利福平
C. 链霉素
D. 吡嗪酰胺
E. 乙胺丁醇

33. 患者，男，66 岁，肺结核 14 年，突然咯血，颜面青紫，应首先考虑患者发生了
A. 肺结核扩散
B. 肺不张
C. 继发感染
D. 窒息
E. 失血性休克

34. 患者，男，30 岁，咳嗽 3 个月，咳白色黏痰，内带血丝，午后低热，面颊潮红，疲乏无力，常有心悸、盗汗，较前消瘦，痰结核菌素试验阳性，对该患者的护理措施，正确的是
A. 做好用具、餐具、病室和痰的消毒
B. 加强活动锻炼，增强体质
C. 服药至症状消失
D. 到室外晒太阳
E. 不需隔离

35. 患者，男，36 岁，因肺结核大咯血后发生窒息，护士应采取的首要护理措施是
A. 保持呼吸道通畅
B. 输血、补充血容量
C. 静脉推注止血药物
D. 消除病人紧张情绪
E. 减少活动，保持安静

36. 患者，女，22 岁，因午后出现体温在 37.5℃ ~38.2℃，食欲减退、消瘦、盗汗等就诊，做结核菌素试验，在 72 小时后测量其皮肤硬结是 12mm，该患者的试验结果是
A. 阳性
B. 弱阳性
C. 强阳性
D. 超强阳性
E. 阴性

37. 可引起足趾感觉异常、麻木，上肢手套短袜型感觉障碍的抗结核药物是
A. 利福平
B. 链霉素
C. 异烟肼
D. 乙胺丁醇
E. 吡嗪酰胺

（38~39 题共用题干）

患者女性，27 岁，近 2 个月来轻度咳嗽，咳白色黏痰，痰中带血，午后低热，面颊潮红，疲乏无力，常有心悸，盗汗，较前消瘦，经 X 线检查，发现右上肺有云雾状淡薄阴影，PPD 试验结果显示皮丘直径为 1cm。

38. 该患者最可能的诊断为
A. 慢性支气管炎
B. 支气管扩张症
C. 肺心病
D. 支气管哮喘
E. 肺结核

39. 患者认为自己年轻时身体基础好，只要用药 1~2 个月就可以完全恢复，护士对此应提出的护理诊断是
A. 活动无耐力
B. 体温过高
C. 有感染的危险
D. 知识缺乏
E. 有窒息的危险

（40~41 题共用题干）

患者，女，38 岁，因肺结核咯血收住入院，护士凌晨查房时发现患者突然坐起，咯血，量约 200ml，随后出现呼吸极度困难，口唇发绀，表情痛苦，两手乱抓。

40. 此患者最可能发生了
A. 出血性休克
B. 喉头水肿
C. 血块堵塞气道引起窒息
D. 肺部感染
E. 肺栓塞

41. 护士应立即采取的措施是
A. 到值班室叫医生
B. 清除呼吸道积血
C. 立即气管插管
D. 给予高流量氧气吸入
E. 应用呼吸兴奋剂

42. 对肺结核咯血患者的护理措施，错误的是
A. 消除紧张情绪
B. 卧床休息，尽快止血
C. 保持呼吸道通畅，预防窒息
D. 协助患者健侧卧位，轻拍患者后背刺激咳嗽
E. 必要时遵医嘱给予小剂量镇静、镇咳药

43. 护士指导肺结核患者饮食，正确的是
A. 高热量、高蛋白、高维生素饮食
B. 高热量、高蛋白、低维生素饮食
C. 高热量、低蛋白、高维生素饮食
D. 低热量、高蛋白、高维生素饮食
E. 低热量、低蛋白、低维生素饮食

44. 患者因“浸润性肺结核”合并咳血痰 1 天入院，在院期间，护士对患者的饮食宣教，错误的是
A. 多食含纤维食物
B. 高热量、高蛋白饮食
C. 尽量减少饮水量
D. 多吃新鲜蔬菜、水果
E. 以温凉流质食物为主

45. 关于结核菌素试验的描述，正确的是
A. 小儿 PPD 阳性表示体内有活动性结核
B. 小儿 PPD 强阳性表示体内有活动性结核
C. PPD 阳性表示病情较重
D. PPD 硬结 5mm 以上为强阳性
E. PPD 强阳性表示曾接种过卡介苗

46. 膝关节单纯滑膜结核患者除全身治疗外，局部治疗首选的方法是
A. 膝关节加压融合术
B. 石膏固定
C. 穿刺抽脓，注入链霉素或异烟肼
D. 膝关节病灶清除术
E. 皮肤牵引

（47~49 题共用题干）
患儿，男，3 岁，体温 38℃，时有呕吐，神情呆滞，X 线胸片有结核病灶，诊断为结核性脑膜炎收住入院。

47. 对该患儿采取何种隔离
A. 消化道隔离
B. 接触隔离
C. 保护性隔离
D. 昆虫隔离
E. 呼吸道隔离

48. 给予腰椎穿刺，其脑脊液外观呈
A. 浑浊
B. 化脓性
C. 血性
D. 透明
E. 褐色

49. 腰穿应在该患儿使用脱水剂多少分钟后进行
A. 40 分钟
B. 30 分钟
C. 20 分钟
D. 15 分钟
E. 10 分钟

50. 结核性脑膜炎患者死亡的重要原因是
A. 脑疝
B. 肺炎
C. 休克
D. 昏迷
E. 咯血

（51~53 题共用题干）
患者，男，65 岁，以发热、消瘦、盗汗、贫血、排血尿为主诉就诊，既往有肺结核病史，拟诊断为肾结核

51. 当前诊断肾结核的有效手段是
A. 腹部 X 线片
B. B 超
C. CT
D. 排泄性尿路造影
E. MRI

52. 适用于早期肾结核患者的治疗是
A. 支持疗法
B. 肾病灶清除术
C. 部分肾切除术
D. 肾切除术
E. 药物治疗

53. 如患者行保留肾组织部分切除，术后应卧床多长时间
A. 3~4 周
B. 1~2 周
C. 6 天
D. 5 天
E. 3 天

54. 骨结核患者中，最常见的发病部位是
A. 耻骨
B. 脊椎骨
C. 胫骨
D. 股骨
E. 指骨

55. 肾结核的血尿特点为
A. 全程血尿
B. 间歇性无痛血尿
C. 伴有尿路刺激症状的终末血尿
D. 终末血尿
E. 镜下血尿

56. 以膀胱刺激症状为主要临床表现的疾病是
A. 肾肿瘤
B. 肾炎
C. 多囊肾
D. 肾结核
E. 肾结石

参考答案

1.B　2.C　3.D　4.B　5.B　6.C　7.C　8.D　9.C　10.B　11.C　12.A　13.C　14.D　15.D　16.E　17.A　18.B　19.A　20.C　21.D　22.E　23.B　24.E　25.B　26.C　27.D　28.E　29.D　30.C　31.B　32.C　33.D　34.A　35.A　36.A　37.C　38.E　39.D　40.C　41.B　42.D　43.A　44.C　45.B　46.C　47.E　48.D　49.B　50.A　51.D　52.E　53.B　54.B　55.C　56.D

1. 解析：结核分枝杆菌感染后需 4~8 周才建立充分的变态反应，在此之前，结核菌素试验可呈阴性。

4. 解析：卡介苗以新生儿为主要对象。除禁忌证者以外，新生儿应在出生后 3 天内接种。特殊情况，新生儿应在出生后 1 个月内完成接种。没能按规定时间初种的儿童，争取在 12 月龄内完成接种。未接种卡介苗的 3 月龄以下儿童可直接补种。3 月龄 ~3 岁儿童对结核菌素（PPD）试验阴性者可补种。4 岁以上儿童（含 4 岁）不予补种。

10. 解析：链霉素可以引起耳聋和肾功能损害，因此在使用期间，应监测肾功能。

26. 解析：肺结核患者咯血窒息时，护士应协助患者取头低足高位或俯卧位，以促进积血的排出，保持呼吸道通畅。

30. 解析：痰结核菌检查是确诊肺结核最特异的方法。痰菌阳性说明病灶是开放的，具有传染性。

34. 解析：痰结核菌素试验阳性提示有传染性，因此应做好用具、餐具、病室和痰的消毒，防止其传染。

42. 解析：肺结核咯血较多时应取患侧半卧位，轻轻将气管内积血咯出，防止咯血窒息。

46. 解析：膝关节结核时，应给予休息、营养、抗结核等全身治疗。单纯滑膜结核局部治疗时应行关节穿刺抽液，注入抗结核药物。

56. 解析：膀胱刺激症状是肾结核的最重要、最主要也是最早出现的症状。当结核杆菌对膀胱黏膜造成结核性炎症时，患者开始先有尿频，排尿次数在白天和晚上都逐渐增加，可以由每天数次增加到数十次，严重者每小时要排尿数次，直至可出现类似尿失禁现象。

第六章　皮肤及皮下组织疾病病人的护理

第一节　皮肤及皮下组织化脓性感染病人的护理

1. 挤压面部危险三角区的疖容易引起
A. 脑脓肿
B. 全身感染
C. 急性蜂窝织炎
D. 颅内感染
E. 菌血症

2. 患者诊断为痈时，最可能出现下列哪项血常规
A. 淋巴细胞明显增多
B. 嗜酸性粒细胞增多
C. 中性粒细胞明显增加
D. 白细胞减少
E. 嗜碱性粒细胞增多

3. 挤压面部“危险三角区”未成熟的疖，最严重的后果是
A. 鼻部感染
B. 化脓性海绵状静脉窦炎
C. 面部肿胀
D. 形成痈
E. 留疤痕

4. 急性淋巴结炎最常见的致病菌是
A. 真菌
B. 铜绿假单胞菌
C. 金黄色葡萄球菌
D. 大肠埃希菌
E. 厌氧菌

5. 患者，男，30 岁。鼻部疖挤压后出现寒战、高热、头痛，眼部周围组织红肿。最可能的致病菌是
A. 金黄色葡萄球菌
B. 白色念珠菌
C. 铜绿假单胞菌
D. 变形杆菌
E. 溶血性链球菌

6. 患者，女，17 岁。面部“危险三角区”长了一个疖，因怕影响形象而想自行挤破清除。护士告诉患者这样做的主要危险是可能导致
A. 面部蜂窝织炎
B. 眼球内感染
C. 上颌骨骨髓炎
D. 海绵状静脉窦炎
E. 脑脓肿

7. 面部危险三角区感染化脓时，忌用热敷的原因是
A. 易加重患者疼痛
B. 易造成面部烫伤
C. 易加重局部出血
D. 易导致颅内感染
E. 掩盖病情，难以确诊

8. 患者，女，20 岁，上唇疖，因用力挤压后出现眼部及其周围组织的进行性红肿，寒战、发热、头痛、呕吐。应考虑为
A. 脑脓肿
B. 全身感染
C. 急性蜂窝织炎
D. 颅内感染
E. 脓毒症

9. 男性，21 岁，唇部红肿 7 天后逐渐出现脓头，无波动感，伴有疼痛，体温 38.4℃，被诊为疖。此时应采取的局部治疗措施是
A. 挑破脓头
B. 切开引流
C. 使用抗生素
D. 切除疖肿
E. 外敷鱼石脂软膏

10. 疖与痈的主要区别是
A. 疖是单个毛囊的病变，痈是多个毛囊的病变
B. 疖以局部症状为主，痈较多伴全身症状
C. 痈比疖更容易发生脓肿
D. 痈比疖更多发区域淋巴结肿大
E. 两者的致病菌不同

11. 疖与痈的区别在于
A. 致病菌
B. 感染范围
C. 有无区域淋巴结肿大
D. 好发部位
E. 发病患者群

12. 患者，男，70 岁，上唇一个毛囊尖处出现红肿、疼痛的结节，中央部有灰黄色小脓栓形成，处理措施<u>错误</u>的是
A. 休息
B. 外敷鱼石脂膏
C. 挤出脓栓，以利引流

D. 应用抗生素
E. 湿热敷

13. 患者，男，30岁，鼻唇沟处有一感染化脓灶，以下治疗方法错误的是
A. 肌内注射抗生素
B. 口服抗生素
C. 局部换药处理
D. 局部湿热敷
E. 局部冷疗

14. 颈部蜂窝织炎引起的并发症中，最危急的是
A. 全身脓毒血症
B. 休克
C. 呼吸困难、窒息
D. 吞咽困难
E. 化脓性海绵状静脉窦炎

15. 以下哪种疾病可表现出伤口或病灶近侧皮肤出现"红线"并有压痛
A. 甲沟炎
B. 急性蜂窝织炎
C. 丹毒
D. 痈
E. 管状淋巴管炎

16. 患者，男，28岁，因外伤导致右下肢急性蜂窝织炎，以下护理措施错误的是
A. 散瘀消肿
B. 患部适当活动，促进循环
C. 伴有严重中毒症状时切开减压
D. 必要时行右下肢截肢术
E. 加强营养支持

17. 急性淋巴管炎患者首选的抗生素是
A. 庆大霉素
B. 青霉素
C. 头孢菌素
D. 卡那霉素
E. 氨苄西林

18. 急性淋巴管炎最常见的发病病因是
A. 静脉炎
B. 足癣
C. 血栓形成
D. 甲沟炎
E. 足部外伤

19. 患者，女，20岁。寒战、发热，右小腿内侧皮肤出现鲜红色片状疹，烧灼样疼痛，附近淋巴结肿大疼痛。错误的护理措施是
A. 嘱患者卧床休息
B. 给予物理降温
C. 局部温热敷
D. 嘱患者勿抬高患肢
E. 遵医嘱使用抗生素

20. 患者，男，68岁。因颈部蜂窝织炎入院，医嘱予气管切开。操作前，护士向其解释该措施的目的是预防
A. 窒息
B. 肺不张
C. 全身感染
D. 吞咽困难
E. 化脓性海绵状静脉窦炎

参考答案

1.D　2.C　3.B　4.C　5.A　6.D　7.D　8.D　9.E　10.A　11.B　12.C　13.D　14.C　15.E　16.B　17.B　18.B　19.D　20.A

2. 解析：痈的主要致病菌为金黄色葡萄球菌，细菌感染时，血常规会出现中性粒细胞明显升高。

18. 解析：急性淋巴管炎致病菌来源于口咽部炎症、足癣、皮肤损伤以及各种皮肤、皮下化脓性感染。

20. 解析：口底、颈部的急性蜂窝织炎易致喉头水肿或压迫气管，引起呼吸困难甚至窒息。因此为该患者进行气管切开的目的是预防窒息。

第二节　手部急性化脓性感染病人的护理

1. 患者，女，20岁，左手手指指头炎，尚未形成脓肿，下列护理措施中不正确的是
A. 密切观察患者疼痛变化
B. 局部给予热敷
C. 注意观察患者指有无明显肿胀
D. 遵医嘱合理应用抗生素
E. 尽量放低并患指制动

2. 患者，男，25岁。木刺刺伤右上肢末端，当即挑出木刺未出血，3日后右中指末节肿胀、剧痛、波动性疼痛，彻夜难眠，诊为脓性指头炎。首要处理是
A. 使用抗生素
B. 应用止痛药
C. 切开引流
D. 局部敷药
E. 穿刺抽脓

3. 关于脓性指头炎切开引流的叙述，正确的是
A. 在波动最明显处切开
B. 在患指侧面横行切开
C. 在患指侧面纵行切开
D. 在患指背侧切开

E. 在患指掌侧切开

4. 脓性指头炎典型的临床表现是

A. 手指发麻

B. 波动性跳痛

C. 寒战、发热

D. 晚期疼痛加剧

E. 晚期指头明显发红、肿胀

5. 患者，男，23 岁，食指刺伤 5 天，患指肿胀、搏动性疼痛，手下垂时疼痛加剧，伴轻度发热，诊断为化脓性指头炎，最常见的致病菌是

A. 白色念珠菌

B. 大肠埃希菌

C. 拟杆菌

D. 金黄色葡萄球菌

E. 沙门菌

6. 患者，女，43 岁，5 天前不慎被铁钉刺伤无名指末节指腹，当时仅有自行简单止血处理，1 天前发现手指明显肿胀，皮肤苍白，尤以夜间为甚，实验室检查示白细胞增加，该患者可能发生了

A. 疖

B. 痈

C. 脓性指头炎

D. 急性淋巴管炎

E. 急性淋巴结炎

（7~9 题共用题干）

患者，女，13 岁，因右手指甲修剪过深导致感染，发热 4 天伴纳差 2 天就诊于急诊。检查：血压 114/70mmHg，右手示指指头肿胀伴跳痛。血白细胞计数为 $20 \times 10^9/L$，中性粒细胞为 89%。

7. 初步诊断为

A. 甲沟炎

B. 脓性指头炎

C. 丹毒

D. 蜂窝织炎

E. 坏疽

8. 此时最重要的处理措施是

A. 患处敷贴鱼石脂软膏

B. 拔除指甲

C. 脓肿切开减压和引流

D. 全身应用抗生素

E. 抬高患肢

9. 针对该患者的护理措施，错误的是

A. 抬高患指

B. 按摩并经常活动患指

C. 无菌生理盐水浸湿敷料后换药

D. 换药前应用镇痛剂

E. 70% 乙醇浸泡患指

参考答案

1.E　2.C　3.C　4.B　5.D　6.C　7.B　8.C　9.B

1. 解析：指头炎时，患肢抬高并制动，以改善局部血液循环，促进静脉和淋巴回流，减轻炎性充血和水肿。

3. 解析：脓性指头炎如疼痛剧烈，局部张力较大时，应及时在末节患侧手指侧面做纵行切开减压引流。

第七章 妊娠、分娩和产褥期疾病病人的护理

第一节 女性生殖系统解剖生理

1. 某健康妇女，28 岁，已婚，未孕，其子宫峡部长度正常情况下约为

A. 0.5cm

B. 1.0cm

C. 2.0cm

D. 1.5cm

E. 2.5cm

2. 输卵管结扎术的结扎部位是输卵管的

A. 间质部

B. 峡部

C. 壶腹部

D. 伞部

E. 漏斗部

3. 关于骨盆的组成，下列说法正确的是

A. 两块坐骨，一块尾骨，一块骶骨

B. 两块耻骨，一块尾骨，一块骶骨

C. 两块髋骨，一块尾骨，一块骶骨

D. 两块髂骨，一块尾骨，一块骶骨

E. 两块耻骨，两块坐骨，一块尾骨

4. 女性骨盆平面及径线的陈述，正确的是

A. 骨盆入口平面有两条径线

B. 胎儿最先进入的是入口横径

C. 中骨盆平面的各径线较宽大

D. 出口平面前后径线是最短的

E. 骨盆腔的三个平面是假想的

5. 患者，女，25 岁，已婚，月经规律，月经周期第 28 天取子宫内膜检查所见：腺体缩小，内膜水肿消失，螺旋小动脉痉挛性收缩，有坏死、破裂，内膜下血肿。该内膜为

A. 月经期

B. 增生期

C. 分泌早期

D. 分泌期

E. 月经前期

6. 月经初潮后女性的一级预防保健重点是

A. 避孕指导

B. 经期卫生指导

C. 婚前检查指导

D. 孕前优生指导

E. 月经病治疗指导

7. 女生，13 岁，因月经初潮来门诊咨询。该女生自述对月经初潮来临很紧张，害怕身体出现疾病，近期情绪难控制，心神不定，烦躁不安，常与他人争吵。护士针对其进行的保健指导，错误的是

A. 告知其月经是女性的正常生理现象

B. 嘱其月经期以卧床休息为主

C. 讲授有关青春期生理知识、性教育

D. 鼓励其多与他人交流，多参加文娱活动

E. 月经期注意保暖，最好不游泳

8. 维持子宫呈前倾的韧带是

A. 圆韧带

B. 阔韧带

C. 主韧带

D. 骶结节韧带

E. 子宫骶骨韧带

9. 能够使排卵后基础体温升高的激素是

A. 催乳素

B. 雌激素

C. 雄激素

D. 催产素

E. 孕激素

10. 使子宫内膜由增生期转化为分泌期的激素是

A. 催乳素

B. 雌激素

C. 促黄体素

D. 促性腺激素

E. 孕激素

参考答案

1.B　2.B　3.C　4.E　5.A　6.B　7.D　8.A　9.E　10.E

第二节　妊娠期妇女的护理

1. 胎盘在妊娠几周末形成
   A. 12 周
   B. 14 周
   C. 16 周
   D. 18 周
   E. 20 周
2. 组成胎膜的是
   A. 真蜕膜和羊膜
   B. 底蜕膜和羊膜
   C. 绒毛膜和羊膜
   D. 包蜕膜和羊膜
   E. 绒毛膜和底蜕膜
3. 正常足月羊水量为
   A. 200ml
   B. 500ml
   C. 800ml
   D. 2000ml
   E. 2500ml
4. 妊娠期血压的变化正确的是
   A. 妊娠晚期血压偏低
   B. 早期及中期血压偏低
   C. 脉压减小
   D. 一般舒张压没有变化
   E. 仰卧位血压略高于坐位

（5~6 题共用题干）

孕妇，29 岁，孕 34 周初诊，行腹部产科检查时突然出现大汗淋漓、面色苍白，胎位、胎心正常。

5. 发生上述情况是因为
   A. 仰卧位低血压综合征
   B. 胎盘早剥的可能
   C. 精神过度紧张
   D. 先兆早产的表现
   E. 先兆子宫破裂
6. 针对上述情况应采取的护理措施是
   A. 立即查心电图
   B. 即收入院观察
   C. 即测脐血流图
   D. 取左侧卧位休息
   E. 行阴道检查
7. 孕妇自我监测胎儿安危最简单有效的方法是
   A. 胎动计数
   B. 计算孕龄
   C. 测量体重
   D. 睡眠情况
   E. 情绪波动
8. 孕妇，29 岁，尿 hCG 阳性，B 超确诊为早孕，护士对其健康指导，正确的是
   A. 32 周后避免性生活
   B. 28 周后每天数胎动一次
   C. 休息时取平卧位
   D. 孕期可选择盆浴
   E. 便秘时可使用泻药
9. 患者，女，29 岁，妊娠 28 周，产前检查均正常，咨询监护胎儿情况最简单的方法，应指导其采用
   A. 胎心听诊
   B. 自我胎动计数
   C. 测宫高、腹围
   D. B 超检查
   E. 电子胎心监护
10. 孕妇，26 岁，孕 28 周。在进行产前检查时，护士教其自数胎动。孕妇询问 12 小时胎动少于多少次表示有异常
   A. 5 次
   B. 10 次
   C. 20 次
   D. 30 次
   E. 60 次
11. 胎动减少是指胎动 12 小时少于
   A. 5 次
   B. 10 次
   C. 15 次
   D. 20 次
   E. 25 次

（12~13 题共用题干）

孕妇，33 岁，孕 36^{+3} 周。

12. 护士就孕妇自我计数胎动计划进行健康教育。孕妇以下陈述说明她掌握了相关知识的是
   A. “12 小时胎动计数少于 10 次说明胎儿在睡觉”
   B. “胎动是胎儿在子宫内情况欠佳的表现”
   C. “正常胎动每小时 3~5 次”
   D. 胎动减少之后不会出现胎心的异常改变
   E. “胎动对了解胎儿宫内情况无益”
13. 孕妇临产 2h 后，出现胎儿窘迫，护士向其家属解释发生的最可能原因是
   A. 胎儿的先露部下降
   B. 母体血氧含量不足
   C. 胎儿先天发育异常
   D. 母体胎盘已经老化
   E. 子宫收缩逐渐增强
14. 产检项目中能够反映胎儿生长发育状况最重要的指标是
   A. 孕妇体重

B. 胎方位
C. 宫高与腹围
D. 胎动
E. 胎心率

15. 孕妇，女，22 岁。平素月经不规则，末次月经不详。产科检查：宫底脐上 1 横指，胎心音 146 次 / 分，考虑妊娠约为
A. 24 周末
B. 26 周末
C. 28 周末
D. 30 周末
E. 32 周末

16. 孕妇产前检查时腹围的测量方法是
A. 耻骨联合上缘绕腹 1 周
B. 脐耻之间绕腹 1 周
C. 脐下 2 横指绕腹 1 周
D. 脐下 2 横指绕腹 1 周
E. 腹部最膨胀处绕腹 1 周

17. 某初孕妇，32 岁。妊娠 38 周。腹部触诊：宫底部可触及圆而硬胎儿部分，腹部右侧凹凸不平，左侧相对平坦，胎心音在脐上左侧听得最清楚。该孕妇的胎儿胎位最可能是
A. 枕左前位
B. 枕右前位
C. 骶左前位
D. 骶右前位
E. 肩右前位

18. 初孕妇，孕 36 周，四步触诊结果：于子宫底部触到圆而硬的胎儿部分，在耻骨联合上方触到较软而宽、不规则的胎儿部分，胎背位于母体腹部右前方。胎心音于脐上右侧听到。则胎方位为
A. 骶左前
B. 骶右前
C. 枕右前
D. 枕左后
E. 枕左前

（19~20 题共用题干）

孕妇，30 岁，妊娠 35 周，四步触诊结果为宫底部是圆、硬有浮球感的胎儿部分，耻骨联合上方是软而宽，形态不规则的胎儿部分，腹部左侧平坦饱满，右侧高低不平

19. 请判断其胎方位
A. LOA
B. ROA
C. LMA
D. RSA
E. LSA

20. 应在腹部的哪个位置为该孕妇听诊胎心音最清楚
A. 脐左上方
B. 脐右上方
C. 脐周
D. 脐左下方
E. 脐右下方

（21~22 题共用题干）

28 岁，初产妇。平素月经规律，28 天一次，每次持续 3~4 天，其末次月经是 2 月 11 日，距今已有 8 周，该患者感觉疲乏，乳房触痛明显

21. 化验报告提示尿妊娠反应（+），此化验的原理是查体内的
A. 催产素水平
B. 黄体酮水平
C. 雌激素水平
D. 绒毛膜促性腺激素水平
E. 黄体生成素水平

22. 若此妇女确诊怀孕，她的预产期是
A. 10 月 18 日
B. 11 月 5 日
C. 11 月 18 日
D. 12 月 5 日
E. 12 月 18 日

23. 人绒毛膜促性腺激素于妊娠期间分泌量达高峰的时期是
A. 妊娠 5~7 周
B. 妊娠 6~7 周
C. 妊娠 8~10 周
D. 妊娠 11~13 周
E. 妊娠 32~34 周

24. 患者，女，26 岁，停经 43 天，平素月经规则，来医院就诊，尿早孕试验阳性。护士告知孕妇早孕期，不可能出现
A. 恶心、呕吐
B. 乳房轻度胀痛
C. 白带增多
D. 尿频、尿急
E. 易发生下肢水肿

25. 胎心音的听诊正确的是
A. 妊娠 19 周用普通听诊器经腹壁上能听到胎心音
B. 妊娠 8 周用多普勒胎心听诊仪经腹壁能探测到胎心音
C. 胎心每分钟 110~140 次 / 分
D. 妊娠 24 周后，胎心音多在脐下正中或稍偏左或右听得最清楚
E. 妊娠 24 周前，胎心音多在胎儿背侧听得最清楚

（26~27 题共用题干）

已婚妇女，28 岁，平素月经规则，周期均为 28 日。末次月经为 2012 年 5 月 7 日，于 2012 年 6 月 14 日来院就诊，主诉为“少量阴道血性分泌物 3 天”，无腹痛

26. 此时首先应检查
A. 基础体温测定
B. 尿 hCG 检查
C. 尿常规检查
D. 诊断性刮宫

E. 宫颈黏液涂片

27. 为确诊该女士是否宫内妊娠，应选择

A. 最早在停经 4 周时行阴道 B 型超声检查查看宫内妊娠囊

B. 最早在停经 4 周时行阴道 B 型超声检查查看宫内妊娠囊内有无胚芽和原始心管搏动

C. 测量血 β–hCG

D. 行妇科检查子宫是否增大变软

E. 最早在停经 5 周时行阴道 B 型超声检查查看宫内妊娠囊内有无胚芽和原始心管搏动

28. 28 岁孕妇，平素月经规律，末次月经为 2017 年 1 月 6 日，其预产期是

A. 2017 年 9 月 6 日

B. 2017 年 9 月 13 日

C. 2017 年 10 月 6 日

D. 2017 年 10 月 13 日

E. 2018 年 1 月 6 日

29. 患者，女，24 岁，已婚，停经 42 天，末次月经为 6 月 21 日，其预产期是

A. 2 月 26 日

B. 2 月 28 日

C. 3 月 28 日

D. 3 月 30 日

E. 4 月 2 日

30. 某孕妇，38 岁。孕 2 产 0，孕 40 周临产。该产妇为

A. 高龄初产妇

B. 低龄初产妇

C. 高龄经产妇

D. 低龄经产妇

E. 正常初产妇

（31~33 题共用题干）

患者，女，27 岁，停经 45 天，前来就诊。

31. 下列哪项不属于孕早期保健的内容

A. 建立孕期保健手册

B. 询问月经，推算预产期

C. 测血压、体重，计算 BMI

D. 进行妊娠糖尿病筛查

E. 评估孕期高危因素

32. 对于妊娠多少周的孕妇应建议进行糖筛试验，以进行 GDM 的筛查

A. 16~20 周

B. 20~24 周

C. 24~28 周

D. 28~32 周

E. 32~36 周

33. 该孕妇按预约时间于孕 12 周来复诊，正确的保健内容是

A. 建立孕期保健手册

B. 询问月经，推算预产期

C. 测血压、体重，计算 BMI

D. 进行骨盆、胎心测量

E. 进行孕期高危评分

34. 孕妇，22 岁，孕 24 周到医院复诊，此时最重要的保健要点是

A. 胎儿系统超声筛查是否有严重的胎儿畸形

B. 胎儿脐血流图测定预测妊娠高血压疾病

C. 进行胎儿唐氏综合征和神经管缺陷筛查

D. 宫高、腹围和胎心率制成妊娠图曲线

E. 评估胎儿成熟度及胎盘功能并测定 NST

35. 孕 27 周复查时，血红蛋白 90g/L，行高危因素评估后正确的措施是

A. 建立孕期保健手册

B. 列入高危专案管理

C. 行唐氏综合征筛查

D. 进行骨盆、胎心测量

E. 嘱 12 小时胎动计数

36. 妊娠期便秘的治疗方法，错误的是

A. 定时排便

B. 自行服用缓泻剂

C. 适当运动

D. 多食高纤维素食物

E. 避免辛辣、刺激性食物

37. 孕妇 29 岁，因停经 50 天后被诊断为早孕。门诊护士对其进行保健指导，孕妇复述正确的是

A. 睡觉时取平卧位

B. 妊娠初期八周内谨慎用药

C. 便秘时使用泻药

D. 12 周左右出现恶心、呕吐等早孕反应

E. 出现尿频、尿急时应及时就诊

38. 孕妇，28 岁，孕期每天能吃水果 1 斤，孕 36 周，宫高 35cm、腹围 100cm，空腹血糖正常，B 超显示单胎妊娠，巨大儿倾向。其可能的原因是

A. 孕妇患糖尿病

B. 父母身材中等

C. 孕期已经延长

D. 孕妇营养过剩

E. 孕妇运动不足

39. 25 岁孕妇，孕 6 周。医生建议其口服叶酸。孕妇向门诊护士询问服用该药的目的时，正确的回答是

A. 促进胎盘的形成

B. 预防缺铁性贫血

C. 防止发生胎盘早剥

D. 预防脑神经管畸形

E. 防止胎儿宫内发育迟缓

40. 初孕妇，自诉已孕 40 周，希望终止妊娠，为了解胎儿发育情况，需做胎儿成熟度检查。不需要的检查是

A. 测定羊水中胆红素的含量

B. 测定羊水中染色体核型

C. 测定羊水中肌酐的含量

D. 测定羊水中脂肪细胞

E. B 超测定胎头双顶径

参考答案

1.A 2.C 3.C 4.B 5.A 6.D 7.A 8.B 9.B 10.B 11.B 12.C 13.B 14.C 15.A 16.E 17.C 18.B 19.E 20.A 21.D 22.C 23.C 24.E 25.A 26.B 27.E 28.D 29.C 30.A 31.D 32.C 33.E 34.A 35.B 36.B 37.B 38.D 39.D 40.B

4. 解析：妊娠早期及中期血压偏低，妊娠 24~26 周后血压轻度升高。一般收缩压无变化，舒张压因外周血管扩张、血液稀释及胎盘形成动静脉短路而轻度降低，使脉压稍增大。孕妇体位影响血压，妊娠晚期仰卧位时增大的子宫压迫下腔静脉，回心血量减少、心排出量减少使血压下降，形成仰卧位低血压综合征。

11. 解析：12 小时胎动在 10 次以下属于胎动减少，提示宫内缺氧，孕妇应立即到医院做检查。

16. 解析：孕妇腹围的测量方法是用软尺过脐或腹部最膨胀处绕腹一周的长度。

30. 解析：超过 35 岁妊娠即为高龄产妇。该产妇没有分娩经历，因此为初产妇。

第三节　分娩期妇女的护理

1. 临产后最主要的产力是
A. 子宫收缩力
B. 腹肌收缩力
C. 膈肌收缩力
D. 肛提肌收缩力
E. 骨骼肌收缩力

2. 在胎儿分娩过程中，贯穿于整个产程的是
A. 衔接
B. 下降
C. 俯屈
D. 仰伸
E. 内旋转

3. 临产观察先露下降程度的标志是
A. 骶尾关节
B. 耻骨弓
C. 坐骨结节水平
D. 坐骨棘水平
E. 骶骨岬

（4~5 题共用题干）

孕妇，28 岁，初产妇，宫内孕 39 周，于昨天晚上感觉腹部一阵阵发紧，每半个小时一次，每次持续 3~5 秒钟，今天早上孕妇感觉腹部疼痛，每 5~6 分钟一次，每次持续 45 秒左右，请问

4. 昨天晚上孕妇出现的情况是
A. 出现规律宫缩
B. 属于孕妇紧张造成的宫缩，尚未临产
C. 属于先兆临产
D. 进入第一产程
E. 进入第二产程

5. 临产后，该产妇出现以下哪种情况不宜灌肠
A. 初产妇宫口开大 2cm
B. 胎膜未破
C. 无阴道出血
D. 中度妊高症
E. 心功能Ⅰ级

6. 可以动态监测产妇产程进展和识别难产的重要手段是
A. 胎儿监护
B. 多普勒听胎心
C. 产程图
D. 阴道检查
E. 肛门检查

7. 为临产后产妇进行胎心听诊应选择在
A. 宫缩刚开始时
B. 宫缩极期
C. 宫缩快结束时
D. 宫缩间歇期
E. 宫缩任何时间

8. 临产后应每 2~4 小时排尿一次，是为了避免
A. 膨胀的膀胱影响进食
B. 充盈的膀胱影响宫缩
C. 下降的胎头压迫膀胱
D. 过早地引起屏气动作
E. 过度充盈的膀胱受损

9. 患者，女，27 岁。怀孕 10 个月，有临产的征兆急诊入院，经产科医生检查宫口已开 4cm，住院护士应首先
A. 办理入院手续
B. 沐浴更衣后入病区
C. 会阴清洗观察产程
D. 让产妇步行入病区
E. 平车运送至产房待产

10. 正常分娩胎膜破裂的时间一般是
A. 临产前
B. 潜伏期
C. 活跃期
D. 第二产程
E. 第三产程

11. 正常分娩胎膜自然破裂多在
A. 第一产程

B. 不规律宫缩开始后
C. 有规律宫缩开始
D. 宫口近开全
E. 宫口开大 5cm 时

12. 初产妇，妊娠 40 周，分娩过程中发现产程延长，行阴道检查发现宫口开大 6cm，胎位为 ROT，羊水清亮，胎心率无异常，孕妇继续试产过程中，错误的心理护理措施是

A. 医护人员处理产程时，为避免加重孕妇家属负担，分娩结束后再做相关解释
B. 及时回答孕妇及家属提出的疑问，尽量给予充分的解释
C. 可跟孕妇讨论育儿方面的知识或其他孕妇感兴趣的话题
D. 轻柔按摩孕妇腹部，以亲切的态度与孕妇交谈
E. 鼓励孕妇，增强信心

13. 孕妇，28 岁，进入分娩状态，护士发现该孕妇在其宫口开大 3cm 后，出现烦躁不安，对于自然分娩没有信心，一再要求剖宫产。该护士针对此孕妇应采取最主要的护理措施是

A. 提供心理支持，减轻焦虑
B. 教会孕妇用力的方法
C. 鼓励孕妇多进食，恢复体力
D. 做剖宫产准备
E. 检测胎心

（14~16 题共用题干）

患者，女，28 岁，规律宫缩 6 小时，肛查宫口扩张 2cm，胎膜未破，胎心、胎位正常

14. 根据产妇的临床表现，该产妇的产程进入

A. 潜伏期
B. 活跃期
C. 加速期
D. 减速期
E. 最大加速期

15. 肛查时，下列哪项指标最能体现产程进展并能指导产程处理

A. 宫缩强度与频率
B. 胎膜是否已破
C. 宫缩持续与间歇时间
D. 宫颈厚薄及软硬程度
E. 宫口扩张及胎头下降曲线

16. 结合该产妇目前产程进展，下列护理措施不妥的是

A. 隔 1~2 小时听胎心 1 次
B. 每隔 2 小时肛查 1 次
C. 每 4~6 小时测量血压 1 次
D. 每 2~4 小时排尿 1 次
E. 胎膜破裂，立即听胎心

17. 进入第二产程的标志是

A. 宫口开全
B. 胎头拨露
C. 胎头着冠
D. 胎膜已破
E. 外阴膨隆

18. 26 岁初产妇，足月临产，进入第二产程，宫缩规律有力，宫缩时因疼痛加剧，产妇烦躁不安，大声喊叫，要求行剖宫产尽快结束分娩。此时，产妇主要的心理特点是

A. 焦虑
B. 内省
C. 依赖
D. 悲伤
E. 抑郁

19. 某产妇，28 岁。第一胎足月临产 14 小时，肛查：宫口开全，胎膜已破，左枕前位，胎头刚开始拨露，胎心率 140 次 / 分，首要的护理措施是

A. 指导产妇正确使用腹压
B. 给产妇吸氧
C. 胎心监护
D. 消毒外阴
E. 准备接生

20. 某产妇需行会阴部侧切术助产，护士在准备手术用药时，不属于必需用物的是

A. 注射器
B. 持针器
C. 手术刀
D. 有齿镊
E. 止血钳

21. 在第三产程中，对产妇的评估最重要的是

A. 乳汁分泌的情况
B. 宫缩情况，阴道流血的量及颜色
C. 生命体征
D. 疼痛
E. 会阴伤口情况

22. 正常情况下产后需继续留产房观察的时间是

A. 1 小时
B. 2 小时
C. 3 小时
D. 4 小时
E. 5 小时

23. 30 岁产妇，妊娠 40 周顺产，胎儿经阴道娩出后护士立即为其按摩子宫并协助胎盘娩出，这一行为可能导致的不良后果是

A. 胎盘粘连
B. 胎盘卒中
C. 胎盘嵌顿
D. 胎盘植入
E. 胎盘剥离不全

24. 胎儿娩出后，护士首先进行的护理措施是

A. 保暖
B. 擦干羊水
C. 结扎脐带
D. 清理呼吸道

E. 新生儿 Apgar 评分

（25~27 题共用题干）

患者，女，28 岁，G_1P_1 40 周孕，阴道顺娩一女婴。

25. 该新生儿 Apgar 评分<u>不包括</u>

A. 心率

B. 呼吸

C. 意识

D. 肌张力

E. 喉反射

26. 新生儿 Apgar 评分的五项依据是

A. 心率、呼吸、脐血管充盈度、羊水性状、皮肤颜色

B. 心率、呼吸、体重、哭声、皮肤颜色

C. 心率、呼吸、肌张力、皮肤颜色、喉反射

D. 心率、呼吸、喉反射、哭声、脐血管充盈度

E. 心率、呼吸、喉反射、皮肤颜色、哭声

27. 该产妇约 20 分钟后胎盘娩出，助产士检查胎盘<u>不包括</u>

A. 胎盘胎膜是否完整

B. 有无胎盘小叶或胎膜残留

C. 周边有无断裂的血管残端

D. 胎盘是否发育不良或畸形

E. 判断是否有副胎盘

参考答案

1.A　2.B　3.D　4.C　5.D　6.C　7.D　8.B　9.E　10.C　11.D　12.A　13.A　14.A　15.E　16.B　17.A　18.A　19.A　20.D　21.B　22.B　23.E　24.D　25.C　26.C　27.D

2. 解析：胎头沿骨盆轴前进的动作称下降。下降呈间断性并始终贯穿于分娩全过程。

21. 解析：胎盘娩出后，护士应重点观察阴道流血的量及颜色，以判断子宫收缩的情况。

22. 解析：产后 2 小时内，产妇易发生产后出血，因此，产妇产后应在产房留观 2 小时。

第四节　产褥期妇女的护理

1. 产后在腹部触不到宫底的时间为产后

A. 5 日

B. 6 日

C. 7 日

D. 8 日

E. 10 日

2. 该产妇分娩后，责任护士对其进行子宫复旧的健康宣教，正确的是

A. 产后 5 日宫底在脐与耻骨之间

B. 产后当日宫底在脐上一横指或平脐

C. 产后 10 日宫底平耻骨联合上方

D. 产后 14 日于耻骨联合上方触不到宫底

E. 产后当日宫底平脐或脐下一横指

3. 某初产妇，27 岁。自然分娩后第 2 天，行身体评估，下列指标正常的是

A. 呼吸 24 次 / 分

B. 出汗量多

C. 体温 39.2℃

D. 尿量 400ml/24h

E. 宫底脐上 3 指

4. 产后 2~3 天内，产妇可能出现的正常表现是

A. 少尿

B. 尿潴留

C. 尿失禁

D. 尿量增加

E. 排尿困难

5. 经产妇，2 天前经阴道分娩 1 健康男婴。当产妇出现下列哪种情况时护士应及时通知医生

A. 体温达 38.5℃

B. 夜间睡眠时出汗多

C. 下腹部阵发性疼痛

D. 脉率为 109 次 / 分

E. 排尿次数频繁

6. 产妇，29 岁，自然分娩，会阴左侧切开缝合，产后 2 小时，由产房送回母婴同室。责任护士接诊，护理评估：宫底平脐，质硬，恶露的色、质、量均正常，左侧会阴切口无渗血，膀胱排空，生命体征正常。该产妇拆线前不宜采取的体位是

A. 右侧卧位

B. 平卧位

C. 半坐卧位

D. 俯卧位

E. 左侧卧位

7. 产妇，足月顺产，产后 4h 主诉腹胀、腹痛。查体：膀胱区隆起，叩诊耻骨联合上呈浊音，护士为患者制定护理计划，主要的健康问题是

A. 产后宫缩痛

B. 体液过多

C. 排尿异常

D. 尿潴留

E. 尿路感染

（8~9 题共用题干）

产妇，32 岁。妊娠 38 周，于某日 2:30pm 顺产，

6:40pm 患者主诉腹胀、腹痛。视诊：下腹膀胱区隆起。叩诊：耻骨联合上鼓音。

8. 护士判断该产妇存在的健康问题是
A. 分娩后疼痛
B. 体液过多
C. 尿路感染
D. 尿潴留
E. 产褥热

9. 护士采取的正确的护理措施是
A. 坐浴
B. 遵医嘱使用利尿药
C. 给予抗生素口服
D. 帮助产妇排尿
E. 按摩子宫

10. 患者，女，29 岁，剖宫产分娩后 6 小时未排尿，主诉腹胀，此时最先采取的措施应为
A. 导尿
B. 按压膀胱
C. 肌注卡巴胆碱
D. 抬起床头，给予便器
E. 嘱患者增加饮水

11. 患者，女，28 岁，分娩时行会阴侧切，分娩后用 50% 硫酸镁湿敷，护士在操作过程中应特别注意的是
A. 热敷局部皮肤涂凡士林
B. 保持合适的水温
C. 敷料拧至不滴水为止
D. 严格执行无菌操作
E. 操作完毕后及时更换敷料

12. 产妇，30 岁，于 22:00 顺利分娩一男婴，至次晨 6:00 未排尿，主诉下腹胀痛难忍，体检发现膀胱高度肿胀，对该产妇的护理措施，错误的是
A. 立即施行手术
B. 让其听流水声
C. 协助其坐起排尿
D. 用手轻轻按摩下腹部
E. 用温水冲洗会阴

13. 初产妇，30 岁，顺产，产后 2 天会阴侧切口红肿。给予局部湿热敷，宜选择
A. 1% 乳酸溶液
B. 5% 碘伏
C. 2% 碳酸氢钠溶液
D. 50% 硫酸镁溶液
E. 1 ∶ 5000 高锰酸钾溶液

（14~15 共用题干）
产妇，28 岁，产后第 3 天护士对其进行护理评估

14. 产妇出现以下哪种情况需采取护理措施
A. 子宫收缩质坚硬
B. 宫底脐下 3 横指
C. 会阴切口肿痛
D. 恶露量少无血块
E. 恶露无异常臭味

15. 出现上述情况应采取的护理措施是
A. 考虑提前拆线
B. 会阴温水坐浴
C. 绝对卧床休息
D. 95% 酒精湿热敷
E. 增加饮水量

16. 产妇，28 岁，产钳助产导致会阴部撕伤，外阴伤口出现红、肿、热、痛。护士为其进行湿热敷操作时应特别注意
A. 执行无菌操作
B. 床单上铺橡胶中单
C. 水温调节适度
D. 每 5 分钟更换敷布 1 次
E. 伤口周围涂凡士林

17. 35 岁经产妇，因胎儿宫内窘迫性低位产钳术娩出一活婴。产后 3 天诉会阴部疼痛难忍，查体：会阴部肿胀，左侧切口红肿、有触痛，以下处理不正确的是
A. 红外线照射
B. 50% 硫酸镁湿敷切口
C. 每日冲洗外阴
D. 取健侧卧位
E. 1 ∶ 5000 高锰酸钾液坐浴

18. 某产妇，足月产后 3 天，出现下腹痛，体温不高，恶露多，有臭味，子宫低位于脐上 1 指，子宫体软，以下护理措施中，错误的是
A. 红外线照射会阴部每日 3 次，每次 1 小时
B. 做好心理支持
C. 监测体温变化
D. 半卧位或抬高床头
E. 做好会阴护理

（19~21 题共用题干）
经产妇，28 岁，产后第 1 天，自诉下腹疼痛。查体：低热，出汗，咽无充血，无恶心、呕吐、腹泻，脐下 2 横指处触及子宫硬，白细胞 10×10^9/L，中性粒细胞为 0.75

19. 该产妇最可能的问题是
A. 产后子宫内膜炎
B. 子宫肌瘤红色变性
C. 子宫肌炎
D. 产后宫缩痛
E. 卵巢肿瘤蒂扭转

20. 于产后第 3 天，产妇出现低热，乳房胀痛，无红肿，乳汁少，此时首选措施是
A. 让新生儿多吸吮双乳
B. 热敷、芒硝敷乳房
C. 生麦芽煎汤水喝
D. 少喝汤水
E. 手工挤乳汁或用吸奶器吸乳汁

21. 产后第 4 天，产妇出现双乳房胀，乳汁排流不畅，考虑其最常见的原因是
A. 进食少
B. 未给新生儿早吸吮、多吸吮

C. 未及早按摩、热敷乳房
D. 乳腺炎
E. 乳头凹陷

22. 初产妇，23 岁。足月顺产后第 3 天，乳房胀痛，无红肿。乳汁排出不畅，体温 38.6℃。护士指导产妇母乳喂养的方法，正确的是
A. 喂养时母亲只能采取卧位
B. 婴儿头与身体呈一直线，下颌对着乳头
C. 婴儿将乳头和大部分乳晕都含在口内
D. 乳头皲裂时先喂患侧
E. 每次哺乳后，用酒精消毒乳头

23. 产妇，24 岁。产后 3 天，母乳喂养，乳头出现红、皲裂、哺乳时疼痛，最可能的原因是
A. 新生儿含接姿势不正确
B. 新生儿吸吮次数过多
C. 新生儿吸吮用力过大
D. 产前乳房护理不足
E. 乳汁过少

（24~25 题共用题干）

28 岁女士，剖宫产术后 42 天，今日返院复查，自诉产后坚持纯母乳喂养，现经查体，产后恢复好，可以开始性生活

24. 护士应指导其产后坚持纯母乳喂养的时间是
A. 2 个月
B. 4 个月
C. 6 个月
D. 8 个月
E. 10 个月

25. 目前最适合该女士的避孕措施是
A. 口服避孕药
B. 宫内节育器
C. 安全套
D. 紧急避孕
E. 体外排精

26. 产后 3 个月，仍在哺乳，指导产妇采用哪种避孕措施为宜
A. 行输卵管结扎
B. 口服紧急避孕药
C. 口服长效避孕药
D. 放置 T 形宫内节育器
E. 口服短效避孕药

（27~28 题共用题干）

一足月新生儿，出生体重 2800g，身长 48cm，面色红润，哭声响亮，吸吮有力，母乳喂养

27. 关于牛奶与母乳成分的比较，对牛奶的叙述，正确的是
A. 蛋白质含量高，以酪蛋白为主
B. 铁含量少，吸收率高
C. 矿物质含量少于母乳
D. 含不饱和脂肪酸较多
E. 乳糖含量高于母乳

28. 母乳喂养后竖起抱婴儿，轻轻拍其背部的目的是
A. 增强食欲
B. 预防感染
C. 安慰婴儿
D. 防止溢乳
E. 智力开发

29. 喂奶后婴儿应取
A. 右侧卧位
B. 左侧卧位
C. 平卧位
D. 俯卧位
E. 端坐位

30. 纯母乳喂养多长时间最好
A. 2 个月
B. 4 个月
C. 6 个月
D. 9 个月
E. 12 个月

31. 婴儿易发生溢乳的原因是
A. 胃呈水平位
B. 胃呈垂直位
C. 消化道梗阻
D. 胃底部肌张力高
E. 幽门括约肌发育较差

32. 母乳喂养每次哺乳时间约为
A. 1~5 分钟
B. 5~10 分钟
C. 15~20 分钟
D. 20~25 分钟
E. 25~30 分钟

33. 28 岁产妇，2 天前经阴道分娩一女婴。今日查房发现其乳头皲裂，为减轻母乳喂养时的不适，护理措施中正确的是
A. 先在损伤较重的一侧乳房哺乳
B. 为减轻疼痛应减少喂哺的次数
C. 哺乳前用毛巾和肥皂水清洁乳头和乳晕
D. 喂哺后挤出少许乳汁涂在乳头和乳晕上
E. 哺乳时让婴儿含吮乳头即可

参考答案

1.E　2.E　3.B　4.E　5.D　6.E　7.D　8.D　9.D　10.D　11.D　12.A　13.D　14.C　15.D　16.A　17.E　18.A　19.D　20.A　21.B　22.C　23.D　24.C　25.C　26.D　27.A　28.D　29.A　30.C　31.A　32.C　33.D

4. 解析：分娩后 2~3 天，会出现产后宫缩痛，会阴也会出现轻度水肿，均会造成排尿困难。

5. 解析：产妇产后体温可达 38.5℃~39℃，称为泌乳热，不属病态，无需处理；产后脉搏约为 60~70 次 / 分；产后皮肤排泄功能旺盛，出汗多，尤以夜间和睡眠初醒时更明显，不属病态；产后早期由于子宫收缩，常引起下腹阵发性疼痛，一般持续 2~3 天会自行消失。该产妇脉率为 109 次 / 分，远远超出正常范围，因此应及时报告医生。

17. 解析：产妇产后 3 天内禁忌坐浴，以免引起上行性感染。

18. 解析：红外线照射会阴时，每次会阴照射时间为 20 分钟。

27. 解析：牛乳中蛋白质含量高，酪蛋白中胱氨酸含量少，在胃中形成的凝块较大；脂肪含量与人乳相似，但含不饱和脂肪酸较低，仅为 2%（人乳含 8%）；含乳糖较少，其中主要为甲型乳糖，易引起大肠埃希菌生长；矿物质较多，可降低胃酸，不利于消化，并可增加肾脏负荷；缺乏各种免疫因子，容易被细菌污染。

33. 解析：乳头皲裂时，每次哺乳后，再挤出数滴奶涂于皲裂的乳头上、乳晕上，并将乳房暴露在新鲜的空气中，使乳头干燥，有利于伤口愈合。

第五节　流产病人的护理

1. 早期流产最常见的病因是

A. 胚胎染色体异常
B. 宫颈内口松弛
C. 子宫畸形
D. 子宫肌瘤
E. 母儿血型不合

2. 患者，女，26 岁。停经 52 天，阴道点滴流血 2 天，伴轻微下腹部阵发性疼痛，尿妊娠试验(＋)。查体宫口闭，子宫如孕 7 周大小，最可能的诊断是

A. 先兆流产
B. 难免流产
C. 不全流产
D. 稽留流产
E. 习惯性流产

3. 患者，女，29 岁，已婚，停经 60 天，阴道少量出血 1 天，色鲜红，伴下腹轻微疼痛，妇科检查：宫口未开，子宫如孕 8 周大，1 年前孕 10 周时流产 1 次。该孕妇可能为

A. 先兆流产
B. 难免流产
C. 晚期流产
D. 早期流产
E. 习惯性流产

4. 患者，女，30 岁，停经 7 周，阴道流血 3 天伴高热 2 天来院就诊，诊断为“流产合并感染”。目前最佳的治疗原则是

A. 立即清宫
B. 保胎治疗
C. 密切监测病情变化
D. 积极控制感染
E. 无需特殊处理

5. 患者，女，27 岁，停经 42 天，诊断：早孕。下腹部微痛伴阴道少量流血 1 天，下列哪项护理措施不正确

A. 卧床休息
B. 阴道擦洗
C. 禁止性生活
D. 保持大便通畅
E. 密切观察阴道流血

（6~8 题共用题干）

28 岁已婚妇女，停经 40 日，下腹部轻度阵发性疼痛及阴道少量流血伴凝血块 3 小时。妇科检查：子宫稍大，宫口未开

6. 考虑上述患者为

A. 不全流产
B. 难免流产
C. 先兆流产
D. 稽留流产
E. 习惯性流产

7. 若 1 日后阴道流血量增多，下腹阵发性疼痛明显加重，妇科检查宫口通过 2 指，宫口处见有胚胎组织堵塞，应考虑为

A. 先兆流产
B. 不全流产
C. 难免流产
D. 稽留流产
E. 习惯性流产

8. 上述患者最有效的止血措施是

A. 输液中加巴曲酶
B. 压迫下腹部，排出胚胎组织
C. 肌注维生素 K_1
D. 尽早行刮宫术
E. 纱布条填塞阴道压迫止血

参考答案

1.A　2.A　3.A　4.D　5.B　6.C　7.C　8.D

4. 解析：流产合并感染的治疗原则为迅速控制感染，尽快清除宫内残留物。

第六节 早产病人的护理

1. 孕妇，孕 35 周，宫缩规律，间隔 5~6 分钟，每次持续约 40 秒，查宫颈管消退 80%，宫口扩张 3cm，应考虑为

A. 先兆临产

B. 早产临产

C. 假临产

D. 足月临产

E. 生理性宫缩

2. 某 26 岁初产妇，双胎妊娠 35 周。因下腹疼痛 2 小时入院，查体：宫口开大 6cm，其最可能发生的情况是

A. 子宫收缩乏力

B. 妊娠高血压综合征

C. 胎盘早剥

D. 前置胎盘

E. 早产

3. 某孕妇，G2P6。妊娠 30 周，规律下腹疼痛伴阴道血性分泌物 6 小时。查体：胎位 LOA，胎心率 146 次 / 分，宫缩 20 秒 /7~8 分钟，宫缩力弱，肛查胎先露 S–3，宫颈管缩短，宫口可容一指尖。目前最恰当的处理措施是

A. 严密观察等待自然分娩

B. 滴注缩宫素加强宫缩

C. 抑制宫缩保胎治疗

D. 立即行剖宫产终止妊娠

E. 阴道检查后确定分娩方式

4. 孕妇发生早产时容易变得焦虑，主要是因为担心

A. 宫缩乏力

B. 早产儿预后

C. 产程延长

D. 胎儿畸形

E. 难产

参考答案

1.B 2.E 3.C 4.B

1. 解析：早产的临产诊断：①出现规则宫缩（20 分钟≥ 4 次，或 60 分钟≥ 8 次），伴有宫颈的进行性改变；②宫颈扩张 1cm 以上；③宫颈展平≥ 80%。

第七节 过期妊娠病人的护理

1. 过期妊娠是指孕妇妊娠期达到或超过

A. 37 周

B. 39 周

C. 40 周

D. 42 周

E. 44 周

2. 过期妊娠应立即终止妊娠的指征<u>不包括</u>

A. 宫颈条件成熟

B. 胎儿体重大于 4000g

C. 12 小时内胎动＜ 10 次 / 分

D. 妊娠＞ 42 周

E. 尿 E/C 值持续低

参考答案

1.D 2.D

第八节 妊娠期高血压疾病病人的护理

1. 妊娠期高血压疾病的易发因素<u>不包括</u>

A. 经产妇

B. 精神过度紧张者

C. 营养不良者

D. 体型矮胖者

E. 高龄孕产妇

2. 妊娠期高血压疾病的基本病理变化是

A. 脑血管痉挛

B. 胎盘血管痉挛

C. 肾小血管痉挛

D. 冠状动脉痉挛

E. 全身小动脉痉挛

3. 某孕妇，孕前基础血压为 120/80mmHg，孕 30 周时出现下肢水肿，头痛、头晕。查体：血压 150/100mmHg，尿蛋白（+），诊断为妊娠期高血压疾病。患者出现上述症状的病理生理变化基础是

A. 肾小管重吸收能力降低

B. 内分泌功能失调

C. 水钠潴留

D. 全身小动脉痉挛

E. 底蜕膜出血

4. 经产妇，35 岁，孕 35 周，因妊娠高血压疾病收入院，护士观察病情考虑此时最有可能发生的并发症是

A. 羊水栓塞

B. 产后出血

C. 胎膜早破

D. 子宫破裂

E. 胎盘早剥

5. 初孕妇，妊娠 39 周，妊娠中期产前检查未见异常，妊娠 38 周开始自觉头痛、眼花，查血压 160/110mmHg，尿蛋白 2.5g/24h，宫缩不规律，胎心 134 次 / 分。此时应首先采取的措施是

A. 终止妊娠

B. 静脉滴注硫酸镁

C. 鼓励适度活动

D. 人工破膜并静脉滴注缩宫素

E. 急诊剖宫产

6. 妊娠高血压综合征患者使用硫酸镁解痉时，应停用的药物的情况是

A. 血压 130/90mmhg（17.3/12kpa）

B. 自觉症状减轻

C. 尿量 700ml/d

D. 呼吸 18 次 / 分

E. 膝反射消失

7. 孕 38 周孕妇，因先兆子痫入院。目前患者轻微头痛，血压 140/90mmHg，尿蛋白（++），呼吸、脉搏正常。在应用硫酸镁治疗过程中，护士应报告医师停药的情况是

A. 呼吸 18 次 / 分

B. 膝反射消失

C. 头痛缓解

D. 血压 130/90mmHg

E. 尿量 800ml/24 小时

8. 患者，女，28 岁。孕 34 周，因“头晕、头痛”就诊。查体：血压 160/115mmHg。实验室检查：水肿（+）尿蛋白定量 5.5g/24h，临床诊断为重度子痫前期。首选的解痉药物是

A. 地西泮

B. 阿托品

C. 硫酸镁

D. 冬眠合剂

E. 卡托普利

9. 初产妇，24 岁。孕 36 周。近 1 周来水肿加重，并有头痛，查体：BP160/120mmHg。实验室检查：水肿（++），尿蛋白（+++）。护理该孕妇时，应特别注意的是

A. 严格限制食盐摄入

B. 平卧休息

C. 服用镇静剂

D. 不能服用降压药物

E. 使用硫酸镁时有无中毒现象

10. 使用硫酸镁治疗妊娠高血压综合征时要注意

A. 使用前应测体温、脉搏

B. 尿量每日 >360ml，每小时 >15ml

C. 呼吸每分钟不少于 16 次

D. 膝腱反射增强提示中毒

E. 严格控制滴注速度，以 2g/h 为宜

参考答案

1.A　2.E　3.D　4.E　5.B　6.E　7.B　8.C　9.E　10.C

7. 解析：子痫病人使用硫酸镁治疗时，如出现膝反射消失提示发生了硫酸镁中毒，因此应停药。

10. 解析：使用硫酸镁治疗妊娠高血压综合征时应注意：硫酸镁的滴注速度以 1g/h 为宜，不超过 2g/h。护士在用药前及用药中均应监测血压，同时还应监测以下指标：膝反射必须存在，呼吸不少于 16 次 / 分，24 小时尿量不少于 600ml 或每小时不少于 25ml。

第九节　异位妊娠病人的护理

1. 异位妊娠最主要的病因是

A. 神经精神因素

B. 输卵管发育不良

C. 子宫内膜异位症

D. 输卵管炎症

E. 内分泌失调

2. 输卵管妊娠患者前来就诊时，最常见的主诉是

A. 腹痛

B. 胸痛

C. 咳嗽

D. 咯血

E. 呼吸急促

3. 腹痛是输卵管妊娠孕妇最主要的主诉，腹痛的性状不可能是

A. 进食后加剧
B. 一侧撕裂感
C. 一侧下腹酸胀感
D. 肩胛部放射痛
E. 肛门坠胀感

4. 患者，女，24 岁。已婚，平素月经周期规律，现停经 45 天，阴道少量出血伴左下腹部隐痛 1 天来诊。B 超提示左侧宫旁见低声区并探及胚芽，诊断“左侧输卵管妊娠”采用甲氨蝶呤进行治疗。患者在治疗期间提示病情发展的指征是

A. 腹痛加剧
B. 腹泻
C. 食欲减退
D. 脱发
E. 药物性皮炎

5. 患者，28 岁，平素月经规则，周期均为 28 日，末次月经为 2012 年 5 月 7 日。于停经 6 周行 B 型超声检查，宫内未见妊娠囊，见左附件区低回声包块。该患者最大的可能是

A. 葡萄胎
B. 左附件异位妊娠
C. 左卵巢囊肿
D. 输卵管积水
E. 左卵巢黄体

6. 输卵管妊娠破裂多发生于妊娠

A. 4 周左右
B. 6 周左右
C. 8 周左右
D. 10 周左右
E. 12 周左右

7. 患者，女，28 岁，停经 40 天后。腹痛伴阴道流血 10 天，量少。今起腹痛加重就诊，尿妊娠试验（+）。妇检：宫颈举痛（+），少量阴道出血，子宫正常大小，附件区触及边界不清肿物，压痛（+），考虑可能的疾病是

A. 难免流产
B. 附件炎
C. 流产继发感染
D. 异位妊娠
E. 卵巢囊肿继发感染

8. 关于输卵管妊娠非手术治疗病人的护理措施，正确的叙述是

A. 无出血危险不必严密观察
B. 避免做增加腹压的动作
C. 定期腹部触诊
D. 流质饮食
E. 多活动

9. 输卵管妊娠时，应立即手术治疗的指征是

A. 后穹窿穿刺术阳性
B. 阴道持续流血
C. 一侧附件扪及包块
D. 出现晕厥或休克症状
E. 妊娠试验阳性

（10~13 题共用题干）

患者，女，25 岁，未婚，停经 45 天，阴道少量流血 1 天，左下腹隐痛 1 天，今晨加重，查询病史既往月经规则，有男朋友及性生活史，B 超显示宫内未见胎囊、胎心，左侧宫旁出现低回声区并探及胚芽。

10. 采取的治疗原则正确的是

A. 尽可能作保留输卵管的保守性手术
B. 用中医中药活血化瘀、止血消炎法
C. 做卵巢部分切除术和卵巢重建术
D. 立即行全输卵管切除术防止休克
E. 立即用甲氨蝶呤进行化学药物治疗

11. 若已经决定进行保守手术，其护理措施为

A. 绝对卧床休息，取平卧位
B. 做好准备，立即输血
C. 使用镇静或镇痛药
D. 要重视患者的主诉
E. 每日测量生命体征 2 次

12. 后因患者本人及家属坚持非手术治疗，护理措施中<u>错误</u>的是

A. 嘱避免用腹压并保持大便通畅
B. 密切观察生命体征及腹痛情况
C. 嘱绝对卧床并协助日常生活护理
D. 告知患者若病情变化需随时手术治疗
E. 每日测量体温、脉搏、呼吸和血压 2 次

13. 在治疗期间该患者突感左下腹疼痛加剧，责任护士首先应做到的是

A. 配合医生做后穹窿穿刺的一系列准备
B. 立即检查患者脉搏与血压并报告医生
C. 嘱绝对卧床并协助日常生活护理
D. 向患者及家属通报病情并加以解释
E. 做好心理护理，消除患者的恐惧感

参考答案

1.D　2.A　3.A　4.A　5.B　6.B　7.D　8.B　9.D　10.A　11.D　12.E　13.B

4. 解析：输卵管妊娠如突发一侧腹部剧痛，提示输卵管妊娠破裂。

8. 解析：输卵管妊娠的病人应卧床休息，避免腹压增大。随时观察病人阴道出血量和腹痛程度等，当病人突然出现下腹部剧痛，提示输卵管妊娠破裂。

第十节 胎盘早剥病人的护理

1. 孕妇，32 岁，孕 31 周，有吸毒史，存在胎盘早剥的风险。其胎盘早期剥离的病理变化是

A. 羊膜早破出血
B. 包蜕膜出血
C. 底蜕膜出血
D. 胎盘血窦破裂
E. 巨大宫颈血肿

2. 行人工破膜术时见有“血性羊水”，应首先考虑可能是

A. 宫内感染
B. 凝血障碍
C. 误伤胎盘
D. 前置胎盘
E. 胎盘早剥

3. 初产妇，G2P2，孕 35 周，行外倒转术后，腹痛，伴少量阴道流血，查血压 17.3/12Kpa（130/90mmHg），水肿（+），腹部压痛不明显，胎心率 160 次 / 分，最可能诊断是

A. 胎盘早剥
B. 前置胎盘
C. 先兆子痫
D. 子宫破裂
E. 临产

4. 孕妇，28 岁，G3P0，孕 38 周。今突感剧烈腹痛伴有少量阴道流血，查体，血压 150/110mmHg，子宫似足月妊娠大小，硬如木板，有压痛，胎心 90 次 / 分，胎位不清，其最可能发生了

A. 临产
B. 先兆子宫破裂
C. 早产
D. 胎盘早期剥离
E. 前置胎盘

5. 胎盘早剥的常规处理原则是

A. 转往家属要求的医院
B. 严密监护下保胎
C. 立即终止妊娠
D. 等交付费用后手术
E. 有充足血源后手术

参考答案

1.C 2.E 3.A 4.D 5.C

第十一节 前置胎盘病人的护理

1. 与“前置胎盘”病因无关的是

A. 受精卵发育迟缓
B. 胎盘重量过轻
C. 子宫内膜病变
D. 胎盘面积太大
E. 子宫内膜损伤

2. 某产妇，妊娠 29 周。因出现无诱因、无痛性阴道流血来院检查，此时一般不主张进行的检查是

A. 测量血压
B. 胎心监护
C. 超声检查
D. 腹部检查
E. 阴道检查

3. 初孕妇，29 岁，因无痛性阴道流血就诊，医生怀疑为前置胎盘，最适合的检查是

A. 产科检查
B. 肛门检查
C. 阴道检查
D. X 线检查
E. 腹部 B 超

（4~6 题共用题干）

患者，女，29 岁。孕 35^{+3} 周。晨起醒来发现阴道流血，量较多。入院后查体：宫高 26cm，腹围 83cm，胎心 154 次 / 分，未入盆

4. 最可能的诊断是

A. 早产
B. 流产
C. 前置胎盘
D. 胎盘早剥
E. 子宫破裂

5. 患者入院后非常紧张，不停地询问“对胎儿影响大吗”“我有生命危险吗？”目前对其首要的护理是

A. 心理护理，减轻恐惧
B. 输液输血
C. 抗生素预防感染
D. 吸氧
E. 给予镇静剂

6. 在进行身体评估时，错误的是
A. 监测血压、脉搏、呼吸
B. 腹部检查时注意胎位有无异常
C. 做输血输液的准备时做阴道检查
D. 做肛门检查
E. 超声检查

7. 患者，女，30 岁。妊娠 35 周，因阴道流血就诊，诊断为前置胎盘，拟急行剖宫产收入院。护士首先应为患者做的是
A. 办理入院手续
B. 进行沐浴更衣
C. 检查阴道出血情况
D. 进行会阴清洗
E. 用平车送入病区

8. 孕妇，29 岁，孕 37 周，G_2P_0，因前置胎盘入院，现有少量阴道流血，孕妇担心胎儿安危，会产生的心理问题是
A. 无助感
B. 恐惧
C. 悲哀
D. 自尊低下
E. 倦怠

（9~10 题共用题干）
某孕妇，G1P0，孕 36 周，单胎妊娠，因阴道间断性出血 1 月余前来就诊，怀疑是前置胎盘

9. 为进一步诊断，首选的检查方法是
A. X 线腹部平片
B. B 超检查
C. 肛门指诊
D. 阴道内诊检查
E. 抽取羊水检查

10. 最有助于诊断的病史是
A. 阴道出血伴有子宫收缩
B. 腹部剧痛伴有少量阴道流血
C. 反复无痛性阴道流血
D. 两次人工流产史
E. 孕 36 周

11. 患者，女，29 岁。妊娠 32 周，阴道流血 2 次，今日突然阴道流血多于月经量，无腹痛，查体血压 100/80mmHg，脉搏 96 次 / 分，宫高 30cm，腹围 85cm，臀先露，未入盆，胎心率 140 次 / 分，其诊断可能是
A. 阴道静脉曲张破裂
B. 妊娠合并宫颈癌
C. 妊娠合并宫颈息肉
D. 前置胎盘
E. 胎盘早期剥离

参考答案

1.B　2.E　3.E　4.C　5.A　6.D　7.C　8.B　9.B　10.C　11.D

2. 解析：根据表现判断孕妇为前置胎盘，前置胎盘禁忌阴道和肛门检查。

第十二节　羊水量异常病人的护理

1. 羊水过少是指羊水量少于
A. 300ml
B. 500ml
C. 1000ml
D. 1500ml
E. 2000ml

2. 羊水过多常见于
A. 多胎妊娠
B. 过期妊娠
C. 胎膜早破
D. 孕妇脱水
E. 胎儿先天性肾缺如

3. 某孕妇，30 岁，G_1P_0，孕 37 周。羊水过多行羊膜腔穿刺术后为该孕妇腹部放置沙袋的目的是
A. 减轻疼痛
B. 减少出血
C. 预防休克
D. 预防血栓形成
E. 预防感染

参考答案

1.A　2.A　3.C

第十三节　多胎妊娠和巨大胎儿病人的护理

1. 孕妇，26 岁，孕 26 周，产前 B 超检查确诊为双胎妊娠，应采取的护理措施为

A. 产前检查次数按常规执行，每次须监测宫高、腹围和体重

B. 注意多休息，尤其是妊娠中期应卧床休息防意外

C. 加强病情观察，及时发现妊娠高血压疾病和糖尿病并发症

D. 每次进食量为单胎妊娠的 2 倍以保证足够营养

E. 告知双胎妊娠属高危妊娠及患者积极配合治疗的重要性

2. 患者，女，25 岁，早孕反应较重，现妊娠 23 周，子宫明显大于孕周，体重剧增，胎动部位不固定且频繁，B 超显示两个胎头光环，评估该孕妇的情况，最有价值的依据是

A. 子宫大小

B. B 超结果

C. 胎动

D. 早孕反应情况

E. 体重

3. 关于双胎妊娠的正确处理是

A. 第一胎娩出后即人工破膜

B. 第一胎娩出后肌注催产素

C. 第一胎娩出后静滴催产素

D. 第一胎娩出后立即断脐

E. 第二胎为横位须剖宫产

4. 29 岁产妇，因双胎妊娠行剖宫产娩出两活婴。新生儿均因轻度窒息转儿科治疗。该产妇因患有活动性乙型肝炎，护士告知其需要退奶。产后第 2 天值班护士查房时发现产妇情绪低落，其可能的原因不包括

A. 家属对新生儿的高度关注带来的失落感

B. 产妇体内雌、孕激素水平急剧下降

C. 生产过程中使用缩宫素

D. 手术后疲劳

E. 母婴分离

5. 患者，女，25 岁，双胎妊娠。孕 38 周时经阴道分娩。当第 2 个胎儿娩出后，阴道出血量约为 600ml，色暗红，可凝固。检查产道无裂伤。胎盘、胎膜完整，子宫体软，轮廓不清，血压 110/80mmHg。为明确其出血原因，应重点评估的是

A. 胎盘、胎膜娩出情况

B. 血压

C. 血液是否凝固

D. 子宫收缩情况

E. 软产道是否有裂伤

6. 孕妇，24 岁，孕 24 周，产科检查宫高 26cm、腹围 92cm，有双胎家族史，腹部触及 3 个胎头，考虑可能是

A. 双胎妊娠

B. 羊水过多

C. 巨大胎儿

D. 三胎妊娠

E. 异位妊娠

7. 孕妇，29 岁，本人是双胎出生，孕 28 周，近来感觉胃部受压、胀满且食欲下降，若考虑为双胎，还可能出现的临床表现是

A. 宫底高度一般等同于正常孕周

B. 因孕周小，腹部只能触到一个胎头

C. 腹部不同部位可听到两个胎心

D. 两个胎心速率相差每分钟＞6 次

E. 腹部可触及多个肢体和胎臀

8. 某 26 岁初产妇，双胎妊娠 35 周，因下腹疼痛 2 小时入院，查体：宫口开大 6cm，其最可能发生的情况是

A. 早产

B. 前置胎盘

C. 胎盘早剥

D. 妊娠高血压综合征

E. 子宫收缩乏力

参考答案

1.E　2.B　3.D　4.C　5.D　6.D　7.C　8.A

第十四节　胎儿宫内窘迫病人的护理

1. 有关胎儿宫内窘迫的基本病理生理变化，正确的是

A. 胎儿全身小动脉、小静脉痉挛

B. 缺血、缺氧引起一系列的变化

C. 胎儿心房无卵圆孔，使血液循环不畅

D. 血管内动静脉混合血易引发缺氧

E. 胎儿肺泡内无气体交换，易导致缺氧

2. 孕妇，33 岁，成功实施辅助生殖技术，孕 36 周，晨起发现阴道大量出血，无腹部疼痛，急诊入院，查血压

80/55mmHg，脉搏120次/分，神志清，胎心率164次/分，其胎儿宫内窘迫的主要原因是

A. 孕妇产前大出血

B. 胎儿肺发育不良

C. 辅助生殖的胎儿

D. 高龄肥胖的孕妇

E. 下肢跛足的孕妇

3. 急性胎儿窘迫最早出现的症状是

A. 胎动减少

B. 胎动消失

C. 胎心率加快

D. 胎儿生长受限

E. 胎盘功能减退

4. 孕妇，26岁，孕39周，上午家务劳动时突然胎动频繁，至晚上胎动逐渐减弱、消失，急诊入院，听诊胎心率90次/分，下列护理措施<u>不妥</u>的是

A. 左侧卧位，间断吸氧

B. 行胎心监护

C. 嘱孕妇增加营养和休息即可，继续观察病情

D. 协助做好手术产的准备

E. 做好新生儿抢救和复苏的准备

5. 孕妇，24岁，孕40周，开始正规宫缩后胎心率168次/分，宫口开3cm，破水时羊水呈Ⅱ度胎粪污染，胎儿头皮血气分析pH＜7.20，最可能的原因是

A. 先天性脑积水

B. 急性胎儿窘迫

C. 先天性心脏病

D. 慢性胎儿窘迫

E. 新生儿窒息

6. 孕妇，30岁，孕34周，自我观察胎动12小时＜10次，胎儿电子监护报告异常。其他辅助检查提示胎盘功能不良。最可能的原因是

A. 先天发育异常

B. 急性胎儿窘迫

C. 先天性心脏病

D. 慢性胎儿窘迫

E. 新生儿窒息

7. 26岁孕妇，妊娠足月，入院待产。夜间呼唤护士，自述感觉胎动过频。此时最<u>不恰当</u>的处理是

A. 立即听胎心音

B. 通知值班医生

C. 吸氧

D. 左侧卧位

E. 立即做剖腹产准备

参考答案

1.B　2.A　3.C　4.C　5.B　6.D　7.E

第十五节　胎膜早破病人的护理

1. 胎膜早破是指胎膜在何时破裂

A. 足月前

B. 28周前

C. 临产前

D. 第一产程

E. 第二产程

2. 患者，女，31岁，妊娠38周，因阴道持续性流液2小时入院。医生诊断为胎膜早破，护士协助其采用的卧位应为

A. 平卧位

B. 头低足高位

C. 头高足低位

D. 截石位

E. 膝胸卧位

3. 孕妇，26岁，孕36周。2小时前阴道流出液体，有宫缩痛。入院后诊断为胎膜早破。查体：脐带脱垂，宫口开大3cm。护士应首先采取的措施是

A. 做好剖宫产准备，迅速结束分娩

B. 促进子宫收缩，加快产程

C. 等待自然分娩

D. 勤听胎心音

E. 观察羊水性状

4. 32岁孕妇，孕32周。阴道不自主流液3小时住院，指导孕妇预防感染的正确措施是

A. 坐浴

B. 外阴热敷

C. 外阴湿敷

D. 保持外阴清洁

E. 外阴远红外线照射

5. 孕妇，25岁，妊娠39周，晨6小时自觉阴道流出大量稀水样液体，遂于10时入院，护士采取的正确护理措施是

A. 嘱患者平卧位

B. 陪患者步行去病房

C. 患者取头低脚高位，以平车送往病房

D. 患者取头高脚低位，以平车送往病房

E. 嘱孕妇沐浴后，平车送病房

6. 有关破膜的处理，<u>不恰当</u>的是

A. 破膜后即听胎心音

B. 记录破膜时间

C. 胎头高浮者，须抬高床尾

D. 观察羊水性质

E. 破膜超过 24 小时，需给予抗生素

7. 初孕妇，32 岁，39 周临产，试产 4 小时，宫缩 2~3 分钟一次，每次持续约 50 秒。听诊胎心率 132 次 / 分。产妇在如厕时突然阴道有大量水流出。立即听胎心音，胎心率 90 次 / 分，检查见胎头仍高浮，首先考虑可能为

A. 脐带绕颈

B. 迷走神经兴奋

C. 脐带过短

D. 胎头受压

E. 脐带脱垂

（8~9 题共用题干）

孕妇，女，27 岁。第一胎，孕 34 周。突然无宫缩而阴道大量流水，诊断为胎膜早破。

8. 护士应协助患者取

A. 左侧卧位，臀部抬高

B. 平卧位

C. 中凹卧位

D. 半卧位

E. 头高脚低位

9. 对此孕妇采用期待疗法，为促进胎儿肺成熟，应用药物是

A. 雌激素

B. 孕激素

C. 雄激素

D. 盐皮质激素

E. 糖皮质激素

（10~11 题共用题干）

初产妇，33 岁，孕 36 周时发生胎膜早破，住院观察。

10. 与胎膜早破有关的病因是

A. 底蜕膜出血

B. 黄体酮水平过高

C. 宫颈内口松弛

D. 胎盘绒毛血管瘤

E. 胎盘面积过大

11. 如该孕妇胎先露未入盆，给予“抬高臀部”的护理措施，目的是

A. 减少细菌感染

B. 避免引发宫缩

C. 避免胎儿窘迫

D. 预防产后出血

E. 预防脐带脱垂

12. 预防胎膜早破的措施，错误的是

A. 妊娠后期禁止性交

B. 避免孕妇腹部受碰撞

C. 避免孕妇负重

D. 指导孕妇补充足量的维生素、钙、锌

E. 孕期尽量减少体育活动，多卧床休息

参考答案

1.C　2.B　3.A　4.D　5.C　6.E　7.E　8.A　9.E　10.C　11.E　12.E

第十六节　妊娠期合并症病人的护理

1. 妊娠合并心脏病孕产妇死亡是

A. 心力衰竭与肺动脉高压所致

B. 非直接产科死亡原因的首位

C. 剖宫产术后并发感染性休克所致

D. 并发羊水栓塞或产后出血所致

E. 产后出血与肺动脉高压所致

2. 妊娠合并心脏病中最常见的类型是

A. 风湿性心脏病

B. 妊娠期高血压疾病性心脏病

C. 先天性心脏病

D. 贫血性心脏病

E. 围生期心肌病

3. 孕妇，32 岁，孕 33 周。G_2P_0，妊娠合并心脏病。一般体力活动稍受限制，休息时无自觉症状，评估该孕妇的心功能为

A. Ⅰ级

B. Ⅱ级

C. Ⅲ级

D. Ⅴ级

E. Ⅳ级

（4~5 题共用题干）

患者，女，25 岁，孕 8 周，先天性心脏病，妊娠后表现为一般体力活动受限制，活动感觉心悸、轻度气短，休息时无症状。

4. 患者现在很紧张，询问护士是否能继续妊娠，护士应告诉她决定的主要依据是

A. 年龄

B. 心功能分级

C. 胎儿大小

D. 心脏病种类

E. 病变发生部位

5. 整个妊娠期间，心脏负担最重的时期是

A. 孕 12 周内

B. 孕 24~26 周

C. 孕 28~30 周

D. 孕 32~34 周
E. 孕 36~38 周

6. 心功能Ⅲ～Ⅳ级、既往有心力衰竭病史的患者不宜妊娠，是因为患者在孕期极易
A. 发生感染
B. 引发胎儿畸形
C. 发生流产或早产
D. 发生贫血
E. 诱发心力衰竭

7. 某孕妇，38 岁，妊娠 11 周，休息时仍胸闷，气急，查脉搏 120 次 / 分，呼吸 22 次 / 分，心界向左侧扩大，心尖区有Ⅱ级收缩期杂音，性质粗糙，肺底有湿啰音，处理应是
A. 加强产前监护
B. 立即终止妊娠
C. 控制心衰后终止妊娠
D. 控制心衰后继续妊娠
E. 限制钠盐摄入

8. 患者，女，30 岁，G_2P_2，孕 30 周，合并心脏病，心功能Ⅰ级，护士给予健康指导错误的是
A. 充分休息
B. 保持大便通畅
C. 防止呼吸道感染
D. 酌情增加产前、内科检查
E. 如有产兆即住院终止妊娠

9. 有关妊娠合并心脏病孕妇分娩期的护理，错误的是
A. 宫缩时指导产妇深呼吸，腹部按摩
B. 第二产程可手术助产
C. 胎儿娩出后腹部压沙袋
D. 发生宫缩乏力时用麦角新碱
E. 临产后遵医嘱给抗生素至产后 1 周

（10~12 题共用题干）

孕妇，34 岁，初次怀孕，孕 16 周出现心慌、气短，经检查发现心功能Ⅱ级，经过增加产前检查次数，严密监测孕期经过等措施，目前孕 37 周，自然临产

10. 该产妇在分娩期的注意事项，错误的是
A. 常规吸氧
B. 胎盘娩出后，腹部放置 10kg 沙袋
C. 注意保暖
D. 注意补充营养
E. 采取产钳助产

11. 该产妇的卧位最好是
A. 平卧位
B. 右侧卧位
C. 左侧卧位
D. 半卧位
E. 随意卧位

12. 该产妇产褥期的护理，正确的是
A. 产后的第 1 天，最容易发生心衰
B. 为了早期母子感情的建立，不要让别人帮忙
C. 积极下床活动，防止便秘
D. 为避免菌群失调，不能使用抗生素治疗
E. 住院观察 2 周

13. 妊娠合并心脏病孕妇为避免加重负担，整个孕妇体重增加不应超过
A. 25kg
B. 12.5kg
C. 5kg
D. 15kg
E. 20kg

（14~15 题共用题干）

某孕妇，26 岁，妊娠 30 周，测空腹血糖，2 次均＞5.8mmol/L，诊断为妊娠期糖尿病

14. 该患者最适宜的治疗方法是
A. 单纯饮食控制
B. 运动治疗
C. 注射胰岛素
D. 口服降糖药
E. 饮食治疗 + 口服降糖药

15. 治疗过程中，患者出现头晕、恶心、出冷汗表现，该患者可能出现了
A. 过敏反应
B. 酮症酸中毒
C. 低血糖反应
D. 晕厥
E. 高渗性昏迷

16. 某妊娠合并糖尿病产妇孕期无其他合并症。于妊娠 39 周剖宫产一健康男婴，对于该新生儿应重点监测的内容是
A. 大小便
B. 体重
C. 黄疸
D. 血糖
E. 体温

17. 孕妇，32 岁，G_2P_0，孕 20 周，诊断为妊娠期糖尿病，护士对其进行有关孕期母儿监护的健康教育，正确的是
A. 每次产前检查都要做尿常规监测尿糖和尿蛋白
B. 妊娠 32 周以后指导孕妇掌握自我监护胎动的方法
C. 每次产前检查都要做尿常规监测尿酮体和尿蛋白
D. 连续动态监测孕妇尿雌三醇及血中 hCG 值
E. 妊娠 34 周起，每周 1 次 NST 检查以了解胎儿情况

18. 下列关于妊娠合并糖尿病终止妊娠的时间，正确的是
A. 33 周
B. 35 周
C. 37 周
D. 39 周
E. 40 周

19. 初产妇，30 岁，确诊为重症妊娠合并贫血，为预

防该孕妇发生产后出血，在胎肩娩出即应使用

A. 缩宫素

B. 维生素 K_1

C. 地西泮

D. 卡巴克洛

E. 地塞米松

20. 初产妇，33 岁，确诊为妊娠合并贫血，患者询问妊娠合并贫血对孕妇的常见危害，护士正确的回答是

A. 产后出血

B. 心力衰竭

C. 肾衰竭

D. 肝脏受损

E. 呼吸道感染

参考答案

1.B　2.C　3.B　4.B　5.D　6.E　7.C　8.E　9.D　10.B　11.D　12.E　13.B　14.C　15.C　16.D　17.C　18.D　19.A　20.A

第十七节　产力异常病人的护理

1. 某产妇，G_4P_0，一般情况良好，胎儿足月，左枕前位，胎心率 140 次 / 分，规律宫缩已 17 小时，宫口开大 3cm，宫缩较初期间歇时间长，约 10~15 分钟一次，持续 30 秒，宫缩高峰时子宫不硬，经检查无头盆不称。该产妇除宫缩乏力外，还可诊断为

A. 潜伏期缩短

B. 潜伏期延长

C. 活跃期延长

D. 活跃期缩短

E. 第二产程延长

2. 初产妇，25 岁，在产程中，宫口开大 4cm 达 4 小时，正确的护理评估是

A. 活跃期延长

B. 活跃期停滞

C. 潜伏期延长

D. 第二产程延长

E. 第二产程停滞

3. 初产妇活跃期停滞是指进入活跃期后宫口不再扩张超过

A. 1 小时

B. 2 小时

C. 1.5 小时

D. 2.5 小时

E. 3 小时

（4~6 题共用题干）

初产妇，一般情况良好，孕 39 周，胎方位：枕左前，胎心率 140 次 / 分，规律宫缩 17 小时，宫口开大 3cm，宫缩 30 秒 /10~15 分钟，宫缩高峰时子宫不硬，经检查胎位正常，无头盆不称。

4. 该产妇除宫缩乏力外，还存在

A. 活跃期延长

B. 活跃期缩短

C. 潜伏期延长

D. 潜伏期缩短

E. 第二产程延长

5. 针对该产妇的护理措施，错误的是

A. 严密观察产程进展

B. 鼓励产妇进食

C. 定时听胎心

D. 作好心理护理

E. 指导产妇 6~8 小时排尿 1 次

6. 遵医嘱对该产妇正确的处理措施是

A. 立即行剖宫产术

B. 行胎头吸引术

C. 立即产钳结束分娩

D. 静脉滴注催产素

E. 待其自然分娩

7. 某孕妇，34 岁，G_1P_0，宫内妊娠 41 周，在分娩过程中出现宫缩乏力，第二产程延长，有可能出现对母儿的影响不包括

A. 胎儿窘迫

B. 子宫破裂

C. 产后感染

D. 膀胱阴道瘘

E. 产后出血

8. 23 岁初产妇，妊娠 39 周，规律宫缩 12 小时。近 2 小时产程无进展，产妇呼喊疼痛，腹部拒按，子宫呈痉挛性收缩，胎位触不清，胎心率 150 次 / 分。肛查宫口开 3cm，胎头 S^{+1}。以下处理措施中正确的是

A. 静脉滴注缩宫素

B. 立即行剖宫产术

C. 行人工破膜

D. 遵医嘱肌注哌替啶 100mg

E. 阴道检查后再决定分娩方式

9. 初产妇，25 岁，在产程中宫口开大 2cm，出现协调性子宫收缩乏力，最恰当的处理措施是

A. 静滴催产素

B. 给予镇静剂

C. 人工破膜

D. 阴道助产

E. 行剖宫产

10. 28 岁初产妇，临产 15 小时，宫颈口开大 5cm，胎心好，宫缩规律，胎头已入盆，胎膜未破，可触及前羊水囊，首选的护理措施是

A. 肥皂水灌肠

B. 人工破膜

C. 静脉滴注缩宫素

D. 继续观察 2~4 小时

E. 针刺三阴交、合谷穴位

（11~15 题共用题干）

患者，女，25 岁，G_1P_0，孕 38 周临产，2 小时前肛查宫口开 3cm，现肛查宫口仍开 5cm，检查：宫缩 7~8 分钟 1 次，持续时间 30 秒，胎膜未破

11. 此时，正确的处理措施是

A. 人工破膜

B. 静脉滴注催产素

C. 行会阴侧切

D. 给予镇静镇痛剂

E. 产钳助产

12. 若进行人工破膜，应在什么情况下进行

A. 宫缩时

B. 孕妇屏气时

C. 宫缩间歇期

D. 孕妇深呼吸时

E. 宫口扩张时

13. 人工破膜后应重点观察

A. 胎心变化

B. 体温

C. 脉搏

D. 血压

E. 宫缩强度

14. 破膜 1 小时后观察到的宫缩仍为 7~8 分钟 1 次，持续时间 30 秒，应采取的措施是

A. 静脉滴注催产素

B. 会阴侧切

C. 给予镇静剂

D. 产钳助产

E. 行剖宫产

15. 针对上述患者的护理措施，不正确的是

A. 与产妇进行心理沟通，使其主动参与和控制分娩过程

B. 观察宫缩情况、宫口扩张及胎先露部下降程度

C. 每 15~30 分钟听诊胎心 1 次

D. 及时更换床单、产垫，保持会阴部清洁

E. 给予留置导尿

（16~17 共用题干）

孕妇，28 岁。妊娠 38 周，规律宫缩 6 小时，入院待产。枕左前位，估计胎儿体重 2700g，胎心率 136 次 / 分。阴道检查：宫口开大 3cm，未破膜，S^{+1}，骨盆外测量未见异常

16. 此时应选择恰当的分娩方式是

A. 择期剖宫产

B. 自然阴道分娩

C. 胎头吸引器辅助阴道分娩

D. 会阴切开辅助阴道分娩

E. 急诊剖宫产

17. 若宫缩逐渐减弱，总产程已 11 小时，胎膜已破，宫口开大 8cm，则恰当的处理是

A. 肌内注射哌替啶

B. 静脉滴注缩宫素

C. 肌内注射缩宫素

D. 补充营养，适当休息

E. 肌内注射地西泮

（18~21 题共用题干）

孕 40 周，初产，宫口开全 2 小时，胎头坐骨棘下 2cm，宫缩较前减弱，胎膜已破，胎心率 130 次 / 分，产妇一般情况较好

18. 此时应采取哪种分娩方式最好

A. 胎头吸引术

B. 会阴侧切 + 胎头吸引术

C. 剖宫产

D. 产钳术

E. 待其自然分娩

19. 护士应作何种准备

A. 保护会阴

B. 注意胎心变化，做好产钳助产和剖宫产准备

C. 做好心理护理

D. 做好新生儿出生准备

E. 准备缩宫素待用

20. 操作中应避免的是

A. 术前导尿

B. 阴道检查

C. 放置吸引器

D. 抽成 20~30kPa 的负压

E. 沿产轴方向牵拉

21. 胎头吸引时应何时解除负压

A. 胎头未娩出时

B. 胎头娩出后

C. 胎头即将娩出时

D. 胎身娩出时

E. 胎身娩出后

参考答案

1.B　2.B　3.B　4.C　5.E　6.D　7.B　8.D　9.A　10.B　11.A　12.C　13.A　14.A　15.E　16.B　17.B　18.B　19.B　20.D　21.B

16. 解析：产妇、胎儿均未见异常情况，可以选择自然分娩。

17. 解析：产妇宫缩逐渐减弱，此时应该静脉滴注缩宫素加强宫缩。

18. 解析：该孕妇宫口开全 2 小时，胎膜已破，宫缩乏力，胎头坐骨棘下 2cm，应采取会阴侧切 + 胎头吸引术，尽快结束分娩。

19. 解析：如果负压牵引失败，应改用产钳助产或剖宫产，所以护士应做好产钳助产和剖宫产准备。

20. 解析：胎头吸引时负压是 200~300mmHg，所以 D 选项错误。

21. 解析：胎头娩出后，松开血管钳，等吸引器内恢复正压后，取下吸引器。

第十八节　产道异常病人的护理

1. 某初产妇，35 岁，对其进行骨盆内测量，结果显示：入口平面前后径 11cm，横径 13cm；中骨盆横径 9.5cm，前后径 11.5cm；出口横径 8.3cm，后矢状径 8.5cm。根据检查结果，该产妇的骨盆形态是

A. 扁平骨盆
B. 漏斗骨盆
C. 畸形骨盆
D. 均小骨盆
E. 正常骨盆

2. 下列哪种情况可以试产

A. 头位，骨盆入口平面狭窄
B. 头位，中骨盆平面狭窄
C. 臀位，骨盆入口平面狭窄
D. 头位，骨盆出口平面狭窄
E. 臀位，骨盆出口平面狭窄

3. 坐骨棘间径 <10cm 判断其骨盆平面属于

A. 入口平面狭窄
B. 出口平面偏小
C. 入口平面正常
D. 出口平面正常
E. 中骨盆正常

4. 初孕妇，26 岁。妊娠 37 周，骨盆外测量：骶耻外径 19.5cm，髂棘间径 25cm，髂嵴间径 28cm，坐骨棘间径 8cm，坐骨结节间径 6.5cm。此骨盆应诊断为

A. 扁平骨盆
B. 漏斗骨盆
C. 均小骨盆
D. 男型骨盆
E. 类人猿型骨盆

5. 36 岁孕妇，产前检查为漏斗骨盆。现足月妊娠，胎膜早破来诊。查体：胎头未入盆。医嘱：入院行各项检查，拟次日行剖宫产术。护士对其进行健康教育，不正确的内容是

A. 说明产道异常对母儿的影响
B. 说明剖宫产的必要性
C. 解释剖宫产术前、术后注意事项
D. 嘱其保持会阴清洁
E. 鼓励术前适当下床活动

参考答案

1.D　2.A　3.A　4.B　5.E

第十九节　胎位异常病人的护理

1. 孕妇产前检查时发现胎儿臀位，需要给予胎位矫正。护士应告知其最佳的干预时间是

A. 孕 8 周
B. 孕 16 周
C. 孕 24 周
D. 孕 30 周
E. 孕 36 周

2. 初产妇，孕 39 周，宫口开全 2 小时，频频用力，未见胎头拨露。检查：宫底部为臀，腹部前方可触及胎儿小部分，未触及胎头。肛查胎头已达坐骨棘下 2cm，矢状缝与骨盆前后径一致，前囟门在前方，诊断为

A. 骨盆入口轻度狭窄
B. 头盆不称
C. 持续性枕后位
D. 原发性宫缩无力
E. 持续性枕横位

3. 经产妇，25 岁，孕 39 周，腹部明显膨隆，宫高 38cm、腹围 106cm，胎体宽大，头先露，胎儿头高浮，听诊胎心音清晰，位置高。采取的治疗原则为

A. 按羊水过多行高位人工破膜引产法
B. 按羊水过少行增加羊水量期待疗法
C. B 超明确胎儿情况并决定终止妊娠
D. B 超查胎儿胎盘情况决定分娩时机
E. 按双胎妊娠处理预防并发症的发生

参考答案

1.D　2.C　3.D

1. 解析：胎位不正最合适的纠正时间为孕 30~32 周之间。

第二十节　产后出血病人的护理

1. 产后出血是指胎儿娩出后 24 小时内出血量超过

A. 100ml

B. 200ml

C. 300ml

D. 400ml

E. 500ml

2. 产妇，35 岁，足月妊娠，经阴道自然分娩一健康男婴，产妇产后需留在产房接受监护，因为产后出血常发生在产后

A. 半小时

B. 1 小时

C. 2 小时

D. 3 小时

E. 4 小时

3. 产妇，34 岁，G_2P_2，孕 41 周，经阴道娩出一 4500g 女婴后阴道间歇性流血约 600ml，子宫轮廓不清，触不到宫底，出血原因首先考虑为

A. 胎盘滞留

B. 胎膜残留

C. 宫缩乏力

D. 软产道损伤

E. 凝血功能障碍

4. 经产妇，36 岁。妊娠足月临产，胎儿胎盘娩出后，出现间歇性阴道流血，量较多，血液凝固，查体：血压下降，脉搏细速，子宫轮廓不清，子宫底无法触及，子宫体柔软。进一步的处理原则是

A. 防止感染

B. 加强宫缩

C. 输血

D. 清除残留胎盘

E. 注意休息和营养

5. 产妇，妊娠 39 周分娩，在会阴部左侧切开顺产一活婴，胎盘胎膜娩出完整。产后 30 分钟阴道出血增多，测血压 90/60mmHg，P90 次 / 分。宫底位于脐上 3 横指，子宫软，按压宫底排出血液及血块约 500ml。首要的处理原则是

A. 抗休克

B. 抗感染

C. 检查软产道

D. 加强宫缩

E. 清理宫腔

（6~7 题共用题干）

38 岁经产妇，妊娠 39 周，因阴道分娩后子宫收缩乏力导致阴道流血不止。给予子宫按摩及使用宫缩剂，止血效果差，阴道流血达 1000ml。产妇贫血貌，四肢湿冷，心率 130 次 / 分，呼吸 36 次 / 分，血压 80/50mmHg，遵医嘱行宫腔填塞无菌纱布

6. 无菌纱布条留置宫腔的时间是

A. 8 小时

B. 12 小时

C. 16 小时

D. 24 小时

E. 72 小时

7. 宫腔填塞无菌纱布条后应警惕的是

A. 宫底高度下降

B. 宫腔内继续出血，但阴道未见出血的止血假象

C. 子宫缩小

D. 纱布条脱出

E. 感染

8. 患者，女，26 岁。第一胎足月自然分娩，胎盘 30 分钟未娩出，检查发现子宫下段有一狭窄环，使胎盘嵌顿于宫腔内。此时应采取的恰当处理措施是

A. 按摩子宫底压出胎盘

B. 大号刮匙刮取胎盘

C. 肌内注射镇痛剂，徒手取胎盘

D. 麻醉下手取胎盘

E. 行子宫切除术

参考答案

1.E　2.C　3.C　4.B　5.D　6.D　7.B　8.D

第二十一节 羊水栓塞病人的护理

1. 产科最严重的并发症是
A. 羊水栓塞
B. 产后出血
C. 胎膜早破
D. 子宫破裂
E. 胎盘早剥

2. 患者26岁，急产，胎儿娩出后产妇突然发生呼吸困难，紫绀，心悸，血压下降，迅速出现呼吸衰竭、休克及昏迷状态，该产妇最可能发生的是
A. 子痫
B. 疼痛性休克
C. 羊水栓塞
D. 虚脱
E. 心力衰竭

3. 某产妇，孕1产0，28岁，妊娠29周，阴道有液体流出，在保胎治疗过程中，突发寒战、恶心、呕吐和气急等症状，继而出现呛咳、呼吸困难和发绀，进入昏迷状态，继而皮肤上出现血斑。应考虑为
A. 胎盘早剥
B. 胎膜早破
C. 羊水栓塞
D. 先兆子宫破裂
E. 早产

4. 患者，女，29岁，急产，胎儿娩出后产妇突然发生呼吸困难，紧张，迅速出现循环衰竭、休克及昏迷，对此患者的紧急处理措施是
A. 立即剖宫产
B. 输血、输液
C. 改善呼吸循环功能
D. 静滴呋塞米和甘露醇
E. 静滴大量抗生素

5. 以下关于羊水栓塞的治疗，错误的是
A. 使用激素抗过敏
B. 治疗凝血功能障碍
C. 使用镇静解痉药物解除支气管痉挛
D. 使用抗生素预防感染
E. 等待自然分娩

参考答案

1.A 2.C 3.C 4.C 5.E

第二十二节 子宫破裂病人的护理

1. 初产妇，25岁。现妊娠38周，在临产过程中，出现烦躁不安，疼痛难忍，下腹部拒按，排尿困难，考虑可能发生了
A. 急性阑尾炎
B. 前置胎盘
C. 先兆子宫破裂
D. 胎盘早剥
E. 先兆早产

2. 初产妇，妊娠40周，产程进展24h，宫口开大4cm，给予静脉点滴缩宫素后，宫缩持续不缓解，胎心率100次/分，耻骨联合处有压痛。应考虑为
A. 前置胎盘
B. 胎盘早剥
C. 痉挛性子宫
D. 先兆子宫破裂
E. 子宫收缩过强

3. 某产妇，27岁，在待产过程中烦躁不安、腹痛拒按，平脐处见一缩复环，导尿为血尿，为先兆子宫破裂征象。紧急的护理措施不正确的是
A. 立即吸氧
B. 监测生命体征
C. 停止缩宫素静滴
D. 协助医师进行阴道检查
E. 遵医嘱给予宫缩抑制剂

4. 初产妇，34岁，足月妊娠，分娩过程中该孕妇的膀胱充盈，出现血尿，子宫体和子宫下段出现病理性缩复环，胎动频繁，胎心率快慢不一，考虑为子宫破裂的先兆，以下处理哪项不正确
A. 静滴催产素
B. 尽快剖宫产
C. 应用镇静剂抑制宫缩
D. 给予大剂量抗生素预防感染
E. 输液、输血

5. 患者，女，30岁。经产妇，第一胎剖宫产。现在第二胎分娩期，突然出现完全性子宫破裂，其典型的临床表现是
A. 产程中出现肉眼血尿
B. 子宫出现病理性缩复环

C. 产妇喊叫腹痛难忍
D. 子宫缩小，腹壁下清楚扪及胎体
E. 胎动消失伴阴道大量流血

6. 某产妇，29 岁，G_1P_0，孕 39 周。因胎儿畸形分娩时子宫破裂行子宫修补术。该患儿术后再次妊娠至少需要
A. 3 个月
B. 6 个月
C. 1 年
D. 2 年
E. 3 年

参考答案

1.C 2.D 3.D 4.A 5.D 6.D

第二十三节 产褥感染病人的护理

1. 患者，女，会阴左侧切开术分娩，产后第 4 天，伤口红肿、疼痛、流脓，错误的处理是
A. 嘱右侧卧位
B. 拆线引流
C. 会阴擦洗
D. 坐浴
E. 红外线照射

2. 患者，女，25 岁，产后 1 周出现会阴侧切伤口感染，细菌培养结果为金黄色葡萄球菌感染。该细菌最有可能对下列哪种抗生素存在耐药性
A. 两性霉素 B
B. 青霉素
C. 甲硝唑
D. 红霉素
E. 头孢菌素

3. 初产妇，35 岁。自然分娩。产程延长，手取胎盘。出院时，责任护士告知其预防产褥感染的措施，错误的内容是
A. 加强营养
B. 不能外出
C. 注意卫生
D. 禁止盆浴
E. 防止感冒

4. 某产妇，足月产后 3 天，出现下腹痛，体温不高，恶露多，有臭味，子宫底位于脐上 1 指，子宫体软。以下护理措施中，错误的是
A. 做好会阴护理
B. 半卧位或抬高床头
C. 监测体温变化
D. 做好心理支持
E. 红外线照射会阴部每日 3 次，每次 1 小时

参考答案

1.D 2.B 3.B 4.E

2. 解析：金黄色葡萄球菌多为外源性感染，容易引起伤口严重感染，因能产生青霉素酶，易对青霉素耐药。

第二十四节 晚期产后出血病人的护理

1. 患者女性，30 岁。产后 35 天因子宫大量出血入院。查体：子宫大而软，宫口松弛，阴道口和宫口有血块堵塞。医生诊断为子宫内膜炎引起晚期产后出血，给予抗生素治疗。护士应协助该患者取
A. 平卧位
B. 中凹卧位
C. 半坐卧位
D. 头高脚低位
E. 左侧卧位

2. 患者，女，30 岁。分娩后两周发生阴道大量出血入院，护士对患者进行健康评估时，与病情最不相关的是
A. 了解患者的分娩史
B. 评估患者的血压、脉搏、呼吸、神志情况
C. 观察患者阴道出血量
D. 了解宫底的大小及有无压痛
E. 母乳喂养情况

参考答案

1.C 2.E

第八章　新生儿和新生儿疾病的护理

第一节　正常新生儿的护理

1. 新生儿期是指自脐带结扎起至生后

A. 1 周

B. 2 周

C. 3 周

D. 4 周

E. 1 个月

2. 男婴，胎龄满 37 周，出生体重 2500g，身长 47cm，查体均正常。该小儿是

A. 早产儿

B. 足月儿

C. 低出生体重儿

D. 小于胎龄儿

E. 过期产儿

3. 下列选项不符合足月儿外观特点的是

A. 皮肤红润、胎毛少

B. 足底光滑、纹理少

C. 乳晕明显、有结节

D. 耳壳软骨发育好

E. 指甲长过指端

4. 新生儿，生后 5 小时，仍未排尿，家长咨询护士正常足月新生儿开始排尿时间多在生后几小时内

A. 4h

B. 6h

C. 12h

D. 24h

E. 72h

5. 新生儿，日龄 8 天，由于家里温度低，为了给小孩保暖，妈妈给宝宝穿了两层棉衣、盖了两床被子，夜间患儿发热，体温高达 39.7℃，最佳的降温方法是

A. 肌内注射退热针

B. 温水拭浴

C. 贴退热贴

D. 打开包被

E. 使用激素降温

6. 足月新生儿，女，出生 7 天，出生体重 3.3kg，夏季出生。因“发热 1 天”就诊。体格检查：T 39.2℃，P 150 次 / 分，R 45 次 / 分，余无异常。此时首要的护理措施是

A. 药物降温

B. 酒精擦浴

C. 温水擦浴

D. 松解衣物

E. 冷水擦浴

7. 正常新生儿沐浴时，最合适的室温是

A. 18℃ ~20℃

B. 20℃ ~22℃

C. 24℃ ~26℃

D. 26℃ ~28℃

E. 30℃ ~32℃

8. 不属于新生儿正常外观特征的是

A. 四肢屈曲

B. 马牙

C. 皮肤红润，胎毛少

D. 乳晕明显

E. 指甲长过指端

9. 新生儿常见的正常生理状态应除外

A. 马牙

B. 生理性体重下降

C. 臀红

D. 少量阴道流血

E. 乳腺肿大

10. 健康足月新生儿生后第 2 天，对其脐部的护理，错误的是

A. 勤换尿布，衣物柔软

B. 脐部保持清洁、干燥

C. 接触新生儿前后要洗手

D. 严格执行无菌技术

E. 用 3% 过氧化氢液清洗脐部

11. 某新生儿，日龄 5 天。出生体重 3kg，目前体重 2.8kg。妈妈很担心孩子的体重会继续降低，护士向妈妈解释孩子的体重将会恢复正常，下列解释正确的是

A. 3 天内恢复正常

B. 7 天内恢复正常

C. 10 天内恢复正常

D. 2 周内恢复正常

E. 3 周内恢复正常

12. 患儿，女，日龄 3 天，洗澡时发现其两侧乳腺均有蚕豆大小肿块，轻挤后有白色液体流出，正确的处理措施是

A. 用手挤压

B. 挑割肿块

C. 手术切除

D. 抗炎治疗

E. 无须处理

13. 新生儿，女，日龄 4 天。出生后第三天发现乳腺肿大。目前应采取的护理措施为

A. 立即报告医生，及时诊疗

B. 将内容物挤出，以免病情变化

C. 预防性使用抗生素

D. 无需处理，并告知家长正确认识

E. 对患儿乳房进行常规消毒

14. 一健康女婴，足月顺产后五天，因出现阴道血性分泌物被父母送来医院，该现象最可能是

A. 假月经

B. 阴道直肠瘘

C. 尿道阴道瘘

D. 会阴损伤

E. 血友病

15. 足月新生儿，女，出生 5 天。阴道流出少量血性液体，无其他出血倾向。反应好，吸吮有力，大小便正常。正确的护理措施是

A. 无需处理

B. 换血治疗

C. 局部包扎止血

D. 静脉滴注安络血

E. 连续肌注维生素 K_1

16. 患儿，出生后 4 天，护士喂奶时发现其口腔黏膜的上腭中线和齿龈切缘上有黄白色小斑点，此时应

A. 挑破

B. 手术切除

C. 积极抗炎治疗

D. 外擦制霉菌素

E. 无需处理

参考答案

1.D　2.B　3.B　4.D　5.D　6.D　7.D　8.B　9.C　10.E　11.C　12.E　13.D　14.A　15.A　16.E

4. 解析：93% 新生儿在生后 24 小时内开始排尿。

5. 解析：新生儿体温过高时，应采取松解包被、多喂水、调节环境温度及湿度或给予温水浴等物理方法降温，不宜使用退热剂或酒精擦浴、冷盐水灌肠等刺激性强的降温方法。

11. 解析：生理性体重下降，一般不超过 10%，生后 10 日左右恢复到出生时体重。

12. 解析：上述患儿为生理性乳腺肿大，属于新生儿特殊生理状态，无须处理。

第二节　早产儿的护理

1. 早产患儿，胎龄 34 周，目前体重 2100g，患儿病室的温度应保持在

A. 18℃ ~20℃

B. 20℃ ~22℃

C. 22℃ ~24℃

D. 24℃ ~26℃

E. 26℃ ~28℃

2. 早产儿体重低于多少时，宜及早置入温箱保暖

A. 1000g

B. 1500g

C. 2000g

D. 2500g

E. 3000g

3. 患儿男，孕 32 周早产，体重 1450 克，体温不升，呼吸 50 次 / 分，血氧饱和度 95%，胎脂较多，护士首先应采取的护理措施是

A. 将患儿置于暖箱中

B. 给予鼻导管低流量给氧

C. 立即擦净胎脂

D. 接种卡介苗和乙肝疫苗

E. 立即向患儿家长进行入院宣教

4. 新生儿，男，胎龄 34 周出生，出生体重 2.3kg，身长 46cm，皮肤薄嫩，胎毛多，乳晕不清，足底纹少，睾丸未降。该新生儿属于下列哪种情况

A. 早产儿

B. 足月儿

C. 足月小样儿

D. 小于胎龄儿

E. 低出生体重儿

5. 下列符合早产儿外观特点的是

A. 四肢屈曲

B. 乳晕明显，有结节

C. 男婴睾丸未降入阴囊

D. 足底光滑，纹理少

E. 指甲长过指端

6. 患儿，男，出生 3 天，29 周早产儿，收住新生儿监护室，下列隔离措施哪项是错误的

A. 与肺炎患儿分开安置

B. 每天检查室内温度、湿度 1~2 次

C. 对此患儿的隔离属于保护性隔离

D. 谢绝不必要的探视

E. 接触患儿前后要刷手

7. 早产儿，生后 2 天，胎龄 34 周。因发绀给予氧气吸入，为预防其氧中毒，正确的做法是

A. 维持动脉血氧分压在 80~90mmHg

B. 维持经皮血氧饱和度在 85%~93%

C. 连续吸氧时间不超过 7 天
D. 吸氧浓度在 70%~80%
E. 给予机械正压通气

参考答案

1.D　2.C　3.A　4.A　5.D　6.E　7.B

1. 解析：早产儿适宜的室温为 24℃ ~26℃，足月儿为 22℃ ~24℃。

7. 解析：新生儿长期吸入高浓度纯氧，会造成晶状体后纤维增生，引起失明。吸氧后血氧饱和度维持在 85%~93%。

第三节　新生儿窒息的护理

1. 某患儿，出生 1 天诊断为“新生儿窒息”入暖箱治疗，该新生儿室的湿度波动范围应为
A. 60%~70%
B. 50%~60%
C. 40%~50%
D. 30%~40%
E. 20%~30%

2. 下列哪项不是新生儿 Apgar 评价指标
A. 体温
B. 心率
C. 呼吸
D. 肌张力
E. 皮肤颜色

3. 新生儿出生后进行 Apgar 评分的评价指标不包括
A. 皮肤颜色
B. 角膜反射
C. 心率
D. 呼吸
E. 肌张力

4. 一刚出生的新生儿，男，心率为 96 次 / 分，呼吸佳，四肢能活动，弹足底时有皱眉，吸引口腔分泌物刺激喉部时有些动作反应，全身皮肤红润。该小儿按 Apgar 评分法可评为
A. 10 分
B. 9 分
C. 8 分
D. 7 分
E. 6 分

5. 患者，女，足月儿，出生后 1 分钟评估患儿情况，躯干皮肤红色，四肢较紫，心率 120 次 / 分，哭声响亮，肌张力好，呼吸 45 次 / 分，该足月儿 Apgar 评分是
A. 10 分
B. 9 分
C. 8 分
D. 7 分
E. 6 分

6. 某新生儿出生时全身青紫，四肢伸展，无呼吸，心率 80 次 / 分，用洗耳球插鼻有皱眉动作，该患儿 Apgar 评分是
A. 0 分
B. 1 分
C. 2 分
D. 3 分
E. 4 分

7. 一男性新生儿经产钳助产娩出。出生后心率 95 次 / 分，呼吸浅慢，皮肤青紫，四肢稍屈，喉反射消失。Apgar 评分为
A. 4 分
B. 5 分
C. 6 分
D. 7 分
E. 8 分

8. 男婴，30 周宫内妊娠，顺产，体重 2.2kg，唇周发绀，呼吸急促，此时应给予
A. 纯氧吸入
B. 间歇低流量给氧
C. 间歇高流量给氧
D. 持续低流量给氧
E. 持续高流量给氧

9. 新生儿窒息抢救措施中，不恰当的是
A. 首先用酒精擦胸，刺激呼吸
B. 吸入黏液及羊水后，拍打新生儿脚掌使啼哭
C. 在呼吸道通畅的基础上行人工呼吸，同时吸氧
D. 窒息严重的患儿，可用咽喉镜气管插管吸出黏液
E. 重度窒息新生儿需给 5% 碳酸氢钠纠正酸中毒

10. 某新生儿出生时无呼吸，心率 < 90 次 / 分，全身苍白，四肢瘫软，经清理呼吸道后的下一步抢救措施是
A. 药物治疗
B. 胸外按压
C. 保暖
D. 建立呼吸，增加通气
E. 建立静脉通道

11. 患儿女，足月儿，因脐带绕颈，出生后 1 分钟 Apgar 评分为 1 分。经窒息复苏后，目前患儿仍嗜睡、反应差、呕吐。此时对该患儿不恰当的护理是
A. 头罩吸氧
B. 监测生命体征
C. 立即开奶
D. 配合亚低温治疗

E. 注意保暖

12. 某早产儿出生后因 Apgar 评分低转入新生儿病房，治疗后好转，今日医生通知家长出院，护士在出院指导时应向家长重点强调

A. 及时添加辅食

B. 预防感染

C. 培养良好生活习惯

D. 预防外伤

E. 及早训练按时排便

参考答案

1.B　2.A　3.B　4.C　5.B　6.C　7.A　8.B　9.A　10.D　11.C　12.B

2. 解析：新生儿 Apgar 评价指标包括皮肤颜色、心率（次 / 分）、呼吸、肌张力、弹足底或导管插鼻反应。

4. 解析：心率 96 次 / 分计 1 分，呼吸佳计 2 分，四肢能活动计 2 分，弹足底皱眉计 1 分，全身皮肤红润计 2 分，共 8 分。注意弹足底与刺激喉部属于同一指标，不重复计分。

5. 解析：躯干皮肤红、四肢较紫计 1 分，心率 120 次 / 分计 2 分，哭声响亮计 2 分，肌张力好计 2 分，呼吸 45 次 / 分计 2 分，共 9 分。

第四节　新生儿缺氧缺血性脑病的护理

1. 新生儿缺氧缺血性脑病最常见的原因

A. 心力衰竭

B. 呼吸暂停

C. 围生期窒息

D. 脑血管栓塞

E. 一氧化碳中毒

2. 下列哪项符合新生儿轻度缺氧缺血性脑病的表现

A. 惊厥

B. 意识模糊

C. 呼吸暂停

D. 肌张力正常

E. 拥抱反射减弱

3. 某胎龄 38 周的新生儿，围生期窒息出现嗜睡、肌张力低下，拥抱、吸吮反射减弱，诊断为缺血缺氧性脑病，进行亚低温（头部降温）治疗。此时，护士应持续监测的是

A. 口腔温度

B. 暖箱温度

C. 腋下温度

D. 肛门温度

E. 环境温度

4. 患儿男，10 天，新生儿缺氧缺血性脑病后出现后遗症，出院时护士应重点给予的指导是

A. 合理喂养，保证足够热量

B. 避免上呼吸道感染

C. 定期随访

D. 进行功能训练和智力开发的意义

E. 多晒太阳预防佝偻病

参考答案

1.C　2.D　3.D　4.D

第五节　新生儿颅内出血的护理

1. 新生儿颅内出血出现颅内压增高时治疗首选的药物是

A. 地塞米松

B. 呋塞米

C. 甘露醇

D. 50% 葡萄糖溶液

E. 10% 低分子右旋糖酐

2. 早产儿，32 周，出现神经系统症状，诊断为新生儿颅内出血，护理措施正确的是

A. 保持头低脚高位

B. 惊厥时晃动患儿

C. 每小时测 1 次体温

D. 每 2 小时喂奶一次

E. 避免搬动患儿

3. 对新生儿颅内出血的护理，错误的是

A. 保持安静，避免各种惊扰

B. 头肩部抬高 15°～30°，以减轻脑水肿

C. 注意保暖，必要时给氧

D. 经常翻身，防止肺部淤血

E. 喂乳时应卧在床上，不要抱起患儿

参考答案

1.B　2.E　3.D

1. 解析：新生儿颅内出血出现颅内压增高时可用呋塞米（速尿）静脉推注，以降低颅内压。因此，本题选 B。

2. 解析：新生儿颅内出血时，所有护理操作与治疗应集中进行，动作要轻、稳、准，尽量减少对患儿的移动和刺激，以防止加重颅内出血。因此本题选 E。

3. 解析：所有护理操作与治疗尽量集中进行，动作要轻、稳、准，尽量减少对患儿移动和刺激，以防加重颅内出血。

第六节　新生儿黄疸的护理

1. 男婴，足月顺产，出生后第 3 天，面部皮肤发黄，精神尚佳，食欲好，体温 36.8℃。血白细胞 12×10^9/L，中性粒细胞 55%，血清胆红素 165μmol/L。该患儿最可能的原因是

A. 新生儿肝炎
B. 新生儿溶血症
C. 新生儿败血症
D. 新生儿生理性黄疸
E. 新生儿胆红素脑病

2. 某新生儿，出生 5 天，面部黄染，血清胆红素 5mg/dl，吃奶好，大小便正常，家属询问出现黄疸的原因，护士正确的回答是

A. 生理性黄疸
B. 新生儿肝炎
C. 新生儿败血症
D. 新生儿溶血症
E. 新生儿胆道闭锁

3. 足月男婴，生后 20 小时出现黄疸，精神差，血清胆红素为 228μmol/L，母血型 O 型，子血型 A 型，直接抗人球蛋白试验（+）。首先应考虑

A. 生理性黄疸
B. 新生儿肝炎
C. 新生儿败血症
D. 新生儿溶血症
E. 新生儿胆道闭锁

4. 足月男婴，生后第 2 天出现黄疸，精神差，血清胆红素为 238μmol/L，考虑“新生儿 ABO 血型不合溶血病”，最常见的母婴血型是

A. 母 A 型、婴 O 型
B. 母 B 型、婴 O 型
C. 母 O 型、婴 A 型
D. 母 AB 型、婴 B 型
E. 母 AB 型、婴 A 型

5. 足月儿，生后 2 周，黄疸逐渐加重，以结合型胆红素增加为主，肝脏进行性增大，大便呈灰白色，家长咨询其原因，护士的正确解释是

A. 生理性黄疸
B. 母乳性黄疸
C. 新生儿溶血症
D. 新生儿败血症
E. 新生儿胆道闭锁

6. 早产儿，生后 2 天。全身皮肤黄染，诊断为新生儿溶血病。患儿出现拒食、嗜睡、肌张力减退。考虑该患者并发了

A. 败血症
B. 颅内出血
C. 胆红素脑病
D. 病毒性脑炎
E. 缺血缺氧性脑病

7. 患儿女，生后 7 天，诊断为新生儿黄疸收入院行蓝光照射治疗，光疗时，护士应特别注意的是

A. 保护眼睛
B. 及时喂养
C. 监测血压
D. 保持安静
E. 皮肤清洁

8. 新生儿蓝光照射前的准备，下列哪项<u>不正确</u>

A. 沐浴
B. 剪指甲
C. 涂润滑油
D. 佩戴遮光眼罩
E. 长条尿布保护阴囊

9. 患儿男，胎龄 36 周，生后 20 小时即出现黄疸。查母血型为 Rh（-），患儿血型为 Rh（+），患儿生后 36 小时出现嗜睡，尖声哭叫、肌张力下降，胆红素上升至 342μmol/L。该患儿最可能是

A. 新生儿胆红素脑病
B. 新生儿低钙血症
C. 新生儿颅内出血
D. 新生儿化脓性脑膜炎
E. 新生儿低血糖

（10~11 题共用题干）

新生儿，男，出生后 3 天，因皮肤，巩膜出现黄染入院。查体：T36.8℃、P132 次 / 分、R24 次 / 分，精神差，食欲及大小便均正常

10. 该男婴最可能为
A. 颅内出血
B. 病理性黄疸
C. 生理性黄疸
D. 败血症
E. 先天性胆道闭锁
11. 此时最佳的处理措施是
A. 给予白蛋白
B. 给予蓝光治疗
C. 观察黄疸变化
D. 补液
E. 暂停母乳喂养

（12~14 题共用题干）
新生儿男，生后 3 天。体重 3200g，皮肤巩膜发黄，血清胆红素 280μmol/L
12. 根据该新生儿的临床表现，应考虑为
A. 正常新生儿
B. 生理性黄疸
C. 高胆红素血症
D. 新生儿低血糖
E. 新生儿颅内出血
13. 应立即采取的处理措施是
A. 换血疗法
B. 光照疗法
C. 验全血
D. 输血浆
E. 输白蛋白
14. 对该新生儿最主要的观察重点是
A. 尿量
B. 瞳孔
C. 体重
D. 体温变化
E. 皮肤、巩膜黄染的程度

（15~17 题共用题干）
新生儿，日龄 3 天。皮肤、巩膜黄染，精神、食欲尚好，粪便呈黄色糊状，实验室检查：血清胆红素 125μmol/L，血常规无异常，小儿血型为 O 型，其母为 B 型
15. 该婴儿黄染的原因可能是
A. 溶血性黄疸
B. 肝细胞性黄疸
C. 先天性非溶血性黄疸
D. 胆汁淤积性黄疸
E. 生理性黄疸
16. 此时最佳的处理措施是
A. 给予肝酶诱导剂
B. 立即蓝光照射
C. 观察黄疸变化
D. 给保肝药物
E. 输清蛋白
17. 有利于婴儿黄疸消退的食物是
A. 糖水
B. 牛奶
C. 羊奶
D. 番茄汁
E. 菠菜汁
18. 关于新生儿黄疸健康教育的叙述，错误的是
A. 保管患儿衣服时勿放樟脑丸
B. 保持患儿大便通畅
C. 母乳性黄疸的患儿须中断母乳喂养
D. 红细胞 G6PD 缺陷的患儿，禁食蚕豆
E. 有后遗症的患儿，给予康复治疗和功能锻炼

参考答案

1.D 2.A 3.D 4.C 5.E 6.C 7.A 8.C 9.A 10.C 11.C 12.C 13.B 14.E 15.E 16.C 17.A 18.C

4. 解析：ABO 血型不合引起的新生儿溶血最常见于母亲为 O 型，新生儿 A 型或 B 型。母亲为 O 型血时，其含有抗 A 和抗 B 抗体，当新生儿为 A 型或 B 型时，易引起新生儿溶血。

8. 解析：清洁皮肤，皮肤上禁涂粉和油类；剪短指甲；双眼佩戴遮光眼罩，避免损伤视网膜；脱去衣裤，全身裸露，只用长条尿布遮盖会阴部，男婴注意保护阴囊。

9. 解析：患儿母婴血型不合，胆红素 342μmol/L，并且出现神经系统症状，考虑胆红素脑病可能性大。

18. 解析：母乳性黄疸患儿，暂停母乳 3~5 天或改为隔次母乳喂养，黄疸消退后再恢复母乳喂养。

第七节　新生儿寒冷损伤综合征的护理

1. 新生儿硬肿症皮肤首先出现硬肿的部位是
A. 下肢
B. 臀部
C. 面部
D. 手臂
E. 小腿
2. 新生儿寒冷损伤综合征治疗的关键是
A. 支持治疗
B. 合理用药
C. 对症处理

D. 复温

E. 控制感染

3. 患儿女，日龄 4 天，足月顺产。现该患儿反应低下，拒乳，哭声低弱，下肢及臀部皮肤暗红、发硬，压之凹陷，拟诊为寒冷损伤综合征。在进一步收集的评估资料中，对判断病情最有价值的是

A. 体重

B. 体温

C. 呼吸

D. 脉搏

E. 血压

4. 某患儿因“新生儿硬肿症”入院，家长可能出现的心理反应中不包括

A. 焦虑不安

B. 否认疾病

C. 角色紊乱

D. 害怕担忧

E. 自我责怪

5. 患儿，日龄 4 天，诊断为新生儿硬肿症，下列处理措施哪项不妥

A. 供给足够液体和热量

B. 尽量减少肌内注射

C. 应快速复温

D. 积极治疗原发病及并发症

E. 注意有无出血倾向

6. 关于新生儿寒冷损伤综合征的叙述，错误的是

A. 多发生在冬春季

B. 以出生 3 日内或早产新生儿多见

C. 可有多器官损害

D. 应快速复温

E. 多有低体温和皮肤硬肿

（7~8 题共用题干）

新生儿女，出生第 5 天。因全身冰冷，拒奶 24 小时入院。查体：T35℃，反应差，皮肤呈暗红色，心音低钝，双小腿皮肤如硬橡皮样，脐带已脱落

7. 最可能的诊断是

A. 新生儿水肿

B. 新生儿红斑

C. 新生儿寒冷损伤综合征

D. 新生儿败血症

E. 新生儿皮下坏疽

8. 应首先采取的护理措施

A. 指导母乳喂养

B. 复温

C. 加强脐部护理

D. 给氧气吸入

E. 遵医嘱用抗生素

（9~10 题共用题干）

男婴，孕 33 周早产，出生体重 1700g，现出生第 2 天，体温 29℃

9. 若将该患儿置入温箱，温箱温度应设置在

A. 36℃

B. 34℃

C. 32℃

D. 30℃

E. 28℃

10. 患儿在箱内护理，在体温稳定前应多久测量 1 次体温

A. 30~60 分钟

B. 15~30 分钟

C. 5~15 分钟

D. 1~2 小时

E. 2~4 小时

参考答案

1.E　2.D　3.B　4.C　5.C　6.D　7.C　8.B　9.D　10.A

1. 解析：新生儿硬肿发生顺序为：小腿 – 大腿外侧 – 下肢 – 臀部 – 面颊 – 上肢 – 全身。因此，本题选 E。

9. 解析：如肛温 <30℃，腋 – 肛温差为负值的重度患儿，先将患儿置于比肛温高 1℃ ~2℃的暖箱中，并逐步提高暖箱的温度，每小时升高 1℃，每小时监测肛温、腋温 1 次，于 12~24 小时恢复正常体温。

第八节　新生儿脐炎的护理

1. 患儿女，足月新生儿。出生后 10 天，吃奶差，精神欠佳。脐部出现红肿、渗液，最可能的诊断是

A. 新生儿感染

B. 新生儿脐炎

C. 新生儿湿疹

D. 新生儿破伤风

E. 新生儿败血症

2. 新生儿脐炎最常见的致病菌为金黄色葡萄球菌，治疗首选的抗生素是

A. 庆大霉素

B. 头孢呋辛

C. 罗红霉素

D. 阿奇霉素

E. 环丙沙星

（3~5 题共用题干）

患儿，5 天，足月儿。发热，拒奶，哭闹不安。查体：体温 38.2℃. 皮肤，巩膜黄染，脐带根部红肿，脐窝有渗液，血常规提示白细胞增高

3. 该患儿最可能为

A. 病理性黄疸

B. 新生儿颅内出血

C. 新生儿脐炎

D. 新生儿破伤风

E. 新生儿败血症

4. 引起该疾病最常见的病原菌是

A. 破伤风杆菌

B. 铜绿假单胞菌

C. 溶血性链球菌

D. 金黄色葡萄球菌

E. 真菌

5. 患儿皮肤局部消毒可选用

A. 70% 乙醇

B. 呋喃西林

C. 2% 乳酸

D. 0.5% 聚维酮碘

E. 3% 过氧化氢

（6~7 题共用题干）

患儿，男，生后 7 天，精神欠佳，哭声减弱，拒奶。体检：T 37.8℃，HR 152 次 / 分，R 50 次 / 分，脐部有脓性分泌物。诊断：新生儿败血症

6. 该患儿首选的护理诊断是

A. 营养失调：低于机体需要量

B. 潜在并发症

C. 皮肤完整性受损

D. 体温过高

E. 体液不足

7. 下列护理措施错误的是

A. 保护性隔离

B. 每日测体重一次

C. 物理降温后，30 分钟复测体温一次并记录

D. 保证营养供给，喂养时要细心、少量、多次给予哺乳

E. 新生儿不宜用药物降温，可以使用酒精擦浴等物理降温的方法

参考答案

1.B　2.B　3.C　4.B　5.E　6.C　7.E

6. 解析：新生儿脐炎引起败血症时，主要表现为精神不佳，哭声弱，继而发展为不吃、不哭、不动。患者目前主要的护理问题为皮肤完整性受损，与脐炎等感染性病灶有关。

第九节　新生儿低血糖的护理

1. 患儿，男，33 周早产，夏季出生，出生后出现哭声异常，阵发性青紫，肢体抖动。查血糖 1.65mmol/L，诊断为新生儿低血糖。该患儿出现低血糖最可能的原因是

A. 新生儿窒息

B. 母亲低血糖

C. 摄糖过多

D. 寒冷损伤

E. 早产

2. 预防新生儿低血糖的主要措施是

A. 尽早喂养

B. 静脉补液

C. 监测血糖

D. 观察病情

E. 注意保暖

3. 新生儿，女，胎龄 35 周，生后第 1 天，基本情况可，其母尚无乳汁分泌。为预防新生儿低血糖，护理措施重点是

A. 可试喂米汤

B. 及时喂葡萄糖水

C. 应果断进行人工喂养

D. 配合进行静脉滴注葡萄糖液

E. 等待母亲乳汁开始分泌再开奶，坚持母乳喂养

参考答案

1.E　2.A　3.B

第十节　新生儿低钙血症的护理

1. 某新生儿确诊为低钙血症，医嘱：静脉注射10%葡萄糖酸钙。护士要注意观察的是

A. 防止心动过缓，保持心率 >80 次 / 分

B. 防止心动过缓，保持心率 >90 次 / 分

C. 防止心动过缓，保持心率 >100 次 / 分

D. 防止心动过速，保持心率 <80 次 / 分

E. 防止心动过速，保持心率 <100 次 / 分

（2~3 题共用题干）

患儿，女，9个月，生后一直人工喂养，因惊厥就诊入院。昨日起突发惊厥，表现为两眼上翻，四肢抽搐，神志不清，每次约持续1分钟，发作停止后一切活动如常，体温正常

2. 为明确原因，应做下列哪项检查

A. 血糖

B. 血钙

C. 血磷

D. 钙磷乘积

E. 碱性磷酸酶

3. 该患儿若用氯化钙治疗，护士执行医嘱时正确的给药方法是

A. 10% 氯化钙肌内注射

B. 10% 氯化钙缓慢静脉滴注

C. 与牛奶同服以减少对胃的刺激

D. 口服 10% 氯化钙需先用糖水稀释 3~5 倍

E. 一般连服 7~10 天后改为 10% 葡萄糖酸钙

参考答案

1.A　2.B　3.D

第九章　泌尿生殖系统疾病病人的护理

第一节　泌尿系统的解剖结构和生理功能

1. 肾脏的基本功能单位是
A. 肾小管
B. 肾小体
C. 肾皮质
D. 肾髓质
E. 肾单位

2. 女性比男性更易发生尿路感染，其主要原因是
A. 女性尿道较男性短、直、粗
B. 女性情绪波动较男性大
C. 随着年龄的增长，女性尿道口回缩
D. 男性活动量较女性大
E. 男性喝水量较女性多

参考答案

1.E　2.A

第二节　肾小球肾炎病人的护理

1. 患者，男，8岁，晨起颜面水肿，血尿1周，诊断为急性肾小球肾炎。最可能的病因是感染了
A. 大肠埃希菌
B. 幽门螺杆菌
C. β 溶血性链球菌
D. 金黄色葡萄球菌
E. 铜绿假单胞菌

2. 急性肾小球肾炎最常见的症状是
A. 腰疼
B. 恶心、呕吐
C. 头疼
D. 水肿
E. 乏力

3. 儿童急性肾炎最常见且最早出现的症状是
A. 水肿
B. 少尿
C. 血尿
D. 蛋白尿
E. 高血压

4. 患儿，女，5岁，因“肾炎”出现少尿，提示其尿量少于
A. 100ml/d
B. 200ml/d
C. 300ml/d
D. 400ml/d
E. 500ml/d

5. 关于急性肾小球肾炎的叙述，正确的是
A. 女性多见
B. 大量蛋白尿多见
C. 镜下血尿多见
D. 血压明显升高
E. 常发生于感染后1周

6. 急性肾小球肾炎尿呈浓茶色，是由于
A. 尿液为酸性
B. 尿相对密度增高
C. 尿酸盐结晶
D. 饮水少
E. 尿蛋白太高

7. 由急性肾小球肾炎引起的急性肾功能衰竭病人可以选择下列哪种抗生素
A. 头孢菌素
B. 庆大霉素
C. 青霉素
D. 链霉素
E. 新霉素

8. 患儿男，6岁，10天前出现咽扁桃体炎，2日前出现眼睑浮肿，以急性肾小球肾炎收入院，目前使用青霉素治疗，其目的是
A. 预防急性肾功能衰竭
B. 减轻肾小球炎症反应
C. 防止发生并发症
D. 彻底清除感染灶
E. 对症处理

9. 患儿，男，7岁，因“颜面及眼睑水肿2天，排茶

色尿 1 天”入院，1 周前曾患扁桃体炎。查体：T 37.3℃，脉搏 86 次 / 分，呼吸 20 次 / 分，心肺（-），尿液检查：蛋白（+），镜下见大量红细胞。最可能的原因是

A. 尿路感染
B. 急性肾炎
C. 肾炎性肾病
D. 单纯性肾病
E. 过敏性紫癜

10. 患儿，男，7 岁，春季发病，发病前 1 周有上呼吸道感染，逐渐出现眼睑及颜面水肿，血尿，尿量减少，血压 135/92mmHg。尿常规：红细胞 30/HP，尿蛋白（++）；血 ASO>500 单位。该患儿最可能的原因是

A. 上呼吸道感染
B. 泌尿道感染
C. 肾病综合征
D. 急性肾小球肾炎
E. 慢性肾炎急性发作

11. 患儿，男，6 岁，以“眼睑水肿、血尿 3 天”为主诉入院，诊断为“急性肾炎”，该患儿早期最主要的护理措施是

A. 利尿
B. 止血
C. 预防感染
D. 卧床休息
E. 低蛋白饮食

12. 患儿，男，8 岁，因“眼睑水肿、少尿、茶色尿 3 天”入院，诊断为“急性肾炎”，以下哪项是该患儿恢复正常生活的指征

A. 水肿消退
B. 血压正常
C. 血沉正常
D. 肉眼血尿消失
E. Addis 计数正常

13. 肾脏疾病水肿患者尿量低于多少时应开始限制水的摄入量

A. 200ml
B. 400ml
C. 500ml
D. 800ml
E. 1000ml

（14~15 题共用题干）

患者，男，55 岁。患慢性肾小球肾炎 10 年，1 周前受凉后出现食欲减退。恶心、呕吐晨起最明显，夜尿增多。内生肌酐清除率为 30ml/min

14. 患者饮食中蛋白质的选择正确的是

A. 大量动物蛋白
B. 大量植物蛋白
C. 少量动物蛋白
D. 少量植物蛋白
E. 禁食蛋白质

15. 为了维持水电解质、酸碱平衡，下列护理措施不正确的是

A. 食用含钾高的食物
B. 限制磷的摄入
C. 补充活性维生素 D_3
D. 限制钠、水摄入
E. 补充钙、铁

16. 患者，男，30 岁，因慢性肾小球肾炎收入院。目前主要临床表现为眼睑及双下肢轻度水肿，血压 150/100mmHg，护士在观察病情中应重点关注

A. 精神状态
B. 水肿情况
C. 血压变化
D. 心率变化
E. 营养状况

17. 患者，男，38 岁。慢性肾小球肾炎病史 8 年，因反复发作病情逐渐加重，患者非常焦虑，常无故发脾气，护士应针对患者目前的情况采取必要的护理措施，其中需要性最低的是

A. 密切观察患者的心理活动
B. 向患者讲解慢性肾小球肾炎的病因
C. 加强与患者沟通，增加信任感
D. 取得家属的配合，做好患者的疏导工作
E. 请病区里其他患同样疾病的患者一起安慰患者

18. 患者，男，30 岁。患慢性肾炎。护士对该患者进行饮食指导，正确的是

A. 高蛋白、低磷
B. 低蛋白、低磷
C. 高蛋白、高维生素
D. 高糖、高脂、高蛋白
E. 低蛋白、高脂、高维生素

19. 患者，男，53 岁，慢性肾炎多年，近 1 周感觉尿少，近 2 天 24 小时尿量均不超过 400ml，入院查体：血压 190/115mmHg，血钾 6.3mmol/L，护士为该患者制定的饮食计划中，告诉患者可进行的饮食是

A. 宜进食橘子
B. 煲汤时加入红枣
C. 吃香蕉以促进肠蠕动
D. 喝牛肉汤
E. 喝鸡蛋汤

20. 患者，男，32 岁，水肿，少尿，尿蛋白 +++，红细胞 5~10 个 /HP，白细胞 2~3 个 /HP，诊断为慢性肾小球肾炎。下列护理诊断不正确的是

A. 尿路刺激征
B. 有感染的危险
C. 体液过多
D. 营养失调
E. 潜在并发症：肾衰竭

（21~23 题共用题干）

患者，男，26 岁，患慢性肾小球肾炎，明显水肿，呼吸急促，尿蛋白 +++，血压 145/128mmHg

21. 该患者目前最主要的护理诊断是

A. 体液过多
B. 知识缺乏
C. 活动无耐力
D. 有感染的危险
E. 潜在并发症：急性肾衰竭

22. 护士指导其应卧床休息，原因是
A. 减轻心脏负担
B. 减轻肾脏负担及利尿
C. 预防感染
D. 促进静脉回流
E. 促进食欲

23. 对该患者的治疗中，下列哪项措施不适宜
A. 优质低蛋白饮食
B. 激素冲击治疗
C. 降压治疗
D. 抗血小板药
E. 降脂治疗

参考答案

1.C 2.D 3.A 4.C 5.C 6.A 7.C 8.D 9.B 10.D 11.D 12.E 13.C 14.C 15.A 16.C 17.B 18.B 19.E 20.A 21.A 22.B 23.B

4. 解析：正常婴儿每日排尿量为 400~500ml，幼儿为 500~600ml，学龄前儿童为 600~800ml，学龄儿童为 800~1400ml；当每日尿量婴幼儿＜200ml，学龄前儿童＜300ml，学龄儿童＜400ml 时为少尿；每日尿量＜50ml 时为无尿。

6. 解析：血尿颜色：酸性尿呈浓茶色或烟灰水样，中性或弱碱性尿呈鲜红色或洗肉水样。

11. 解析：起病 2 周内应卧床休息，可减轻心脏负担，增加心排血量，使肾血流量增加，提高肾小球滤过率，减少水钠潴留，减少并发症发生。待水肿消退、血压降至正常、肉眼血尿消失后可下床轻微活动或户外散步；血沉恢复正常可上学，但仍需避免体育活动；Addis 计数正常后可恢复正常生活。

第三节　肾病综合征病人的护理

1. 患者男性，22 岁，尿蛋白（++++），全身水肿 1 个月，测血压 165/100mmHg。入院后诊断为肾病综合征。引起该患者蛋白尿最主要的原因是
A. 肾小球滤过率增加
B. 血浆胶体渗透压下降
C. 尿量增加
D. 感染
E. 肾功能下降

2. 肾病综合征最根本的病理生理改变是
A. 水肿
B. 高血压
C. 低蛋白血症
D. 大量蛋白尿
E. 高胆固醇血症

3. 某肾病综合征患者入院治疗，查体：双下肢水肿。实验室检查：尿蛋白 4.5g/d，血浆白蛋白 20g/L。该患者水肿的主要原因是
A. 醛固酮增多
B. 球－管失衡
C. 饮水过多
D. 肾小球滤过率下降
E. 血浆胶体渗透压下降

4. 肾病综合征患者最突出的体征是
A. 高血压
B. 水肿
C. 肾区叩击痛
D. 嗜睡
E. 昏迷

5. 肾病综合征最常见的并发症是
A. 感染
B. 生长发育落后
C. 急性肾衰竭
D. 高凝状态及血栓形成
E. 电解质紊乱和低血容量

6. 患者，男，39 岁，肾病综合征。住院治疗期间遵医嘱应用利尿药治疗时，突发腰部剧烈疼痛，肾功能急剧下降。该患者最可能出现了
A. 感染
B. 肾静脉血栓栓塞
C. 急性肾衰竭
D. 低钾血症
E. 肾动脉硬化

7. 患者，女，26 岁，确诊肾病综合征 1 年，近日出现右下肢水肿明显，右腿较左腿明显肿胀，血清胆固醇 3.84mmol/L。该患者可能出现了
A. 右下肢感染
B. 右下肢静脉栓塞
C. 右下肢水肿加重
D. 药物的副作用
E. 治疗无效

（8~10 题共用题干）

患儿，男，5 岁，以“全身水肿 7 天”为主诉入院。查体：T 36.6℃，BP 100/70mmHg，颜面部明显水肿，咽

不红，心肺无异常，腹较膨隆，肝脾未触及，移动性浊音（+），阴囊及双下肢明显水肿。血总蛋白及白蛋白降低，胆固醇增高，补体C3正常，ASO<500U，尿蛋白（++++）。

8. 患儿水肿最可能的原因是

A. 急性肾炎
B. 过敏性肾炎
C. 紫癜性肾炎
D. 单纯性肾病
E. 肾炎性肾病

9. 遵医嘱首选下列哪种药物治疗

A. 中药
B. 青霉素
C. 利尿剂
D. 免疫抑制剂
E. 肾上腺皮质激素

10. 该患儿目前供给优质蛋白饮食，适宜量为每日不超过

A. 0.5g/kg
B. 1g/kg
C. 2g/kg
D. 3g/kg
E. 4g/kg

11. 患儿男，5岁。因"肾病综合征"以肾上腺皮质激素治疗5个月，出现浮肿减轻、食欲增加、双下肢疼痛，最应关注的药物副作用是

A. 高血压
B. 骨质疏松
C. 白细胞减少
D. 消化道溃疡
E. 库欣综合征

12. 患者男性，46岁。因水肿，蛋白尿入院，临床诊断为肾病综合征。该病人的饮食应选取

A. 高蛋白饮食
B. 高热量饮食
C. 正常量蛋白饮食
D. 低脂肪饮食
E. 低胆固醇饮食

13. 患者，女，32岁，因水肿、大量蛋白尿入院，诊断为肾病综合征，治疗期间护理人员应首先预防的并发症是

A. 血栓形成
B. 感染
C. 消化性溃疡
D. 骨质疏松
E. 出血性膀胱炎

14. 糖皮质激素和免疫抑制剂治疗主要用于

A. 肾病综合征
B. 急性肾小球肾炎
C. 肾盂肾炎
D. 慢性肾小球肾炎
E. 肾功能不全代偿期

15. 患者，男，36岁，肾病综合征。明显水肿，尿蛋白++++，血浆白蛋白25g/L，血肌酐130μmol/L，该患者的饮食除了低盐外，还应

A. 高糖
B. 低蛋白
C. 高蛋白
D. 禁止蛋白
E. 正常量高效价优质蛋白

16. 患儿，男，5岁，因高度水肿诊断为"肾病综合征"，以泼尼松治疗5个月，此时护士尤应注意观察的副作用是

A. 脱发
B. 膀胱炎
C. 性腺损害
D. 骨髓抑制
E. 骨质疏松

（17~19题共用题干）

患者，女，38岁，全身水肿，尿量约350ml/d，尿蛋白4.0g/d，血浆清蛋白24g/L，肾功能正常，诊断为肾病综合征。入院后遵医嘱给予泼尼松口服

17. 对该患者的饮食指导不正确的是

A. 低盐
B. 低脂
C. 低蛋白
D. 高热量
E. 高维生素

18. 对患者进行激素用药指导不正确的是

A. 起始药量缓慢增加
B. 药物减量要缓慢
C. 维持用药时间要长
D. 可全天药量1次顿服
E. 维持用药期间，可2天药量隔天1次顿服

19. 患者口服泼尼松疗效不佳，考虑合用细胞毒药物，最常用的细胞毒药物为

A. 氮芥
B. 环磷酰胺
C. 多柔比星
D. 长春新碱
E. 秋水仙碱

参考答案

1.A　2.D　3.E　4.B　5.A　6.B　7.B　8.D　9.E　10.B　11.B　12.C　13.B　14.A　15.E　16.E　17.C　18.A　19.B

1. 解析：肾病综合征患者由于免疫因素引起肾小球滤过膜受损，大量蛋白漏入尿中形成蛋白尿。

11. 解析：肾病综合征患儿使用激素后出现双下肢疼痛，因此最应关注的药物副作用是骨质疏松。

第四节　慢性肾衰竭病人的护理

1. 患者，女，因颜面浮肿 3 天收治入院，查内生肌酐清除率为 45ml/min，可判断其肾功能为

A. 代偿期

B. 正常

C. 失代偿期

D. 衰竭期

E. 尿毒症期

2. 慢性肾衰临床表现中出现最早、最常见的症状是

A. 尿毒症性心肌病

B. 贫血

C. 代谢性酸中毒

D. 胃肠道症状如食欲不振、恶心、呕吐等

E. 高血压

3. 患者，男，70 岁。因肾功能衰竭住院。护士观察其 24 小时尿量为 360ml，该患者的排尿状况是

A. 正常

B. 尿量偏少

C. 无尿

D. 少尿

E. 尿潴留

4. 患者，男，46 岁，患尿毒症 2 年，血常规提示 RBC2.35×10^{12}/L，Hb70g/L。导致该患者贫血的最主要原因是

A. 出血

B. 低蛋白

C. 促红细胞生成素缺乏

D. 缺铁

E. 叶酸缺乏

5. 尿毒症晚期患者的呼气中可有

A. 尿味

B. 樱桃味

C. 大蒜味

D. 甜味

E. 烂苹果味

6. 患者女性，68 岁，近一月来厌食、皮肤瘙痒、查尿蛋白（+++），诊断为慢性肾功能不全尿毒症期，护士对皮肤瘙痒的护理措施不恰当的是

A. 洗澡后涂抹润肤霜

B. 用温水擦洗皮肤

C. 用碱性强的肥皂彻底清洗皮肤

D. 勤换内衣

E. 按摩身体受压部位

7. 患者，男，72 岁，慢性肾衰竭尿毒症期，近 2 天来主诉皮肤瘙痒，以下护理措施不恰当的是

A. 经常更换衣服

B. 可用温水擦浴

C. 勤用肥皂洗澡

D. 可以涂用乳化剂油

E. 控制含磷食物的摄入

8. 患者，男，32 岁，肾功能不全，输注含钾浓度为 15% 的液体，速率 60 滴 / 分，突然出现呼吸、心搏骤停。血生化检查结果：K^+6.35mmol/L，可能的病因是

A. 高钾血症

B. 低钾血症

C. 窒息

D. 心功能不全

E. 肾功能不全

9. 患者，女，45 岁。患慢性肾功能衰竭，头晕，嗜睡，定向力障碍。检查：内生肌酐清除率 25ml/min，血尿素氮 60mmol/L，且伴有消化道等系统症状，应给予哪种饮食

A. 高蛋白、高热量、高维生素

B. 高热量、高糖、高维生素

C. 高热量、高糖、低蛋白

D. 根据病情限制磷的摄入，要求蛋白质是高生物效价的

E. 高磷食物，如动物脑、内脏

10. 患者，女，45 岁，因糖尿病肾病致慢性肾衰竭，责任护士对患者的饮食指导中，不妥的是

A. 低蛋白饮食（20~40g/d）

B. 摄入高生物效价蛋白质和豆制品等

C. 每日液体摄入量应按照前一日出液量加 500ml 来计算

D. 保证充足的热量供给

E. 尿量在 1000ml/d 以上而又无水肿者，可不限制饮水

11. 患者男性，46 岁，患慢性肾小球肾炎 2 年，近因感冒发热，出现恶心，腹部不适，血压 173/105mmHg。GFR 50ml/min，Scr 360μmol/L，尿蛋白（+），尿沉渣有白细胞颗粒管型。诊断为慢性肾衰竭收住院。护士为病人提供的饮食是

A. 高蛋白饮食

B. 高盐饮食

C. 含充足水分的食物

D. 高钾饮食

E. 高热量饮食

12. 患者，男，42 岁，原发性慢性肾小球肾炎，慢性肾衰竭 2 年。GFR：70ml/（min·1.73m^2），Scr：460μmol/L。该患者的蛋白质摄入量应不超过

A. 0.2g/（kg·d）

B. 0.4g/（kg·d）

C. 0.6g/（kg·d）

D. 0.8g/（kg·d）

E. 1.0g/（kg·d）

13. 患者，女，55 岁，慢性肾炎病史 5 年余。近 1 个

月来，食欲减退，恶心，口腔有氨臭味，水肿加重，呼吸深长，皮肤瘙痒，诊断为慢性肾衰竭。下列护理措施不正确的是

A. 限制钠盐的摄入
B. 严格控制液体摄入
C. 优质高蛋白饮食
D. 给予高热量食物
E. 禁止含钾食物

（14~16 题共用题干）

患者男性，54 岁。患慢性肾小球肾炎 2 年，一周前尿量减少，出现恶心、呕吐、腹部不适等症状。入院查体：血压 180/130mmHg。尿蛋白（+），尿沉渣有白细胞颗粒管型。诊断为慢性肾衰竭收住院

14. 引起该患者高血压的主要原因是
A. 肾小球滤过率下降
B. 水钠潴留
C. 肾素活性增高
D. 低蛋白血症
E. 动脉粥样硬化

15. 该患者应避免食用
A. 橘子
B. 西红柿
C. 冬瓜
D. 马铃薯
E. 蘑菇

16. 该患者每天的摄入水量为
A. 前 1 天的尿量加上 500ml
B. 前 1 天的尿量加上 1000ml
C. 前 1 天的出量加上 500ml
D. 前一天的出量加上 1000ml
E. 生理需要要量加上 500ml

17. 患者，女，71 岁，慢性肾小球肾炎、肾衰竭尿毒症期。遵医嘱行血液透析。透析前血压 150/110mmHg，体重 66kg。在血液透析过程中，突然出现恶心、胸闷，面色苍白，测量血压 110/90mmHg。该患者可能出现了
A. 失衡综合征
B. 肌肉痉挛
C. 透析器反应
D. 低血压
E. 心律失常

18. 男性，45 岁，慢性肾衰尿毒症期。因酸中毒给予 5% 碳酸氢钠 250ml，静脉滴注以后出现手足抽搐。最有可能的原因是发生了
A. 低血钾
B. 低血钙
C. 高钠血症
D. 碱中毒
E. 脑出血

（19~22 题共用题干）

患者，男，20 岁，以慢性肾小球肾炎继发慢性肾功能衰竭入院。水肿、虚弱、乏力，血压 190/110mmHg，红细胞压积：19%，血尿素氮：165mg/100ml，血肌酐：16mg/100ml，血钾：7.8mmol/L，排尿少于 100ml/24h

19. 护士应指导患者避免下列哪种饮料
A. 橘汁
B. 苹果汁
C. 葡萄汁
D. 菠萝汁
E. 胡萝卜汁

20. 患者感到瘙痒，引起这种不适的原因是
A. 身心反应
B. 尿素霜沉着
C. 血中磷酸盐水平高
D. 血内氮升高
E. 血内尿酸升高

21. 医生指示患者做腹膜透析，这一措施可达到以下目的，但除外
A. 排除体内废料
B. 排除过多水分
C. 维持酸碱平衡
D. 恢复血清电解质平衡
E. 调节血压

22. 患者做完腹膜透析时，患者可出现下列化验值的改变，但除外
A. 红细胞压积
B. 血尿素氮
C. 血钾
D. 血尿酸
E. 血肌酐

23. 患者，女，45 岁，清洁工，患尿毒症入院。入院后家属一直陪伴身边，当得知需要长期透析治疗后，患者经常独自垂泪，默默发呆，不愿与人交流，最可能的原因是
A. 担心疾病影响工作
B. 家属感情支持不足
C. 无力承受高额费用
D. 害怕透析带来后遗症
E. 尿毒症引起的精神症状

参考答案

1.C　2.D　3.D　4.C　5.A　6.C　7.C　8.A　9.D　10.B　11.E　12.D　13.C　14.B　15.A　16.C　17.D　18.B　19.A　20.B　21.E　22.A　23.C

6. 解析：尿毒症患者由于尿素霜刺激皮肤出现瘙痒，应用清水清洗皮肤，禁忌使用碱性肥皂。

9. 解析：肾衰病人应给予高维生素、高热量、优质蛋白、低磷高钙饮食。

第五节　急性肾衰竭病人的护理

1. 属于肾前性肾功能衰竭的病因是
A. 大出血、休克
B. 肾中毒
C. 前列腺增生
D. 双侧输尿管结石
E. 盆腔肿瘤压迫输尿管

2. 急性肾衰早期最常见的表现是
A. 少尿、尿相对密度低
B. 水中毒、电解质紊乱
C. 代谢性酸中毒、抽搐
D. 血尿素氮升高
E. 意识障碍、呼吸困难

3. 患者，男，38 岁，因急性肾衰竭住院，目前患者处于少尿期，患者询问护士少尿期一般维持多久，正确的是
A. 1~3 天
B. 5~7 天
C. 7~14 天
D. 14~21 天
E. 21~28 天

4. 急性肾衰竭少尿期最容易出现
A. 低钾血症
B. 高钠血症
C. 高磷血症
D. 高钙血症
E. 代谢性酸中毒

5. 急性肾衰竭患者可选择的抗生素是
A. 青霉素
B. 两性霉素
C. 新霉素
D. 卡那霉素
E. 阿米卡星

6. 为预防急性肾衰竭，哪种外伤患者，应从静脉输入碱性溶液以碱化尿液
A. 前臂裂伤
B. 肾挫伤
C. 大腿挤压伤
D. 肋骨骨折
E. 头皮撕脱伤

参考答案

1.A　2.A　3.C　4.E　5.A　6.C

1. 解析：肾前性肾衰主要是肾血流量减少引起；肾性肾衰主要是肾脏本身疾病引起；肾后性肾衰主要是梗阻因素引起。

第六节　尿石症病人的护理

1. 患者，男，58 岁，活动后出现腰痛和血尿，疑有上尿路结石。首选的影像学检查是
A. B 超
B. 肾动脉造影
C. 排泄性尿路造影
D. 尿路平片
E. 逆行肾盂造影

2. 患者男性，50 岁，排尿过程中突然尿流中断，疼痛剧烈，改变体位后又可排尿，应考虑
A. 输尿管结石
B. 肾结石
C. 膀胱结石
D. 后尿道结石
E. 前尿道结石

3. 对于泌尿系结石最有效的预防方法是
A. 控制感染
B. 调整饮食
C. 多活动
D. 大量饮水
E. 调整尿液 pH

4. 口服别嘌呤醇治疗纯尿酸肾结石的机理是
A. 限制肠道对磷的吸收
B. 减少尿酸形成
C. 促进结石溶解
D. 减轻患者疼痛
E. 促进结石排出

5. 患者，男，45 岁，左腰部隐痛 1 个多月。查体：肾区有叩击痛；尿常规检查可见镜下血尿，B 超示左肾内有一结石，大小为 1.2cm × 1.4cm，IVP 示双肾功能正常，双侧输尿管通畅，最适宜的治疗方法是
A. 多饮水，运动排石
B. 体外冲击波碎石
C. 肾实质切开取石
D. 经皮肾镜取石

E. 中药排石

（6~8 题共用题干）

患者，男，35 岁。右季肋部疼痛 5 天，尿常规白细胞 2~3/HP，红细胞满视野 /HP，尿路平片及静脉肾盂造影可见右下段输尿管直径 5mm 结石，其上段输尿管轻度扩张，肾盂肾盏显影好

6. 患者出现肾绞痛时首选的治疗措施是

A. 体外冲击波碎石

B. 用药物解痉止痛

C. 大量饮水

D. 抗感染

E. 立即手术取石

7. 患者经过非手术治疗，绞痛缓解，突然出现排尿中断及膀胱刺激症状，原因是

A. 结石进入尿道

B. 结石进入膀胱

C. 急性肾炎

D. 急性尿道炎

E. 急性膀胱炎

8. 目前应采用的治疗方法是

A. 膀胱切开取石

B. 膀胱镜机械碎石

C. 药物排石

D. 大量饮水

E. 激光碎石

参考答案

1.D　2.C　3.D　4.B　5.B　6.B　7.B　8.D

2. 解析：排尿突然中断是膀胱结石的典型症状，改变体位，尿可继续排出。

4. 解析：别嘌呤醇及其代谢产物氧嘌呤醇通过抑制黄嘌呤氧化酶的活性，使尿酸生成减少，血中及尿中的尿酸含量降低到溶解度以下的水平，从而防止尿酸结石的沉积。

8. 解析：结石小于 0.6cm 可以非手术治疗，大量饮水、做跳跃运动等。

第七节　尿路感染病人的护理

1. 尿路感染女性发病率高于男性，是因为女性尿道较男性尿道

A. 短而宽

B. 长而窄

C. 扁而平

D. 宽而长

E. 短而窄

2. 肾盂肾炎最常见的致病菌是

A. 葡萄球菌

B. 真菌

C. 厌氧菌

D. 大肠埃希菌

E. 链球菌

3. 服用磺胺类药物治疗尿路感染时，加服碳酸氢钠的作用是

A. 抗炎

B. 增加尿量

C. 碱化尿液

D. 保护尿路黏膜

E. 增加肾脏血流量

4. 患者，女，60 岁。近 2 天出现尿频、尿急、尿痛、耻骨弓不适，且有肉眼血尿，初诊为急性膀胱炎。最适宜的口服药物是

A. 红霉素

B. 氧氟沙星

C. 甲硝唑

D. 氨苄西林

E. 碳酸氢钠

5. 患者，女，28 岁，发热 2 天，同时伴有乏力、腹痛，出现无痛性肉眼血尿。查体：体温 38℃，肋脊角及输尿管压痛阳性，尿白细胞 10~15 个 / 高倍镜，其原因是

A. 上呼吸道感染

B. 肾结石

C. 肾小球肾炎

D. 肾盂肾炎

E. 膀胱炎

6. 患者，女，34 岁。发热 3 天，腰痛伴尿急、尿频、尿痛。查尿白细胞 30 个 /HP，护士所采取的护理措施中属于预防泌尿系统感染的主要措施是

A. 注意保持会阴部卫生

B. 经常运动

C. 定期服抗生素

D. 加强营养

E. 保证睡眠

7. 患者，女，26 岁，突然出现尿频、尿痛，进而发热。尿检查：尿蛋白（+），红细胞 5~7 个 /HP，白细胞 20~30 个 /HP，诊断为急性肾盂肾炎，最可能的感染途径为

A. 血行感染

B. 上行感染

C. 淋巴道感染

D. 直接感染

E. 母婴感染

8. 患者，女，37 岁。出租车司机，每天工作 10 小时。今日以尿频、尿急、尿痛 1 天，诊断为肾盂肾炎入院。护士向其进行健康宣教时，应说明最可能的感染途径是

A. 上行感染
B. 下行感染
C. 血液感染
D. 直接感染
E. 淋巴感染系统播散

9. 患者，女，24 岁，因长期留置导尿出现尿频、尿急、尿痛，最合适的医嘱是

A. 多饮水
B. 卧床休息
C. 听音乐
D. 松弛术
E. 膀胱区按摩

（10~13 题共用题干）

患者女性，28 岁，近日来发热，腰痛伴尿急、尿频、尿痛，查尿常规显示 WBC：25/HP

10. 该患者可能患

A. 急性肾炎
B. 慢性肾炎
C. 泌尿系感染
D. 急进性肾炎
E. 肾病综合征

11. 上述疾病的主要致病因素是

A. 免疫缺陷
B. 细菌感染
C. 遗传因素
D. 过敏
E. 营养过剩

12. 护士指导该患者多饮水的目的是

A. 降低体温
B. 缓解尿频
C. 营养需要
D. 冲洗尿路
E. 治疗腰痛

13. 预防上述疾病最主要的措施是

A. 保持会阴部卫生
B. 长期锻炼
C. 加强营养
D. 常服抗生素
E. 戒烟酒

（14~17 题共用题干）

患者，女，35 岁，因尿路感染入院。入院时患者神志清楚，T 38.5 ℃，P 96 次 / 分，R 20 次 / 分，血压 126/85mmHg

14. 患者的症状会表现为

A. 尿频、尿急、尿痛
B. 尿潴留
C. 多尿
D. 少尿
E. 尿失禁

15. 上述患者排出的尿液颜色为

A. 棕色
B. 酱油色
C. 黄褐色
D. 白色浑浊
E. 乳白色

16. 上述排出的新鲜尿液气味为

A. 无味
B. 氨臭味
C. 烂苹果味
D. 蒜味
E. 腐臭味

17. 因增加尿量可对尿道起到冲洗作用，护士可建议患者

A. 大量运动
B. 使用利尿剂
C. 适量饮酒
D. 大量饮水
E. 多喝咖啡

18. 对尿路感染患者的健康教育中，<u>错误</u>的是

A. 鼓励患者多饮水
B. 长期预防性服用抗生素
C. 及时治疗尿路结石
D. 及时治疗尿路损伤
E. 保持会阴部清洁

19. 患者，女，28 岁。因尿频、尿急、尿痛入院。入院后需收集尿标本做细菌培养，但患者入院前服用了抗生素，护士应在患者使用抗生素治疗后多少天留取尿标本

A. 1 天
B. 2 天
C. 3 天
D. 5 天
E. 7 天

参考答案

1.A　2.D　3.C　4.B　5.D　6.A　7.B　8.A　9.A　10.C　11.B　12.D　13.A　14.A　15.D　16.B　17.D　18.B　19.D

1. 解析：女性病人尿道短直而宽，尿道口与肛门、阴道口毗邻，因此易患尿路感染。

4. 解析：尿路感染患者可选择喹诺酮类（如氧氟沙星）、青霉素类及头孢类。

第八节　良性前列腺增生病人的护理

1. 良性前列腺增生最典型的临床症状是
A. 夜尿增多
B. 尿急
C. 尿淋漓不尽
D. 尿潴留
E. 进行性排尿困难

2. 老年男性尿潴留最常见的原因是
A. 膀胱结石
B. 尿道狭窄
C. 膀胱肿瘤
D. 前列腺增生
E. 膀胱结核

3. 患者男性，60岁，进行性排尿困难，夜尿次数增多，直肠指检发现前列腺明显肿大，最可能的诊断是
A. 膀胱结石
B. 膀胱癌
C. 前列腺增生
D. 尿管狭窄
E. 膀胱结核

4. 患者男性，70岁，因前列腺增生造成排尿困难，尿潴留，已15小时未排尿，目前恰当的护理措施是
A. 让患者坐起排尿
B. 让患者听流水声
C. 热敷下腹部
D. 用温水冲洗会阴部
E. 行导尿术

5. 患者，男，75岁，排尿困难10年，尿线细，射程短，排尿时间延长。一天前突发不能自行排尿，下腹区胀痛难忍，应先行
A. 输液抗感染
B. 针刺
C. 前列腺切除术
D. 导尿
E. 理疗

6. 前列腺增生患者出现急性尿潴留，最常用的处理方法是
A. 导尿并保留导尿管
B. 针灸
C. 耻骨上膀胱造瘘
D. 耻骨上膀胱穿刺
E. 即刻做前列腺切除术

7. 患者，男，30岁。前列腺增生，尿潴留遵医嘱行留置导尿术。正确的操作方法是
A. 导尿管插入尿道的长度为4~6cm
B. 插尿管时见尿后再插入2cm
C. 插导尿管遇到阻力时应尽力快速插入
D. 第一次放尿不可超过800ml
E. 集尿袋放置应高于耻骨联合

8. 前列腺切除术后早期的护理重点是
A. 观察和防治出血
B. 防止血栓和栓塞
C. 防止尿道狭窄
D. 防止膀胱痉挛
E. 防止尿潴留

9. 患者，男，60岁。行前列腺肥大摘除术。术后进行膀胱冲洗时，应选择的溶液是
A. 0.02% 呋喃西林
B. 3% 硼酸
C. 0.9% 氯化钠溶液
D. 0.1% 氯霉素
E. 5% 葡萄糖溶液

10. 患者男性，50岁，患前列腺增生。入院后经尿道行前列腺电气切术，术后给予膀胱冲洗，现患者膀胱出血鲜红，护士应该
A. 遵医嘱给予止血药
B. 给冰盐水冲洗
C. 加快冲洗速度
D. 夹闭输尿管
E. 加快引流速度

11. 患者，男，56岁。前列腺切除术后行膀胱冲洗，冲洗液引流不畅。护士应首先采取的护理措施是
A. 夹闭冲洗管，暂停冲洗
B. 继续冲洗
C. 加快冲洗速度
D. 检查引流管是否通畅
E. 通知医生

12. 患者，男，71岁。因前列腺增生行前列腺切除术。术后留置气囊导尿管的主要目的是
A. 引流膀胱
B. 防止感染
C. 膀胱冲洗
D. 观察尿量
E. 压迫前列腺窝

13. 患者，男，50岁。因前列腺增生症入院，行经尿道前列腺电切术治疗。术后健康教育措施中，错误的是
A. 进食高纤维食物
B. 多饮水
C. 尽早锻炼如跑步等
D. 进行盆底部肌肉锻炼
E. 2个月后可行性生活

14. 患者，男，64岁。良性前列腺增生术后1天，护士对其进行健康教育，正确的内容是
A. 手术后加强运动
B. 手术后早期少饮水

C. 排尿异常会在术后 2 个月内消失

D. 术后要进行提肛肌锻炼

E. 术后半年避免外出

（15~18 题共用题干）

患者，男，67 岁，夜间尿频、排尿困难 6 年。直肠指检示前列腺重度增生，住院行手术治疗

15. 入院后第 2 天，连续 8 小时不能排尿，并有下腹胀痛。查体：下腹部膀胱区膨隆、有触痛。正确的处理是

A. 冲洗会阴

B. 用止痛药

C. 用解痉药

D. 腹部热敷

E. 插尿管导尿

16. 入院第 5 天，行 TURP 术，术后行膀胱冲洗。下列护理措施哪项不正确

A. 用生理盐水冲洗

B. 准确记录冲洗量和排出量

C. 冲洗速度根据尿色而定

D. 引流不畅时应及时施行低压冲洗

E. 观察有无膀胱痉挛的发生

17. TURP 术后第 1 天，引流尿液为血色，正确的处理是

A. 继续观察，不需特殊处理

B. 肌内注射止血药

C. 膀胱冲洗液中加入肾上腺素

D. 将止血药加入静脉输液中

E. 加快膀胱冲洗速度

18. 术后第 6 天出现便秘，不正确的处理是

A. 嘱患者多饮水

B. 嘱患者喝果汁

C. 按摩腹部

D. 口服缓泻剂

E. 灌肠

19. 患者，男，75 岁。行耻骨上前列腺切除术后，护士指导病人可以下床活动，但是不可长时间坐位，是因为

A. 增加出血的危险

B. 潜在感染的危险

C. 导致尿量减少

D. 易引起便秘

E. 潜在静脉曲张的危险

参考答案

1.E 2.D 3.C 4.E 5.D 6.A 7.B 8.A 9.C 10.C 11.D 12.E 13.C 14.D 15.E 16.D 17.A 18.E 19.A

1. 解析：前列腺增生最初的症状是尿频，典型症状是进行性排尿困难。

3. 解析：老年男性出现进行性排尿困难，夜尿次数增多，直肠指检见前列腺明显肿大，首先考虑为前列腺增生。

4. 解析：前列腺增生患者出现急性尿潴留，此时充血肿大的前列腺已阻塞尿道内口，需首选导尿解除尿潴留。

7. 解析：护士持导尿管对准男性尿道口插入 20~22cm，见尿液流出再插入 1~2cm，动作要轻柔，切忌用力过快过猛而损伤尿道黏膜，第一次放尿不得超过 1000ml，以免发生虚脱和血尿；集尿袋放置应低于耻骨联合，以免尿液反流。

10. 解析：前列腺增生电气切术后，应常规冲洗 1~2 天。护士应根据血尿的颜色调整冲洗速度，色浅则慢，色深则快。

18. 解析：前列腺电切术后出现便秘不能灌肠，以免引起前列腺窝出血，可使用缓泻剂通便。

第九节　外阴炎病人的护理

1. 患者，女，35 岁，1 个月来出现外阴瘙痒，检查时见外阴充血、肿胀，阴道分泌物无明显异常，评估诱因时应重点询问

A. 饮食习惯

B. 卫生习惯

C. 孕产史

D. 性生活史

E. 月经史

2. 患者，女，52 岁。外阴瘙痒 5 年。双侧大、小阴唇及其外周皮肤充血肿胀，局部呈点片状湿疹样变，阴道分泌物无异常。医嘱高锰酸钾坐浴，其浓度应是

A. 1 ∶ 20

B. 1 ∶ 100

C. 1 ∶ 500

D. 1 ∶ 1000

E. 1 ∶ 5000

3. 治疗外阴炎时，使用 1 ∶ 5000 高锰酸钾溶液坐浴的最主要作用是

A. 杀菌

B. 止痒

C. 止痛

D. 消肿

E. 除臭

4. 患者，女，41 岁，因外阴瘙痒 2 个月就诊。查体：外阴充血，肿胀，阴道分泌物无异常。护士在评估诱因时应重点询问患者的

A. 饮食习惯
B. 卫生习惯
C. 家庭情况
D. 生活作息
E. 职业情况

参考答案

1.B　2.E　3.A　4.B

第十节　阴道炎病人的护理

1. 滴虫性阴道炎分泌物的典型特点是
A. 干酪样
B. 豆渣样
C. 稀薄泡沫状
D. 血性
E. 脓性

2. 患者，女，35岁。已婚。主诉近日白带增多，外阴瘙痒伴灼痛1周。妇科检查：阴道内多量灰白色泡沫状分泌物，阴道壁散在红斑点。有助于诊断的检查是
A. 阴道分泌物涂片检查
B. 宫颈刮片
C. 盆腔B超
D. 诊断性刮宫
E. 阴道镜检查

3. 患者，女，28岁，已婚，因“外阴瘙痒、阴道大量脓性泡沫状分泌物”就诊，首选的治疗药物是
A. 广谱抗生素
B. 雌激素
C. 制霉菌素
D. 红霉素
E. 甲硝唑

4. 患者女性，25岁，患滴虫阴道炎。护士应指导患者选择哪种阴道灌洗液是
A. 0.5% 醋酸溶液
B. 1 ∶ 5000 高锰酸钾
C. 2%~4% 碳酸氢钠
D. 生理盐水
E. 0.02% 淀粉酶

5. 患者女性，45岁，因患滴虫阴道炎，准备用自助冲洗器灌洗阴道，护士应告知患者醋酸冲洗液的浓度为
A. 0.5%
B. 1%
C. 2%
D. 1.5%
E. 2.5%

6. 患者，女，30岁，确诊为滴虫阴道炎，下列哪项措施是错误的
A. 局部、全身用药可获得治疗
B. 未婚女性可以口服甲硝唑治疗
C. 先用肥皂水擦洗阴道，再用碱性溶液冲洗
D. 妊娠早期患滴虫阴道炎，不可服用甲硝唑
E. 连续3次检查月经后白带均呈阴性方为治愈

（7~9题共用题干）

患者，女，25岁，已婚。因“外阴瘙痒1周，白带增多，有臭味”前来医院就诊，10天前到过公共浴池泡澡。妇科查体：外阴潮红，有抓痕，阴道明显充血，内见大量黄绿色泡沫样白带，宫颈充血

7. 此患者应进行的辅助检查是
A. 血常规
B. 尿常规
C. 阴道分泌物细菌培养及药敏试验
D. 悬滴法阴道分泌物查滴虫
E. 阴道细胞学检查

8. 该患者最可能的病因是
A. 滴虫阴道炎
B. 外阴阴道假丝酵母菌病
C. 老年性阴道炎
D. 淋菌阴道炎
E. 结核阴道炎

9. 以下哪种说法不妥
A. 治疗上可用甲硝唑制剂全身用药
B. 治疗期间应避免性生活
C. 应先行阴道冲洗，再放置阴道栓剂
D. 月经干净后复查白带，连续2次为阴性，为治愈
E. 性伴侣应同时治疗

（10~12题共用题干）

患者，女，26岁，4个月前产下一男婴。因白带增多伴外阴瘙痒2周就诊，确诊为滴虫阴道炎

10. 患者咨询该病的相关问题，以下哪项说法错误
A. 性伴侣需同时治疗
B. 哺乳期不宜口服甲硝唑
C. 可用1%乳酸液冲洗阴道
D. 治疗结束后检查滴虫阴性即可确定为治愈
E. 该病可通过性接触传播

11. 患者咨询内裤消毒的处理方法，护士正确的回答是
A. 日光暴晒
B. 煮沸

C. 紫外线消毒
D. 酒精浸泡
E. 小苏打水浸洗

12. 经治疗后检查滴虫为阴性，护士嘱患者应于月经后复查白带，患者询问其原因，正确的回答是
A. 月经前后阴道 pH 接近中性，滴虫易繁殖，引起症状发作
B. 月经前后阴道 pH 接近 4~5，滴虫易繁殖，引起症状发作
C. 月经前后，细菌繁殖，容易发生阴道感染
D. 阴道酸碱度正常为中性，月经前后局部酸度减弱，滴虫易繁殖
E. 阴道正常为酸性环境，月经前后局部酸度偏高，滴虫易繁殖

13. 患者，女，36 岁，因上呼吸道感染，应用抗生素治疗 15 天，自觉外阴瘙痒，分泌物增多，患者咨询护士有关该病发生的原因，最可能的是
A. 细菌性阴道病
B. 急性膀胱炎
C. 滴虫阴道炎
D. 外阴阴道念珠菌病
E. 慢性阴道炎

（14~16 题共用题干）
患者女性，28 岁，外阴瘙痒，白带增多半年。妇科检查发现，阴道壁充血，宫颈光滑，白带呈稠厚豆渣状

14. 最可能的诊断为
A. 滴虫阴道炎
B. 念珠菌性阴道炎
C. 老年性阴道炎
D. 宫颈炎
E. 子宫内膜炎

15. 为确定诊断，进一步的检查是
A. 阴道脱落细胞检查
B. 阴道分泌物悬滴试验
C. 尿常规
D. 三合诊
E. 诊断性刮宫

16. 如镜检发现念珠菌丝，常用的阴道冲洗液是
A. 生理盐水
B. 0.2% 碘伏溶液
C. 2% 碳酸氢钠溶液
D. 1：5000 高锰酸钾溶液
E. 0.5% 醋酸

17. 患者，女，25 岁，诊断为细菌性阴道病，护士进行健康教育，嘱观察白带性状，正常白带应是
A. 水样
B. 黏稠度低
C. 有臭味
D. 稠厚凝乳状
E. 白色稀糊状或蛋清样

18. 患者，女，30 岁，确诊为外阴阴道炎，遵医嘱予坐浴，护士应告知患者坐浴的注意事项，错误的是
A. 水温应为 40℃左右
B. 月经期禁止坐浴
C. 每次 45 分钟左右
D. 每日 2~3 次
E. 会阴部浸没于溶液中

参考答案

1.C 2.A 3.E 4.A 5.A 6.C 7.D 8.A 9.D 10.D 11.B 12.A 13.D 14.B 15.B 16.C 17.E 18.C

第十一节 宫颈炎和盆腔炎病人的护理

1. 慢性宫颈炎的病理变化不包括
A. 宫颈糜烂
B. 宫颈肌瘤
C. 宫颈腺囊肿
D. 宫颈肥大
E. 宫颈息肉

2. 慢性宫颈炎最常见的病变是
A. 宫颈糜烂
B. 宫颈肥大
C. 宫颈息肉
D. 宫颈腺囊肿
E. 宫颈黏膜炎

3. 患者，女，25 岁，因“白带增多 7 天”就诊。妇科检查：外阴阴道正常，宫颈糜烂，糜烂面积占宫颈面积的 1/2，护士评估该患者宫颈糜烂的程度是
A. 轻度
B. 重度
C. 中度
D. 重度
E. 特重度

4. 子宫颈炎症的主要症状是
A. 外阴皮肤瘙痒
B. 阴道分泌物稀薄
C. 白带增多
D. 泡沫状白带
E. 腹痛

5. 慢性宫颈炎的主要症状
A. 外阴瘙痒

B. 阴道流血

C. 白带增多

D. 月经过多

E. 接触性出血

6. 患者，女，34 岁，确诊为慢性宫颈炎重度糜烂，需进行电熨或激光治疗，下列注意事项，哪项是错误的

A. 月经干净后 15 天可进行电熨或激光治疗

B. 生殖器急性炎症时禁忌进行电熨或激光治疗

C. 术后应避免盆浴及性生活 1~2 个月

D. 术后阴道流出大量黄水

E. 术后 2 周结痂脱落，阴道分泌物减少

7. 患者，女，32 岁。因白带增多伴下腹坠痛 3 个月就诊，诊断为宫颈柱状上皮异位，2 日前行宫颈锥形切除术，护士指导患者出院后禁止性生活及盆浴的时间应是

A. 1 个月

B. 2 个月

C. 3 个月

D. 4 个月

E. 5 个月

8. 治疗厌氧菌感染的急性盆腔炎时需使用的抗生素是

A. 四环素

B. 甲硝唑

C. 万古霉素

D. 克拉霉素

E. 阿奇霉素

9. 患者，女，25 岁，因“下腹痛 1 天”入院，确诊为急性盆腔炎，护士协助患者取半卧位，并告知其取半卧位的主要目的是

A. 利于炎症局限

B. 减轻疼痛

C. 促进呼吸

D. 增加回心血量

E. 预防静脉血栓

参考答案

1.B　2.A　3.C　4.C　5.C　6.A　7.B　8.B　9.A

3. 解析：宫颈糜烂的分度为：糜烂面积小于整个宫颈面积的 1/3 为轻度，糜烂面积占整个宫颈面积的 1/3~2/3 为中度，糜烂面积占整个宫颈面积 2/3 以上为重度。

第十二节　功能失调性子宫出血病人的护理

1. 黄体功能不良的功血其临床表现是

A. 月经期延长

B. 黄体期延长

C. 月经周期缩短

D. 月经周期延长

E. 月经周期紊乱

2. 28 岁女患者因近 2 年月经周期不规律就诊。医嘱自测基础体温。患者来医院咨询自测体温的方法。患者下列哪项陈述说明尚未充分了解护士的指导

A.“我睡觉前先把体温计甩到 35℃以下。”

B.“我把体温计放到床头柜上，一伸手就拿到了。”

C.“早上一睁眼就先测体温，测完后再起床。”

D.“我用一个记事本来记录体温，要是有什么特殊的情况也记在上面。”

E.“要坚持 1 个月，都记录完整了才去复诊。”

3. 患者，女，18 岁，经期持续 10 天，量较多，诊断为功能失调性子宫出血，给予口服大剂量己烯雌酚治疗。患者询问用药的目的。正确的解释是

A. 促进女性生殖器官全面发育而止血

B. 促进子宫内膜迅速转化而止血

C. 促进子宫内膜呈分泌期而止血

D. 增强子宫平滑肌张力而减少出血

E. 短期内修复子宫内膜创面而止血

4. 患者，女，28 岁，停经 7 个月。给予孕激素试验无撤药性出血，再行 2 次雌 – 孕激素序贯试验均无撤药性出血，其闭经原因在

A. 卵巢

B. 子宫

C. 垂体

D. 下丘脑

E. 肾上腺

参考答案

1.C　2.E　3.E　4.B

3. 解析：应用大剂量雌激素可迅速提高血内雌激素浓度，促使子宫内膜生长，短期内修复创面而止血。适用于内源性雌激素不足者，主要用于青春期功血。

第十三节　痛经病人的护理

1. 痛经患者疼痛的性质主要是
A. 针刺样疼痛
B. 刀割样疼痛
C. 坠胀感
D. 烧灼样疼痛
E. 牵扯痛

2. 对痛经患者的健康评估一般不包括
A. 年龄
B. 心理状况
C. 饮食状况
D. 伴随症状
E. 疼痛性质

3. 13 岁女生，因月经初潮来门诊咨询。该女生自述对月经初潮来临很紧张，害怕身体出现疾病，近期情绪难以控制，心神不定，烦躁不安，常与他人争吵。护士针对其进行保健指导，以下不正确的是
A. 告知其月经是女性的正常生理现象
B. 嘱其月经期以卧床休息为主
C. 讲授有关青春期生理知识、性教育
D. 鼓励其多与他人交流，多参与文娱活动
E. 月经期注意保暖，最好不游泳

参考答案

1.C　2.C　3.D

第十四节　围绝经期综合征病人的护理

1. 患者，女，48 岁，5 个月前开始出现月经紊乱，并且出现潮热潮红，易激动，该患者处在生命中的
A. 发育期
B. 青春期
C. 性成熟期
D. 围绝经期
E. 老年期

2. 患者，女，51 岁，到妇科门诊咨询关于围绝经期内分泌变化的相关知识，护士正确的回答是
A. 首先是雌激素水平相对升高
B. 最早变化是卵巢功能衰退
C. 孕激素水平相对稳定
D. 血中 FSH 水平相对降低
E. 最早是卵泡发育相对缓慢

3. 李女士，46 岁，来妇女保健门诊做健康检查，此时应考虑该妇女机体发生的最早变化是
A. 骨关节退化
B. 下丘脑功能退化
C. 卵巢功能衰退
D. 垂体功能退化
E. 子宫内膜萎缩

4. 患者，女，51 岁，主诉“月经紊乱半年伴潮热、焦虑、睡眠差”就诊，医嘱给予激素治疗。患者询问激素替代治疗的主要目的，护士的正确回答是
A. 调整周期
B. 纠正与性激素不足有关的健康问题
C. 促使卵巢功能的恢复
D. 减少月经量
E. 防止子宫内膜病变

5. 患者，女，49 岁，近半年来月经稀少，睡眠欠佳，前来妇女保健门诊检查，对其实施的保健重点，哪项不正确
A. 健康宣教该特殊时期的身心特点
B. 合理安排生活，防止子宫内膜萎缩
C. 加强营养，避免下丘脑功能退化
D. 适度运动，阻止卵巢功能的衰退
E. 保持心情愉悦，防止垂体功能退化

参考答案

1.D　2.B　3.C　4.B　5.C

第十五节　子宫内膜异位症病人的护理

1. 子宫内膜异位症患者的典型症状是
A. 撕裂样疼痛
B. 继发性腹痛
C. 继发性渐进性痛经
D. 脐周疼痛
E. 牵拉性疼痛

2. 下列对于子宫内膜异位症典型症状的描述，正确的是
A. 撕裂样疼痛
B. 不孕
C. 继发性渐进性痛经
D. 精神神经症状
E. 月经异常

3. 患者，女，45 岁，因“继发性痛经逐渐加重 10 年”就诊，双侧卵巢囊性增大，考虑为子宫内膜异位症，既能诊断又能治疗该疾病的最佳方法是
A. 双合诊
B. 三合诊
C. 腹腔镜
D. GA125
E. 盆腔 B 超

4. 患者，女，32 岁，痛经 2 年，呈进行性加重，查体：子宫后倾固定，子宫后壁触及 3 个硬性结节，给予达那唑治疗，目前最重要的护理措施
A. 给予清淡饮食
B. 指导规范用药
C. 湿热敷下腹部
D. 避免剧烈活动
E. 保持心情愉快

5. 为了减轻伤口疼痛，子宫内膜异位症患者术后的卧位是
A. 半卧位
B. 侧卧位
C. 头高足低位
D. 头低足高位
E. 去枕平卧位

参考答案

1.C　2.C　3.C　4.B　5.A

4. 解析：达那唑副作用大，对肝肾功能有一定损害，长期使用会引起骨质疏松，需要规范用药。

5. 解析：腹部手术后采用半卧位，不仅有利于血液循环，增加肺潮气量，同时可减轻腹部张力使病人舒适，减轻伤口疼痛，也可使腹部渗血渗液流至盆腔以避免形成膈下脓肿。

第十六节　子宫脱垂病人的护理

1. 患者，女，50 岁。G3P1，主诉腰骶部酸痛，有下坠感。妇检：患者平卧向下屏气用力时宫颈脱出阴道口，宫体仍在阴道内，其子宫脱垂为
A. Ⅰ度轻型
B. Ⅰ度重型
C. Ⅱ度轻型
D. Ⅱ度重型
E. Ⅲ度

2. 患者，女，50 岁，G5P4，妇科检查：子宫颈及子宫体全部脱出于阴道口外，该患者的子宫脱垂为
A. Ⅰ度轻型
B. Ⅰ度重型
C. Ⅱ度轻型
D. Ⅱ度重型
E. Ⅲ度

（3~6 题共用题干）

患者，女，57 岁，主诉阴道口脱出肿物 1 年，休息时能自动还纳，近 10 天来，大笑、咳嗽时有小便流出，伴尿频，每次解小便量不多。妇科检查：会阴Ⅱ度陈旧性裂伤，阴道前壁有膨出，宫颈已脱出于阴道外，子宫正常大小，两侧附件未触及

3. 该患者子宫脱垂属于
A. Ⅲ度重型
B. Ⅱ度重型
C. Ⅲ度轻型
D. Ⅱ度轻型
E. Ⅰ度重型

4. 如采用非手术治疗，以下护理措施错误的是
A. 指导患者每日缩肛练习 3 次，每次 10~15 分钟
B. 外阴及阴道局部用己烯雌酚涂抹增加局部张力
C. 每日用 1 ∶ 5000 高锰酸钾溶液坐浴保持局部清洁
D. 每日阴道冲洗后用手将脱垂的子宫还纳于阴道内
E. 教会患者子宫托的放取方法和上托后随访的必要性

5. 拟行阴式子宫全切及阴道前后壁修补术，术前护理措施错误的是

A. 缓解患者的紧张焦虑情绪

B. 给予阴道灌洗，每天 1 次

C. 遵医嘱行阴道及宫颈上药

D. 术前 1 天无渣半流质饮食

E. 术前晚及术日晨清洁灌肠

6. 下列术后护理措施正确的是

A. 术后留置尿管 10~14 天

B. 术后禁食 3~5 天

C. 术后 3~5 天进食少量流食

D. 术后 24 小时改半卧位

E. 术后第 6 天服缓泻剂防便秘

7. 患者，女，32 岁。因“腰酸背痛及下坠感，当在走路、蹲位，重体力劳动后加重，卧床休息后减轻 2 个月余”就诊，经妇科医生检查确诊为压力性尿失禁，医生建议进行盆底肌肉锻炼，护士指导患者用力使盆底肌肉收缩后放松

A. 每日 2~3 次，每次 15~20 分钟

B. 每日 1~2 次，每次 15~20 分钟

C. 每日 2~3 次，每次 10~15 分钟

D. 每日 1~2 次，每次 10~15 分钟

E. 每日 3~5 次，每次 10~15 分钟

参考答案

1.C　2.E　3.D　4.D　5.D　6.A　7.C

第十七节　急性乳腺炎病人的护理

1. 急性乳腺炎最主要的病因是

A. 乳汁淤积

B. 细菌入侵

C. 雌激素减少

D. 乳头破裂

E. 免疫力下降

2. 初产妇，顺产后第 4 天，新生儿采用母乳喂养，产妇诉乳房胀，乳汁排出不畅。首先应采取的措施是

A. 冷敷乳房

B. 生麦芽煎服

C. 新生儿多吸吮

D. 芒硝外敷乳房

E. 口服己烯雌酚

3. 患者女性，27 岁，产后 3 周体温升高，右侧乳房疼痛，局部红肿，有波动感。最主要的处理措施是

A. 吸乳器排出

B. 50% 硫酸镁湿敷

C. 局部物理疗法

D. 及时切开引流

E. 全身应用抗生素

4. 患者，女，28 岁，哺乳期出现右侧乳房肿胀疼痛，表面可扪及触痛的肿块，1 周后自乳头流出脓液，需进行手术切开引流，以下说法错误的是

A. 保持引流通畅

B. 引流条应置于脓肿最低部位

C. 切口应呈放射状

D. 必要时做对口引流

E. 自乳头切开以利引流

5. 患者，女，30 岁。产后 3 周，左侧乳腺红、肿、热、痛，经处理后乳腺出现波动感。宜采取的处理措施是

A. 局部热敷

B. 经静脉输注抗生素

C. 停止哺乳

D. 切开引流

E. 口服清热解毒中药

6. 预防急性乳腺炎的措施，错误的是

A. 婴儿不含乳头睡觉

B. 养成定时哺乳的习惯

C. 预防性使用抗生素

D. 每次哺乳后排空乳汁

E. 保持乳头清洁

7. 患者，女，33 岁，产后 30 天出现左侧乳房疼痛，全身畏寒、发热、脉率快。体检：左侧乳房皮肤红肿明显，可扪及一压痛性硬块。护士应告知患者预防该病的关键在于

A. 防止乳房皮肤破损

B. 保持乳房皮肤清洁

C. 预防性使用抗生素

D. 避免乳汁淤积

E. 尽量采用人工喂养

参考答案

1.A　2.C　3.D　4.E　5.D　6.C　7.D

第十章 精神障碍病人的护理

第一节 精神障碍症状学

1. 下列关于妄想的说法，正确的是
   A. 妄想的内容与自我无关
   B. 在智力缺损时出现的离奇想法
   C. 在意识清晰的情况下的病理性歪曲信念
   D. 不接受事实，但能被理性纠正的思想
   E. 在意识中占主导地位的错误观念

2. 患者，女，36 岁。当得知爱人溺水身亡后突然精神失常，当医生问“2+3=？”患者回答等于“6”。这种症状是
   A. 作态
   B. 错构
   C. 遗忘
   D. 童样痴呆
   E. Ganser 综合征
   E. 重组型

3. 患者对客观事物正确感知，但对某些属性如大小、形状、颜色、距离、空间位置等感知错误，该症状是
   A. 感知综合障碍
   B. 错觉
   C. 幻觉
   D. 感觉减退
   E. 注意力涣散

4. 患者，女，40 岁，在住院期间医师告诉她其母因意外去世，患者听后哈哈大笑，此症状是
   A. 情感高涨
   B. 情感幼稚
   C. 情感倒错
   D. 易激惹
   E. 情感矛盾

5. 与一病人交谈，其对问题的叙述不够中肯，内容散漫，缺乏一定的逻辑关系，以致使人感到交谈困难，对其言语的主题及用意也不易理解，此症状为
   A. 思维迟缓
   B. 思维松弛
   C. 思维贫乏
   D. 思维中断
   E. 象征性思维

6. 患者，男，15 岁，1 年来逐渐出现性格古怪，不敢吃猪肝，说“吃了猪肝自己会变成猪”，自称“大脑神经细胞被人偷窃了”，入院后诊断为精神分裂症。其症状为
   A. 思维扩散
   B. 语词新作
   C. 病理性抽象思维
   D. 逻辑倒错思维
   E. 妄想

参考答案

1.C 2.E 3.A 4.C 5.B 6.D

2. 解析：刚塞综合征（Ganser 综合征）：常见于被拘禁的囚犯和发生在遭受严重精神刺激的人。表现为近似回答，意识蒙眬，事后遗忘。近似回答是最引人注目的表现，即患者对简单问题给予近似而错误的回答，如 2+3=6，鸡有 3 条腿等，给人以“痴呆”表现，但实际上并无器质性痴呆，待恢复后可完全正常，其表现属于假性痴呆的范畴。

第二节 精神分裂症病人的护理

1. 精神分裂症的遗传方式最可能的是
   A. 单基因遗传
   B. 双基因遗传
   C. 多基因遗传
   D. 常染色体显性遗传
   E. 常染色体阴性遗传

2. 护理有被害妄想症状的患者时，下列措施错误的是
   A. 护士在进行任何护理措施前先给予简单解释
   B. 悄悄地走进患者的床边
   C. 避免在患者听不到的地方说悄悄话
   D. 避免肢体碰触
   E. 倾听患者的诉说，不予评论，但正面告诉患者自己没有这种体验

3. 患者，男，35 岁，患者“见到”床上有虫（幻视），

要求护士清理，护士此时的正确做法是

A. 帮助患者清理床上的虫

B. 拒绝帮助

C. 告诉患者目前处于病态，医护人员会帮他

D. 避开话题

E. 否认床上有虫

4. 患者，男，40 岁，诊断为躁郁症。住院时觉得自己精力旺盛，所以到每位病友的房间找人聊天或站在桌上对着病友大声发表言论，面对这些情形，以下护理措施最恰当的是

A. 告诉患者如果他再不从桌子上下来，只好让他进隔离室

B. 提醒患者病房的规章制度

C. 安排患者与另一位病友进行投篮比赛，以发泄其精力

D. 安排患者打扫病房的卫生，完成后给予鼓励

E. 给予大声批评和训斥

5. 患者经常受到幻听干扰，早上起来见到护士就说："护士，我的邻居在说我的坏话，我很烦"，此时护士的反应恰当的是

A. 告诉患者这是症状，不要去理会

B. 为了让患者感到护士和他站在一起，护士承认也听到了声音

C. 接受患者的感受，但向其澄清没有听到声音的事实

D. 分析解释幻听产生的原因让患者了解

E. 制止患者的陈述，并批评患者

（6~7 题共用题干）

患者，男，43 岁。因"失眠、纳差、凭空闻语 3 月余，加重 1 个月"来诊，以精神分裂症收入院。患者病前性格内向，多疑。入院时神志清醒，接触差，多问少答。

6. 针对该患者的失眠，护理措施中错误的是

A. 白天适当参加娱乐活动

B. 睡前不喝浓茶、咖啡

C. 临睡前排尿

D. 睡前访谈患者

E. 创造良好的睡眠环境

7. 患者住院治疗 1 个月后，病情好转准备出院。正确的出院指导是

A. 低盐低脂饮食

B. 鼓励家人照顾患者日常生活

C. 症状消失后可停止药物治疗

D. 鼓励患者增加人际交往，回归社会生活

E. 出院 1 年后再复查

8. 患者，男，28 岁，精神分裂症。第 2 次复发住院治疗后拟于明日出院，护士在对患儿进行出院指导时，应首先重点强调的是

A. 规律生活

B. 锻炼身体

C. 加强营养

D. 维持药物治疗

E. 参与社会工作

9. 幻觉是精神分裂症患者最常见的感知觉障碍，其中最常见的幻觉是

A. 内脏性幻觉

B. 幻味

C. 幻嗅

D. 幻听

E. 幻视

10. 某患者因患严重"精神分裂症"而入院治疗，护士应给予的护理方式是

A. 完全补偿

B. 部分补偿

C. 指导

D. 教育

E. 支持

11. 精神分裂症最突出的感知觉障碍

A. 幻触

B. 幻味

C. 幻嗅

D. 幻听

E. 幻视

12. 患者，男，15 岁，家人诉其两年来逐渐变得少语少动，不与人交往，孤僻离群，对亲人冷淡，不讲究个人卫生，常独自发笑发呆。诊断为精神分裂症。患者目前最主要的护理问题是

A. 睡眠型态紊乱

B. 身体形象障碍

C. 社会交往障碍

D. 营养失调：低于机体需要量

E. 有暴力行为的危险

13. 患者，男，54 岁，因患有精神分裂症入院治疗。住院期间，患者精神状态不稳定，有暴力倾向。此时，护士应当

A. 持续给予约束

B. 不予约束，注意观察

C. 向家属解释，运用必要手段适当给予约束

D. 尊重家属的意见

E. 尊重患者的意见

14. 患者，女，44 岁。敏感多疑，怀疑单位同事有意和她作对，故意给其工作和生活设置障碍。近期经常听到耳边有人说话，对其行为进行评论。护士对其心理护理中，正确的是

A. 经常与患者讨论单位同事对她的评价

B. 明确告诉患者没有人陷害她

C. 与患者争辩其说话的对象不存在

D. 耐心倾听患者诉说，尽量满足患者合理要求

E. 在患者面前低声交谈，以免引起患者猜疑

（15~16 共用题干）

患者，男，34 岁，入院前多次用木棍敲楼下邻居的房顶，他告诉医生，楼下的邻居能猜到他的思想，并每次经过他们家的时候，总觉得他们在拿这些思想污蔑他或议论

他，而这些思想常在他耳边重复，骚扰他。只有一个解决办法就是让邻居搬走

15. 如果上述症状已持续存在 3 个月，最可能的诊断是

A. 精神分裂症
B. 被害妄想障碍
C. 分裂样精神病
D. 妄想阵发
E. 强迫症

16. 首先的处理措施是

A. 心理治疗
B. 休克治疗
C. 报告公安局，以防止他人受伤
D. 尽可能说服患者接受治疗
E. 强制静脉注射地西泮，待其入睡后收住院治疗

（17~19 题共用题干）

患者，男，28 岁，被公司解聘后，近几个月来出现语无伦次、怪异行为、房门及窗户贴满符咒、口中念念有词，由其母亲陪同入院，诊断为精神分裂症

17. 护士与患者会谈时，患者表现极为焦虑、坐立不安，不时地东张西望，说话也压低音量，护士正确的做法是

A. 和患者一样尽量压低声音与之会谈
B. 以正常音调向患者说明他现在所处的地点，并说明在这里他很安全
C. 立即用纸笔记录患者的反应
D. 终止会谈，以保障患者的安全感
E. 保持沉默

18. 患者表示“我被解聘是一项阴谋，有人要害我”，针对患者的陈述，护士正确的做法是

A. 制止患者的陈述，并批评患者
B. 没有此事，你想的太不实际了
C. 你觉得是谁要陷害你
D. 据我所知，没有人要害您
E. 倾听患者的陈述，不予评论

19. 患者有强烈的被害妄想，拒绝服药，下列护理措施最恰当的是

A. 使用水剂口服液，滴于患者的食物或饮料中服用
B. 以渐进的方法建立信赖的人际关系后再劝其服药
C. 制服患者，强迫给药
D. 请医师来协助给药
E. 顺从患者

参考答案

1.C　2.B　3.C　4.D　5.C　6.D　7.D　8.D　9.D　10.A　11.D　12.C　13.C　14.D　15.A　16.D　17.B　18.E　19.A

第三节　抑郁症病人的护理

1. 抑郁症患者出现负性思考时，护士正确的做法是

A. 指出患者的想法不符合实际
B. 调动患者的积极情绪阻断负性思考
C. 给患者讲解负性思考的危害
D. 给予药物治疗
E. 隔离患者以免发生危险

（2~3 题共用题干）

患者，男，36 岁。患类风湿关节炎 20 年，全身关节活动受限，生活部分自理。三天前患者企图自杀被家人发现，及时将其送往医院接受治疗，门诊以“重度抑郁症”收治入院

2. 在实施患者的入院护理时，需要避免的做法是

A. 将患者安排在离护士站近的房间
B. 将患者安排在单人间
C. 严格检查患者入院携带的物品
D. 向患者介绍主管护士
E. 向患者介绍同病房的其他患者

3. 对患者实施给药护理时，正确的做法是

A. 将药物放在床头柜上，让患者自行服用
B. 将药物交给家属，让其自行服用
C. 将药物混合在患者食物内，一同服用
D. 护士看护患者服药，确认服下后离开
E. 患者拒绝服药时，应以命令或强制的方式执行

4. 护士对抑郁症患者进行健康宣教时，患者表示不耐烦，此时护士的最佳反应是

A.“你该认真听讲，不然你的病会更重的”
B.“如果你不想听，我陪您坐一会儿吧”
C.“你这样孤独对你没有好处，这是为你好”
D.“不听可不行，护士长会来检查的”
E.“不想听也行，我把宣传材料放在这里，您一会自己看吧”

5. 患者，男，60 岁。退休前是单位的高管，退休后不适应退休后生活，患抑郁症。护士对其进行健康宣教时，患者表示没有兴趣，此时护士的最佳反应是

A.“如果你不想听，我陪您坐一会儿吧，”
B.“你现在需要多和人交流，否则病情无法减轻。”
C.“认真听我说的话，听完病就会减轻。”
D.“你必须听，配合我完成自己的工作。”
E.“不想听也行，我把宣传材料放在这里，您一会自己看吧。”

6. 患者女性，42 岁，患抑郁症。护士与其沟通时，患

者诉说“我很失败，什么事都做不了”，护士应该

A. 保持沉默
B. 告诉病人的想法不对
C. 立即打断病人，转移话题
D. 倾听其倾诉并给予安慰
E. 将病人的诉说告诉其家人

7. 抑郁症患者的核心表现是

A. 情绪低落
B. 思维迟缓
C. 情感淡漠
D. 睡眠障碍
E. 自责自杀

（8~9 题共用题干）

患者，男，35 岁。因失眠、乏力、少语、少动 3 个月，加重两周就诊。查体：意识清，精神疲倦，消瘦、语音低，情绪低落，诉“不想活了”。诊断为抑郁症收入院

8. 评估该患者时首先要注意的问题是

A. 躯体的营养状况
B. 认知与感知状况
C. 有无自伤、自杀行为
D. 睡眠与休息状况
E. 注意安慰开导

9. 针对该患者首要的心理护理是

A. 鼓励患者抒发自己的内心情感
B. 调动患者的积极情绪
C. 帮助患者学习新的应对技巧
D. 与患者建立良好的护患关系
E. 劝阻患者的自杀想法

10. 患者，女，30 岁，近 3 年来出现情绪低落，食欲、性欲减退，觉得自己患了不治之症，给家人带来许多麻烦，生不如死，近 2 周症状加重，诊断为抑郁症。对该患者进行健康评估的重点是

A. 抑郁心境评估
B. 自杀行为评估
C. 认知行为评估
D. 意志活动评估
E. 睡眠质量评估

11. 抑郁症患者情绪低落的表现在一天中的规律是

A. 晨轻夜重
B. 晨重夜轻
C. 晨轻夜轻
D. 晨重夜重
E. 无规律

12. 患者，女，35 岁。已婚，近 3 年来无明显诱因出现情绪低落，兴趣缺乏，动作缓慢，自觉是“脑子笨，没有以前聪明，好像一块木头”，予百忧解治疗。护士需要向患者讲明该药物的不良反应是

A. 心血管系统的功能紊乱
B. 口唇发干
C. 胃肠功能紊乱
D. 嗜睡
E. 过度出汗

13. 患者女性，32 岁，患有抑郁症，有严重睡眠紊乱。护士观察到患者睡眠的特点是

A. 早醒
B. 易醒
C. 入睡困难
D. 睡眠过度
E. 时醒时睡

14. 关于对中度抑郁症病人的健康教育，正确的叙述是

A. 坚持服药治疗，不要漏服或随意停药
B. 尽量减少社会活动，避免受人关注
C. 生活中回避压力，不要主动挑起对抗
D. 鼓励安静休息，避免声光刺激
E. 建议病人进行自我心理调整为主，用药为辅

15. 患者，女，72 岁，患胃溃疡 12 年，听说“胃溃疡可能会导致癌变”后闷闷不乐，一言不发，暗自垂泪。感觉自己没有未来，担心拖累家人。目前其心理反应最可能为

A. 否认
B. 孤独
C. 抑郁
D. 焦虑
E. 烦躁

16. 5- 羟色胺再摄取抑制剂治疗抑郁症时，起效时间是开始服药后

A. 5 周
B. 4 周
C. 3 周
D. 2 周
E. 1 周

17. 患者，女，30 岁，教师，诊断为抑郁症。入院后临床主要表现为情绪低落，少语、自责、多卧床，有时哭泣，进食差伴早醒。责任护士在健康评估中，应首先关注的是

A. 体重减轻
B. 进食量少
C. 活动量少
D. 不良心境引起的轻生观念
E. 睡眠障碍

18. 患者：男，65 岁，急性心肌梗死冠状支架植入术后半年，在家休养。心情低落，少与人交流，对周围事物不感兴趣，其最可能的心理问题是

A. 谵妄
B. 抑郁
C. 焦虑
D. 恐惧
E. 愤怒

19. 对抑郁症患者特别要注意的问题是

A. 因拒食导致营养不良
B. 因运动少而引起的合并感染
C. 因自责而产生的自伤自杀观念
D. 症状波动昼重夜轻

E. 因身体不适而产生的疑病观念

20. 患者，男，35 岁。近 2 个月来出现情绪低落，对什么都没有兴趣，话少，感疲惫无力，不愿上班，在家多卧床，不思饮食，失眠、早醒，有时说自己得了绝症，活着没意思；有时又心烦，发脾气。首先考虑患者出现了

A. 躯体疾病所致抑郁焦虑

B. 抑郁发作

C. 广泛性焦虑障碍

D. 偏执型精神分裂症

E. 神经衰弱

参考答案

1.B　2.B　3.D　4.B　5.A　6.D　7.A　8.C　9.E　10.B　11.B　12.C　13.A　14.A　15.C　16.D　17.D　18.B　19.C　20.B

5. 解析：在与抑郁患者交流沟通时，需要护理人员具有高度的耐心和同情心，理解患者痛苦的心境。在交谈时允许患者有足够反应和思考的时间，并耐心地倾听患者的述说。

12. 解析：百忧解的主要不良反应是胃肠功能紊乱。

13. 解析：睡眠紊乱是抑郁状态最常伴随的症状之一。早醒为不少病人的主诉。

14. 解析：重度抑郁症患者应坚持药物治疗，不要随意停药、漏服药。

16. 解析：5- 羟色胺再摄取抑制剂治疗抑郁症时，起效时间是开始服药后 2 周。

20. 解析：抑郁症是以明显而持久的心境低落为主的一组精神障碍，包括心境或情绪低落，兴趣缺乏以及乐趣丧失三主征，并有相应的思维和行为改变。病情重者可有精神病性症状。

第四节　焦虑症病人的护理

1. 焦虑性神经症发作有两种形式，一种为广泛性焦虑障碍，另一种为

A. 恐惧症

B. 惊恐发作

C. 强迫症

D. 疑病症

E. 癔症

2. 患者女性，18 岁，诊断为焦虑症。患者整日处于惶恐不安中，感觉“太难受了”，有自杀企图，正服苯二氮䓬类药物治疗。目前最重要的护理措施是

A. 观察药物不良反应

B. 保护患者安全，降低焦虑程度

C. 改善睡眠环境

D. 深入了解引发患者焦虑的来源

E. 鼓励病人参加工娱治疗

3. 对焦虑症患者生命安全威胁最大的因素是

A. 自杀、自伤倾向

B. 药物不良反应

C. 暴力行为冲动

D. 噎食

E. 特殊治疗的并发症

4. 患者，女，40 岁，慢性肾小球肾炎病史 10 年，因反复发作不愈影响生活和工作，患者表现非常焦虑。护士针对该患者采取的心理护理内容中，重要性最低的是

A. 注意观察患者心理活动

B. 及时发现患者不良情绪

C. 主动与患者沟通

D. 与家属共同做好患者的疏导工作

E. 向患者讲解慢性肾小球肾炎的病因

5. 患者，女，43 岁，以广泛性焦虑障碍入院，广泛性焦虑障碍的症状不包括

A. 坐卧不安

B. 出汗、心跳加快

C. 尿频、尿急

D. 莫名恐惧

E. 濒死感

6. 患者男性，70 岁，2 年前被诊断为焦虑症，常因小事发脾气，护士下列用语不当的是

A. “您能谈谈您的焦虑感受吗？”

B. “请您在我的指导下进行放松”

C. “您是因为胃炎可能癌变才觉得焦虑吗？”

D. “下面我给您介绍一下焦虑症的性质”

E. “我们可以想一些办法来缓解身心不适”

7. 关于焦虑症患者的护理措施，不恰当的是

A. 帮助患者认识症状

B. 护士应接受病人的病态行为

C. 关注患者过多不适的主诉

D. 鼓励病人以语言表达的方式疏泄情绪

E. 尽量满足患者的合理要求

8. 患者因焦虑症入院，每天晚上总是躺在床上翻来覆去睡不着觉，一直到凌晨 1 点。患者的表现属于睡眠障碍的哪一种

A. 入睡困难

B. 时睡时醒

C. 睡眠规律倒置

D. 彻夜难眠

E. 浅睡眠

9. 常规治疗焦虑症的药物不包括

A. 地西泮

B. 咪达唑仑

C. 阿普唑仑

D. 劳拉西泮

E. 奋乃静

10. 焦虑症的核心症状是

A. 运动性不安

B. 焦虑和烦躁

C. 自主神经功能兴奋

D. 过分警觉

E. 情绪低落

11. 患者，男，65 岁，患有焦虑症，护士护理患者时的做法，错误的是

A. 提供安全舒适的环境

B. 减少对患者的感官刺激

C. 用医学术语解释治疗措施

D. 指导患者使用松弛术

E. 倾听患者的诉说

12. 患者，男，31 岁，1 年前离婚，孩子归女方。一天下班回到家中突然觉得孩子出事了，有强烈的恐惧感，同时感到胸闷、呼吸困难、心前区疼痛、全身出汗、手脚冰凉、四肢发抖，数分钟后慢慢恢复。考虑该患者发生了

A. 恐惧症

B. 强迫症

C. 分离（转换）性障碍

D. 躁狂症

E. 惊恐发作

13. 患者，男，25 岁，诊断为恐惧症。某天在参加团体治疗时，患者突然出现换气过度，患者说："我快要死了，我没办法吸到空气了！" 护士此时应最先采取的措施是

A. 立即给予氧气吸入

B. 协助躺在床上，并抬高床头

C. 以纸袋让患者吸气与呼气，且呼气需要长于吸气

D. 通知医师处理

E. 同情患者的感受，紧张地抢救患者

参考答案

1.B　2.B　3.A　4.E　5.E　6.C　7.C　8.A　9.E　10.B　11.C　12.E　13.C

第五节　强迫症病人的护理

1. 强迫人格患者的主要特点为

A. 犹豫不决，追求完美

B. 以自我为中心，富于幻想

C. 情感体验肤浅，易感情用事

D. 违法乱纪，冷酷无情

E. 情绪不稳，易激惹

2. 强迫症最常见的发病年龄是

A. 学龄前期

B. 学龄期

C. 青少年期

D. 成年期

E. 老年期

3. 患者，女，20 岁。在日常生活中会反复检查是否锁门或不停地洗手，这最可能属于哪类疾病的症状

A. 强迫症

B. 焦虑症

C. 自闭症

D. 恐惧症

E. 抑郁症

4. 患者，男，20 岁。自述"在天桥上看到火车开过来，就出现想跳下去自杀的念头"。不伴有相应的行动，但却因此感到焦虑、紧张。护士评估考虑为

A. 强迫情绪

B. 强迫行为

C. 强迫怀疑

D. 强迫意向

E. 强迫性穷思竭虑

5. 患者，女，25 岁。每天总是担心受到了赃物、毒物或细菌的污染，反复洗手。自己感到非常苦恼，护理该患者时，措施不当的是

A. 耐心倾听患者对疾病体验的诉说

B. 帮助患者分析出现强迫症状时的心态

C. 引导患者参与愉悦性活动

D. 患者出现洗手行为时，立即制止

E. 当行为有改善时，立即给予奖励

6. 强迫症发病高峰的年龄阶段是

A. 婴儿期

B. 幼儿期

C. 青少年期

D. 中年期

E. 老年期

参考答案

1.A　2.C　3.A　4.D　5.D　6.C

第六节　癔症病人的护理

1. 影响癔症发病最主要因素是患者的
   A. 器质性病变
   B. 心理因素
   C. 血型
   D. 年龄
   E. 经济状况
2. 最容易导致癔症的性格特征是
   A. 孤僻
   B. 敏感
   C. 固执
   D. 冲动任性
   E. 富于幻想
3. 癔症病人抽搐发作时，紧急处理最常用的药物是
   A. 地西泮
   B. 氯氮平
   C. 奋乃静
   D. 百忧解
   E. 丙米嗪
4. 患者，女，26岁，因与丈夫争吵后突然倒地，呼之不应，推之不动，入院查体：双目紧闭，眼睛颤动，四肢肌力对称，神经反射正常，诊断为“癔症性躯体障碍”。该患者首要的治疗措施是
   A. 输液治疗
   B. 心理治疗
   C. 中医治疗
   D. 药物治疗
   E. 针灸治疗

参考答案

1.B　2.E　3.A　4.B

第七节　睡眠障碍病人的护理

1. 患者，男，40岁。因工作压力大出现失眠、焦虑来诊。患者的哪项陈述说明护士需要进一步健康指导
   A. “无论多忙，我都要争取在晚上11点前睡觉。”
   B. “每天吃完晚饭出去走走，散散心。”
   C. “在家尽可能不去想工作，放松自己。”
   D. “睡觉前洗澡。”
   E. “睡觉前喝一杯啤酒有助于睡眠。”
2. 可能造成睡眠障碍的因素不包括
   A. 急性应激反应
   B. 饮用浓咖啡
   C. 过度担心失眠
   D. 睡前进食过多
   E. 安静环境
3. 患者，女，21岁，因研究生入学考试压力大，近几个月来出现入睡困难，睡眠表浅，多梦早醒，醒后不易入睡。最可能出现了
   A. 嗜睡症
   B. 夜惊症
   C. 睡行症
   D. 梦魇症
   E. 失眠症
4. 某患者明晨将行二尖瓣修复手术。夜班护士估计患者今晚最可能影响其睡眠的因素是
   A. 术前焦虑
   B. 病室气温过高
   C. 不适应留置导尿
   D. 熄灯时间
   E. 角色压力
5. 王某，男，62岁，近几个月来出现入睡困难，早醒。社区护士对其休息与睡眠进行指导，下列哪项不正确
   A. 睡前尽量保持情绪稳定
   B. 养成早睡早起的睡眠习惯
   C. 有特殊睡眠习惯应立即更改
   D. 可泡脚促进睡眠
   E. 睡前避免吸烟、喝酒
6. 患者，女，15岁。因1个月后要参加中考，1个月以来夜间入睡困难，每日睡眠2~3小时，白天上课精力不集中，学习成绩下降。该睡眠状态称为
   A. 矛盾性失眠
   B. 生理性失眠

C. 心理性失眠
D. 心理生理性失眠
E. 适应性失眠

参考答案

1.E　2.E　3.E　4.A　5.C　6.D

1. 解析：对于失眠患者，护士在进行健康教育时，首先要让患者了解一些睡眠卫生知识，减轻心理压力，克服睡前焦虑。生活要规律，尽量不要饮酒，午后和晚间不要饮茶或含咖啡因的饮料，白天多参加社会活动和体育锻炼。养成良好的睡眠习惯，合理安排睡眠时间。

6. 解析：心理生理性失眠：是较高的生理性唤醒水平引起的失眠，伴随清醒时的功能下降。

第八节　阿尔茨海默病病人的护理

1. 患者，女，73 岁，2 年前丈夫病故，现出现近期记忆力下降、丢三落四等表现，该患者可能患有
A. 抑郁症
B. 早期阿尔茨海默病
C. 脑梗死
D. 焦虑症
E. 睡眠障碍

2. 患者，男，65 岁，1 年前诊断为“阿尔茨海默病”，由其老伴照顾，前几日，患者独自外出后未归，后被家人找到。社区护士家庭访视时，注意到其老伴照料患者的过程中采取以下做法，其中不正确的是
A. 为防止患者走失，老伴不让其外出，把他整日关在家里
B. 为防止患者走失，老伴在他衣服上写上名字和家中电话
C. 老伴尽量让患者自己刷牙、洗脸、穿衣、吃饭
D. 老伴时常会让患者帮忙做一些家务
E. 为帮助患者恢复记忆力老伴会常和他一起看过去的生活照片

3. 在护理阿尔茨海默病患者时，错误的做法是
A. 促进病人多料理自己的生活，积极维持自理能力
B. 反复强化训练病人用脑，维持大脑活力
C. 多鼓励病人回忆往事，锻炼记忆力
D. 患者回忆出现错误并坚持己见时，要坚持说服其接受正确的观点
E. 保证夜间休息，保证充足的睡眠

4. 患者，男，71 岁，诊断为阿尔茨海默病，目前临床最常用的治疗药物是
A. 抗焦虑药物
B. 抗抑郁药物
C. 抗精神药物
D. 乙酰胆碱酯酶抑制剂
E. 促脑代谢药物

（5~7 题共用题干）

患者，男，70 岁。因糖尿病、阿尔茨海默病入院治疗。今晨进食油条、豆浆时突然面色发绀，继而倒地、抽搐、意识丧失

5. 该患者最可能发生了
A. 酮症酸中毒
B. 噎食
C. 癫痫小发作
D. 癔病
E. 中毒

6. 应立即采取的措施是
A. 注射胰岛素
B. 吸氧
C. 做气管切开准备
D. 平卧解开衣领扣
E. 迅速将口腔内食物抠出

7. 护理评估时，重点评估的内容是
A. 诱发因素
B. 痴呆程度
C. 肢体功能
D. 心理状况
E. 自主呼吸功能

8. 阿尔茨海默病患者的首发症状是
A. 妄想
B. 人格改变
C. 记忆障碍
D. 语言功能障碍
E. 视空间技能障碍

9. 阿尔茨海默病患者出现下列哪项情况时，护士应高度关注发生走失的风险
A. 拒绝正确意见，情绪执拗
B. 四处徘徊，无目的地走动
C. 情绪紧张，无故攻击他人
D. 情绪高涨，言语激动
E. 语言啰嗦，反复絮叨

（10~11 题共用题干）

患者，女，69 岁，退休干部，2 年前开始出现记忆力下降，近半年记忆力下降逐渐明显，2 个月前出去散步，找不到回家的路。过去注意仪表，病后却生活懒散，与人

交往被动，情感反应淡漠，CT 显示皮质性脑萎缩和脑室扩大，诊断为阿尔茨海默病

10. 此病早期的核心症状是

A. 人格改变

B. 情感淡漠

C. 记忆障碍

D. 失认和失用

E. 言语障碍

11. 此病适宜的治疗原则是

A. 应用抗焦虑药

B. 应用抗精神病药

C. 使用抗癫痫药

D. 使用改善认知功能药物

E. 应用抗抑郁药

12. 患者，男，78 岁，患阿尔茨海默病 3 年，因肠道感染出现腹泻，以下措施中不妥的是

A. 卧床休息，给予腹部保暖

B. 饮食给予热米粥

C. 遵医嘱补充电解质

D. 注意观察记录腹泻性质和量

E. 可行抗菌药物保留灌肠

13. 患者，男，55 岁。确诊为阿尔茨海默病 2 年，近期家属发现张某出现新的症状，经常叫不上物品的名称，如要手机，就说“那个输入数字，按一下就可以跟别人讲话的”，此症状属于

A. 失用症

B. 失认症

C. 认知障碍

D. 判断障碍

E. 语言障碍

14. 患者，女，72 岁，诊断为阿尔茨海默病，即将出院，护士问家属，回家后如何协助患者维持适当的活动，以下家属的回答最不恰当的是

A. 她可以做简单的家务，如“为我们煮早餐”

B. 我可以陪她在家，并到附近的场所逛逛

C. 我们没有空时，她可以帮我们出去遛狗

D. 她可以自己到老人中心参加老人活动

E. 将她一个人锁在家里，以免走失

15. 阿尔茨海默病最优选的影像学检查方法是

A. CT

B. MRI

C. PECT

D. SPECT

E. X 线

参考答案

1.B 2.A 3.D 4.D 5.B 6.E 7.E 8.C 9.B 10.C 11.D 12.E 13.B 14.E 15.D

13. 解析：视觉失认病变多位于枕叶。患者的视觉足以看清周围物体，但看到以前熟悉的事物时却不能正确识别、描述及命名，而通过其他感觉途径则可认出，如患者看到手机不知为何物，但通过手的触摸和听到电话的来电立刻可辨认出是手机。

15. 解析：对于阿尔茨海默病影像学检查，CT 可查见脑萎缩、脑室扩大；头颅 MRI 检查能发现双侧颞叶、海马萎缩。而与二者相比，SPECT 灌注成像可见顶叶、颞叶和额叶、尤其是双侧颞叶的海马区血流和代谢降低，有助于阿尔茨海默病的诊断。

第十一章 损伤、中毒病人的护理

第一节 创伤病人的护理

1. 患者，男，20岁。因工程塌方被石板压迫4小时，伤肢严重肿胀，组织广泛坏死。该损伤属于

A. 扭伤

B. 挤压伤

C. 挫伤

D. 冲击伤

E. 撕裂伤

2. 患者，女，25岁。右小腿有10cm×5cm的肉芽组织水肿创面。换药时应选择的湿敷溶液是

A. 等渗盐水

B. 0.02%呋喃西林溶液

C. 0.1%依沙丫啶溶液

D. 含氯石灰硼酸溶液

E. 5%氯化钠溶液

3. 肢体出血时使用止血带止血要注意的是

A. 每隔10分钟放松止血带1次

B. 每隔20分钟放松止血带1次

C. 每隔30分钟放松止血带1次

D. 每隔40分钟放松止血带1次

E. 每隔60分钟放松止血带1次

4. 由厌氧菌所致的蜂窝织炎做创面清洁时，最常用的清洁液是

A. 0.1%碘伏

B. 0.2%过氧化氢

C. 外用生理盐水

D. 3%过氧化氢

E. 75%酒精

5. 宜用3%氯化钠溶液湿敷的创面是

A. 浅平、干净创面

B. 肉芽组织水肿创面

C. 肉芽过度生长创面

D. 脓液分泌物较多的创面

E. 慢性溃疡创面

6. 患者，男，严重创伤后，血压降低，脉搏细速，面色苍白，诊断为休克，治疗时重点应注意

A. 急性肾功能衰竭的发生

B. 及时扩充血容量

C. 避免使用血管收缩药

D. 及时使用甘露醇

E. 药物对各脏器的毒性

7. 一儿童头部不慎被玻璃割破，出血多，压迫止血后24小时来医院急诊就诊，伤口长2cm，边缘整齐，处理方法应为

A. 冲洗后缝合

B. 清创后一期缝合

C. 清创后不予缝合

D. 清创后延期缝合

E. 按感染伤口处理

8. 患者，男，20岁。因工程塌方被石板压迫4小时，伤肢严重肿胀，组织广泛坏死。该损伤属于

A. 扭伤

B. 挤压伤

C. 挫伤

D. 冲击伤

E. 撕裂伤

9. 患者，男，30岁，左小腿刀割伤6小时，伤口约5cm，伤口正确的处理方法是

A. 立即用消毒敷料包扎

B. 局部应用抗菌药和止血剂

C. 伤口表面放消炎粉

D. 伤口彻底清创缝合后包扎

E. 立即用胶布黏合伤口

10. 患者，男，29岁，裂伤后7天，换药见肉芽组织表面光滑晶亮，呈淡红色，触及不出血，适宜的换药方式是

A. 3%~5%氯化钠湿敷

B. 凡士林纱布覆盖

C. 优琐湿敷

D. 硝酸银烧灼

E. 3%过氧化氢湿敷

（11~13题共用题干）

患者男性，40岁，因右小腿严重外伤后，发生气性坏疽，住院治疗。

11. 首先的处理是

A. 给氧

B. 高压氧治疗

C. 止痛

D. 手术

E. 加强营养

12. 下列处理措施中没必要的是

A. 高压氧治疗

B. 手术

C. 隔离

D. 应用青霉素

E. 避光安静

13. 该患者外伤后如何处理可避免发生气性坏疽

A. 彻底清创缝合

B. 清创后伤口敞开

C. 应用 TAT

D. 应用青霉素

E. 应用甲硝唑

参考答案

1.B　2.E　3.E　4.B　5.B　6.B　7.B　8.B　9.D　10.B　11.D　12.E　13.B

3. 解析：使用止血带止血时，一般每隔 1 小时放松 2~3 分钟。避免引起肢体缺血坏死。

10. 解析：浅表肉芽伤口的处理：（1）肉芽生长健康：以盐水棉球拭去分泌物后，外敷等渗盐水纱布或凡士林纱布即可；（2）肉芽生长过度：可将其剪平，以棉球压迫止血；（3）肉芽水肿：可用 5% 氯化钠溶液湿敷；（4）伤面脓液量多而稀薄：可用 0.1% 依沙吖啶或 0.02% 呋喃西林溶液纱布湿敷；（5）伤面脓液稠厚且坏死组织多，应用硼酸溶液(优琐)等湿敷。

第二节　烧伤病人的护理

1. 根据烧伤面积的新九分法，下列错误的是

A. 头面颈部为 9%

B. 双前臂为 9%

C. 臀部为 5%

D. 双下肢为 46%

E. 双手为 5%

2. 患者，女，35 岁，双手深Ⅱ度烧伤康复期，护士指导其用双手时正确的放置位置是

A. 握拳位

B. 半握拳位

C. 伸直位

D. 半伸直位

E. 双手互握

3. 患者，男，22 岁，因火灾致面部烧伤入院，体检发现，病人声音嘶哑，口鼻处有黑色分泌物，鼻毛烧焦。该患者目前最主要的危险是

A. 呼吸衰竭

B. 肺部感染

C. 肺水肿

D. 窒息

E. 呼吸性碱中毒

4. 患者，女，烧伤后休克期。护士调整补液速度最有效的观察指标为

A. 意识

B. 脉搏

C. 血压

D. 末梢循环

E. 尿量

5. 患者，女，27 岁，因体表面积 40% 烧伤入院。护士向患者解释创面局部涂抹磺胺嘧啶银的目的，错误的是

A. 促进创面干燥

B. 促进创面结痂

C. 促进创面愈合

D. 控制感染

E. 防止出血

6. 患儿女，3 岁。不慎被蜡烛烧伤左手。烫伤部位局部红肿，有一个约 2cm × 2cm 大水疱，其周边有 3~5 个小水疱。该患儿的烧伤程度为

A. Ⅰ° 烧伤

B. Ⅱ° 烧伤

C. Ⅲ° 烧伤

D. 重度烧伤

E. 特重度烧伤

7. 患者，男，39 岁。大面积Ⅲ度烧伤入院。对其所住的病室进行空气消毒的最佳方法是

A. 臭氧灭菌灯消毒

B. 消毒液喷洒

C. 开窗通风

D. 食醋熏蒸

E. 过滤除菌

8. 大面积烧伤后 2 天内，最主要的全身改变是

A. 急性呼吸衰竭

B. 脓毒血症

C. 低血容量性休克

D. 急性肾功能衰竭

E. 应激性溃疡

9. 患者，女，38 岁，大面积烧伤后 5 小时入院。心率 120 次 / 分、血压 70/50mmHg，尿少。发生上述状况最可能的原因是

A. 大量红细胞丧失造成肺换气障碍

B. 大量水分蒸发造成脱水

C. 疼痛所致的生理反应

D. 大量体液从血管内渗出引起低血容量性休克

E. 创面细菌感染造成感染性休克

10. 患者，女，6 岁。全身大面积开水烫伤送来急诊。四肢、后背大面积烫伤，创面红肿、大水疱。未受伤范围包括头、面部、颈部以及前胸、腹部约 8 个手掌大的皮

肤。估计其烧伤面积为

A. 63%

B. 67%

C. 73%

D. 77%

E. 83%

11. 患者，男，21 岁，大面积皮肤烧伤合并呼吸道烧伤，怀疑有铜绿假单胞菌感染。为该患者实施口腔护理时应选用的溶液是

A. 0.1% 醋酸溶液

B. 复方硼酸溶液

C. 0.2% 呋喃西林溶液

D. 2%~3% 硼酸溶液

E. 生理盐水

12. 患者，女，9 岁。全身大面积烧伤后 24 小时，此时护士应重点观察的指标是

A. 心率

B. 每小时尿量

C. 呼吸频率

D. 是否口渴

E. 神志

13. 患者，男，20 岁，右臂浅Ⅱ度烫伤 5 天，创面湿润，疼痛，此时应选择

A. 红外线照射

B. 局部冷湿敷

C. 局部热湿敷

D. 热水袋

E. 冰袋

14. 烧伤后休克期持续的时间为

A. 36 小时

B. 24 小时

C. 48 小时

D. 60 小时

E. 72 小时

15. 烧伤休克发生的基本原因是

A. 水摄入不足

B. 输液量不足

C. 失血过多

D. 输血不足

E. 毛细血管通透性增加

16. 患者，女，15 岁。双下肢严重烧伤，创面湿润，护士采取的最佳处理方法是

A. 无菌纱布包扎，避免感染

B. 红外线照射

C. 湿冷敷

D. 湿热敷

E. 冰块冷敷

17. 患者，男，35 岁，全身大面积烧伤后 24 小时行补液治疗，护士调节输液量及速度的最简易而重要的指标是

A. 脉搏

B. 血压

C. 尿量

D. 末梢循环血量

E. 精神状态

18. 下列烧伤创面处理措施中错误的是

A. 冰水浸泡

B. 创面涂抹甲紫

C. 自来水冲洗

D. 干净衣服覆盖

E. 避免受压

19. 患者，女，48 岁，烧伤面积 60%，伤后 10 小时入院，转送途中输液 1500ml，入院测血压 80/50mmHg，尿量为每小时 20ml，中心静脉压 0.4kPa（4cmH_2O）。提示该患者有

A. 心功能不全

B. 肺功能不全

C. 肾功能不全

D. 血容量不足

E. 补液过量

20. 患者，女，35 岁，全身Ⅱ度以上烧伤面积为 50%，患者早期发生休克，分析其主要原因是

A. 疼痛刺激

B. 液体大量丢失

C. 感染

D. 应激反应

E. 心力衰竭

21. 烧伤患者“体液不足”护理诊断的依据是

A. 创面有焦痂

B. 创面有感染

C. 创面组织坏死较多

D. 创面渗出过多

E. 皮肤屏障作用受到破坏

22. 患者，女，双手、双前臂、右上臂和前胸 3 手掌面积的烫伤，创面可见较大水疱，疱壁较薄，疼痛较剧烈。其烫伤面积估计为

A. 13.5%

B. 15.5%

C. 17.5%

D. 19.5%

E. 21.5%

23. 患者，女，45 岁，Ⅱ度以上烧伤面积 50%，其 24 小时内主要的护理措施是

A. 保证液体输入

B. 心理护理

C. 预防感染

D. 保持呼吸道通畅

E. 镇静止痛

24. 患儿，男，4 岁，头面颈部烧伤。其烧伤面积估计为

A. 6%

B. 9%

C. 14%

D. 17%

E. 20%

25. 大面积烧伤早期发生的休克，多为
A. 神经源性休克
B. 心源性休克
C. 低血容量性休克
D. 过敏性休克
E. 感染性休克

26. 患儿，男，8岁，不慎被开水烫伤，双下肢有水疱，壁薄，剧痛，胸腹部为红斑。估计该患儿Ⅱ度烫伤的面积为
A. 20%
B. 41%
C. 42%
D. 46%
E. 59%

27. 患者，女，46岁，干石灰烧伤双下肢，其急救处理应是
A. 直接用水冲洗
B. 除去石灰粉粒后用水冲洗
C. 将双下肢浸泡在水中
D. 以湿布覆盖创面送往医院
E. 用2%~5%碳酸氢钠溶液湿敷

（28~33题共用题干）

患者，女，16岁。因煤气泄漏爆炸致头面部、双上肢烧伤入院。查体：烧伤部位有大量水疱，痛觉迟钝。

28. 采用中国九分法估计该患者的烧伤面积约为
A. 18%
B. 21%
C. 24%
D. 27%
E. 54%

29. 患者的烧伤严重程度是
A. 轻度
B. 中度
C. 中重度
D. 重度
E. 特重度

30. 根据患者烧伤部位的特点，护士应重点观察
A. 呼吸功能
B. 上肢血液循环
C. 意识
D. 疼痛程度
E. 血压

31. 不正确的补液方案是
A. 尽早开始
B. 见尿补钾
C. 先晶后胶
D. 先糖后盐
E. 先快后慢

32. 患者入院第5天出现发热。体温39.2℃，创面有黄绿色分泌物伴恶臭味，引起感染的细菌考虑为
A. 溶血性链球菌
B. 大肠埃希菌
C. 金黄色葡萄球菌
D. 铜绿假单胞菌
E. 梭形芽孢杆菌

33. 患者经1个月的治疗拟于近日出院，由于烧伤部位瘢痕较严重，患者自觉不愿见人，不想离开医院，对其心理护理措施不妥的是
A. 理解患者并倾听其诉说
B. 动员尽快出院
C. 介绍后期整形美容治疗方法
D. 鼓励自理，增强独立性
E. 不回避问题，尽量稳定情绪

（34~36题共用题干）

患者，男，33岁，体重70kg，右上肢、双下肢被开水烫伤，创面可见大水疱，疱壁薄，部分疱皮破裂，基底潮红，水肿明显，疼痛剧烈。

34. 该患者的烧伤深度及程度为
A. 轻度烧伤，Ⅰ度
B. 中度烧伤，浅Ⅱ度
C. 重度烧伤，浅Ⅱ度
D. 特重烧伤，浅Ⅱ度
E. 特重烧伤，深Ⅱ度

35. 第1个24小时补液量应为
A. 3250ml
B. 5000ml
C. 5250ml
D. 7250ml
E. 7775ml

36. 该患者创面未出现感染，2周后愈合，表现为
A. 无瘢痕，无色素沉着
B. 无瘢痕，有色素沉着
C. 有瘢痕，无色素沉着
D. 有瘢痕和色素沉着
E. 局部皮肤增厚，苔藓样变

参考答案

1.B 2.B 3.D 4.E 5.E 6.B 7.E 8.C 9.D 10.D 11.A 12.B 13.A 14.C 15.E 16.A 17.C 18.B 19.D 20.B 21.D 22.C 23.A 24.D 25.C 26.C 27.B 28.C 29.B 30.A 31.D 32.D 33.B 34.D 35.E 36.B

2. 解析：在烧伤早期即应注意身体各部位的功能位置，如颈部烧伤应保持后伸位，四肢烧伤应保持伸直位；手部烧伤包扎时应固定在半握拳位、指间垫纱布以防粘连。

5. 解析：磺胺嘧啶银用于治疗烧烫伤创面感染，除控制感染外，还可促使创面干燥、结痂和促进愈合。

10. 解析：6 岁小儿头面部的面积为（21−6）=15%，前胸、腹部 8 个手掌大的面积为 8%，因此，烧伤面积为（100−15−8）=77%。

11. 解析：口腔护理常用药物：（1）0.9% 氯化钠溶液：清洁口腔，预防感染。（2）朵贝尔溶液（复方硼酸溶液）：轻微抑菌，消除口臭。（3）0.02% 呋喃西林溶液：清洁口腔，有广谱抗菌作用。（4）1%~3% 过氧化氢溶液：遇有机物时放出新生氧，有抗菌、防臭作用。（5）1%~4% 碳酸氢钠溶液：属碱性药物，用于真菌感染。（6）2%~3% 硼酸溶液：属酸性防腐剂，可改变细菌的酸碱平衡，起抑菌作用。（7）0.1% 醋酸溶液：用于铜绿假单胞菌感染时。

14. 解析：烧伤后休克的发生和发展，主要为体液渗出所致，一般 6~12 小时达高峰，持续约 36~48 小时，血流动力学指标会趋于平稳。

16. 解析：包扎疗法的护理，适用于四肢Ⅰ度、Ⅱ度烧伤。采用无菌敷料对烧伤创面包扎封闭固定的方法，目的是减轻创面疼痛，预防创面感染，同时一定的压力可部分减少创面渗出、减轻创面水肿。

第三节　咬伤病人的护理

1. 患者，男，18 岁，在草地上行走时不慎被毒蛇咬伤，以下处理措施哪项不正确

A. 快速奔跑至邻近医疗机构求助

B. 在伤口的近心端 10cm 用止血带或布带等环形结扎

C. 大量冷水冲洗伤口

D. 抬高患肢

E. 用手自上而下向伤口挤压

（2~4 题共用题干）

患者，男，18 岁。与同学上山游玩，不慎被毒蛇咬伤，小腿伤口红肿疼痛

2. 同学在现场做了如下处理，哪项不对

A. 用裤带在近心端缚扎

B. 冷开水冲洗伤口

C. 用白酒消毒水果刀后，挑开创口

D. 用清洁手帕覆盖伤口

E. 扶患者走下山，送回家休养

3. 如患者家中有多种药，选何种药冲洗伤口最佳

A. 等渗盐水

B. 高锰酸钾液

C. 红汞液

D. 甲紫液

E. 来苏液

4. 后因伤口渗血不止，送来医院进一步处理，处理措施中错误的是

A. 将伤口初步排毒后冲洗，湿敷

B. 患肢抬高

C. 用普鲁卡因加地塞米松伤肢环状阻滞

D. 服用蛇药片

E. 继续观察

5. 患儿男，8 岁。因被邻居家的宠物犬咬伤小腿就诊。接诊护士询问其在家中处理方法并检查伤口，告知其不正确的处理方法

A. 立即包扎伤口

B. 患肢下垂

C. 立即就地用大量清水清洗伤口

D. 冲洗后用 75% 乙醇消毒伤口

E. 用力挤压伤口周围软组织

参考答案

1.A　2.E　3.B　4.B　5.A

第四节　腹部损伤病人的护理

（1~3 题共用题干）

患者女性，40 岁，骑自行车过马路时被车撞伤后被紧急送入医院，入院后患者诉左上腹疼痛，口干。查体：血压 100/70mmHg，腹腔穿刺抽出不凝血。初步诊断为脾破裂，行病情观察

1. 病情观察期间，下列做法错误的是

A. 严密观察生命体征的变化

B. 观察腹部体征的变化

C. 建立静脉通路补液

D. 疼痛剧烈时及时应用止痛药

E. 禁止饮食

2. 半小时后患者全腹压痛，血压继续下降，需手术探查，术前准备不包括

A. 注射破伤风抗毒素

B. 备皮

C. 药物过敏试验

D. 配血
E. 抽血查血常规

3. 术后第 1 天患者诉痰多咳不出，护士采取的护理措施正确的是
A. 鼓励病人下床活动
B. 翻身叩背
C. 使用祛痰药
D. 气管插管吸氧
E. 超声雾化吸入

4. 患者，女，36 岁，车祸导致腹部闭合性损伤，疼痛剧烈。明确诊断后，护士遵医嘱给予镇静剂，其目的是
A. 便于手术
B. 减轻伤痛刺激并防止神经源性休克
C. 预防和控制感染
D. 便于观察病情
E. 有利于与患者的沟通

5. 患者，女，36 岁。因车祸致腹部闭合性损伤入院，左中下腹部持续性剧烈疼痛伴腰背部酸痛。患者出现烦躁不安，诉口渴，血压下降，具体诊断尚未确定，医嘱 X 线腹平片。适宜的护理措施是
A. 搀扶患者去放射科做检查
B. 确诊前禁食
C. 给水止渴
D. 哌替啶止痛
E. 强痛定止痛

6. 患儿男，3 岁。上腹部被汽车撞伤 2 小时入院，腹腔诊断性穿刺（-），诊断为腹壁挫伤。伤后 8 小时腹部逐渐饱胀。腹部触诊时哭闹，腹肌紧张，肠鸣音消失，在诊断尚未明确时，正确的措施是
A. 不可使用哌替啶缓解疼痛
B. 输血
C. 嘱家属卧床休息
D. 让患儿进食，保证营养
E. 插导尿管，观察尿量

（7~9 题共用题干）

患者，男，42 岁。左季肋部摔伤 8 小时，血压 70/50mmHg，脉搏 120 次 / 分，左侧腹部压痛明显，腹肌紧张不明显，疑为外伤性脾破裂

7. 为明确诊断，最有意义的检查是
A. 一般体格检查
B. 尿常规
C. 超声波检查
D. 血生化检查
E. 腹腔穿刺

8. 针对该病人的护理措施，错误的是
A. 继续观察血压，脉搏
B. 给予吗啡止痛
C. 开放静脉
D. 稳定病人情绪
E. 禁食

9. 明确诊断后，应立即采取的措施是
A. 将病人送往 ICU
B. 快速输液
C. 应用升压药物
D. 快速输血输液，同时紧急手术
E. 严密观察病情变化

（10~12 题共用题干）

患者，男，36 岁。右腰部撞伤 2 小时，诊断为“右肾挫伤”并收住入院。医嘱采用非手术治疗。查体：患者右侧腰部局部疼痛，肿胀。入院 2 小时后排淡红色血尿一次

10. 在非手术治疗期间，护士应重点观察
A. 意识
B. 腰部疼痛
C. 血压、脉搏
D. 肢体温度
E. 尿量，尿色

11. 该患者询问住院期间的活动要点，护士的回答中，错误的是
A.“您现在需要绝对卧床休息”
B.“您必须配合我们按时输液，并用止血药”
C.“我们会给您按时使用抗生素”
D.“等您血尿消失后，要尽快下床活动”
E.“如果病情有变化，我们会为您做好手术准备”

12. 女性，17 岁，因车祸致腹部开放性损伤，伴少量肠管脱出，恰当的紧急处理措施是
A. 敞开伤口，急诊手术
B. 用消毒棉垫加压包扎
C. 用凡士林纱布覆盖，腹带加压包扎
D. 迅速将肠管还纳入腹腔
E. 等渗盐水无菌纱布覆盖并妥善保护

13. 患者男性，45 岁，腹部外伤 6 小时，四肢湿冷，腹肌紧张，全腹压痛及反跳痛阳性，移动性浊音阴性，肠鸣音消失，该患者目前不可进行
A. 给予抗生素
B. 补充血容量
C. 密切观察生命体征
D. 诊断性腹腔穿刺
E. 给予止痛和镇静剂

14. 实质性脏器破裂出现腹腔内不凝积血的主要原因是
A. 血液被腹膜渗透液稀释
B. 凝血因子生成障碍
C. 出血量大
D. 凝血酶原降低
E. 腹膜的脱纤维作用

15. 脏器损伤后，以腹膜炎症状体征为主要表现的是
A. 肝
B. 心
C. 肺
D. 脾
E. 肠

16. 为腹部损伤患者行腹腔穿刺抽出血迅速凝固，则可能为

A. 肝损伤
B. 十二指肠损伤
C. 胃损伤
D. 胰损伤
E. 穿刺误入血肿

17. 患者，女，37 岁。因肝破裂出血急诊入院。查体：患者面色苍白，烦躁不安，血压 9.6/5.8kpa，脉搏 120 次 / 分，护士应采取的首要护理措施是

A. 准备急救物品，等待医生
B. 给患者氧气吸入
C. 给患者建立静脉通路，并输液
D. 置休克卧位，测量生命体征
E. 做好患者家属的心理护理

18. 患者，女，55 岁，患慢性粒细胞白血病半年，不慎摔倒撞击腹部后出现剧烈腹痛，腹壁紧张，拒按，伴面色苍白、出冷汗、手脚冰冷，最可能的原因为

A. 慢性粒细胞白血病急性变
B. 白血病细胞浸润腹膜
C. 并发感染性腹膜炎
D. 脾破裂出血
E. 胃穿孔出血

19. 患者，男，33 岁，左上腹外伤 2 小时，面色苍白，脉率 130 次 / 分，血压 68/45mmHg，应考虑为

A. 胃破裂
B. 脾破裂
C. 结肠破裂
D. 胰破裂
E. 小肠破裂

20. 患者，男，25 岁。因外伤被家人送至急诊。查体：面色苍白，意识模糊；腹部膨隆，右上腹有一刀刺伤口不断流血，如图所示，该患者最可能受伤的腹腔脏器是

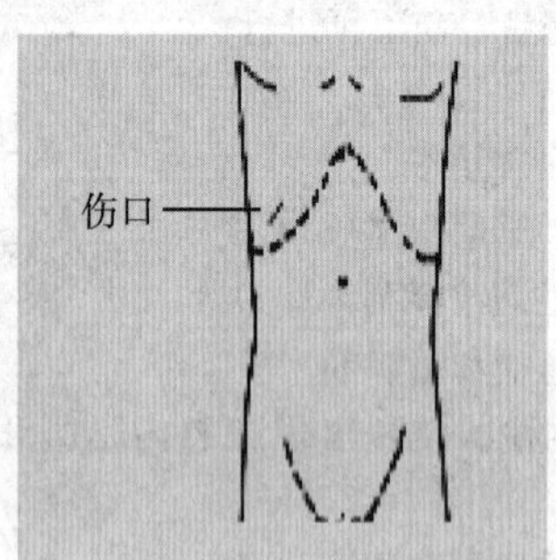

A. 肝
B. 脾
C. 胃
D. 胰
E. 结肠

21. 患者，男，28 岁，以腹部闭合性损伤收住入院，腹腔穿刺抽出不凝血液，则提示

A. 实质性脏器损伤
B. 穿刺针误刺血肿
C. 空腔脏器损伤
D. 穿刺针误刺血管
E. 应重新穿刺

22. 患者，男，20 岁，右腰部撞击伤 2 小时，以右腰部疼痛、肿块及肉眼血尿入院。入院体检：BP 80/50mmHg，CT、B 超提示右肾破裂。行非手术治疗，护士应嘱患者绝对卧床休息

A. 至休克纠正后
B. 至血尿较清后
C. 至腰部肿块不再增大
D. 2~4 天
E. 2~4 周

（23~26 题共用题干）

患者，男，40 岁，因车祸发生脾破裂，就诊时血压 60/30mmHg，脉率 120 次 / 分，患者烦躁不安，皮肤苍白，四肢湿冷。

23. 在等待配血期间，静脉输液宜首选

A. 生理盐水
B. 5% 葡萄糖溶液
C. 平衡盐溶液
D. 5% 碳酸氢钠溶液
E. 5% 葡萄糖盐水

24. 以下护理措施中错误的是

A. 中凹卧位
B. 定时测血压
C. 置热水袋保暖
D. 测每小时尿量
E. 保持 18℃ ~20℃室温

25. 提示患者进入微循环衰竭期的表现是

A. 表情淡漠
B. 皮肤苍白
C. 尿量减少
D. 血压下降
E. 全身广泛出血

26. 医嘱为患者补充以下液体。能够降低血液黏稠度且可以疏通微循环的液体是

A. 全血
B. 平衡盐溶液
C. 5% 葡萄糖溶液
D. 10% 葡萄糖溶液
E. 低分子右旋糖酐

（27~30 题共用题干）

患者，男，40 岁，因车祸发生脾破裂，就诊时血压 60/30mmHg，心率 120 次 / 分，患者烦躁不安，皮肤苍白，四肢湿冷。

27. 在等待配血期间，静脉输液宜首选

A. 生理盐水
B. 5% 葡萄糖溶液
C. 平衡盐溶液
D. 5% 碳酸氢钠
E. 5% 葡萄糖盐水

28. 下列护理措施错误的是
A. 平卧位
B. 定时测血压
C. 置热水袋保暖
D. 测每小时尿量
E. 保持 18℃ ~20℃室温

29. 提示患者进入微循环衰竭前的表现是
A. 表情淡漠
B. 皮肤苍白
C. 尿量减少
D. 血压下降
E. 全身广泛出血

30. 医嘱为患者补充液体，能够降低血压黏稠度且可以疏通微循环的液体是
A. 全血
B. 平衡盐溶液
C. 5% 葡萄糖溶液
D. 10% 葡萄糖溶液
E. 低分子右旋糖酐

（31~33 题共用题干）

患者男性，20 岁，被汽车撞击左上腹后收住入院。住院期间腹部偶有胀痛，生命体征正常。2 天后因用力排便，突然出现腹痛、面色苍白、出冷汗；体温 37.5℃，脉搏 120 次 / 分，血压 80/60mmHg，腹部有明显压痛、反跳痛和移动性浊音

31. 该患者最可能发生了
A. 胃穿孔
B. 肠穿孔
C. 胰破裂
D. 肾破裂
E. 脾破裂

32. 为进一步明确诊断，宜选以下何种辅助检查
A. B 超
B. 实验室检查
C. 腹腔穿刺
D. MRI 检查
E. CT 检查

33. 若对该患者行扩充血容量治疗时，首先应输入
A. 5% 葡萄糖溶液
B. 平衡盐溶液
C. 5% 葡萄糖盐水
D. 10% 葡萄糖溶液
E. 生理盐水

参考答案

1.D　2.A　3.B　4.B　5.B　6.A　7.E　8.B　9.D　10.C　11.D　12.E　13.E　14.E　15.E　16.E　17.C　18.D　19.B　20.A　21.A　22.E　23.C　24.C　25.E　26.E　27.C　28.C　29.C　30.E　31.E　32.C　33.B

6. 解析：急腹症在未明确诊断前禁用止痛剂，以免掩盖病情。

7. 解析：超声波检查对实质性脏器损伤的诊断率达 90%，对内脏的外形、大小、腹腔内积液、肝脾包膜下出血的检查有一定帮助，可作动态观察。诊断性腹腔穿刺对判断腹腔内脏器有无损伤和哪一类脏器损伤有很大帮助，凡怀疑有腹腔内脏损伤者，一般检查方法尚难明确诊断的情况下，均可进行此项检查。

10. 解析：肝、脾、肾等实质性脏器和大血管破裂时，主要表现为腹腔内出血，病人可出现面色苍白、出冷汗、脉搏快而细弱、血压下降和尿少等失血性休克表现。

第五节　一氧化碳中毒病人的护理

（1~2 题共用题干）

患者，女，50 岁。一氧化碳中毒 2 小时入院。患者深昏迷，呼吸规则，血碳氧血红蛋白（COHb）55%

1. 为促进一氧化碳的排出，最佳的措施是
A. 应用呼吸机
B. 高压氧舱治疗
C. 间断高浓度给氧
D. 持续低流量给氧
E. 应用呼吸兴奋剂

2. 此时，护士应将患者安置的体位是
A. 端坐位
B. 侧卧位
C. 中凹卧位
D. 头低足高位
E. 平卧位头偏向一侧

3. 关于社区开展预防一氧化碳中毒的健康教育，正确的叙述是
A. 关闭门窗
B. 煤气淋浴器安装在浴室里
C. 定期检查管道安全
D. 使用不带有自动熄火装置的煤灶
E. 通气开关可长期开放

4. 机体对缺氧耐受性最差的器官是
A. 肺
B. 心脏
C. 脑
D. 肝脏
E. 肾脏

5. 急性一氧化碳中毒的发病机制是
A. 脑细胞中毒
B. 呼吸中枢受抑制
C. 血红蛋白不能携带氧
D. 血氧含量下降
E. 大脑受抑制

6. 患者，女，30 岁，被人发现昏倒在地，闻到煤气味，考虑患者呼吸微弱，发现者就地行人工呼吸，医务人员到场后指出发现者的原则性错误是
A. 未及时供氧
B. 未及时注射激素
C. 未及时输液
D. 未及时撤离现场
E. 未及时使用呼吸兴奋剂

7. 一氧化碳中毒的特征性症状是
A. 休克
B. 呼吸困难
C. 口唇呈樱桃红色
D. 疲乏、无力
E. 恶心呕吐

8. 患者，女，61 岁。在家用煤气加热器淋浴时出现头痛、头晕、无力、胸闷、心悸、恶心等症状。对其进行抢救时的首要措施是
A. 松解衣服
B. 给予止痛药
C. 吸氧
D. 保持呼吸道通畅
E. 立即将患者搬到室外空气新鲜处

9. 患者，男，32 岁，发现昏迷在浴室，面色潮红，脉搏 130 次 / 分，浴室内煤气味浓，考虑中度一氧化碳中毒。其典型的体征是
A. 血红蛋白尿
B. 口唇呈樱桃红色
C. 瞳孔扩大
D. 瞳孔缩小
E. 呼出气有大蒜样臭味

（10~13 题共用题干）

某患者因嗜睡、昏迷、口唇皮肤呈樱桃红色，诊断为一氧化碳中毒

10. 为改善患者机体细胞携氧能力，可给予下列血液制品输入
A. 浓缩红细胞
B. 白细胞浓缩悬液
C. 洗涤红细胞
D. 冷冻红细胞
E. 血浆

11. 患者输血后主诉头痛、四肢麻木、腰背疼痛，考虑为溶血反应，一般输入多少血液可发生上述症状
A. 10~15ml
B. 15~20ml
C. 5~10ml
D. 20~25ml
E. 25~30ml

12. 为保护肾脏，防止肾小管痉挛，可采用
A. 立即给予氧气吸入
B. 热敷双侧肾区
C. 口服碳酸氢钠
D. 静脉注射 10ml 碳酸氢钠溶液
E. 皮下注射 0.1% 肾上腺素

13. 输血前做交叉相容试验是为了
A. 保证输血安全
B. 鉴定血型
C. 了解是否过敏体质
D. 鉴定 Rh 血型
E. 鉴定红细胞是否溶血

（14~16 题共用题干）

患者男性，56 岁，因天气寒冷，于睡前烧炭火取暖，清晨家属发现其昏睡不醒，送入医院，查体：血压 90/60mmHg，体温 39℃，呼吸 28 次 / 分，心率 100 次 / 分，面色苍白，口唇呈樱桃红色

14. 该患者最有可能的诊断是
A. 有机磷中毒
B. 误服强碱溶液
C. 误服不洁食物
D. 一氧化碳中毒
E. 酒精中毒

15. 针对该患者的护理措施中，<u>错误</u>的是
A. 给予持续低流量吸氧
B. 给予物理降温
C. 密切观察神志变化
D. 及时采血测定碳氧血红蛋白
E. 根据医嘱及时给予甘露醇

16. 患者经抢救清醒 5 天后，突然出现癫痫发作，患者最可能出现的情况是
A. 酸中毒
B. 药物过敏
C. 迟发性脑病
D. 脑血栓形成
E. 脑出血

（17~19 题共用题干）

患者，女，28 岁，被人发现昏迷且休克，屋内有火炉，查体：体温 36℃，血压 78/42mmHg，四肢厥冷，腱反射消失，心电图示 Ⅰ 度房室传导阻滞，尿糖（+），尿蛋白（+），血液的 HbCO 为 60%

17. 对该患者，考虑最可能的疾病诊断是
A. 急性巴比妥类中毒
B. 急性一氧化碳中毒
C. 急性有机磷农药中毒
D. 糖尿病酸中毒
E. 急性亚硝酸盐中毒

18. 诊断该病后，首要的治疗方法是

A. 20% 甘露醇 250ml 快速静脉点滴
B. 氧气疗法
C. 血液透析
D. 能量合剂
E. 冬眠疗法

19. 下列哪项并发症最不常见
A. 肺水肿
B. 心律失常
C. 上消化道出血
D. 中毒性肝炎
E. 肾功能衰竭

（20~21 题共用题干）

患者，男，32 岁，在屋内使用火盆烤火时昏迷在屋内，被家人发现后送至医院，查血液碳氧血红蛋白呈阳性，诊断为一氧化碳中毒

20. 一氧化碳中毒需纠正缺氧，护士应调节吸氧流量为
A. 8~10L/min
B. 6~8L/min
C. 4~6L/min
D. 2~4L/min
E. 1~2L/min

21. 患者经治疗后苏醒，护士健康宣教应建议其留在医院观察和休息
A. 3 天
B. 1 周
C. 2 周
D. 1 个月
E. 2 个月

（22~23 题共用题干）

患者，男，32 岁，在屋内使用火盆烤火时昏迷在屋内，被家人发现后送至医院，查血液碳氧血红蛋白实验呈阳性，诊断为一氧化碳中毒

22. 下列一氧化碳中毒急救措施哪项是错误的
A. 迅速脱离中毒现场
B. 给予高压氧治疗
C. 持续低流量吸氧
D. 高流量给氧
E. 防止脑水肿的发生

23. 护士建议患者留院观察和休息 2 周，主要考虑可能发生的并发症是
A. 肺水肿
B. 脑水肿
C. 水、电解质紊乱
D. 昏迷
E. 迟发性脑病

参考答案

1.B　2.E　3.C　4.C　5.C　6.D　7.C　8.E　9.B　10.A　11.A　12.B　13.E　14.D　15.A　16.C　17.B　18.B　19.D　20.A　21.C　22.C　23.E

11. 解析：溶血反应是输血中最严重的一种反应。通常输入 10~15 ml 血后，病人即可出现症状。

12. 解析：溶血反应时为保护肾脏，可行双侧腰部封闭，或用热水袋在双侧肾区进行热敷，以解除肾血管痉挛。

15. 解析：一氧化碳中毒为纠正缺氧，轻、中度中毒病人可用面罩或鼻导管高流量吸氧，8~10L/min；严重中毒病人给予高压氧治疗。

16. 解析：一氧化碳重度中毒病人抢救清醒后，经过约 2~60 天的“假愈期”，可出现迟发性脑病的症状，如精神意识障碍等症状，去大脑皮质状态、帕金森综合征、肢体瘫痪、癫痫、周围神经病变。

第六节　有机磷中毒病人的护理

1. 患者女性，40 岁，在马路边不省人事后被路人拨打“120”急救送入急诊科。查体：昏迷，血压下降，呼吸深快，呼吸气有大蒜味。应考虑为
A. CO 中毒
B. 中暑
C. 有机磷中毒
D. 食物中毒
E. 颅脑外伤

2. 患者，女，60 岁，诊断为“有机磷农药中毒”，已经给予洗胃等处理，遵医嘱给予阿托品药物治疗。当患者出现下列哪种情况时应及时通知医师给予停药
A. 颜面潮红
B. 皮肤干燥、口干
C. 体温 37.2℃
D. 心率 110 次 / 分
E. 烦躁不安、抽搐

3. 患者女性，26 岁，2h 前因与家人争吵后喝农药自杀。入院后诊断为急性有机磷中毒，给予阿托品治疗，症状明显好转，患者最有可能的反应是
A. 瞳孔缩小
B. 心率减慢
C. 口干
D. 皮肤湿润
E. 肺部湿啰音增多

4. 急性有机磷农药中毒患者使用胆碱酯酶复能剂的原则，正确的是

A. 应该尽量地少用

B. 应该尽早地使用

C. 不与阿托品合用

D. 只用于轻度中毒

E. 只用于重度中毒

5. 有机磷中毒时，代谢失常的神经递质是

A. 多巴胺

B. 乙酰胆碱

C. 5- 羟色胺

D. 肾上腺素

E. 去甲肾上腺素

6. 患者，男，22 岁，在田间喷洒有机磷农药时防护不当造成中毒，其瞳孔可见

A. 双侧散大

B. 双侧同向偏斜

C. 单侧散大固定

D. 双侧缩小

E. 双侧瞳孔大小不等

7. 患者，男，56 岁，口服农药 30 分钟后送急诊抢救，诊断为有机磷农药中毒，首选解毒药是

A. 地西泮

B. 阿托品

C. 卡托普利

D. 吗啡

E. 毛果云香碱

8. 患者，女，54 岁，突然发生昏迷。体检：呼吸困难，脉率快、瞳孔缩小、流涎、呕吐。首先应做哪项辅助检查可尽快明确昏迷原因

A. 脑电图

B. 脑部 CT

C. 脑血管造影

D. 脑部 MRI

E. 呕吐物鉴定

9. 患者，男，25 岁，因失恋而服用药物中毒，有恶心、呕吐、腹痛、腹泻、呼吸困难的症状，体格检查发现呼吸有蒜味，瞳孔缩小，最有可能的诊断是

A. 有机磷中毒

B. 氰化物中毒

C. 乙醇中毒

D. 吗啡中毒

E. CO 中毒

10. 对有机磷中毒患者，使用阿托品、解磷定治疗中，患者神志清楚，呼吸困难减轻，肺部湿啰音减少，约半小时左右，患者突然出现意识模糊、躁动、抽搐，体温高达 39.5℃，请问护士应想到可能发生下列哪种病情变化

A. 脑出血

B. 解磷定中毒

C. 脑水肿

D. 阿托品中毒

E. 阿托品量不足

11. 患者，男，35 岁。与家人争吵后服用敌敌畏 100ml，送往医院急救，在使用阿托品治疗时，提示患者已“阿托品化”的指标是

A. 瞳孔直径 2mm

B. 心率 58 次 / 分

C. 颜面潮红、口干

D. 皮肤潮湿

E. 肺部湿啰音明显

12. 抢救对硫磷等硫代类有机磷中毒患者，洗胃液忌用

A. 清水

B. 温水

C. 生理盐水

D. 碳酸氢钠

E. 高锰酸钾溶液

13. 患者，男，32 岁，误服装在饮料瓶中的敌百虫，一般在误服后多长时间患者会出现头晕、头痛、多汗、瞳孔缩小等症状

A. 10 分钟至 1 小时内

B. 10 分钟至 2 小时内

C. 2~4 小时内

D. 2~6 小时内

E. 2~8 小时内

（14~15 题共用题干）

某女青年自服敌敌畏 50ml 后，被送到急诊室。查体：血压 12.0/7.9KPa（90/60mmHg）。脉搏 106 次 / 分，肺部有湿啰音，呈深昏迷状态，潮式呼吸，面肌颤动，瞳孔如针尖大小，口角溢出泡沫样痰及唾液

14. 护士在抢救时最先使用

A. 洗胃

B. 静推大剂量双复磷

C. 大量快速静脉输液

D. 静推大剂量阿托品

E. 清除口腔分泌物

15. 如果患者出现阿托品中毒，不会出现下列哪项症状

A. 谵妄、幻觉、昏迷、抽搐

B. 皮肤潮红、干燥

C. 瞳孔极度扩大

D. 口内有烂苹果味

E. 心动过速、甚至有室颤发生

（16~18 题共用题干）

患者，女，32 岁，因误服有机磷农药 1605（对硫磷）急送医院就诊，当时测定胆碱酯酶活力为 50%。

16. 为该患者洗胃，洗胃液禁忌使用

A. 温水

B. 生理盐水

C. 肥皂水

D. 2% 碳酸氢钠

E. 高锰酸钾

17. 使用阿托品为患者治疗的过程中，出现下列何种

症状时应停用阿托品

A. 瞳孔较前扩大

B. 颜面潮红

C. 意识模糊、抽搐、尿潴留

D. 口干、皮肤干燥

E. 心率加快

18. 对该患者应用氯解磷定静脉滴注治疗的目的是

A. 减少毒物吸收

B. 对抗毒蕈样症状

C. 对抗烟碱样症状

D. 恢复胆碱酯酶活性

E. 促进易吸收的毒物排泄

19. 患者，女，58 岁，因敌敌畏中毒急诊入院。患者神志不清，口吐白沫，为减少毒物吸收，需立即洗胃。护士应为患者安置

A. 半坐卧位

B. 中凹位

C. 右侧卧位

D. 左侧卧位

E. 去枕仰卧位

参考答案

1.C　2.E　3.C　4.B　5.B　6.D　7.B　8.E　9.A　10.D　11.C　12.E　13.B　14.D　15.D　16.E　17.C　18.D　19.D

4. 解析：急性有机磷农药中毒使用胆碱酯酶复能剂的原则是早用，因为在磷酰化胆碱酯酶（中毒酶）老化（72 h）之后，复能剂就不能使之重新活化。常用复能剂为解磷定和氯磷定。

11. 解析：阿托品化的表现包括口干舌燥、颜面潮红、心率增快，肺部啰音明显减少或消失、瞳孔散大。

第七节　镇静催眠药中毒病人的护理

1. 患者，男，32 岁。抑郁症，长期失眠，一次性服用了 200 片地西泮和红酒 1 瓶，急诊入院时神志呈昏迷，下列哪项处理不正确

A. 保持呼吸道通畅

B. 监测生命体征

C. 建立静脉通路

D. 洗胃

E. 准备血液透析用物

2. 患者，男，60 岁。因巴比妥中毒急诊入院，立即给予洗胃，应选择的溶液是

A. 蛋清水

B. 牛奶

C. 高锰酸钾

D. 硫酸铜

E. 硫酸镁

3. 患者女 29 岁，口服安定 100 片，被家人发现时呼之不应，意识昏迷，急诊来院。错误的护理措施是

A. 立即洗胃

B. 立即催吐

C. 硫酸镁导泻

D. 0.9% 生理盐水洗胃

E. 监测生命体征

4. 患者，男，60 岁，因失眠服用地西泮 20mg 后不能被唤醒，压眶有反应，瞳孔对光反射，角膜反射存在，考虑为地西泮中毒，此时患者的意识为

A. 深昏迷

B. 昏睡

C. 浅昏迷

D. 嗜睡

E. 意识模糊

参考答案

1.E　2.C　3.C　4.C

1. 解析：血液透析对苯巴比妥和吩噻嗪类中毒有效，对地西泮中毒无效。

2. 解析：巴比妥药物中毒，可选择 1 : 15000~1 : 20000 高锰酸钾洗胃，硫酸钠导泻。

3. 解析：安眠药中毒的患者可刺激咽反射而致吐，或以 1 : 15000 高锰酸钾溶液或清水洗胃，还可以硫酸钠导泻。

第八节　酒精中毒病人的护理

1. 患者男性，76 岁，饮用红酒 600ml 后出现言语含糊不清、视力模糊、步态不稳，下列处理措施错误的是

A. 纳洛酮缓慢静脉注射

B. 肌注维生素 B_1

C. 静脉注射 5% 葡萄糖盐水

D. 静滴抗生素

E. 维持正常体温

2. 患者男性，45 岁，因大量饮酒后出现呕血，护士应协助病人取

A. 俯卧位

B. 半卧位

C. 平卧位，头偏向一侧

D. 中凹卧位

E. 头低足高位

3. 患者，男，26 岁。于晚间饮用高度白酒约 500ml 后神志不清，呼吸困难、口唇发绀急诊入院。查体：T36.9℃，P141 次 / 分，R38 次 / 分，BP95/72mmHg；嗜睡、半卧位，呼吸急促；腹部轻压痛，无肌紧张。分诊护士判断该患者最可能为

A. 急性胰腺炎

B. 癔症

C. 呼吸衰竭

D. 脑疝

E. 酒精中毒

4. 患者，男，20 岁。因“饮酒后昏迷，抽搐 3 小时”急诊入院。患者于 3 小时前饮白酒 800ml 后逐渐胡言乱语，昏睡，继之昏迷，伴有剧烈抽搐，口吐白沫，无双眼上翻，未咬破舌尖。最可能的诊断是

A. 癫痫

B. 中风

C. 脑水肿

D. 酒精中毒

E. 食物中毒

5. 患者，男，36 岁，饮 500ml 高度白酒后突发呕血 3 次，急诊入院。入院查体：面色苍白，皮肤湿冷，意识不清。T：37℃，BP：60/40mmHg，Hb50g/L。下列护理措施不正确的是

A. 立即使患者平卧

B. 面罩给氧

C. 建立 2 条以上静脉通路

D. 输入平衡液

E. 输血

6. 患者，男，32 岁，长期酗酒，因肺炎住院后没能喝酒，出现幻听、幻视，认为医护人员要伤害他，考虑为戒断综合征，下列护理措施哪项不正确

A. 指导患者安静休息

B. 指导患者加强营养

C. 指导患者喝少量酒

D. 兴奋时给予适当的约束

E. 遵医嘱给予短效镇静药

参考答案

1.D　2.C　3.E　4.D　5.B　6.C

第九节　中暑病人的护理

1. 患者女性，50 岁，在高温下作业后出现全身乏力、头晕后拨打“120”急救。护士到达急救现场后应首先

A. 协助患者脱离高温环境

B. 立即给氧

C. 快速补充体液

D. 降温

E. 治疗脑水肿

2. 患者，男，60 岁，烈日下从事田间劳动约 1 小时后，感觉口渴、头晕、胸闷、恶心、四肢无力，紧急送往医院治疗。查体温 37.8℃，脉搏 100 次 / 分，未发现其他异常，休息约半小时后症状消失。该患者出现上述症状，应首先考虑的原因是

A. 过度劳累

B. 睡眠不足

C. 高温环境

D. 身体虚弱

E. 饮食过饱

3. 患者，男，30 岁，夏天在田地里劳作时，突然出现头痛、头晕、恶心，继而出现口渴、胸闷、面色苍白、冷汗淋漓，脉搏细速，血压下降，后晕倒在地。该患者可能发生了

A. 农药中毒

B. 低血糖休克

C. 中暑

D. 脑血管意外

E. 急性心肌梗死

4. 患者因高热中暑，体温 40.2℃，下列降温措施中不妥的是

A. 头部用冰槽

B. 前额部置冰袋

C. 温水擦浴

D. 酒精擦浴

E. 胸腹置冰袋

5. 患者，男，35 岁，因在高热环境下持续工作 12 小时因而出现头痛、头晕、乏力、多汗等症状，不久体温迅速升高到 41℃，并出现颜面潮红，昏迷，休克，此时最佳的降温措施是

A. 冰盐水灌肠

B. 物理降温 + 药物降温

C. 静脉滴注葡萄糖盐水

D. 冬眠合剂

E. 冰帽

6. 热痉挛中最常见痉挛的肌肉是
A. 腓肠肌
B. 四肢肌肉
C. 腹直肌
D. 咀嚼肌
E. 三角肌

7. 患者男性，38 岁。在高温下持续工作 10h，现意识不清入院。患者皮肤湿冷，血压 70/50mmHg，脉搏细速，体温 37.2℃，心率 116 次 / 分，此时患者首优的护理问题是
A. 有感染的危险
B. 清理呼吸道无效
C. 知识缺乏
D. 体温过高
E. 体液不足

参考答案

1.A　2.C　3.C　4.E　5.B　6.A　7.E

第十节　淹溺病人的护理

1. 患儿男，8 岁，玩耍时不慎溺水，现意识丧失，呼吸暂停，护士到达急救现场后应该采取的处理措施是
A. 人工呼吸
B. 胸外心脏按压
C. 寻求医生帮助
D. 清除口鼻分泌物和异物
E. 建立静脉通路

2. 患者，女，18 岁。失足落入水中，15 分钟后被救出，呼之不应，胸廓无起伏。抢救该患者首要的步骤是
A. 倒水处理
B. 通畅气道
C. 人工呼吸
D. 心脏按压
E. 紧急呼救

3. 患儿男，13 岁。游泳时不幸发生淹溺，救起后，急救人员应给予该患儿的首要救治措施是
A. 保持呼吸道通畅
B. 胸外心脏按压
C. 口对口人工呼吸
D. 建立静脉通道
E. 给予强心药

4. 患者，男，36 岁，不慎溺水，此时急救的首要步骤是
A. 口对口人工呼吸
B. 胸外心脏按压
C. 给予氧气吸入
D. 挤压简易呼吸器
E. 开放气道

5. 患儿，男，6 岁，在河边玩水时不慎溺水窒息，急救的首要步骤是
A. 心脏按压
B. 挤压简易呼吸器
C. 清除呼吸道异物和分泌物
D. 肌内注射呼吸兴奋剂
E. 口对口人工呼吸

6. 患者，男，32 岁，在游泳池游泳时因腿部痉挛发生溺水事件，现场抢救成功后送医院继续治疗，为了减轻肺水肿，护士可以给予输注的液体是
A. 5% 葡萄糖溶液
B. 0.9% 氯化钠溶液
C. 3% 氯化钠溶液
D. 5% 碳酸氢钠溶液
E. 20% 甘露醇

参考答案

1.D　2.B　3.A　4.E　5.C　6.C

第十一节　细菌性食物中毒病人的护理

1. 引起胃肠型食物中毒最常见的病原菌是
A. 金黄色葡萄球菌
B. 副溶血性弧菌
C. 沙门菌属
D. 大肠埃希菌
E. 溶血性链球菌

2. 下列哪种细菌引起食物中毒后呕吐最严重
A. 金黄色葡萄球菌
B. 副溶血性弧菌
C. 沙门菌属

D. 大肠埃希菌

E. 溶血性链球菌

3. 一建筑工地 20 多人，中午在工地食堂就餐 2 小时后出现腹痛、腹泻、呕吐等症状，并伴有恶心、呕吐，呕吐物为食用的食物。最有可能是

A. 急性胃肠炎

B. 细菌型痢疾

C. 细菌型食物中毒

D. 中暑

E. 胃溃疡

4. 关于细菌型食物中毒病人的护理措施，错误的是

A. 对于腹痛病人应注意腹部保暖

B. 每次排便后清洗肛周，并涂以润滑剂

C. 对于呕吐者应尽早应用止吐剂

D. 呕吐严重者可暂时禁食

E. 早期不用止泻剂

参考答案

1.C　2.A　3.C　4.C

第十二节　气管异物病人的护理

1. 10 岁男孩，因误吸笔帽入院。术前患儿活动时突然剧烈咳嗽，口唇及颜面发绀明显。护士应立即采取的措施是

A. 通知医生

B. 吸氧

C. 将患儿扶回病床

D. 用力叩击患儿背部

E. 进行心电监测

2. 1 岁小儿，因气管异物窒息入院。治疗中并发脑水肿，遵医嘱使用 20% 甘露醇。护士向家长解释使用此药物的作用是

A. 兴奋呼吸中枢

B. 促进脑细胞代谢

C. 预防颅内感染

D. 预防颅内出血

E. 迅速降颅压，预防脑疝

3. 患者，男，6 岁，不慎将花生米误吸入气管，其不可能出现的临床表现是

A. 吸气费力

B. 呼气费力

C. 口唇发绀

D. 烦躁不安

E. 鼻翼扇动

4. 患儿，3 岁，含糖玩耍呛入气管。查体：患儿神志不清，呛咳，呼吸困难，面色发绀。急诊护士应采取的措施是

A. 使患儿平卧，头偏向一侧

B. 清理口腔、呼吸道分泌物

C. 给氧吸入

D. 口对口人工呼吸

E. 做好协助气管取异物的准备

参考答案

1.D　2.E　3.B　4.E

第十三节　破伤风病人的护理

1. 患者，男，20 岁，铁钉扎伤 1 周后，出现张口受限，苦笑面容、角弓反张，抽搐频繁，护理措施不正确的是

A. 注射破伤风抗毒素

B. 保持病室安静避光

C. 病情严重时少食多餐

D. 密切观察病情

E. 做好消毒隔离

2. 破伤风病人注射破伤风抗毒素的目的是

A. 控制痉挛

B. 抑制破伤风杆菌生长

C. 中和血液中的游离毒素

D. 中和与神经结合的毒素

E. 杀死破伤风杆菌

3. 护士为破伤风患者处理伤口后，换下的敷料应

A. 统一填埋

B. 高压灭菌

C. 集中焚烧

D. 日光暴晒

E. 浸泡消毒

4. 患者，男，46 岁。建筑工人，入院时诊断为破伤风。以下与本病最有关的既往史是

A. 糖尿病病史
B. 工作时被钉子扎伤过
C. 高血压家族史
D. 吸烟 20 年
E. 对花粉过敏

5. 患者男性，34 岁，有开放性损伤感染史，入院神志清楚，有张口困难，苦笑面容，角弓反张等症状。所住病室环境的要求，不妥的是

A. 室温 18℃ ~22℃
B. 相对湿度 50%~60%
C. 开关门动作要轻
D. 光线充足、开窗通风
E. 保持病室安静

6. 患者，男，20 岁，破伤风患者，抽搐频繁，引起肘关节脱臼，呼吸道分泌物多，有窒息的可能，此时应首先处理的是

A. 气管切开
B. 静脉滴注破伤风抗毒素
C. 脱臼复位
D. 鼻饲流质
E. 输液应用抗生素

7. 患者，男，32 岁。脚底被锈铁钉刺伤，遵医嘱注射破伤风抗毒素，皮试结果：红肿大于 1.5cm，周围红晕达 6cm，采用脱敏注射。正确的注射方法是

A. 分 4 等份，分次注射
B. 分 5 等份，分次注射
C. 分 4 次注射，剂量逐减
D. 分 5 次注射，剂量渐增
E. 分 4 次注射，剂量渐增

8. 患者，女，23 岁。在工厂干活时手被铁钉刺伤，急诊予过氧化氢冲洗伤口，为中和游离毒素，医嘱给予破伤风抗毒素注射，破伤风抗毒素皮试药液浓度是

A. 250U/ml
B. 150U/ml
C. 50U/ml
D. 25U/ml
E. 15U/ml

9. 破伤风发病时，最先出现的症状是

A. 苦笑面容
B. 颈项强直
C. 角弓反张
D. 上肢屈曲，下肢挺直
E. 牙关紧闭，开口困难

10. 注射破伤风抗毒素（TAT）的目的是

A. 对易感人群进行预防接种
B. 对可疑或确诊的破伤风患者进行紧急预防或治疗
C. 杀灭伤口中繁殖的破伤风梭（杆）菌
D. 主要用于儿童的预防接种
E. 中和与神经细胞结合的毒素

11. 患者，女，10 天前下田不慎脚趾被玻璃划伤，近2 天发热、厌食，说话受限，咬嚼困难，苦笑面容，急诊入院，接诊护士应行

A. 严密隔离
B. 呼吸道隔离
C. 接触性隔离
D. 消化道隔离
E. 血液隔离

12. 患者，女，45 岁，破伤风，护士巡视病房时发现患者角弓反张，四肢抽搐，牙关紧闭，应立即采取的护理措施是

A. 通知医师配合抢救
B. 纱布包裹压舌板放于上下臼齿间
C. 口对口人工呼吸
D. 给予氧气吸入
E. 注射破伤风抗毒素

（13~15 题共用题干）

患者，女，40 岁。因破伤风住院，全身肌肉紧张性收缩，阵发性痉挛

13. 治疗的中心环节是哪项

A. 应用 TAT
B. 应用青霉素
C. 应用镇静解痉药
D. 隔离
E. 密切观察

14. 可中和游离毒素的治疗措施是

A. 应用 TAT
B. 应用青霉素
C. 应用甲硝唑
D. 给氧
E. 以上都不对

15. 当患者出现呼吸困难有窒息危险的首要处理是

A. 给氧
B. 解痉
C. 气管插管
D. 用青霉素
E. 用 TAT

（16~18 题共用题干）

患儿，男，7 岁，左足底被铁锈钉刺伤 8 天，突然出现张口困难，继之出现苦笑面容，角弓反张，声响及触碰患者可诱发上述症状，患者神志清楚，不发热

16. 该病致病菌属于

A. 革兰染色阴性大肠埃希菌
B. 革兰染色阴性厌氧拟杆菌
C. 革兰染色阴性变形杆菌
D. 革兰染色阳性梭形芽孢杆菌
E. 革兰染色阳性厌氧芽孢杆菌

17. 该病属于

A. 毒血症
B. 菌血症
C. 败血症

D. 脓血症
E. 脓毒血症
18. 该病对机体构成的最大威胁是
A. 肌肉断裂
B. 骨折
C. 尿潴留
D. 持续的呼吸肌痉挛
E. 营养障碍

19. 患者，男，13 岁，1 周前右足底被铁钉刺伤，未进行清创处理。近日，感头痛、咬肌紧张酸胀，诊断为破伤风，其发病机制中错误的是
A. 破伤风是一种毒血症
B. 毒素也可影响交感神经
C. 溶血毒素引起组织局部坏死和心肌损害
D. 痉挛毒素是引起症状的主要毒素
E. 破伤风杆菌产生的内毒素引起症状

参考答案

1.C 2.C 3.C 4.B 5.D 6.A 7.E 8.B 9.E 10.B 11.C 12.B 13.C 14.A 15.C 16.E 17.A 18.D 19.E

7. 解析：破伤风抗毒素脱敏注射法是给过敏试验阳性者分多次少剂量注射药液，以达到脱敏目的的方法。具体方法为：分 4 次，小剂量并逐渐增加，每隔 20 分钟肌内注射 1 次，每次注射后均应密切观察。

第十四节　肋骨骨折病人的护理

1. 患者，男，45 岁。胸部被撞伤 1 小时入院。自觉左侧胸痛，面色发绀，呼吸急促，左胸部出现反常呼吸运动。最重要的护理评估内容是
A. 血压
B. 体温
C. 呼吸
D. 脉搏
E. 意识

2. 患者男性，28 岁。右胸部外伤后，局部疼痛，咳嗽时加重，且胸壁局部出现反常呼吸运动。应首先给予的处理措施是
A. 骨折断端内固定
B. 给氧
C. 止痛
D. 加压包扎固定胸壁
E. 胸腔闭式引流

3. 患者，男，31 岁，胸部受伤，急诊入院。经吸氧，呼吸困难无好转，有发绀及休克。查体：左胸饱满，气管向右移位，左侧可触及骨擦音，叩之呈鼓音，听诊呼吸音消失，皮下气肿明显。诊断首先考虑是
A. 肋骨多发骨折
B. 胸骨骨折合并开放性气胸
C. 肋骨骨折合并张力性气胸
D. 心脏挫伤
E. 闭合性气胸

4. 闭合性单处肋骨骨折的处理重点是
A. 骨折对线
B. 骨折对位
C. 应用抗生素
D. 功能锻炼
E. 固定胸廓

5. 肋骨骨折多见于
A. 第 1~3 肋骨
B. 第 4~7 肋骨
C. 第 7~9 肋骨
D. 第 8~10 肋骨
E. 第 11~12 肋骨

6. 多根多处肋骨骨折的特征性表现是
A. 胸部疼痛
B. 妨碍正常呼吸
C. 痰不易咳出
D. 反常呼吸
E. 骨折端摩擦

7. 患者男性，34 岁，右第 4~7 肋骨骨折，呼吸极度困难，紫绀，出冷汗，检查：BP65/40mmHg，右胸饱满，气管向左侧移位，叩诊呈鼓音，颈、胸部有广泛皮下气肿，首要的处理方法是
A. 立即开胸探查
B. 胸腔穿刺排气减压
C. 气管插管辅助呼吸
D. 输血、补液
E. 吸氧

8. 判断肋骨骨折，胸部检查最可靠的依据是
A. 局部肿胀
B. 皮下瘀斑
C. 皮下气肿
D. 胸式呼吸消失
E. 直接和间接压痛

（9~11 题共用题干）

患者，男，35 岁，因车祸导致多根多处肋骨骨折，出现右侧胸壁浮动，极度呼吸困难。

9. 患者呼吸时，患处最可能出现
A. 吸气和呼气时均内陷
B. 吸气时外凸，呼气时内陷
C. 吸气和呼气时均外凸

D. 呼气时外凸，吸气时正常
E. 吸气时内陷，呼气时外凸
10. 该患者的病理生理改变不包括
A. 纵隔扑动
B. 胸膜腔负压消失
C. 回心血量下降
D. 进行性呼吸困难
E. 缺氧、二氧化碳潴留
11. 此时给予该患者的首要处理措施是
A. 固定胸腔
B. 吸氧
C. 应用抗生素
D. 半卧位
E. 补充血容量
12. 患者，女，19 岁，左侧外伤后发生肋骨骨折入院，患者极度呼吸困难，发绀，右胸壁可见反常呼吸运动，首要的急救措施是
A. 应用抗生素
B. 气管插管
C. 剖胸探查
D. 镇痛
E. 胸壁固定加压包扎
13. 最易骨折的肋骨是
A. 第 2、3 肋
B. 第 1、2 肋
C. 第 4~7 肋
D. 第 8~10 肋
E. 第 11、12 肋
14. 患者，女，30 岁。因车祸造成胸部严重创伤，多根多处肋骨骨折，出现反常呼吸，送至医院心搏已停止。抢救的要点是
A. 立即胸外心脏按压
B. 迅速建立静脉通道
C. 胸部加压包扎
D. 电击除颤
E. 立即开胸行胸内心脏按压
15. 患者，女，23 岁，因车祸致胸部损伤后出现吸气时胸壁内陷，呼气时胸壁外凸，护士为其评估病情，应考虑为
A. 血胸
B. 张力性气胸
C. 多根多处肋骨骨折
D. 闭合性气胸
E. 胸部爆震伤
16. 患者，女，28 岁。右胸部外伤后，局部疼痛，咳嗽时加重，且胸壁局部出现反常呼吸运动，应首先考虑为
A. 多根多处肋骨骨折
B. 单根单处肋骨骨折
C. 胸壁软组织挫伤
D. 闭合性气胸
E. 血胸
17. 患者，女，19 岁。左胸外伤后发生肋骨骨折入院，患者极度呼吸困难，发绀，右胸壁可见反常呼吸运动，首要的急救措施是
A. 应用抗生素
B. 气管插管
C. 剖胸探查
D. 镇痛
E. 胸壁固定加压包扎
18. 患者，男，37 岁。2 日前不慎从高处坠下后发生多根多处肋骨骨折，立即进行手术，下列哪项不是术后促进患者排痰的方法
A. 鼓励患者咳嗽、咳痰
B. 痰液黏稠者给予雾化吸入
C. 指导患者深呼吸和有效地咳嗽、咳痰
D. 刺激气管诱发咳嗽、排痰
E. 用面罩法使患者充分吸氧
19. 胸壁反常呼吸运动是哪一种胸部损伤的典型表现
A. 血胸
B. 张力性气胸
C. 多根多处肋骨骨折
D. 双侧多根肋骨骨折
E. 开放性气胸

（20~22 题共用题干）
患者，男，31 岁，胸部外伤致右侧第 6 肋骨骨折并发气胸，呼吸极度困难，发绀、出冷汗。血压 80/60mmHg，皮肤湿冷，气管左移，颈静脉充盈，头颈部和右胸皮下气肿，右胸廓饱满、肋间隙增宽、呼吸幅度降低，叩诊呈鼓音，右肺呼吸音消失。
20. 造成患者呼吸极度困难、发绀的主要原因是
A. 血容量不足
B. 疼痛限制胸廓运动
C. 健侧肺受压迫
D. 患侧胸腔压力不断升高
E. 广泛皮下气肿
21. 护士在巡视病房时，发现引流管衔接处脱节，应立即作出的处理是
A. 更换引流管
B. 立即连接引流管
C. 拔除胸腔引流管
D. 立即通知医师处理
E. 钳闭引流管近端
22. 若该患者行胸腔闭式引流 5 天后情况好转，可为其拔管，下列哪项不是拔管指征
A. 引流 48~72 小时后
B. 24 小时引流液量小于 200ml
C. 患者无呼吸困难
D. 引流瓶内无气体溢出
E. 胸部 X 线检查显示肺膨胀良好
23. 闭合性胸部损伤后患者出现极度呼吸困难和严重皮下气肿，护士评估病情应首先考虑为
A. 多根多处肋骨骨折
B. 肺损伤

C. 创伤性窒息
D. 张力性气胸
E. 血胸

参考答案

1.C 2.D 3.C 4.E 5.B 6.D 7.B 8.E 9.E 10.B 11.A 12.E 13.C 14.E 15.C 16.A 17.E 18.E 19.C 20.D 21.E 22.B 23.D

第十五节 常见四肢骨折病人的护理

1. 患者，男，32 岁。车祸后右肱骨骨折，行内固定术后两周拆线出院。对于该患者的出院宣教，错误的是
A. 锻炼需贯穿骨折愈合全过程
B. 活动范围应由小到大
C. 活动强度应由弱到强
D. 活动量应固定，始终一致
E. 主动和被动活动相结合

2. 患儿男，5 岁。摔倒后左肘关节着地送来急诊。分诊护士判断该患儿是否发生骨折的最重要依据是
A. 左上臂疼痛
B. 局部肿胀
C. 左上臂畸形
D. 局部压痛
E. 肘关节活动度减少

3. 患者，女，17 岁，打球时不慎骨折。入院后焦虑、哭泣，应采取的护理措施是
A. 请家属协助劝说
B. 给予镇静药
C. 让其倾诉，给予安慰
D. 及时制止，耐心说服
E. 协商医师，安排出院

4. 患者，女，26 岁，户外登山时不慎致左大腿骨折，护士接诊时应首先注意的并发症是
A. 脂肪栓塞
B. 神经损伤
C. 筋膜间隔综合征
D. 休克
E. 缺血性骨坏死

5. 患者，男，40 岁。胫骨骨折石膏管型固定后 8 小时，诉患肢疼痛难忍，检查：肢端苍白，温度降低，足趾不能主动活动，应考虑
A. 骨折移位
B. 衬垫不妥
C. 继发感染
D. 血管受压
E. 体位不当

6. 石膏绷带固定患者恰当的护理措施是
A. 手指、脚趾端应包裹在石膏内
B. 有伤口者应在石膏干燥后开窗
C. 患肢平放并停止一切肢体活动
D. 石膏未干前用手掌托扶，不可留下手指压痕
E. 石膏内肢体局部疼痛时，应填塞物品衬垫

7. 患者女 64 岁。摔倒致右股骨头下骨折。因合并有严重心肺疾病，采取非手术治疗 12 周髋部疼痛没有缓解，下肢活动受限，不能站立和行走。首先考虑该患者出现了
A. 股骨头缺血性坏死
B. 骨折畸形愈合
C. 骨折断端神经损伤
D. 关节感染
E. 关节脱位

8. 患儿，8 岁。2 小时前跌倒致右肘部肿胀及疼痛，X 线片示右肱骨髁上伸直型骨折。在护理过程中，应特别注意是否伤及
A. 肱二头肌
B. 肱三头肌
C. 尺神经
D. 头静脉
E. 肱动脉

9. 患者，男，60 岁，胫骨骨折后石膏管型固定 9 小时，诉患肢疼痛剧烈，检查：肢端苍白，温度降低，足趾不能主动活动，应考虑
A. 骨折端移位
B. 衬垫不妥
C. 继发感染
D. 血管受压
E. 体位不当

（10~12 题共用题干）

患者，男，30 岁。因车祸受伤，急诊至医院。见右股部中段明显肿胀、青紫，患处有假关节活动（异常活动）。X 线检查示右股骨干中段粉碎性骨折。其他检查未见明显异常

10. 现场急救时，急诊科护士应首先
A. 夹板临时固定
B. 传呼医师来处理
C. 给服用镇痛药
D. 将患者搬运至急救车
E. 送去一杯水，做好安慰

11. 早期应首先注意观察的并发症是
A. 内脏损伤

B. 休克
C. 感染
D. 骨筋膜室综合征
E. 愈合障碍

12. 入院后行牵引术，正确的护理是
A. 保持床体向右倾斜
B. 保持床体向左倾斜
C. 保持床体平置
D. 保持床尾（足端）抬高
E. 保持床头（头端）抬高

（13~16 题共用题干）

患者，女，61 岁。左肘部摔伤 2 天，体检：左肘关节肿胀明显，压痛明显，活动受限，内上髁处有骨擦感

13. 最有诊断意义的检查是
A. X 线检查
B. 磁共振检查
C. 尿常规
D. 血钙水平
E. PET

14. 最容易出现的并发症是
A. 创伤性关节炎
B. 尺神经损伤
C. 骨化性肌炎
D. 骨筋膜室综合征
E. 桡动脉损伤

15. 最恰当的处理是
A. 手法复位 + 小夹板固定
B. 手法复位 + 吊带牵引
C. 切开复位内固定
D. 持续皮牵引
E. 石膏固定

16. 患者，男，45 岁，车祸后 T_4~T_5 骨折，合并脱位。以下哪项不是该患者卧床期间容易合并的并发症
A. 便秘
B. 缺血性骨坏死和缺血性肌挛缩
C. 泌尿系感染
D. 关节僵硬
E. 压疮

17. 绝大多数骨折部位都会有的临床表现是
A. 肿胀
B. 骨擦音
C. 创伤处畸形
D. 骨擦感
E. 假关节活动

18. 骨折患者现场急救方法恰当的是
A. 开放性骨折应现场整复
B. 对开放性骨折应尽早清创
C. 疑有颈椎骨折的患者需两人同时搬运
D. 先处理四肢骨折，再处理进行性血胸
E. 疑有脊柱骨折的患者应平卧于硬板上

19. 患者男性，65 岁，因左股骨干骨折入院治疗。护士的做法错误的是
A. 脱衣时，先健侧再患侧
B. 抬高患肢
C. 观察指端皮肤的颜色
D. 穿衣时，先健侧再患侧
E. 术后即指导患肢锻炼左侧手指、手腕

20. 患者，女，34 岁。肱骨干骨折术后 3 天。护士指导患者进行功能锻炼，正确的方法是
A. 患者运用握力器进行前臂肌肉舒缩运动
B. 患肢爬墙运动，以活动上臂肌肉
C. 用手推墙运动，以活动胸大肌、三角肌
D. 运篮球动作，以活动上肢各肌群
E. 提重物练习，以促进骨痂愈合

（21~22 题共用题干）

患儿男，8 岁。跌倒后右手掌撑地，少量出血。当时除手掌擦伤外右腕剧痛，逐渐肿胀，活动障碍，诊断为桡骨下端骨折。骨折部位行石膏固定

21. 该患儿最重要的健康教育要点是
A. 不需要换石膏
B. 患侧前臂抬高，注意血液循环
C. 随时进行腕关节活动
D. 随时进行肩关节活动
E. 饮食教育

22. 给予患儿破伤风抗毒素注射治疗，皮试（+），对于其破伤风抗毒素注射的最佳方法是
A. 停止注射，改换其他药物
B. 将药液分 2 次肌内注射，每次间隔 20 分钟
C. 将药液分 4 次肌内注射，每次间隔 20 分钟
D. 将药液稀释，分 2 次肌内注射，小剂量并逐渐增加，每次间隔 20 分钟
E. 将药液稀释，分 4 次肌内注射，小剂量并逐渐增加，每次间隔 20 分钟

23. 患者，男，27 岁，胫腓骨骨折行石膏管型固定后 0.5 小时，以下护理措施中错误的是
A. 用手掌托石膏管型
B. 用电吹风吹石膏管型
C. 让患肢远端置于床旁的方凳上
D. 提供一块防水布垫在床单上
E. 提供一个垫枕支持在患肢下方

24. 患者，男，22 岁，小腿不小心碰到桌子导致胫骨骨折，入院后 X 线片示右胫骨骨折、骨软骨瘤。此情况属于
A. 疲劳性骨折
B. 病理性骨折
C. 开放性骨折
D. 不完全性骨折
E. 陈旧性骨折

25. 患者，男，24 岁，在地震中大腿被倒塌的建筑物长时间挤压，以下护理措施哪项是错误的
A. 患肢禁止抬高
B. 对患肢进行按摩和热敷

C. 协助医师对患肢切开减压

D. 遵医嘱使用碳酸氢钠

E. 遵医嘱使用利尿剂

26. 患者，男，18 岁，左下肢胫骨骨折，护士为其制订功能锻炼的长期目标是

A. 2 周后患者在护士的协助下可拄拐行走

B. 患者能正常行走

C. 在护士的帮助下，逐渐达到自主行走

D. 患者患肢恢复行走功能

E. 护士指导患者分步功能锻炼

27. 患者，男，18 岁，绊倒后左尺桡骨双骨折，行手术复位 + 石膏管型固定术，术后 14 小时，患者诉患肢疼痛剧烈，查体见患肢甲床苍白，被动伸指时疼痛加剧，此时护士应立即采取的处理措施是

A. 抬高患肢

B. 静脉输液

C. 予吗啡镇痛

D. 鼓励患肢运动手指

E. 通知医师拆除石膏

参考答案

1.D　2.C　3.C　4.D　5.D　6.D　7.A　8.E　9.D　10.A　11.B　12.D　13.A　14.B　15.C　16.B　17.A　18.B　19.D　20.B　21.B　22.E　23.C　24.B　25.B　26.A　27.E

2. 解析：判断骨折的专有体征为：畸形、假关节活动（异常活动）、骨擦音或骨擦感。

4. 解析：股骨干骨折、骨盆骨折及多发性骨折出血量较大易引起失血性休克。

6. 解析：石膏干固前禁止搬动和压迫，包扎石膏时严禁指尖按压，要用手掌托扶。

7. 解析：股骨头骨折严重并发症是缺血性坏死和关节炎。

8. 解析：肱骨髁上伸直型骨折，较常见。骨折近侧端常损伤肱前肌，压迫或损伤正中神经和肱动脉，造成前臂缺血性肌挛缩。

14. 解析：肱骨髁上伸直型骨折，较常见。骨折近侧端常损伤肱前肌，压迫或损伤正中神经和肱动脉，造成前臂缺血性肌挛缩。骨折远侧端向侧方移位可挫伤桡神经或尺神经。

15. 解析：肱骨髁上伸直型骨折，肘部肿胀较轻，没有血液循环障碍者，可行手法复位外固定。伤后时间较长，局部组织损伤严重，出现骨折部严重肿胀时，不能立即进行手法复位者，应行切开复位克氏针固定术。

第十六节　骨盆骨折病人的护理

1. 患者，男，45 岁，因车祸致伤急诊入院。初步检查拟诊骨盆骨折合并内脏损伤，有休克征象。护士应首先给予

A. 建立静脉通道

B. 准备骨盆兜，行悬吊牵引

C. 准备腹腔手术止血

D. 准备髋部石膏固定

E. 准备骨牵引器材

2. 患者，男，30 岁。因外伤致骨盆骨折、直肠损伤，行切开复位内固定及结肠造口术，不正确的术后护理措施是

A. 多食粗纤维食物

B. 置气垫床

C. 平卧和患侧卧位相互交替

D. 保持造口周围皮肤清洁

E. 进行上肢伸展运动

3. 患者，男，34 岁。塌方事故中致骨盆骨折。接诊时首先应注意的并发症是

A. 休克

B. 内脏损伤

C. 骨筋膜室综合征

D. 感染

E. 神经损伤

4. 骨盆骨折最易损伤的尿道部位是

A. 阴茎部

B. 球部

C. 前列腺部

D. 膜部

E. 膀胱颈部

5. 患者，男，35 岁，不慎被车撞伤致骨盆骨折，不能排尿，置尿管顺利，但无尿液引出，从尿管注入生理盐水 200ml，仍无尿液排出，最可能诊断是

A. 尿道损伤

B. 输尿管损伤

C. 肾损伤

D. 膀胱破裂

E. 无泌尿系损伤

参考答案

1.A　2.A　3.A　4.D　5.D

2. 解析：结肠造口术后的患者在胃肠道恢复通气之前应禁食。

第十七节　颅骨骨折病人的护理

1. 患儿男，3 岁。奔跑时摔倒，诊断为颅底凹陷性骨折。患儿在急诊科留观期间哭闹不止，护士提供正确的心理护理措施是

A. 安慰，解释治疗的重要性

B. 请患儿妈妈进入留观室陪伴

C. 让患儿听舒缓的音乐

D. 询问患儿需求，给予满足

E. 请主治医生与患儿交谈

2. 患者，女，32 岁。自楼梯坠落，前额着地，双眼眶青紫淤血，鼻腔及外耳道有血性液体流出，主诉视力下降。分诊护士应考虑该患者可能发生了

A. 鼻出血

B. 颅底骨折

C. 脑挫伤

D. 鼻骨骨折

E. 眼球损伤

3. 关于颅底骨折的说法，错误的是

A. 颅前窝骨折可出现“熊猫眼”

B. 颅中窝骨折可出现鼻漏

C. 颅后窝骨折可出现乳突区皮下瘀斑

D. 脑脊液漏一般应在 2 周内自行停止，若不停止，即应行手术修补

E. 有脑脊液漏时禁行腰穿

4. 伴有脑脊液漏的颅底骨折属于

A. 闭合性骨折

B. 开放性骨折

C. 不稳定性骨折

D. 青枝骨折

E. 凹陷性骨折

（5~8 题共用题干）

患者，女，42 岁。从高处跌下，头部着地。当时昏迷约 10 分钟后清醒，左外耳道流出血性液，被家属送来急诊

5. 护士首先应采取的措施是

A. 查看有无合并伤

B. 清洁消毒耳道

C. 建立静脉通道

D. 测量生命体征

E. 安慰患者

6. 对明确诊断最有价值的辅助检查是

A. 血常规

B. 胸部 X 线片

C. 心电图

D. B 超

E. CT

7. 提示合并颅内血肿的症状是

A. 气短

B. 胸闷

C. 失语

D. 寒战

E. 高热

8. 经过急救后，患者意识清楚，拟采取进一步治疗。患者因认为医院过度治疗，所以拒绝治疗，正确的处理措施是

A. 冷处理，待患者平静后进行劝说

B. 与家属共同劝慰

C. 请护士长处理

D. 请医生处理

E. 强迫治疗

9. 颅中窝骨折脑脊液耳漏时，禁忌外耳道堵塞和冲洗的目的是

A. 预防颅内血肿

B. 降低颅内压力

C. 避免脑疝形成

D. 减少脑脊液外漏

E. 预防颅内感染

（10~13 题共用题干）

患者，女，25 岁，左侧头部着地摔伤。曾出现意识丧失。无头痛，呕吐，查体：血压 118/72mmHg，脉搏 78 次 / 分，呼吸 19 次 / 分。神志清醒，对答切题，左耳有血性液体流出

10. 此患者最有可能发生了

A. 脑震荡

B. 颅顶骨折

C. 颅前窝骨折

D. 颅中窝骨折

E. 颅内压降低

11. 若患者再次出现头痛，呕吐，伴意识障碍，最可能出现了

A. 脑内出血

B. 帽状腱膜下血肿

C. 硬脑膜外血肿

D. 急性硬脑膜下血肿

E. 慢性硬脑膜下血肿

12. 根据目前患者的情况，最重要的治疗是

A. 遵医嘱用药

B. 降低血压

C. 严密观察意识情况

D. 减轻脑水肿，降低颅内压

E. 预防压疮及躁动时意外损伤

13. 护士在对患者的护理中，可采取的护理措施应除外

A. 禁忌腰穿

B. 抬高头部，促进漏口封闭

C. 可用棉球阻塞耳道

D. 严禁经耳部滴药、冲洗

E. 避免用力咳嗽、打喷嚏、擤鼻涕

（14~16 题共用题干）

患者，男，20 岁，施工时不慎从脚手架上摔下，臀部着地，就诊时神志清醒，呈“熊猫眼”征，鼻腔流出血水样液体，伴嗅觉障碍

14. 该患者可能发生了

A. 颅盖骨折

B. 颅前窝骨折

C. 颅中窝骨折

D. 颅后窝骨折

E. 脑震荡

15. 可能损伤的脑神经是

A. 第Ⅰ、Ⅱ对脑神经

B. 第Ⅲ、Ⅳ对脑神经

C. 第Ⅴ、Ⅵ对脑神经

D. 第Ⅶ、Ⅷ对脑神经

E. 第Ⅸ、Ⅹ对脑神经

16. 护士应协助患者采取的卧位是

A. 左侧卧位

B. 右侧卧位

C. 仰卧位

D. 平卧位

E. 半坐位

（17~18 题共用题干）

患者，男，45 岁，因车祸伤急诊入院，CT 检查示颈椎骨折，行颅骨牵引术

17. 护士应为患者安置

A. 头高足低位

B. 头低足高位

C. 半坐卧位

D. 膝胸卧位

E. 去枕仰卧位

18. 为该患者翻身时，以下方法正确的是

A. 先放松牵引后翻身

B. 翻身后放松牵引

C. 头侧向一边后再翻身

D. 翻身后头侧向一边

E. 不可放松牵引

参考答案

1.B　2.B　3.D　4.B　5.A　6.E　7.C　8.B　9.E　10.D　11.C　12.D　13.C　14.B　15.A　16.E　17.A　18.E

4. 解析：伴有脑脊液漏的颅底骨折提示硬脑膜已破裂，属于开放性骨折。

5~8. 解析：颅脑损伤多为合并伤，护士首先应评估病人有无合并伤；CT 检查可明确诊断颅骨骨折、脑挫裂伤、颅内血肿等；颅脑损伤如损害语言中枢时，病人出现失语；当病人做出的自主选择威胁生命时，护士应和家属一起劝说，实在不行就干涉。因此，5 题选 A，6 题选 E，7 题选 C，8 题选 B。

第十二章　肌肉骨骼系统和结缔组织疾病病人的护理

第一节　腰腿痛和颈肩痛病人的护理

1. 不属于腰椎间盘突出症局部用药的作用是
   A. 镇痛
   B. 消肿
   C. 抗炎
   D. 减轻肌痉挛
   E. 减轻粘连

2. 患者男性，62岁，因颈椎病入院治疗。住院期间，护士对其进行健康指导，错误的是
   A. 转头时动作要轻而慢
   B. 养成良好的坐、站及工作姿态
   C. 睡眠时枕高以平卧时颈椎不前屈为宜
   D. 头上加压
   E. 定时活动颈部

3. 腰椎间盘突出最易发生的部位是
   A. 胸1~2腰1
   B. 腰1~2
   C. 腰2~3
   D. 腰3~4
   E. 腰4~5

4. 护士指导腰椎间盘突出症患者在手术后早期即进行直腿抬高练习，其目的是为了预防
   A. 神经根粘连
   B. 血肿形成
   C. 骨质疏松
   D. 伤口感染
   E. 肌肉萎缩

5. 患者，男，64岁，因颈椎病予颈椎前路手术，术后21小时，患者出现呼吸困难，颈部皮肤明显肿胀，张力高，最首要的处理措施是
   A. 拆开缝线，切口敞开引流
   B. 立即给予气管切开
   C. 密切观察呼吸情况
   D. 加大引流管负压
   E. 吸痰

6. 患者，男，47岁，腰椎管狭窄症，患者进行下列哪项运动时腰背痛的症状缓解
   A. 骑自行车
   B. 跑步
   C. 散步
   D. 后退行走
   E. 跳绳

7. 患者，男，25岁，因碰撞导致右肩部肿胀，青紫，下列哪项早期护理措施不妥
   A. 局部热敷
   B. 抬高患肢
   C. 局部制动
   D. 伤处关节可包扎固定
   E. 血肿较大时穿刺抽吸并加压包扎

8. 患者，男，47岁，因“颈椎病”行颈椎间盘摘除+植骨融合术后19小时，患者出现胸闷、气急，颈部增粗，切口周围皮肤张力增高，下列措施中正确的是
   A. 加大引流负压，确保引流通畅
   B. 挤压引流管，观察是否引流不畅
   C. 鼓励患者深呼吸，加大给氧浓度
   D. 立即剪开切口缝线，清除血肿
   E. 局部冰敷

9. 患者，女，42岁，以“腰腿痛1个月”为主诉入院，确诊为“腰椎间盘突出症”，患者向护士询问其最基本的病因是
   A. 椎间盘退行性变
   B. 损伤
   C. 妊娠
   D. 营养不良
   E. 遗传因素

10. 患者，男，42岁。经颈椎前路行椎间盘切除术后，护士指导患者进温凉饮食，其目的是
   A. 避免术后感觉迟钝致烫伤
   B. 预防术后出血
   C. 缓解局部疼痛
   D. 促进愈合
   E. 减轻局部肿胀

11. 腰椎间盘突出好发于腰$_{4\sim5}$及腰$_{5}$~骶$_{1}$，是因为该部位
   A. 椎间盘较厚
   B. 韧带松弛
   C. 血供差
   D. 活动度大
   E. 肌肉松弛

参考答案

1.B 2.D 3.E 4.A 5.A 6.A 7.A 8.D 9.A 10.B 11.D

1. 解析：腰椎间盘突出症局部用药包括非甾体类抗炎药、皮质类固醇，其主要作用是镇痛、抗炎、减轻神经根粘连和肌痉挛。

第二节 骨和关节化脓性感染病人的护理

1. 急性化脓性骨髓炎早期手术的目的是

A. 切除病灶

B. 消灭死腔

C. 止痛

D. 减轻全身症状

E. 减压和引流

2. 患者，女，47 岁，因“股骨头坏死”拟行人工髋关节置换术，入院血压 157/96mmHg。下列术前护理措施中错误的是

A. 术前予降压药，使收缩压维持在 90~120mmHg

B. 会阴部备皮

C. 术晨嘱患者取下活动义齿

D. 术前 12 小时禁食

E. 术晨询问患者是否月经来潮

3. 患者，男，16 岁，因“寒战、高热，膝关节红肿、疼痛 1 周”入院，查血白细胞计数为 30×10^9/L，关节液检查见脓细胞。为减轻患者膝关节疼痛，以下哪项措施是错误的

A. 活动患肢，避免粘连

B. 抬高患肢

C. 患肢制动

D. 遵医嘱给予止痛药物

E. 热敷患侧膝关节

（4~7 题共用题干）

患者，男，15 岁，突发高热、寒战，右膝关节红肿、疼痛 3 天，查体示体温 39.4℃，白细胞计数 28×10^9/L，右膝关节明显肿胀，皮肤充血，未见瘘管，患肢拒绝做任何主、被动活动

4. 医师拟诊断为“右膝化脓性关节炎”，确诊还需进行以下哪项检查

A. 关节腔穿刺

B. 局部分层穿刺

C. 中性粒细胞计数

D. X 线平片

E. 红细胞沉降率

5. 除上述体征外，该患者还有可能出现下列哪一体征

A. 梭形关节

B. 托马斯征阳性

C. 杜加征阳性

D. 霍夫曼征阳性

E. 浮髌试验阳性

6. 患者诉患肢疼痛明显，下述护理措施中对减轻疼痛无效的是

A. 抬高患肢、制动

B. 患肢行海绵带牵引

C. 让患者听轻音乐

D. 鼓励行患肢等长收缩运动

E. 鼓励家属与患者交谈

7. 护士将右下肢用海绵带牵引并抬高的目的，不包括

A. 减轻疼痛

B. 促进炎症消散

C. 预防关节畸形

D. 防止损伤

E. 预防感染扩散

参考答案

1.E 2.A 3.A 4.A 5.E 6.D 7.E

第三节 脊柱与脊髓损伤病人的护理

1. 患者，男，36 岁，因车祸致下肢瘫痪来诊，初步诊断为腰椎骨折。运送患者时最佳的方式是

A. 轮椅运送法

B. 平车挪动法

C. 平车单人搬运法

D. 平车两人搬运法

E. 平车四人搬运法

2. 脊髓震荡是指

A. 脊髓受压
B. 脊髓挫伤
C. 脊髓裂伤
D. 脊髓血运障碍
E. 脊髓暂时性功能抑制

3. 脊髓损伤预后最好的是
A. 脊髓挫伤
B. 脊髓震荡
C. 脊髓裂伤
D. 马尾损伤
E. 脊髓加神经根损伤

4. 颈椎骨折合并颈髓横断伤，早期可能出现
A. 呼吸衰竭
B. 心动过速
C. 瘫痪的肢体肌肉萎缩
D. 下肢关节畸形
E. 脂肪栓塞

5. 颈髓损伤最严重的并发症是
A. 压疮
B. 腹胀
C. 体温失调
D. 泌尿系感染
E. 呼吸功能障碍及呼吸道感染

（6~8 题共用题干）

患者，男，41 岁。体重 82kg，因车祸致 T3~4 骨折。四肢瘫痪、呼吸困难，对自己的病情非常担心

6. 导致呼吸困难的最主要原因是
A. 腹胀导致膈肌上移
B. 肺栓塞
C. 呼吸肌麻痹
D. 痰液分泌过多堵塞气道
E. 血块压迫气道

7. 搬运该患者的方法是
A. 单人背起患者搬运
B. 单人抱起患者搬运
C. 二人搬运，其中一人抬上身，一人抬脚
D. 三人搬运，其中二人平托患者躯干部，一人抬脚
E. 四人搬运，其中三人将患者平托到木板上，一人固定头部

8. 在与患者的沟通中，会对患者的心理产生不良影响的是
A. 向患者介绍脊髓损伤的手术并发症
B. 指导患者进行功能锻炼
C. 安排康复较好的患者与其进行交流
D. 建议患者听柔和的音乐放松心情
E. 与患者共同探讨缓解症状的护理方案

参考答案

1.E　2.E　3.B　4.A　5.E　6.C　7.E　8.A

第四节　关节脱位病人的护理

1. 患者，女，23 岁，左肩关节脱位，服用硫酸可待因止痛，用药期间以下护理措施最重要的是
A. 监测排便情况
B. 监测脉搏
C. 限制液体摄入
D. 监测体温
E. 监测血压

2. 方肩畸形可见于
A. 锁骨骨折
B. 肩关节脱位
C. 肱骨髁上骨折
D. 上臂严重肿胀
E. 肱骨外科颈部骨折

3. 关节脱位的特征性表现是
A. 肿胀
B. 休克
C. 弹性固定
D. 骨擦音
E. 异常活动

4. 患者，女，17 岁，跌倒时手掌撑地，现肘关节肿胀，对确定肘关节后脱位诊断较有价值的表现是
A. 手臂功能障碍
B. 肘部剧烈疼痛
C. 受伤时手掌撑地
D. 可摸到尺骨鹰嘴
E. 肘后三点关系失常

5. 患儿，男，3 岁，因“石头绊倒后肘关节肿胀、畸形 30 分钟”入院。入院时，患儿肘关节呈半屈曲状，固定于 45° 左右，前臂缩短，尺骨鹰嘴明显向后突出，请问该患儿肘关节脱位属于以下哪一类型
A. 前脱位
B. 后脱位
C. 外侧方脱位
D. 内侧方脱位
E. 半脱位

6. 患者，男，34 岁，滑倒后右肩关节脱位，以下哪项是其特有体征
A. Dugas 征
B. Thomas 征
C. Froment 征

D. Tinel 征

E. Grey-Turner 征

7. 肘关节后脱位不会出现下列哪项并发症

A. 正中神经损伤

B. 尺神经损伤

C. 缺血性挛缩

D. 脂肪栓塞综合征

E. 骨化性肌炎

（8~10 题共用题干）

患儿，男，14 岁。后仰摔伤左肘关节，局部疼痛、肿胀、功能障碍。体检：左肘关节明显肿胀、压痛，尺骨鹰嘴向后突出，肘关节半屈位，肘后三角关系破坏。

8. 应考虑该患者为

A. 左肘关节前脱位

B. 左肘关节后脱位

C. 左肱骨髁上骨折

D. 左尺骨鹰嘴骨折

E. 左桡骨小头脱位

9. 一旦确诊，首选的处理方法是

A. 切开复位

B. 手法复位

C. 骨牵引复位

D. 皮牵引复位

E. 外展支架固定

10. 复位后行石膏托固定肘关节于

A. 屈曲 30° 位

B. 屈曲 60° 位

C. 屈曲 90° 位

D. 屈曲 120° 位

E. 伸直位

参考答案

1.B　2.B　3.C　4.E　5.B　6.A　7.D　8.B　9.B　10.C

1. 解析：硫酸可待因使用后可出现心率异常，因此应重点监测脉搏或心率。

8. 解析：当肘关节处于半伸直位时跌倒，手掌着地，暴力沿尺、桡骨向近端传导，尺骨鹰嘴处产生杠杆作用，前方关节囊撕裂，使尺、桡骨向肱骨后方脱出，发生肘关节后脱位。临床表现：肘部有疼痛、肿胀、活动障碍，检查发现肘后突畸形，前臂处于半屈位，并有弹性固定，肘后出现空虚感，可扪到凹陷，肘后三角关系发生改变。

第五节　风湿热病人的护理

1. 患儿，6 岁。因风湿热入院，肌注青霉素、口服阿司匹林后出现食欲下降、恶心等胃肠道不适，护士可以给予的正确指导是

A. 饭后注射青霉素

B. 两餐间服用阿司匹林

C. 饭后服用阿司匹林

D. 两餐间注射青霉素

E. 阿司匹林与维生素 C 同服

2. 患者，男，28 岁，1 周前受凉后发热，T 37.5℃，咽痛，颌下淋巴结肿大，轻度心悸、气短，伴关节疼痛，以肩、肘、腕为主。血沉 80mm/h，血白细胞 10.5×10^9/L，免疫学检查异常，可能的原因是

A. 风湿热

B. 风湿性关节炎

C. 系统性红斑狼疮

D. 风湿性心脏病

E. 类风湿关节炎

参考答案

1.C　2.A

第六节　类风湿关节炎病人的护理

1. 在为预防类风湿关节炎患者发生晨僵而采取的护理措施中，不正确的是

A. 鼓励多卧床休息

B. 睡眠时使用弹力手套保暖

C. 晨起后用温水泡僵硬的关节 15 分钟

D. 遵医嘱服用抗炎药

E. 避免关节长时间不活动

2. 对类风湿关节炎的描述不正确的是

A. 基本病变是滑膜炎

B. 发病与自身免疫有关

C. 有皮下结节示病情活动
D. 类风湿因子为阳性
E. 不引起脏器损害

3. 类风湿关节炎活动期最常见的临床表现是
A. 晨僵
B. 指关节畸形
C. 肘侧皮肤出现浅表结节
D. 下肢皮肤有大片出血点
E. 贫血

4. 患者，女，53岁。患类风湿关节炎，接受药物治疗。近日因天气变湿冷，手指间关节疼痛加重，晨僵可达数小时，同时伴活动障碍。目前正确的护理措施是
A. 增加手关节活动量
B. 加大手关节活动度
C. 保持手关节伸展
D. 晨起冷敷手关节
E. 睡前戴手套

5. 类风湿关节炎患者的特点是
A. 主要侵犯大关节
B. 属于单系统性疾病
C. 全身游走性疼痛
D. 关节病变呈对称性改变
E. 发病者男女之比为 1 ∶ 2

6. 患者，女，48岁。类风湿关节炎5年。双侧腕、指关节肿胀畸形。为保持关节的功能，正确的做法是
A. 腕关节背伸、指关节背伸
B. 腕关节背伸、指关节掌屈
C. 腕关节掌屈、指关节侧屈
D. 腕关节掌屈、指关节背伸
E. 腕关节侧屈、指关节掌屈

7. 患者，女，60岁，患类风湿关节炎半年，目前服用肠溶阿司匹林和泼尼松治疗。症状缓解，近日患者自觉胃口差，服药后明显。责任护士对患者的饮食指导中错误的是
A. 药物应饭后服用
B. 多食用新鲜水果和蔬菜
C. 适当补充粗粮
D. 适当补充肉、蛋、奶等优质蛋白
E. 不宜食用香菜、芹菜等食物

8. 类风湿关节炎最常累及的关节是
A. 肘关节
B. 脊柱小关节
C. 膝关节
D. 肩关节
E. 四肢小关节

9. 女性，36岁，因类风湿关节炎引起关节疼痛，在服用阿司匹林时，护士嘱其饭后服用的目的是
A. 减少对消化道的刺激
B. 提高药物的疗效
C. 减少对肝脏的损害
D. 降低药物的毒性
E. 避免尿少时析出结晶

10. 患者，女，36岁，以类风湿关节炎收住院，经治疗后，病情缓解出院，护士应进行的健康教育是
A. 避免劳累，预防感冒
B. 每日吃高蛋白、高热量饮食
C. 每日多饮水
D. 在家承担所有的家务
E. 每日坚持锻炼4小时

11. 患儿8岁，患有关节炎2个月，初为左侧指、趾关节痛，半月后右侧指、趾关节也痛，近1月来双侧腕、踝关节痛，初为游走性，现为固定性，活动受限。最有可能的诊断是
A. 过敏性紫癜关节损害
B. 风湿性关节炎
C. 类风湿病全身型
D. 类风湿病多关节型
E. 类风湿病少关节型

12. 下列关于类风湿关节炎的描述中，不恰当的是
A. 主要病理改变为滑膜炎
B. 是一种周围对称性的多关节慢性炎症自身免疫性疾病
C. 类风湿因子是一种自身抗原
D. 常可造成关节软骨、骨质的破坏，导致关节畸形
E. 类风湿结节是皮肤受累的表现

13. 护士指导类风湿关节炎患者防止晨僵的发生，所采取的以下措施中，不正确的是
A. 局部红外线理疗
B. 睡眠时使用弹力手套保暖
C. 晨起后用温水泡僵硬的关节15分钟
D. 适当进行握拳和分并手指的训练
E. 鼓励多卧床休息

14. 下列检查结果，提示类风湿关节炎活动的指标是
A. 血沉正常或偏低
B. C反应蛋白升高
C. 关节腔内滑液增多
D. 血常规检查有轻度贫血
E. 关节X线检查示关节端的骨质疏松

15. 患者，女，45岁，以反复关节疼痛为主诉就诊某医院，诊断：类风湿关节炎。患者的描述中，下列哪项符合该患者关节疼痛的性质
A. 对称、持续，但时轻时重
B. 对称、持续，逐渐加重
C. 不对称、持续，时轻时重
D. 不对称、间断，时轻时重
E. 不对称、间断，逐渐加重

16. 诱发类风湿关节炎的因素是
A. 寒冷、潮湿
B. 精神刺激
C. 过度劳累
D. 药物
E. 细菌感染

17. 关于类风湿关节炎主要特点的描述，不正确的是
A. 以关节疼痛、功能减退为主

B. 可有关节畸形

C. 呈持续、反复发作过程

D. 对称性多关节炎症

E. 病理性骨折

18. 类风湿关节炎应用非甾体抗炎药的机制是

A. 抑制体内前列腺素的合成

B. 抑制滑膜炎

C. 抑制 T 细胞功能

D. 抑制 B 细胞功能

E. 抑制细胞内二氢叶酸还原酶

19. 类风湿结节常见的部位不包括

A. 肘关节鹰嘴突

B. 肋骨

C. 前臂伸面

D. 枕部

E. 跟腱

（20~22 题共用题干）

患者，男，20 岁，3 年前右髋部间断疼痛，后加重，活动受限，1 周前受风寒关节疼痛加剧，不能行走，脊柱、双髋、下肢疼痛剧烈。实验室检查：血沉 47mm/h，类风湿因子（+），诊断为类风湿关节炎

20. 对该患者不合适的治疗措施是

A. 长期坚持使用肾上腺皮质激素

B. 使用非甾体抗炎药

C. 使用雷公藤

D. 急性期卧床休息

E. 给予理疗

21. 目前该患者不适合的护理措施是

A. 给予高蛋白饮食

B. 卧床休息，减少活动

C. 用谈话、听音乐等方法缓解疼痛

D. 进行关节功能锻炼

E. 心理支持

22. 类风湿关节炎最常侵犯的关节是

A. 肘关节

B. 四肢小关节

C. 髋关节

D. 肩关节

E. 膝关节

参考答案

1.A　2.E　3.A　4.E　5.D　6.B　7.E　8.E　9.A　10.A　11.D　12.C　13.E　14.B　15.A　16.A　17.E　18.A　19.B　20.A　21.D　22.B

12. 解析：类风湿关节炎病因不明确，一般认为是某些可疑病原体（细菌、病毒、支原体等）感染人体，在某些诱因（潮湿、寒冷、创伤等）作用下，侵及滑膜和淋巴细胞，引发自身免疫反应，产生一种自身抗体 IgM，称类风湿因子（RF）。

第七节　系统性红斑狼疮病人的护理

1. 患者女性，20 岁，因四肢关节肿痛、皮肤水肿入院，入院后诊断为系统性红斑狼疮。护士对其进行健康指导，正确的是

A. 急性期可适当活动

B. 可使用肥皂清洁皮肤

C. 优质低蛋白饮食

D. 可以进食蘑菇芹菜等食物

E. 避免在烈日下活动

2. 患者，女，24 岁。患系统性红斑狼疮入院，面部蝶形红斑明显。对该患者进行健康指导时，错误的是

A. 用清水洗脸

B. 不用碱性肥皂

C. 禁忌日光浴

D. 可适当使用化妆品

E. 坚持用消毒液漱口

3. 患者，女，24 岁。因系统性红斑狼疮入院，使用大剂量甲基强的松龙冲击治疗。用药期间，护士应特别注意观察和预防的是

A. 继发感染

B. 消化道出血

C. 骨质疏松

D. 高血压

E. 骨髓抑制

4. 糖皮质激素治疗系统性红斑狼疮的主要机制是

A. 抗休克，改善微循环

B. 抑制过敏反应

C. 控制炎症，抑制免疫反应

D. 降低内毒素反应

E. 抑菌，避免继发感染

5. 患者，女，26 岁。系统性红斑狼疮患者，用药治疗过程中出现胃溃疡发作。考虑可能与下列哪种药物的不良反应有关

A. 免疫球蛋白

B. 雷公藤总苷

C. 泼尼松

D. 羟氯喹

E. 环磷酰胺

6. 系统性红斑狼疮最常见的受损器官是

A. 脾
B. 肺
C. 肾
D. 肝
E. 心

7. 系统性红斑狼疮患者敏感性最高的实验室检查是
A. 红细胞增多
B. 抗核抗体
C. 抗 Sm 抗体
D. 淋巴细胞增多
E. 血小板减少

（8~11 题共用题干）

患儿女，15 岁。今日出现发热、疲倦乏力、体重下降、面部蝶形红斑严重，全身浮肿 1 周，患儿入睡困难，不愿照镜子，经常从梦中惊醒。查体：BP120/70mmHg，腹水征阳性。实验室检查：尿蛋白（+++），尿沉渣红细胞 0~2/Hp；血丙氨酸氨基转氨酶 30U/L，血红蛋白 22g/L，胆固醇 8mmol/L，血尿素氮 10.5mmol/L，血 SCr98μmol/L，抗核抗体（+），抗双链 DNA 抗体（+）

8. 该患儿最可能的诊断是
A. 慢性肾小球肾炎急性发作
B. 急性肾小球肾病
C. 肾病综合征
D. 急进性肾炎
E. 系统性红斑狼疮

9. 关于该病的叙述，不正确的是
A. 心肌可出现"洋葱皮样"改变
B. 是自身免疫性疾病
C. 大多数病人的首发症状是关节肿痛
D. 大多数病人有轻至中度贫血
E. 急性呼吸衰竭是病人死亡的常见原因

10. 在对该患儿进行健康评估时，不正确的是
A. 注意了解起病的时间，病程及病情变化的情况
B. 注意评估患儿的心理状态
C. 询问与本病有关的病因及诱因
D. 在评估患儿全身和局部症状时，要注意诱导性提问
E. 重点了解患儿皮疹出现的时间及变化情况，关节和肌肉疼痛及部位、性质、特点等

11. 该患儿目前次要的护理诊断是
A. 体液过多
B. 自我形象紊乱
C. 焦虑
D. 知识缺乏
E. 皮肤完整性受损

12. 患者，女，28 岁，近半年来全身乏力，低热，关节疼痛。免疫学检查：抗 sm 抗体阳性，应考虑是
A. 皮肌炎
B. 类风湿关节炎
C. 系统性红斑狼疮
D. 慢性关节炎
E. 风湿性关节炎

13. 患者，男，26 岁，系统性红斑狼疮患者，面部有较严重的蝶形红斑，且有脱发及糖皮质激素治疗引起的容貌改变，患者自诉不愿见人，该患者最主要的护理诊断是
A. 活动无耐力
B. 疼痛
C. 自我形象紊乱
D. 知识缺乏
E. 焦虑

14. 患者，女，28 岁，已婚，经常饮酒、吸烟，近半年来频发不明原因低热，近端指间关节肿痛，经医院检查是系统性红斑狼疮（SLE），该患者患此病的原因是
A. 与饮食有关
B. 与吸烟有关
C. 与女性激素有关
D. 与饮酒有关
E. 与婚姻有关

15. 患者，女，36 岁。系统性红斑狼疮患者，经住院治疗症状基本缓解，此时护士对患者的健康指导，<u>不恰当</u>的是
A. 每日用肥皂水洗澡
B. 远离紫外线
C. 外出时戴遮阳帽或撑雨伞
D. 禁用化妆品
E. 局部温水湿敷，每日 3 次

16. 患者，女，26 岁，诊断为 SLE，病情处于缓解状态，可能诱发患者发病的有关因素是
A. 气候寒冷
B. 饮食失调
C. 过度疲劳
D. 日光照射
E. 营养缺乏

17. 患者，女，22 岁。患系统性红斑狼疮 2 年，鼻梁及面颊两侧呈蝶形水肿性红斑。针对该患者的护理措施，正确的是
A. 病人床位安置在阳光直射的地方
B. 有条件可以常进行日光浴
C. 适当使用化妆品掩饰红斑
D. 忌用碱性肥皂清洗面部
E. 使用普鲁卡因酰胺等药物

18. 患者，女，23 岁，住院诊断为系统性红斑狼疮，护士为患者进行出院指导时，指导患者避免服用可能诱发 SLE 发病的药物是
A. 青霉素
B. 普鲁卡因胺
C. 利多卡因
D. 甲基多巴
E. 阿司匹林

19. 患者，女，诊断为系统性红斑狼疮，病史 2 年，近日体温升高，关节红肿有压痛，出现面部红斑、蛋白尿而入院治疗，下列处理措施不正确的是
A. 维持激素治疗

B. 避免阳光照射

C. 破损处用洗面奶洗脸

D. 卧床休息

E. 忌食无花果、芹菜、香菜等

20. 患者，女，25 岁，入院诊断为系统性红斑狼疮，日晒后面部出现蝶形红斑，口腔有溃疡，头发稀疏，双侧手腕关节疼痛。入院后指导患者需行的辅助检查，哪项不正确

A. 血液检查

B. 免疫学自身抗体检验

C. 补体检测

D. 骨密度测定

E. 肾活检作病理检测

21. 患者，女，19 岁，诊断为 SLE。临床表现发热，体温最高 38.5℃，关节、肌肉酸痛，有脏器损害，急性溶血性贫血，护士应遵医嘱指导患者首选服用哪种药物

A. 丙种球蛋白

B. 免疫抑制剂

C. 糖皮质激素

D. 抗疟药

E. 非甾体类抗炎药

22. 患者，女，37 岁，诊断为系统性红斑狼疮，前额可见盘状红斑，对光过敏，背部可见网状青斑。请问下列对该患者的皮肤护理哪项是错误的

A. 出门穿长袖衣裤

B. 每日 3 次 30℃水湿敷红斑

C. 碱性肥皂水洗脸

D. 避免日光照射

E. 避免使用化妆品

参考答案

1.E 2.D 3.A 4.C 5.C 6.C 7.B 8.E 9.E 10.D 11.B 12.C 13.C 14.C 15.A 16.D 17.D 18.B 19.C 20.D 21.C 22.C

5. 解析：激素类药物会导致胃溃疡。

6. 解析：系统性红斑狼疮的病人 90% 以上合并狼疮性肾炎。

14. 解析：系统性红斑狼疮（SLE）的病因尚不清楚，目前认为在病毒、性激素、环境因素（阳光照射）、药物（普鲁卡因胺、肼屈嗪、氯丙嗪）等因素作用下，易感机体丧失正常免疫耐受性，不能正确识别自身组织，继而出现自身免疫反应，产生以抗核抗体（ANA）为代表的多种自身抗体，体液和细胞免疫紊乱，导致组织炎症性损伤。

第八节　骨质疏松症病人的护理

1. 患者女性，48 岁，因午后燥热，心悸等症状就诊。入院后诊断为骨质疏松症，采取激素替代疗法的同时应补充

A. 钙剂

B. 维生素 A

C. 维生素 C

D. 铁剂

E. 维生素 B_{12}

2. 患者，女，70 岁。主诉轻微骨痛，劳累或活动后加重，诊断为骨质疏松症。目前对患者生活影响最大的危险因素是

A. 疼痛

B. 营养失调

C. 有受伤的危险

D. 躯体活动障碍

E. 焦虑

3. 骨质疏松症患者不宜食用的食物是

A. 牛奶

B. 黄花菜

C. 鸡蛋

D. 浓茶

E. 海带

4. 骨质疏松症患者最常见的症状是

A. 疼痛

B. 身高缩短

C. 驼背

D. 骨折

E. 呼吸困难

5. 骨质疏松症的最基本病因是

A. 骨强度下降

B. 骨钙的流失

C. 骨骼的退行性变

D. 骨脆性增加

E. 维生素 D 缺乏

6. 患者，女，62 岁，因全身不明原因疼痛 1 年入院，诊断为骨质疏松症。对该患者的饮食指导，以下哪项是错误的

A. 低盐饮食

B. 高钙饮食

C. 高蛋白饮食

D. 忌喝咖啡

E. 戒酒

（7~10 题共用题干）

患者，女，67 岁，出现不明原因的腰背部疼痛 2 年，初期尚可忍受，休息后可缓解。近 3 个月来，疼痛加重，弯腰、日常活动困难，身高缩短 4cm。医师拟诊“骨质疏

松症”收住入院。

7. 以下哪项辅助检查有助于“骨质疏松症”的诊断

A. B 超

B. CT

C. 骨密度检测

D. 骨髓穿刺

E. 核素骨扫描

8. 经全身检查，患者确诊为“骨质疏松症”，遵医嘱予二膦酸盐治疗，以下用药指导中哪项是正确的

A. 餐后半小时服用

B. 服药后饮清水 200~300ml

C. 服药后卧床休息 20 分钟

D. 餐间服药

E. 与牛奶同服

9. 经治疗，患者疼痛缓解，拟明天出院，护士应指导患者避免进行下列哪项运动

A. 游泳

B. 太极拳

C. 慢跑

D. 骑自行车

E. 跳绳

10. 患者出院后 1 个月，护士入户调查，发现患者家居进行了以下调整，其中错误的是

A. 安装夜灯

B. 卫生间铺防滑地垫

C. 马桶改为带扶手的坐桶

D. 每半个月调整家具位置，保持新鲜感

E. 换防滑拖鞋

参考答案

1.A　2.A　3.D　4.A　5.B　6.C　7.C　8.B　9.E　10.D

第十三章　肿瘤病人的护理

第一节　甲状腺癌病人的护理

1. 在肿瘤高发地区进行普查属于肿瘤的
   A. 一级预防
   B. 初级预防
   C. 二级预防
   D. 三级预防
   E. 四级预防

2. 甲状腺癌中预后最差的组织学类型是
   A. 髓样瘤
   B. 未分化瘤
   C. 滤泡状腺瘤
   D. 乳头状腺瘤
   E. 甲状腺腺瘤

3. 甲状腺癌患者行甲状腺大部分切除，患者麻醉清醒后应取
   A. 平卧位
   B. 半坐卧位
   C. 俯卧位
   D. 侧卧位
   E. 头高脚低位

4. 甲状腺切除术后病人刚一清醒，护士就要求病人反复说出他本人的名字，目的是为了评估病人有无
   A. 出血
   B. 意识障碍
   C. 上呼吸道阻塞
   D. 神经损伤
   E. 气道受损

5. 双侧甲状腺大部切除术后第三天病人出现手足疼痛，持续抽搐，护士应准备下列哪个药物
   A. 葡萄糖酸钙
   B. 碳酸氢钠
   C. 氯化钠
   D. 硫酸镁
   E. 碘化钠

参考答案

1.C　2.B　3.B　4.D　5.A

第二节　食管癌病人的护理

1. 食管癌最主要的转移途径是
   A. 血行转移
   B. 淋巴转移
   C. 直接扩散
   D. 种植转移
   E. 消化道转移

2. 下列哪项不属于食管癌早期的临床表现
   A. 食管内异物感
   B. 食物停滞感
   C. 进行性吞咽困难
   D. 进食时胸骨后不适或疼痛
   E. 进食时哽噎感

3. 食管癌患者最典型的临床表现是
   A. 疼痛
   B. 异物感
   C. 呕血
   D. 进行性吞咽困难
   E. 声嘶

4. 食管癌最简单易行的普查方法是
   A. B 超
   B. CT 检查
   C. 钡餐 X 线检查
   D. 纤维食管镜检查
   E. 带网气囊食管脱落细胞学检查

5. 患者，男，56 岁，因吞咽哽噎感半年来院就诊，目前仅能进半流质食物。经食管吞钡 X 线检查初步诊断为食管癌，为明确诊断需做的进一步检查应是
   A. 胸部 CT
   B. 胸部 MRI
   C. 食管镜检查及组织活检
   D. 胸腔镜检查
   E. 纵隔镜检查

6. 患者，女，60 岁，拟择期行食管癌根治术。现患者能进食粥之类的食物，护士建议的饮食为

A. 高热量、低蛋白、低脂肪饮食

B. 高热量、低蛋白、低脂肪半流食

C. 高热量、高蛋白、高维生素半流食

D. 高热量、低蛋白、高维生素半流食

E. 高热量、高蛋白、高脂肪普食

7. 患者，男，58 岁。诊断为食管癌拟进行结肠代食管手术，术前口服甲硝唑的最佳时间是

A. 术前 3 天

B. 术前 1 天

C. 术前 2 天

D. 术前 14 天

E. 术前 7 天

8. 食管癌手术后最严重的并发症是

A. 肺炎、肺不张

B. 吻合口瘘

C. 乳糜胸

D. 吻合口狭窄

E. 出血

9. 患者，女，45 岁，食管癌术后第 7 天，突发高热、呼吸困难，经诊断为吻合口瘘，其原因不包括

A. 食管无浆膜，肌纤维呈纵行走向

B. 食管血液供应呈节段性

C. 吻合口张力过大

D. 胃肠减压管刺激

E. 感染、营养不良

10. 患者，男，75 岁。食管癌术后第 1 天，出现以躁动、多语、幻觉、妄想为主要表现的谵妄状态，护士首先应采取的措施是

A. 立即通知家属

B. 专人看护，注意安全

C. 创造良好的治疗环境

D. 立即通知医生

E. 密切观察生命体征

11. 患者，男，50 岁。食管癌术后第 5 天，出现高热、寒战、呼吸困难、胸痛，白细胞 18×10^9/L，应考虑为

A. 肺炎、肺不张

B. 吻合口瘘

C. 吻合口狭窄

D. 乳糜胸

E. 出血

12. 患者，男，62 岁，吞咽困难 1 个月余经检查后确诊为食管癌合并肝转移。患者哭泣、烦躁。目前患者的心理反应属于

A. 接受期

B. 抑郁期

C. 协议期

D. 愤怒期

E. 否认期

参考答案

1.B　2.C　3.D　4.E　5.C　6.C　7.A　8.B　9.D　10.B　11.B　12.B

2. 解析：进行性吞咽困难是食管癌中、晚期的典型症状。

第三节　胃癌病人的护理

1. 胃癌的好发的部位是

A. 贲门部

B. 胃小弯

C. 胃窦部

D. 胃底部

E. 胃体部

2. 关于原发性胃癌的叙述，错误的是

A. 早期无明显症状及体征

B. 手术是治疗胃癌的首选方法

C. 好发于胃窦部

D. 早期均出现恶心、呕吐宿食及进食梗阻感

E. 血液转移为晚期胃癌最主要的转移途径

3. 某患者因胃癌行胃大部切除术。术后第 1 天除生命体征外，护士最应重点观察的是

A. 神志

B. 尿量

C. 肠鸣音

D. 腹胀

E. 胃管引流液

4. 患者，男，45 岁。因胃癌行胃大部切除术后 13 天，痊愈出院。正确的出院指导是

A. 进流质饮食

B. 绝对卧床休息

C. 经常消毒伤口

D. 定期回院复查

E. 定期针灸理疗

（5~7 题共用题干）

患者，男，41 岁。因胃癌收入院。今晨在全麻下行胃大部切除术。手术过程顺利，病人安返病房

5. 交接时，责任护士应向手术室护士重点了解的内容是

A. 术中病理结果

B. 术中出血量

C. 麻醉用药
D. 出入液量
E. 主刀医生

6. 术后 3 天内最重要的护理措施是
A. 麻醉清醒 6 小时后予半流质饮食
B. 加强口腔护理
C. 鼓励病人尽早下床活动
D. 保持引流管通畅
E. 床上洗头，促进患者舒适

7. 患者术后留置尿管 3 天，为防止发生尿路感染，最重要的护理措施是
A. 严密观察尿量
B. 严格限制饮水
C. 每日尿道口护理 2 次
D. 每日更换集尿袋 2 次
E. 每日行膀胱冲洗 3 次

8. 患者，男，60 岁，胃癌根治术后 1 天，胃管流出 100ml 咖啡色液体，护士给予饮食指导正确的内容是
A. 禁食
B. 面条
C. 少量饮水或米汤
D. 忌生、冷、硬、刺激性食物
E. 少量多餐

9. 患者，男，48 岁，胃癌根治术后 1 个月余，今日复诊时自诉进食半小时内出现心悸、出汗，面色苍白和头痛，上腹部饱胀不适，护士对其健康教育，不恰当的是
A. 避免过甜，过咸，过浓的流质饮食
B. 宜进低碳水化合物，高蛋白饮食
C. 进餐后宜活动 20 分钟后休息
D. 用餐时限制饮水喝汤
E. 饮食方面宜少量多餐

10. 患者，男，56 岁。胃癌行胃大部分切除术后 1 天，突然发现从胃管内引流出大量鲜红色血性液体，此时应重点观察患者的
A. 意识
B. 呼吸
C. 体温
D. 脉搏
E. 血压

11. 患者，女，52 岁，在全麻下行胃大部分切除手术，出现呼吸困难并有鼾声，此时应立即对患者进行
A. 吸痰
B. 托起下颌
C. 气管插管
D. 观察病情
E. 环甲膜穿刺

12. 患者，男，43 岁，近 1 个月来有上腹不适、疼痛、反酸、嗳气等症状并逐渐加重，经诊断为胃窦癌，行胃癌根治术后，拔除胃管的最佳条件是
A. 术后 8 小时
B. 术后 2 小时
C. 肠蠕动恢复肛门排气
D. 术后 12~36 小时
E. 术后 24 小时

13. 患者，男，42 岁，胃溃疡史 8 年。近 1 个月来上腹不适、疼痛、反酸、嗳气等症状明显加重，体重下降 3kg。经胃镜检查确诊为胃癌，拟行胃大部切除术，术前不予洗胃的原因是避免
A. 引起胃出血
B. 引起急性胃扩张
C. 引起胃穿孔
D. 洗胃造成癌细胞的脱落种植
E. 患者出现虚脱

14. 患者，男，42 岁，确诊为胃癌并将于明日行胃大部切除术，护士与患者交谈宜选择的最佳主题是
A. 饮食禁忌与注意事项
B. 术前程序
C. 暴饮暴食的危害
D. 保持平和心态的方法
E. 止痛的方法

15. 患者，男，42 岁，胃溃疡史 10 年。近 3 个月来上腹不适、疼痛、反酸、嗳气等症状明显加重，并伴有体重下降 5kg。经胃镜检查确诊为胃癌，拟行胃大部切除术，关于术后饮食护理，下列哪项不正确
A. 肠蠕动恢复后拔除胃管
B. 少量多餐
C. 忌食生、冷、刺激性食物
D. 术后 1 周可开始进普食
E. 胃管拔除后可进流质饮食

（16~18 题共用题干）

患者，男，45 岁，胃溃疡史 8 年。近 1 个月来上腹不适、疼痛、反酸、嗳气等症状明显加重，体重下降 3kg。经胃镜检查确诊为胃癌，拟行胃大部切除术

16. 术后第 1 天，下列护理措施中错误的是
A. 禁食
B. 记录 24 小时出入量
C. 重点观察有无术后出血
D. 血压平稳予以低半卧位
E. 鼓励患者于床边活动

17. 若该患者拔除胃管进食后 20 分钟出现面色苍白、头晕、恶心、呕吐，护士应考虑该患者可能并发了
A. 吻合口梗阻
B. 早期倾倒综合征
C. 晚期倾倒综合征
D. 输出袢梗阻
E. 输入袢梗阻

18. 该患者手术后恢复良好，予以出院，下列健康教育中错误的是
A. 尽量多参加体育锻炼
B. 术后 3 年内每 3~6 个月复查一次
C. 禁食腌制食物
D. 若有腹部不适随时复查
E. 术后 3~5 年，每半年复查一次

参考答案

1.C　2.D　3.E　4.D　5.B　6.D　7.C　8.A　9.C　10.E　11.B　12.C　13.D　14.B　15.D　16.E　17.B　18.A

2. 解析：原发性胃癌早期无明显症状，半数病人较早出现上腹隐痛，一般服药后可暂时缓解。当胃窦梗阻时有恶心、呕吐宿食，贲门部癌可有进食梗阻感。

3. 解析：胃癌手术后第 1 天，病人最有可能发生胃内出血，因此，护士应重点观察胃管引流液的颜色、性质和量。

9. 解析：避免胃癌术后发生倾倒综合征，应注意进餐后平卧 10~20 分钟，少食多餐，避免过甜、过咸、过浓的流质饮食，应进食低碳水化合物和高蛋白饮食。

第四节　原发性肝癌病人的护理

1. 在我国诱发原发性肝癌的主要疾病是
A. 甲型肝炎
B. 乙型肝炎
C. 肝脓肿
D. 中毒性肝炎
E. 肝棘球蚴病

2. 最易引起原发性肝癌的疾病是
A. 脂肪肝
B. 血吸虫性肝硬化
C. 肝炎后肝硬化
D. 肝血管瘤
E. 肝内胆管结石

3. 肝癌按组织细胞分型，最常见的类型是
A. 弥漫型
B. 结节型
C. 肝细胞型
D. 胆管细胞型
E. 混合型

4. 小肝癌的直径范围是
A. ≤ 3cm
B. 3.1~4cm
C. 3.1~4cm
D. 3.1~4cm
E. ≥ 10cm

5. 原发性肝癌患者最常见和最主要的症状是
A. 肝区疼痛
B. 低热
C. 腹胀、乏力
D. 食欲不振
E. 消瘦

6. 原发性肝癌的疼痛特点是
A. 钻顶样剧痛
B. 持续性胀痛
C. 阵发性绞痛
D. 上腹部钝痛
E. 刀割样剧痛

7. 小肝癌最佳的定位诊断方法是
A. CT
B. B 超
C. AFP 测定
D. 选择性腹腔动脉造影
E. 肝穿刺针吸细胞检查

8. 患者，男，57 岁，在健康体检时发现 AFP 为 700μg/L，最可能的诊断是
A. 细菌性肝脓肿
B. 阿米巴性肝脓肿
C. 肝硬化合并门静脉高压
D. 原发性肝癌
E. 继发性肝癌

9. 原发性肝癌患者不适宜手术的指征是
A. 明显腹水、黄疸
B. 无严重肝硬化
C. 肿瘤未超过半肝
D. 肝功能代偿好
E. 肿瘤未侵犯第一肝门

10. 患者，女，70 岁。以肝癌晚期、肝性脑病收入院，入院后患者突然出现情绪失控、躁动，为保证患者的安全，护士应采取的最重要的护理措施是
A. 用牙垫放于上下臼齿之间
B. 保持病室环境安静
C. 室内光线不宜太亮
D. 与患者进行良好的沟通
E. 加床档，用约束带保护患者

11. 肝癌患者术前肠道准备中，口服新霉素的主要目的是
A. 减轻腹压
B. 增加肠蠕动
C. 减少氨的产生
D. 减少胃肠道出血
E. 防止便秘

12. 患者，女，43 岁，肝癌术后。患者化疗中频繁恶心、呕吐并伴有腹痛、腹泻；白细胞为 3×10^9/L，血小板为 70×10^9/L 。根据情况护士应采取的护理措施是
A. 立即停药
B. 及时补液
C. 遵医嘱使用抗生素

D. 避免受凉，避免外伤

E. 观察腹痛、腹泻情况，对症处理

13. 患者男性，60 岁，诊断为原发性肝癌，行肝叶切除术后第 3 天，出现嗜睡、烦躁不安、黄疸、少尿等，应考虑为

A. 膈下脓肿

B. 胆汁性腹膜炎

C. 肝性脑病

D. 内出血

E. 休克

14. 患者，男，62 岁，以"右上腹持续性胀痛 20 天"为主诉入院，经 B 超、CT 检查诊断为原发性肝癌，肝硬化，入院后在全麻下行右半肝切除术，术毕安返病房，下列哪项<u>不是</u>术后主要并发症

A. 出血

B. 感染

C. 胆汁瘘

D. 肝功能衰竭

E. 癌肿破裂出血

15. 某肝癌晚期患者住院期间情绪激动，常常指责或挑剔家属和医护人员。护士正确的护理措施是

A. 给患者正确的死亡观和人生观教育

B. 让患者尽可能地一个人独处

C. 认真倾听患者的心理感受

D. 诚恳地指出患者的不恰当做法

E. 减少和患者的语言交流

16. 患者，男，39 岁。因单位体检时发现 AFP 数值较高故去医院就诊，经检查确诊为原发性肝癌，拟给予肝动脉栓塞术。术后穿刺部位正确的护理措施是

A. 包扎后压迫 8 小时，保持穿刺侧肢体伸直 12 小时

B. 包扎后压迫 4 小时，保持穿刺侧肢体伸直 24 小时

C. 包扎后压迫 6 小时，保持穿刺侧肢体伸直 12 小时

D. 包扎后压迫 4 小时，保持穿刺侧肢体伸直 12 小时

E. 包扎后压迫 6 小时，保持穿刺侧肢体伸直 24 小时

参考答案

1.B　2.C　3.C　4.A　5.A　6.B　7.A　8.D　9.A　10.E　11.C　12.A　13.C　14.E　15.C　16.E

11. 解析：术前口服新霉素，可抑制肠道内细菌生长，促进乳酸杆菌繁殖，减少肠道内氨的形成和吸收。

12. 解析：肝癌患者化疗后出现骨髓抑制，当白细胞低于 3.5×10^9/L，血小板低于 80×10^9/L，应考虑停药。

16. 解析：肝动脉栓塞术后穿刺部位压迫止血 15 分钟再加压包扎，沙袋压迫 6~8 小时，保持穿刺侧肢体伸直 24 小时，观察穿刺部位有无血肿及渗血。注意观察肢体远端脉搏、皮肤颜色、温度，防止包扎过紧。

第五节　胰腺癌病人的护理

1. 胰腺癌最常见的发生部位是

A. 胰管

B. 胰导管

C. 胰头部

D. 胰体部

E. 胰尾部

2. 胰腺癌最常见的组织类型是

A. 窦性癌

B. 黏液癌

C. 未分化癌

D. 黏液性囊腺癌

E. 导管细胞腺癌

3. 胰腺癌有明显黄疸的患者术前必须补充的维生素是

A. 维生素 A

B. 维生素 B

C. 维生素 D

D. 维生素 C

E. 维生素 K

4. 患者，女性，70 岁。因进行性黄疸伴皮肤瘙痒、消瘦入院。入院后诊断为胰腺癌，拟行手术治疗。为改善病人的营养状况，减少并发症，术前应

A. 输全血

B. 输白蛋白

C. 补充葡萄糖

D. 输血浆

E. 增加脂肪摄入

5. 患者，男，45 岁，以胰腺癌收入院，查体：皮肤巩膜黄染。患者诉全身瘙痒。给予的护理措施<u>不包括</u>

A. 协助患者抓挠减轻瘙痒

B. 涂抹止痒药物

C. 用温水毛巾擦拭

D. 剪除患者指甲

E. 注意观察患者皮肤情况

6. 患者，男，48 岁。因患胰腺癌入院拟行手术治疗，现空腹血糖 7.8mmol/L。术前给予注射胰岛素，其作用是

A. 促进蛋白质合成

B. 利于吻合口愈合

C. 抑制胰腺分泌

D. 抑制胰酶活性

E. 控制血糖

7. 患者，女，56 岁。以“全身性皮肤黄染 20 天伴消瘦纳差”入院，诊断为胰头癌。患者入院后情绪低落，思想负担较重，责任护士对其采取较为适宜的护理措施是

A. 为了避免患者术前情绪波动，尽量减少探视

B. 介绍同病种术后康复期病友与其交流

C. 尽量避免谈及患者的病情

D. 注意强调手术治疗的效果

E. 对患者隐瞒病情已取得配合

8. 患者，女，68 岁，胰腺癌术后 5 天，医生检查后考虑可能发生了急性呼吸窘迫综合征，为明确诊断，应进行的最有价值的辅助检查是

A. 血气分析

B. X 线检查

C. B 超检查

D. 心电图检查

E. 呼吸功能监测

9. 患者，女，40 岁，上腹部胀痛 1 月余，持续并进行性加重，可放射至腰背部，同时伴有食欲不振，明显消瘦，今日因疼痛剧烈来院就诊，诊断为“胰腺癌”。入院后患者提出需要服用止痛药，护士正确的做法是

A. 报告医生，即时给予有效的镇痛

B. 说明镇痛会掩盖病情，劝患者忍耐

C. 待其他处置结束后报告医生

D. 告知是疾病的症状，无需处理

E. 观察疼痛的进展情况

10. 患者，女，27 岁，胰腺癌术后第 7 天，出现呕血、腹痛并大汗，血压 79/48mmHg。其最可能的原因是

A. 补液不足

B. 创面广泛渗血

C. 肠穿孔

D. 胆汁腐蚀引起出血

E. 胆瘘

11. 胰腺癌术后胆瘘并发症发生的时间一般在术后

A. 5~10 天

B. 3~4 天

C. 15~20 天

D. 11~14 天

E. 1~2 天

参考答案

1.C　2.E　3.E　4.C　5.A　6.E　7.B　8.A　9.A　10.D　11.A

7. 解析：该患者情绪低落，思想负担较重，护士介绍同种疾病的病友与其交流，可增强其战胜疾病的信心。

第六节　大肠癌病人的护理

1. 直肠癌的早期症状是

A. 黏液血便

B. 排便困难，便条变细

C. 里急后重

D. 排便习惯改变

E. 腹胀、腹痛

2. 有关直肠癌的描述，错误的是

A. 多有里急后重、肛门下坠感

B. 常以完全性肠梗阻就诊

C. 组织学类型主要为腺癌

D. 多有带黏液的血便

E. 早期可表现为大便习惯改变

3. 怀疑为直肠癌的患者，首先应做的检查是

A. 乙状结肠镜

B. 大便隐血试验

C. X 线钡剂灌肠

D. 直肠指诊

E. CEA

4. 患者，男，53 岁，5 个月前出现大便次数增多，每日 3~4 次，有排便不尽感，但无腹痛，经诊断为直肠癌，行 Miles 术后 5 天，患者仍无排便，以下护理措施中错误的是

A. 口服缓泻剂

B. 鼓励患者多饮水

C. 轻轻顺时针按摩腹部

D. 低压灌肠

E. 增加饮食中的膳食纤维含量

5. 患者女性，59 岁，近 1 个月来出现排便次数增加，每天 3~4 次，伴里急后重感，大便表面带血及黏液。为了诊断是否患直肠癌，最简单有效的检查方法是

A. 直肠指检

B. X 线钡剂灌肠

C. CEA 测定

D. 直肠镜

E. 大便隐血试验

6. 结肠造口的病人可以进食的食物是

A. 韭菜

B. 芹菜

C. 大豆

D. 菜花

E. 竹笋

7. 患者，男，65 岁。因直肠癌入院治疗，择期行结肠造口。错误的宣教内容是

A. 术后 5 天开放造口

B. 避免粪便污染切口

C. 造口周围涂氧化锌软膏

D. 取左侧卧位

E. 避免食用产气性、刺激性食物

8. 患者，男，45 岁。直肠癌行根治术（Miles 术）后，造口周围皮肤保护的健康指导不包括

A. 擦干后涂上锌氧油

B. 注意有无红、肿、破溃

C. 及时清洁皮肤

D. 常规使用乙醇消毒

E. 防止粪水浸渍

9. 患者，男，57 岁，直肠癌，拟行 Dixon 术，术前 3 天护士遵医嘱给予患者口服甲硝唑，口服此药的目的是

A. 清洁肠道

B. 防止术后便秘

C. 预防手术癌肿复发

D. 防止术中出血

E. 杀灭肠道内细菌

10. 患者男 50 岁，过去 2 年经常大便后有出血症状，鲜血，不与粪便相混，无其他症状，近 2 个月便血加重，便后不适。为明确诊断，应立即进行的检查是

A. 乙状结肠镜

B. 直肠指诊

C. 纤维光束结肠镜

D. 血常规

E. X 线钡剂灌肠

11. 患者，男，46 岁，直肠癌 Miles 术后，对该患者出院前的饮食指导中错误的是

A. 高纤维

B. 高蛋白

C. 高热量

D. 高维生素

E. 低脂

12. 以下不属于右半结肠癌的临床特点的是

A. 肠梗阻较多见

B. 贫血

C. 肿瘤多呈肿块型

D. 消瘦

E. 腹部包块

13. 患者，男，64 岁，反复发生黏液稀便、腹泻、便秘 4 个月，脐周及下腹部隐痛不适，腹平软，无压痛及肿块，粪便隐血试验（+）。发病以来，体重下降 5kg，该患者最应该考虑

A. 左半结肠癌

B. 右半结肠癌

C. 肠息肉

D. 肠结核

E. 直肠癌

14. 患者，男，41 岁，半年前无明显诱因出现黏液血便，伴大便次数增多，诊断为直肠癌。针对该患者术前进行肠道准备的方法，错误的是

A. 术前 3 日进少渣半流质饮食

B. 口服肠道抗生素

C. 术前 12~14 小时开始口服等渗平衡电解质液

D. 口服灌洗液的速度应先慢后快

E. 直至排出的粪便呈无渣、清水样为止

15. 患者，男，59 岁，2 年前因直肠癌行结肠造口术，现因肿瘤复发而入院。患者体质虚弱，呈恶病质，生活无法自理，责任护士为其制订的护理措施，不妥的是

A. 对患者家属进行造口术护理的培训

B. 对患者进行有计划、有目的的护理

C. 为患者提供 24 小时连续的护理照顾

D. 发挥患者的积极性，指导其进行造口护理

E. 为其制订特殊的饮食计划

（16~17 题共用题干）

患者，女，68 岁。结肠癌入院拟行手术治疗，护士欲行术前准备的清洁灌肠

16. 灌肠结束后，患者尽量保留灌肠溶液的时间是

A. 30 分钟 ~1 小时

B. 15~20 分钟

C. 20~30 分钟

D. 5~10 分钟

E. 1 小时以上

17. 护士执行灌肠时，应给患者采取的体位是

A. 头低足高位

B. 蹲位

C. 截石位

D. 左侧卧位

E. 右侧卧位

（18~20 题共用题干）

患者，女，40 岁，6 个月前无明显诱因出现粪便表面有时带血及黏液，伴大便次数增多，每日 3~4 次，时有排便不尽感，但无腹痛。曾于当地医院按“慢性细菌性痢疾”治疗无效，发病以来体重下降 3kg。

18. 护士为该患者评估病情，应疑为

A. 右半结肠癌

B. 左半结肠癌

C. 结肠炎

D. 直肠癌

E. 直肠息肉

19. 对该患者术前做肠道清洁的方法中，错误的是

A. 术前 1 日进行肠道清洁

B. 可采用等渗液进行导泻

C. 可采用番泻叶导泻

D. 可采用高压灌肠，以充分清洁肠道

E. 直至排出的粪便呈无渣、清水样为止

20. 关于术后患者进食的说法，错误的是

A. 术后早期禁食

B. 术后早期胃肠减压

C. 术后早期采用静脉补充营养物质

D. 术后 1 周进软食

E. 术后 2 周左右可进普食

参考答案

1.D　2.B　3.D　4.D　5.A　6.D　7.A　8.D　9.E　10.B　11.A　12.A　13.A　14.D　15.D　16.D　17.D　18.B　19.D　20.D

6. 解析：结肠造口患者术后应摄入产气少、易消化的少渣食物。韭菜、芹菜、竹笋属于高纤维饮食，不宜摄入；大豆属于产气食物也不易摄入，因此本题应选 D。

8. 解析：直肠癌造口术后造口周围皮肤用中性皂液或 0.5% 氯己定（洗必泰）溶液清洁造口周围皮肤。

13. 解析：右半结肠癌以全身中毒症状为主，出现贫血、腹部肿块等；左半结肠癌肠腔较小，肿瘤多为浸润型，故以慢性肠梗阻、便秘、腹泻、便血等症状为显著。

第七节　肾癌病人的护理

1. 晚期肾癌患者常伴营养不良。其主要原因是
A. 尿频和尿急
B. 恶心、呕吐和消化不良
C. 高血压和低蛋白血症
D. 发热和继发感染
E. 血尿和肿瘤消耗

2. 患者，男，52 岁，肾癌行大部分切除术后 2 天。护士告知患者要绝对卧床休息，其主要目的是
A. 防止出血
B. 防止感染
C. 防止肿瘤扩散
D. 防止静脉血栓形成
E. 有利于肾功能恢复

3. 对预防肾癌转移有一定疗效的药物是
A. α－干扰素
B. 甲氨蝶呤
C. 氟尿嘧啶
D. 顺铂
E. 阿霉素

4. 肾癌根治术后，腹膜后引流管的正常拔除时间是术后
A. 7 天
B. 5~6 天
C. 4~5 天
D. 2~3 天
E. 1 天

参考答案

1.E　2.A　3.A　4.A

第八节　膀胱癌病人的护理

1. 膀胱癌最常见的组织类型是
A. 腺癌
B. 鳞癌
C. 小细胞癌
D. 移行细胞癌
E. 黏液细胞癌

2. 膀胱癌的好发部位是
A. 尖部
B. 颈部
C. 底部
D. 体部
E. 三角区和侧壁

3. 膀胱癌最主要的症状是
A. 排尿困难
B. 膀胱刺激征
C. 无痛性肉眼血尿
D. 下腹部肿块
E. 尿潴留

4. 某膀胱癌患者行保留膀胱术，术后应用膀胱灌注法治疗预防肿瘤复发，常用的灌注药物为
A. 新洁尔灭
B. 硼酸水
C. 卡介苗
D. 干扰素
E. 抗生素

5. 患者，男，74 岁。因膀胱癌住院手术，术后接受顺铂化疗，在给药前后，护士遵医嘱给患者输入大量液体进行水化，此做法是为了防止该药物对患者产生
A. 肝功能损害
B. 神经毒性

C. 胃肠道反应

D. 肾功能损害

E. 骨髓抑制

（6~7 题共用题干）

患者，男，68 岁，因间歇、无痛性肉眼血尿诊断为膀胱癌入院。

6. 诊断膀胱癌最可靠的方法是

A. B 超

B. 双合诊

C. 血尿和膀胱刺激征

D. 尿脱落细胞学检查

E. 膀胱镜和活组织检查

7. 此患者经手术治疗后，在给患者留置导尿管的护理中，错误的是

A. 保持尿管通畅

B. 定时观察尿量、颜色及性质

C. 定期行膀胱冲洗

D. 导尿管每日更换一次

E. 用带气囊尿管，以免脱落

参考答案

1.D　2.E　3.C　4.C　5.D　6.E　7.D

5. 解析：顺铂化疗给药前后大量水化，是为了防止药物对患者肾脏产生毒性。

第九节　宫颈癌病人的护理

1. 关于宫颈癌的叙述，正确的是

A. 多为鳞癌和腺癌，以腺癌为主

B. 转移途径以直接蔓延和淋巴转移为主，血行转移极少见

C. 病变多发生在子宫颈外口处

D. 宫颈原位癌不属于宫颈上皮内癌样变

E. 可表现为菜花型、浸润型、溃疡型三种类型

2. 下述哪项是早期子宫颈癌的常见症状

A. 更年期周期短的阴道流血

B. 绝经后的出血

C. 接触性阴道流血

D. 阴道水样排液

E. 月经量增多

3. 宫颈癌前病变确诊方法是

A. 宫颈刮片细胞学检查

B. 宫颈和宫颈管活组织检查

C. 分段诊断性刮宫

D. B 超检查

E. X 线检查

4. 患者，女，40 岁，在门诊行常规体检，向护士咨询哪种检查方法可用于宫颈癌防癌检查，正确的回答是

A. 阴道分泌物悬滴检查

B. 宫颈脱落细胞检查

C. 腹部体格检查

D. 阴道镜检查

E. B 型超声检查

5. 患者，女，45 岁。行宫颈癌根治术后第 12 天。护士在拔尿管前开始夹闭尿管，定期开放，以训练膀胱功能。开放尿管的时间为

A. 每 1 小时 1 次

B. 每 2 小时 1 次

C. 每 3 小时 1 次

D. 每 4 小时 1 次

E. 每 5 小时 1 次

参考答案

1.B　2.C　3.B　4.B　5.B

第十节　子宫肌瘤病人的护理

1. 患者女性，40 岁，因月经异常入院就诊。入院后诊断为子宫肌瘤。护士在询问病史时应着重询问

A. 性生活史

B. 孕产史

C. 是否长期使用雌激素

D. 饮食习惯

E. 家族中是否有类似的疾病

2. 患者，女，40 岁。患有子宫肌瘤，引起月经增多。与经期延长最密切的因素是

A. 肌瘤的大小

B. 肌瘤的数目

C. 肌瘤的生长部位

D. 患者的年龄

E. 肌瘤的变性

3. 患者，女，48 岁，诊断为多发性子宫肌瘤，拟行经腹全子宫切除术，术前责任护士给患者宫颈及阴道穹隆涂

A. 2% 碘酊

B. 0.5% 氯己定

C. 1% 甲紫或亚甲蓝

D. 1 ∶ 1000 苯扎溴铵液

E. 1 ∶ 5000 高锰酸钾液

4. 患者，女，35 岁，体检时发现子宫肌瘤大如妊娠 50 天，但无临床症状，前来咨询关于女性生殖器肿瘤的有关情况。护士的下列回答中，错误的是

A. 子宫肌瘤是良性肿瘤

B. 子宫肌瘤目前无症状，不必担忧，但必须定期随访

C. 如果肌瘤迅速增大，超过妊娠 2 个半月大小，再考虑手术治疗

D. 定期监测 CA125

E. 肌瘤患者的症状主要与肌瘤部位关系密切

5. 患者，女，49 岁，健康体检时 B 超显示子宫右前壁有中低回声团块，约 4cm × 4cm × 4cm 大小。此时主要的护理措施是

A. 观察其有无烦躁及活动能力下降

B. 观察其有无自我形象紊乱等心理

C. 遵医嘱用抗雌激素制剂或雄激素

D. 提供信息，解释随访观察的重要性

E. 动员住院观察与立即手术的必要性

参考答案

1.C　2.C　3.C　4.D　5.D

1. 解析：子宫肌瘤主要与雌激素的长期刺激有关，因此护士在评估病史时应着重询问病人是否长期使用雌激素。

第十一节　卵巢癌病人的护理

1. 女性生殖器官恶性肿瘤中死亡率最高的是

A. 阴道癌

B. 外阴癌

C. 子宫内膜癌

D. 子宫颈癌

E. 卵巢癌

2. 卵巢癌的高危因素不包括

A. 肿瘤家族史

B. 未育

C. 高胆固醇饮食

D. 子宫内膜癌史

E. 宫颈癌

3. 某患者入院行卵巢癌根治术，术前 1 日，护士为其所做的准备工作中不包括

A. 灌肠

B. 导尿

C. 备血

D. 备皮

E. 皮试

4. 患者，女，25 岁，体检发现卵巢囊肿直径 5cm，今天在排练舞蹈旋转时，突感左下腹持续疼痛，且逐渐加剧。局部压痛，拒按。最可能发生卵巢囊肿的哪种并发症

A. 破裂

B. 内出血

C. 感染

D. 蒂扭转

E. 恶性变

参考答案

1.E　2.E　3.B　4.D

3. 解析：手术病人导尿通常在手术当天完成，过早导尿会导致病人不适和痛苦。

第十二节　绒毛膜癌病人的护理

1. 绒毛膜癌最常见的转移部位是

A. 阴道

B. 肝脏

C. 肺

D. 胃

E. 脑

2. 绒毛膜癌与侵蚀性葡萄胎的主要区别是

A. 阴道流血

B. 盆腔包块
C. 远处转移
D. 有葡萄胎史
E. 绒毛结构是否消失

3. 患者，女，30岁。因“绒毛膜癌”入院治疗。为确保化疗药物剂量准确，护士应在什么时候为其测量体重
A. 每疗程用药前
B. 每疗程用药中
C. 每疗程用药后
D. 每疗程用药前和用药中
E. 每疗程用药前、用药中和用药后

4. 不属于妊娠滋养细胞疾病患者心理护理内容的是
A. 介绍病友、医护人员、减轻陌生感
B. 解答患者的疑虑
C. 帮助患者分析可利用的支持系统
D. 向患者提供有关化学药物治疗的信息
E. 告知患者记录阴道出血量的方法

参考答案

1.C　2.E　3.D　4.E

3. 解析：通常在每个疗程的用药前和用药中各称体重1次。

第十三节　葡萄胎及侵蚀性葡萄胎病人的护理

1. 患者，女，23岁。停经56天，近1周有不规则阴道出血。检查子宫底脐下3指，质软，hCG阳性。B超见密集雪花样亮点。最可能的诊断是
A. 双胎
B. 羊水过多
C. 葡萄胎
D. 妊娠合并肌瘤
E. 流产

2. 确诊葡萄胎最重要的辅助检查是
A. 血 / 尿hCG测定
B. 超声检查
C. 多普勒胎心听诊检查
D. 腹部CT检查
E. 腹部X线检查

3. 患者，女，40岁，行葡萄胎清宫术，患者询问正常情况下术后hCG降至正常范围平均需要多长时间，护士回答正确的是
A. 4周
B. 6周
C. 9周
D. 12周
E. 15周

4. 患者女性，28岁，因停经后发生不规则阴道流血就诊。入院后诊断为葡萄胎，行刮宫术。出院时护士应指导患者采取下列措施避孕
A. 口服避孕药
B. 宫内节育器
C. 针剂避孕药
D. 避孕套
E. 安全期避孕

5. 葡萄胎患者清宫术后，护士对其健康教育，错误的是
A. 定期复查hCG
B. 注意月经是否规则
C. 观察有无阴道流血
D. 注意有无咳嗽、咯血等转移症状
E. 行安全期避孕

6. 患者，女，40岁。完全性葡萄胎清宫术后1周，无阴道出血。护士行健康教育时告知患者出院后定期监测血、尿hCG，其主要目的是
A. 及早发现恶变
B. 指导避孕方法
C. 了解子宫复旧情况
D. 了解卵巢黄素囊肿变化
E. 及早发现妊娠

（7~8题共用题干）

患者，女，26岁，停经70天伴反复阴道流血1周，子宫增大与停经月份不相符，血hCG异常增高，B超无妊娠囊。诊断：葡萄胎

7. 护士在配合医师进行清宫术中，下列护理措施中不正确的是
A. 刮宫前备血
B. 建立静脉通路
C. 吸宫前静滴催产素
D. 1周后再次刮宫
E. 备好抢救药品和物品

8. 关于葡萄胎清宫后的健康教育，正确的是
A. 禁盆浴2周
B. 禁性生活2个月
C. 恶变率30%~35%
D. 治愈1年后可生育
E. 随访内容包括hCG、盆腔B超、X线胸片

9. 绒毛膜癌与侵蚀性葡萄胎的主要区别是
A. 成片滋养细胞浸润
B. 未见绒毛结构

C. 侵犯肌层和血管
D. 有出血坏死
E. 有阴道转移结节

10. 关于侵蚀性葡萄胎的叙述，正确的是
A. 侵蚀性葡萄胎是一种良性滋养细胞疾病
B. 最主要的症状是停经后阴道出血
C. 肺部转移灶表现为紫蓝色结节
D. 转移灶最常见的部位是肺部
E. 多继发于人工流产术后

11. 侵蚀性葡萄胎患者的处理原则是
A. 同位素治疗
B. 进行放疗
C. 子宫切除
D. 以化疗为主
E. 子宫及附件切除

12. 患者，女，40 岁。诊断为侵蚀性葡萄胎。给予 5-氟尿嘧啶化疗 8 天。该患者可能出现的最严重不良反应是
A. 恶心、呕吐
B. 脱发
C. 骨髓抑制
D. 出血性膀胱炎
E. 口腔溃疡

13. 患者，女，40 岁，诊断为侵蚀性葡萄胎肺转移，如下护理措施中正确的是
A. 安排单人房间，光线宜暗
B. 禁止做阴道窥阴器检查
C. 严密观察病情，做放疗准备
D. 卧床休息以减轻患者消耗
E. 采取半卧位并吸氧

14. 患者，女，40 岁，诊断为侵蚀性葡萄胎阴道转移，以下护理措施哪项<u>不正确</u>
A. 严密观察病情
B. 配血备用
C. 限制患者走动
D. 有阴道流血及时进行窥阴器检查
E. 配合医师进行化疗

15. 患者，女，34 岁，确诊为侵蚀性葡萄胎，给予 5-氟尿嘧啶化疗，化疗时患者白细胞计数低于多少时，需要进行保护性隔离
A. 1.0×10^9/L
B. 2.0×10^9/L
C. 3.0×10^9/L
D. 4.0×10^9/L
E. 5.0×10^9/L

（16~18 题共用题干）

患者，女，40 岁，停经 65 天，出现阴道不规则流血，伴阵发性下腹部隐痛。妇科检查子宫大于停经月份，较软，B 超检查见增大的子宫腔内无妊娠囊，充满长形雪花状肿物

16. 其首选的处理原则是
A. 行清宫术
B. 化疗
C. 放疗
D. 随访观察
E. 行子宫切除术

17. 护士应指导患者术后避孕的首选方法是
A. 宫内节育器
B. 口服避孕药
C. 避孕贴剂
D. 皮下埋植法
E. 避孕套

18. 说服患者定期随访的主要原因是
A. 伤口未完全愈合
B. 把握患者的身心状况
C. 有复发的可能
D. 有恶变的可能
E. 有感染的可能

参考答案

1.C　2.B　3.C　4.D　5.E　6.A　7.C　8.E　9.B　10.D　11.D　12.C　13.D　14.D　15.A　16.A　17.E　18.D

5. 解析：葡萄胎患者清宫术后，护士应指导患者避孕 2 年，避孕工具首选安全套。
6. 解析：葡萄胎清宫术后应定期复查 hCG，以及早发现癌变。
10. 解析：侵蚀性葡萄胎最常见转移部位是肺部。

第十四节　白血病病人的护理

1. 与白血病发病<u>无关</u>的是
A. 药物化学因素
B. 病毒因素
C. 物理因素
D. 免疫功能亢进
E. 遗传因素

2. 急性白血病的临床特征是
A. 发热、贫血、出血
B. 全血细胞减少
C. 恶病质
D. 肝、脾、淋巴结肿大
E. 发热、贫血、出血、白血病细胞浸润

3. 急性白血病患者容易发生感染的主要原因是

A. 继发性营养不良

B. 白细胞增多

C. 成熟粒细胞缺乏

D. 长期贫血导致机体抵抗力下降

E. 化疗药副作用

4. 患者男性，55 岁，患急性淋巴细胞白血病，现需化疗。为预防静脉坏死，下列护理措施不妥的是

A. 首选中心静脉

B. 药物推注速度要慢

C. 拔针前用生理盐水冲洗静脉

D. 轮换使用血管

E. 注射前确保针头在血管内

5. 患者，男，10 岁，以急性淋巴细胞白血病入院。治疗方案中有环磷酰胺。在化疗期间要特别加强监测的项目是

A. 体温

B. 血压

C. 脱发

D. 血常规

E. 食欲

6. 患者，女，19 岁。患急性白血病。实验室检查：WBC 43×10^9/L，RBC 2.7×10^{12}/L，Hb 67g/L，PLT 10×10^9/L。此时应着重观察患者的

A. 活动耐力

B. 尿量

C. 营养状况

D. 月经周期

E. 颅内出血征兆

7. 患者女性，28 岁，因皮肤瘀点、瘀斑就诊。入院后诊断为白血病，给予化疗，现病情好转准备出院。针对该患者的健康教育，错误的是

A. 定期门诊复查血常规

B. 少去人群拥挤的地方

C. 若无新发出血可自行停药

D. 保证休息和营养

E. 有出血、发热及骨骼疼痛及时就诊

8. 患者，女，62 岁，诊断为急性淋巴细胞白血病。应用长春新碱化疗时，护士应着重观察下列哪项不良反应

A. 出血性膀胱炎

B. 心脏损害

C. 末梢神经炎

D. 唾液腺肿

E. 过敏反应

9. 某急性白血病患者，因“乏力、食欲减退、消瘦 1 个月余，伴发热 1 周”收入院。行化疗后出现恶心，但无呕吐。血常规检查：WBC 2×10^9/L，PLT 150×10^9/L，该患者的护理问题不包括

A. 潜在的感染

B. 营养失调：低于机体需要量

C. 活动无耐力

D. 舒适的改变：发热、恶心

E. 潜在的颅内出血

10. 患者，男，38 岁。诊断为急性早幼粒细胞白血病，入院第 2 天出现血液高凝状态，继而出现胸痛、呼吸困难、咯血，该患者最可能出现了何种并发症

A. 自发性气胸

B. 肺栓塞

C. 肺浸润

D. 急性肺水肿

E. 心脏压塞

11. 患者，女，25 岁，因不明原因高热就诊，经检查诊断为急性白血病，患者得知病情后终日不语，表情呆滞，拒绝接受任何治疗。该患者的心理反应是

A. 恐惧

B. 紧张

C. 焦虑

D. 绝望

E. 神经质

12. 患者，男，53 岁，诊断为急性单核细胞白血病，化疗后出现骨髓抑制，WBC 3.0×10^9/L，PLT 18×10^9，Hb 60g/L，该患者首要的护理诊断是

A. 有感染的危险

B. 有皮肤完整性受损的危险

C. 营养失调：低于机体需要量

D. 潜在并发症：颅内出血

E. 知识缺乏

（13~15 题共用题干）

患者，女，30 岁，因“无明显诱因出现乏力伴胸闷、气急，活动后症状加重 3 周”就诊，实验室检查：Hb77g/L，WBC61.8×10^9/L，PLT183×10^9/L，异常细胞 88%，为进一步诊治收入血液科病房

13. 为明确诊断，需行骨髓穿刺术，护士对患者解释穿刺的注意事项时，错误的内容是

A. 目的是帮助明确诊断

B. 穿刺时需采取膝胸卧位

C. 穿刺后可能会有酸胀的感觉

D. 穿刺后 2~3 天内不宜洗澡

E. 可以正常活动，不影响生活规律

14. 患者被确诊为急性单核细胞白血病，即予 DAH 方案化疗（D- 柔红霉素、A- 阿糖胞苷、H- 三尖杉酯碱），应用化疗药物后，护士应重点观察的是

A. 心脏毒性表现

B. 骨髓抑制表现

C. 注射部位局部表现

D. 膀胱毒性表现

E. 神经毒性表现

15. 患者病情缓解拟于近日出院，护士为其进行健康教育，告知注意监测血常规指标，血小板开始低于多少时应限制活动

A. $<300\times10^9$/L

B. $<100\times10^9$/L

C. $<50\times10^9$/L

D. $< 20 \times 10^9/L$

E. $< 10 \times 10^9/L$

（16~18 题共用题干）

患者，男，52 岁，诊断为急性淋巴细胞白血病。化疗后第 6 天出现肛周红、肿、热、痛，体温达 39.8℃，血常规示 WBC $0.5 \times 10^9/L$，Hb 65g/L，PLT $40 \times 10^9/L$

16. 该患者目前最主要的护理诊断是

A. 有感染的危险

B. 体温升高

C. 知识缺乏

D. 有受伤的危险

E. 潜在的并发症：颅内出血

17. 对该患者不宜采用的降温措施是

A. 温水擦浴

B. 酒精擦浴

C. 头颈部放置冰袋

D. 应用解热镇痛剂

E. 大动脉降温

18. 患者次日凌晨出现烦躁不安，T39.1 ℃，BP85/50mmHg，P120 次 / 分。该患者最可能发生了何种并发症

A. 颅内出血

B. 中枢神经系统白血病

C. 化疗性脑膜炎

D. 心功能衰竭

E. 感染性休克

（19~21 题共用题干）

患者，女，25 岁，急性淋巴细胞白血病化疗后完全缓解，医嘱给予甲氨蝶呤鞘内注射

19. 患者对本医嘱不解，护士的正确回答是

A. 预防中枢神经系统白血病

B. 预防颅内出血

C. 进一步诱导缓解

D. 预防感染

E. 巩固化疗

20. 鞘内注射完后嘱患者应取何体位

A. 中凹位

B. 半卧位

C. 坐位

D. 去枕平卧位

E. 俯卧位

21. 患者取上述体位应维持

A. 30 分钟

B. 1~2 小时

C. 4~6 小时

D. 8~10 小时

E. 12 小时

22. 患者男性，43 岁。患慢性粒细胞白血病，现病情缓解，准备出院。出院前护士应向患者着重指导

A. 以休息为主，不可过劳

B. 按时服药

C. 进食高蛋白、高维生素食物

D. 每日饮水 1500ml

E. 保持情绪稳定

23. 患者，女，42 岁。白血病入院化疗 3 个周期后出现足趾麻木，腱反射消失等外周神经炎的表现，引起此副作用的化疗药物是

A. 长春新碱

B. 泼尼松

C. 柔红霉素

D. 青霉素

E. 甲氨蝶呤

24. 化疗患者需要进行保护性隔离的白细胞计数为

A. $1.0 \times 10^9/L$

B. $2.0 \times 10^9/L$

C. $4.0 \times 10^9/L$

D. $3.0 \times 10^9/L$

E. $5.0 \times 10^9/L$

25. 关于白血病患者的护理，下列不恰当的是

A. 注意病室消毒，预防感染

B. 进食高热量、高维生素、高蛋白饮食

C. 化疗期间多卧床休息，避免外伤引起出血

D. 化疗期间为避免呕吐应禁食

E. 严密监测血常规的改变

26. 患者，男，52 岁，慢性粒细胞白血病慢性期，巨脾，下列健康指导中最重要的是

A. 劳逸结合

B. 按时服药

C. 保持情绪稳定

D. 避免腹部受压或受碰撞

E. 预防感冒

27. 慢性粒细胞白血病慢性期最突出的体征是

A. 胸骨下段压痛

B. 脾大

C. 发热

D. 骨关节痛

E. 贫血

28. 下列化疗药易引起末梢神经炎的是

A. 去甲柔红霉素

B. 甲氨蝶呤

C. 阿糖胞苷

D. 长春新碱

E. 高三尖杉酯碱

参考答案

1.D 2.E 3.C 4.A 5.D 6.E 7.C 8.C 9.E 10.B 11.D 12.D 13.B 14.A 15.C 16.B 17.B 18.E 19.A 20.D 21.C 22.B 23.A 24.A 25.D 26.D 27.B 28.D

1. 解析：白血病的病因尚不清楚，可能与病毒、放射（物理因素）、化学因素、遗传等有关。

9. 解析：上述患者血小板 150×10^9/L，在正常范围内，因此患者不会出现颅内出血。

17. 解析：血液病患者出现高热禁忌酒精擦浴，以免加重皮下出血。

第十五节　骨肉瘤病人的护理

1. 最容易发生骨肉瘤转移的脏器是
   A. 脑
   B. 肺
   C. 肝
   D. 脾
   E. 肾

2. 骨肉瘤患者的护理评估重点是
   A. 活动
   B. 睡眠
   C. 疼痛
   D. 血压
   E. 心率

3. 以下哪项是最常见的原发性恶性骨肿瘤
   A. 骨巨细胞瘤
   B. 骨软骨瘤
   C. 骨肉瘤
   D. 骨瘤
   E. 骨髓瘤

4. 患者，男，39 岁，因左胫骨中下段骨肉瘤行截肢术，术后护士采取了以下护理措施，不正确的是
   A. 床旁备止血带
   B. 术后 24 小时内抬高患肢
   C. 24 小时后嘱患者俯卧位
   D. 麻醉清醒后指导残肢功能锻炼
   E. 患肢用棉垫加弹性绷带包扎

5. 患者，女，67 岁，诊断为骨肉瘤，化疗 10 天后发现刷牙时出现牙龈出血，护士对该患者的指导，错误的是
   A. 不配戴义齿
   B. 多刷牙，防感染
   C. 用软毛牙刷
   D. 饭后漱口
   E. 进软食

6. 患者，女，56 岁，骨肉瘤，遵医嘱给予环磷酰胺 + 顺铂 + 甲氨蝶呤化疗，患者出现下列哪种反应需停止化疗
   A. 恶心、呕吐
   B. 静脉炎
   C. 脱发
   D. 白细胞降至 1.0×10^9/L
   E. 白细胞降至 3.5×10^9/L，血小板降至 80×10^9/L

参考答案

1.B 2.C 3.C 4.D 5.B 6.E

2. 解析：骨肉瘤的早期症状是疼痛，可发生在肿瘤出现之前，起初为间断性疼痛，渐转为持续性剧烈疼痛，尤以夜间为甚。因此护理评估的重点是疼痛。

第十六节　颅内肿瘤病人的护理

1. 患者，男，65 岁。因“反复头痛，呕吐 2 个月”入院。经检查诊断为脑星形细胞瘤，为降低颅内压，最佳的治疗方法是
   A. 脱水治疗
   B. 激素治疗
   C. 冬眠低温疗法
   D. 脑脊液外引流
   E. 手术切除肿瘤

2. 患者，男，48 岁，诊断为颅内肿瘤入院。患者有颅内压增高症状。护士给予病人床头抬高 15° ~30° ，其主要目的是
   A. 有利于改善心脏功能
   B. 有利于改善呼吸功能
   C. 有利于颅内静脉回流
   D. 有利于鼻饲
   E. 防止呕吐物误入呼吸道

3. 患者，男，40 岁。脑肿瘤手术后留置脑室引流管。通常情况下每日引流量不超过

A. 200ml

B. 300ml

C. 400ml

D. 500ml

E. 600ml

4. 患者男性，65 岁，因颅内肿瘤行开颅手术，术后当晚患者出现烦躁，呈嗜睡状，血压较前升高，脉搏、呼吸较前减慢，一侧肢体自主活动较前减少，该患者可能出现

A. 颅内出血

B. 脑水肿

C. 肿瘤未切除彻底

D. 术中损伤

E. 颅内感染

5. 患者，男，45 岁。因颅内肿瘤入院，有明显颅内压增高，以下护理措施错误的是

A. 高流量氧气吸入

B. 烦躁不安时给予绷带约束

C. 高热时给予物理降温，必要时药物降温

D. 便秘时给予缓泻剂

E. 遵医嘱定时定量给予抗癫痫药物

参考答案

1.E 2.C 3.D 4.A 5.B

第十七节 乳腺癌病人的护理

1. 乳腺癌常见的病因中，与下列哪项无关

A. 雌酮含量增高

B. 血型

C. 高脂饮食

D. 生活方式

E. 遗传

2. 乳腺癌早期的临床表现是

A. 橘皮样改变

B. 无痛性肿块

C. 乳头内陷

D. 乳头溢液

E. 红、肿、热、痛

（3~5 题共用题干）

患者，女，57 岁，3 个月前于洗澡时发现左侧乳房有一小指头大小的无痛性肿块，近 1 个月来肿块逐渐增大，入院诊断为乳腺癌

3. 该乳腺癌患者乳房皮肤出现“酒窝征”是由于

A. 癌肿侵犯乳房 Cooper 韧带

B. 癌细胞堵塞皮下淋巴管

C. 癌肿与胸肌粘连

D. 癌肿与皮肤粘连

E. 癌肿侵犯乳管

4. [假设情况] 如该患者伴有乳头内陷，其原因主要是

A. 癌细胞堵塞皮下淋巴管

B. 癌肿侵犯乳房 Cooper 韧带

C. 癌肿与胸肌粘连

D. 癌肿与皮肤粘连

E. 癌肿侵犯乳管

5. [假设情况] 如该患者乳房皮肤呈橘皮样变化，其原因主要是

A. 癌细胞侵犯乳房 Cooper 韧带

B. 癌细胞堵塞皮下淋巴管

C. 癌肿与胸肌粘连

D. 癌肿与皮肤粘连

E. 癌肿侵犯乳管

6. 根据乳腺癌转移的主要途径，护理评估应重点关注的部位是

A. 腹股沟

B. 颌下

C. 颈后

D. 颈前

E. 腋窝

7. 确定乳腺肿块性质最可靠的方法是

A. 乳房触诊

B. 乳头溢液涂片检查

C. B 超

D. 乳房钼靶 X 线检查

E. 活组织病理检查

（8~9 题共用题干）

患者，女，47 岁，发现右侧乳房内无痛性肿块 2 个月，体检：右侧乳房外上象限可扪及直径约 4 ㎝的肿块，边界不清，质地硬，局部乳房皮肤出现“橘皮样”改变，经活组织病理学检查证实乳腺癌。行乳腺癌改良根治术

8. 该患者乳房皮肤出现“橘皮样”改变，是由于

A. 癌细胞堵塞皮下淋巴管

B. 癌肿侵犯乳房

C. 癌肿与胸肌粘连

D. 癌肿与皮肤粘连

E. 癌肿侵犯乳管

9. 术后第 2 天，对患者采取的护理措施不正确的是

A. 患侧垫枕以抬高患肢

B. 保持伤口引流管通畅

C. 观察患侧肢端血液循环

D. 指导患侧肩关节的活动

E. 禁止在患侧手臂测血压、输液

10. 患者，女，39岁。行右侧乳腺癌根治术，术后生命体征平稳。家属探视时感觉伤口包扎过紧，问护士“为什么包的这么紧啊？”护士的正确解释是

A. 防止感染

B. 保护伤口

C. 防止皮瓣坏死

D. 有利于引流

E. 利于肢体功能康复

11. 患者女性，34岁，患乳腺癌，行左乳腺癌切除术。术后第2天，该患者左手<u>不宜做</u>的运动是

A. 作转绳运动

B. 伸指运动

C. 握拳运动

D. 屈腕运动

E. 松手运动

12. 患者女性，35岁，患乳腺癌。入院后行右侧乳腺癌根治术，术后第2天，护士对其进行指导后，患者的讲述中正确的是

A.“这种病不会遗传”

B.“2年内不能怀孕”

C.“能在右侧胳膊量血压”

D.“我要坚持右侧上肢的功能锻炼”

E.“下床时用吊带托扶右上肢”

13. 患者，女，28岁。乳腺扩大根治术后咨询护士可以妊娠的时间是术后

A. 1年

B. 2年

C. 3年

D. 4年

E. 5年

14. 患者女性，34岁，因患乳腺癌接受了乳腺癌根治术，患者术后常有自卑感，不愿见人，护士应特别注意满足患者的哪一方面需要

A. 安全的需要

B. 生理的需要

C. 爱与归属的需要

D. 尊重的需要

E. 自我实现的需要

15. 患者，女，30岁，因乳腺癌行根治术，并经化疗，出院前进行健康指导，以下哪个项目对预防复发最重要

A. 加强营养

B. 参加体育活动增强体质

C. 5年内避免妊娠

D. 经常自查乳房

E. 定期来院复查

16. 患者，女，48岁。右侧乳腺癌根治术后第2天，右上肢康复训练中正确的是

A. 右手梳头

B. 右手爬墙运动

C. 右手刷牙洗脸

D. 下床时用吊带托扶右上肢

E. 下床活动需要有人扶住患者右上肢

17. 患者女性，46岁，因患乳腺癌，右侧乳房切除术后一天，护士协助其更换上衣时应

A. 先脱患侧，先穿健侧

B. 先脱患侧，先穿患侧

C. 先脱健侧，先穿患侧

D. 先脱健侧，先穿健侧

E. 双侧衣袖同时穿上

18. 乳癌根治术后护理，以下哪项有利于伤口愈合

A. 加强口腔护理

B. 术后3天帮助患者活动患肢

C. 鼓励咳嗽

D. 半卧位有利于引流

E. 保持皮瓣下负压引流畅通

（19~21题共用题干）

患者，女，47岁。5个月前无意中发现左侧乳房有一小指头大小的无痛性肿块，近2个月来肿块逐渐增大，故来院就诊。体检：左侧乳房可扪及一3cm×2cm大小的肿块，边界不清，表面不光滑，且近期出现患侧乳头内陷，同侧腋窝可扪及两个散在、可推动的淋巴结。初步怀疑为乳腺癌

19. 该病的好发部位是

A. 乳房外上象限

B. 乳房外下象限

C. 乳房内上象限

D. 乳房内下象限

E. 乳管近乳头开口处

20. 患者近期内出现乳头内陷是由于

A. 癌细胞堵塞皮下淋巴管

B. 癌肿侵犯乳房Cooper韧带

C. 癌肿与胸肌粘连

D. 癌肿与皮肤粘连

E. 癌肿侵犯乳管

21. 35岁以上女性进行乳腺癌普查时，下列哪项检查最为简便、有效

A. B型超声波

B. 乳房钼靶X线检查

C. 近红外线扫描

D. 乳腺导管造影

E. 活组织病理检查

参考答案

1.B 2.B 3.A 4.E 5.B 6.E 7.E 8.A 9.D 10.C 11.A 12.D 13.E 14.D 15.C 16.D 17.C 18.E 19.A 20.E 21.B

3~5. 解析：若乳腺癌癌肿侵犯连接腺体与皮肤的Cooper韧带，使之收缩，导致皮肤表面凹陷，称为“酒窝征”；如癌肿侵犯近乳头的大乳管，则可使乳头偏移、抬高或者内陷，造成两侧乳头位置不对称；癌肿继续增大，与皮肤广泛粘连，当皮内或皮下淋巴管被癌细胞堵塞时，可出现皮肤淋巴水肿，在毛囊处形成许多点状凹陷，使皮肤呈“橘皮样”改变。

6. 解析：乳腺癌最常见的转移部位是同侧腋窝淋巴结，因此针对乳腺癌病人的转移情况，护士应重点评估同侧腋窝淋巴结。

16. 解析：乳腺癌患者术后第二天只能活动腕部，不能做与肩部活动有关的运动，如梳头、爬墙运动、洗脸等，病人下床时只能用吊带托扶，防止用力不均引起皮瓣移位。

第十八节　子宫内膜癌病人的护理

1. 患者，女，58岁。停经8年后阴道流血。妇科检查：宫颈表现光滑，子宫软，双侧附件无包块和压痛。应考虑为

A. 老年性阴道炎

B. 子宫肌瘤

C. 子宫内膜癌

D. 宫颈癌

E. 卵巢癌

2. 患者女性，65岁。绝经8年后阴道流血2个月，出血量时多时少，盆腔检查：宫颈光滑，子宫稍大，双附件正常，怀疑子宫内膜癌，未明确诊断，首选的辅助检查是

A. 宫颈涂片检查

B. 分段诊断性刮宫

C. 宫颈活检

D. 阴道镜

E. 阴道脱落细胞检查

3. 患者，女，55岁，因绝经5年后出现阴道不规则流血入院，经检查诊断为子宫内膜腺癌。患者咨询本病最常用的治疗方案，护士正确的回答是

A. 化疗

B. 手术治疗

C. 中药治疗

D. 放疗

E. 放化疗结合

4. 患者，女，40岁，新近被确诊患有子宫内膜癌，需要施行子宫切除术，患者得知此诊断后不停地哭泣。护士与此患者进行沟通时适宜的方法是

A. 为患者准备一条冷的湿毛巾擦脸

B. 可使用沉默技巧陪伴患者

C. 不断询问哭泣的原因

D. 尽量让患者一人独处

E. 劝患者不要哭泣

5. 患者，女，55岁，绝经5年，近1个月阴道有水样白带，近半个月出现阴道间断少量流血，查子宫颈光滑，宫体稍大且软，附件未扪及。其正确的护理评估应除外

A. 分段诊断性刮宫

B. 宫腔镜检查

C. B型超声检查

D. 按子宫内膜癌评估

E. 阴道镜检查

参考答案

1.C 2.B 3.B 4.B 5.E

第十九节　原发性支气管肺癌病人的护理

1. 原发性支气管肺癌的起源部位是

A. 毛细支气管

B. 支气管腺体或黏膜

C. 主支气管

D. 纵隔黏膜

E. 肺泡黏膜

2. 支气管肺癌最常见的早期症状是

A. 发热

B. 阵发性刺激性干咳

C. 反复肺部感染

D. 持续性痰中带血

E. 胸痛

3. 患者，男，60 岁，吸烟 40 余年。因刺激性干咳 2 年，近期出现痰中带血丝入院就诊。诊断为中心型肺癌。癌肿压迫颈交感神经丛可出现 Horner 综合征，患者不会出现下列哪种表现

A. 患侧眼球内陷

B. 患侧上睑下垂

C. 患侧瞳孔缩小

D. 声音嘶哑

E. 同侧面部无汗

4. 患者男性，60 岁，因患肺癌行多次放疗，现照射部位皮肤出现红斑、有烧灼感。护士应指导患者

A. 使用肥皂清洗皮肤

B. 照射部位冷敷

C. 保持照射部位皮肤干燥，清洁

D. 照射部位热敷

E. 照射部位皮肤涂 2% 甲紫

5. 患者，男，62 岁，支气管肺癌手术切除病灶后准备出院。在进行出院健康指导时，应该告诉患者出现哪种情况时必须尽快返院就诊

A. 鼻塞流涕

B. 夜间咳嗽

C. 伤口瘙痒

D. 痰中带血

E. 食欲下降

6. 患者，男，58 岁。患肺癌，有吸烟史近 20 年。护士的行为不妥的是

A. 耐心地回答患者提出的任何问题

B. 指导并劝告患者停止吸烟

C. 为患者讲解吸烟的危害

D. 以该患者为例大力宣传吸烟的危害

E. 为患者提供一些戒烟的技巧

7. 患者，男，67 岁，肺癌，给予环磷酰胺化疗。护士需要密切观察患者的不良反应是

A. 心脏损害

B. 脱发

C. 胃肠道反应

D. 出血性膀胱炎

E. 口腔溃疡

8. 患者，女，45 岁，小学文化。刚刚知晓自己被诊断为原发性支气管肺癌，询问护士："我是不是活不了多久了？"针对该患者的心理护理，错误的是

A. 耐心倾听患者的诉说

B. 讲解有关疾病知识及治疗措施

C. 安排家庭成员和朋友定期看望患者

D. 指导患者立遗嘱安排后事

E. 安慰患者，保持积极情绪

9. 患者，男，47 岁，肺癌术后化疗。护士在给其行 PICC 置管过程中发现手套破损，此时应

A. 用无菌敷料覆盖破损处

B. 用消毒液消毒破损处

C. 用胶布粘贴破损处

D. 加带一副手套

E. 立即更换手套

10. 患者，男，65 岁，原发性支气管肺癌骨转移，今晨起床时，左小腿疼痛，肿胀，不能行走，X 线示左侧胫腓骨骨干双骨折。导致该患者骨折最可能的原因是

A. 直接暴力

B. 间接暴力

C. 肌肉牵拉

D. 疲劳性骨折

E. 病理性骨折

11. 患者，男，62 岁。支气管肺癌手术后 3 天。目前一般情况尚可，但有痰不易咳出。最适宜采取的排痰措施是

A. 指导深呼吸咳嗽

B. 给予叩背

C. 给予机械震荡

D. 给予体位引流

E. 给予吸痰

12. 表示肺癌已有全身转移的表现是

A. 痰中带血

B. 持续性胸痛

C. 股骨局部破坏

D. 间歇性高热

E. 持续性胸腔积液

13. 患者男性，60 岁。行肺段切除术后 2 小时，患者自觉胸闷，呼吸急促，测血压、脉搏正常，见水封瓶内有少量淡红色液体，水封瓶长玻璃管内的水柱波动不明显，考虑为

A. 胸腔内出血

B. 肺已复张

C. 引流管阻塞

D. 肺炎、肺不张

E. 呼吸中枢抑制

14. 患者，男，70 岁，疑诊为肺癌。行纤维支气管镜检查后，护士嘱其不宜立即饮水，向患者解释其目的是为了避免

A. 恶心

B. 打喷嚏

C. 出血

D. 误吸

E. 腹胀

15. 患者，男，55 岁，诊断为肺癌。行左肺上叶舌段切除术，术后患者意识恢复，血压平稳，最好取

A. 平卧位

B. 头低足高仰卧位

C. 健侧卧位

D. 1/4 侧卧位

E. 患侧卧位

16. 患者，男，54 岁，咳嗽，痰中带血丝 2 个月，诊断为右上肺肺癌。1 个月后出现右面部无汗，瞳孔缩小，上睑下垂及眼球下陷，患者出现该症状是由于肿瘤侵犯或

压迫了
A. 膈神经
B. 喉返神经
C. 臂丛神经
D. 上腔静脉
E. 颈交感神经

（17~18 共用题干）
患者，男，45 岁，汽车修理工，间断咳嗽 3 个月，无痰。近 20 天出现咳嗽加剧。痰中带血，无发热、寒战等症状。查体：T36.7 ℃，P78 次分，R19 次 / 分，BP110/70mmHg，浅表未扪及淋巴结肿大，高度怀疑为肺癌

17. 在收集患者病史资料时，不能遗漏的重要信息是
A. 吸烟史
B. 服药史
C. 婚姻状况
D. 营养状况
E. 心理状态

18. 患者确诊为肺癌，给予化疗。输注化疗药前需建立静脉通道，首选的液体为
A. 5% 葡萄糖溶液
B. 10% 葡萄糖溶液
C. 5% 葡萄糖盐水
D. 生理盐水
E. 林格液

（19~22 题共用题干）
患者，男，48 岁，支气管肺癌，病理组织报告为“鳞状细胞癌”

19. 按照解剖部位分类，该癌肿最常见的类型是
A. 周围型
B. 混合型
C. 边缘型
D. 中央型
E. 巨块型

20. 患者进行肺癌切除术后，需要进行化疗。输注化疗药前与患者沟通。最重要的注意事项是
A. 健康教育
B. 评估血管
C. 保护血管
D. 血液检验指标正常
E. 告知患者，并要求签署化疗同意书

21. 患者在输注化疗药过程中，突然感觉静脉穿刺处疼痛，紧急处理措施是
A. 安慰患者
B. 检查有无回血，如有回血继续输注
C. 拔掉液体
D. 立即停止输液，做进一步处理
E. 通知医生

22. 患者在治疗过程中，白细胞低于多少时应停止化疗或减量
A. 6.5×10^9/L
B. 5.5×10^9/L
C. 4.5×10^9/L
D. 3.5×10^9/L
E. 2.5×10^9/L

23. 患者，男，50 岁，有 30 年吸烟史，近日咳嗽，咳白色黏痰，痰中有血丝。胸部 X 线检查显示右肺肺门 4cm × 4cm 肿块影，怀疑肺癌收入院。确诊肺癌最佳的检查方法是
A. 肺部 X 线检查
B. 胸部 CT 检查
C. 支气管镜检查与活组织检查
D. 痰脱落细胞学检查
E. 癌胚抗原

（24~25 题共用题干）
患者，女，58 岁。诊断为右肺中央型肺癌，行右肺全肺切除术

24. 术后护士为患者采取的护理措施不包括
A. 采取 1/4 侧卧位
B. 输液速度可控制在 40~60 滴 / 分
C. 应控制钠盐摄入
D. 胸腔闭式引流每次放液量不宜超过 100ml
E. 记录出入水量，维持体液平衡

25. 患者术后的病理结果提示肿瘤对放射治疗非常敏感，最可能的病理类型是
A. 鳞癌
B. 腺癌
C. 小细胞癌
D. 大细胞癌
E. 细支气管肺泡癌

（26~27 题共用题干）
患者，女，82 岁，肺癌晚期，神志清楚，出现排便失禁、食欲下降等现象，各种迹象表明患者处于临终阶段。

26. 护士对该患者排便失禁的护理，错误的是
A. 护士应尊重和理解患者，给予心理安慰与支持
B. 常用温水洗净肛门，保持皮肤清洁干燥
C. 适当限制液体摄入以免加重排便失禁
D. 保持床褥、衣服清洁
E. 定时开窗通风

27. 为促进患者舒适，以下措施哪项不妥
A. 定时为患者翻身
B. 在晨起、餐后和睡前协助患者漱口
C. 根据患者的饮食习惯调整饮食
D. 四肢冰凉时，为防止烫伤，尽量不要给热水袋
E. 护士与患者交谈时语调应柔和

参考答案

1.B 2.B 3.D 4.C 5.D 6.D 7.D 8.D 9.E 10.E 11.E 12.C 13.C 14.D 15.C 16.E 17.A 18.D 19.D 20.E 21.D 22.D 23.C 24.B 25.C 26.C 27.D

5. 解析：当患者出现痰中带血、胸痛，提示肺癌复发，应尽快返院就诊。

15. 解析：肺段切除术的病人应避免手术侧卧位，最好选健侧卧位。

第十四章　血液、造血器官及免疫疾病病人的护理

第一节　血液及造血系统的解剖结构和生理功能

1. 胎儿中期主要的造血器官是
   A. 卵黄囊
   B. 肝
   C. 脾
   D. 骨髓
   E. 淋巴结

2. 出生后主要的造血器官是
   A. 卵黄囊
   B. 肝
   C. 脾
   D. 骨髓
   E. 淋巴结

3. 婴幼儿发生各种感染时可出现
   A. 卵黄囊造血
   B. 肝、脾、淋巴结参与造血
   C. 红骨髓造血
   D. 黄骨髓造血
   E. 红、黄骨髓均参与造血

4. 小儿白细胞分类中，中性粒细胞与淋巴细胞的两次交叉的时间分别是
   A. 4~6 天与 4~6 周
   B. 4~6 天与 4~6 个月
   C. 4~6 天与 4~6 岁
   D. 4~6 周与 4~6 个月
   E. 4~6 周与 4~6 岁

参考答案

1.B　2.D　3.B　4.C

第二节　缺铁性贫血病人的护理

1. 患者，女，30 岁，常年月经量过多，近来出现头晕，乏力，面色苍白。医院诊断为贫血，贫血是指单位容积的外周血液中
   A. 红细胞数或血红蛋白量低于正常
   B. 红细胞数和血红蛋白量低于正常
   C. 红细胞数和网织红细胞数低于正常
   D. 红细胞数和红细胞比容低于正常
   E. 红细胞数、血红蛋白浓度和 / 或红细胞比容低于正常

2. 贫血患儿，活动量稍大时气促、心悸，血红蛋白 40g/L，该患儿的贫血程度为
   A. 轻度
   B. 中度
   C. 重度
   D. 极重度
   E. 特重度

3. 小细胞低色素性贫血常见于
   A. 巨幼细胞贫血
   B. 缺铁性贫血
   C. 失血性贫血
   D. 溶血性贫血
   E. 再生障碍性贫血

4. 小儿 8 个月，一直母乳喂养，未添加辅食，查体见口唇及眼睑结膜苍白，血红蛋白 90g/L，血涂片中见红细胞体积小、含色素低。该患儿可能患
   A. 生理性贫血
   B. 感染性贫血
   C. 再生障碍性贫血
   D. 营养性缺铁性贫血
   E. 巨幼细胞贫血

5. 5 个月小儿一直牛奶喂养，检查发现血清铁蛋白下降。另一名同龄小儿一直母乳喂养则无此改变，原因是
   A. 牛乳中含铁量低
   B. 母乳中含铁量高
   C. 母乳中铁吸收率高
   D. 牛乳中铁吸收率高

E. 母乳中含矿物质多

6. 下列哪项是缺铁性贫血最主要的原因

A. 先天储铁不足

B. 铁摄入不足

C. 生长发育快

D. 铁吸收障碍

E. 铁丢失过多

7. 缺铁性贫血最突出的体征是

A. 皮肤干燥

B. 反甲

C. 皮肤黏膜苍白

D. 皮肤黏膜出血

E. Plummer-Vinson 综合征

8. 患者，女，46 岁，因面色苍白伴头晕、乏力 1 年，心悸、气促半年就诊。体检发现心尖部可闻及柔和Ⅱ级收缩期杂音，经骨髓检查诊断为缺铁性贫血。患者自觉心悸、气促，与缺铁性贫血有何关系

A. 有关，缺铁性贫血能引起贫血性心脏病

B. 有关，缺铁性贫血能引起肺功能下降

C. 有关，缺铁性贫血能引起周围组织缺氧

D. 无关，患者有其他心脏病

E. 无关，患者有更年期综合征

9. 患者，女，28 岁。乏力、心悸、头晕 2 个月就诊。患者面色苍白，皮肤干燥。医嘱血常规检查。护士在解释该检查目的时的正确说法是

A. 检查是否有感染

B. 检查是否有出凝血功能障碍

C. 检查是否有贫血及其程度

D. 检查肝脏功能是否有损害

E. 检查肾脏功能是否有损害

10. 患者，女，16 岁。诊断为缺铁性贫血入院。护士为其进行饮食指导时，最恰当的食物组合是

A. 鱼、咖啡

B. 瘦肉、牛奶

C. 羊肝、橙汁

D. 鸡蛋、可乐

E. 豆腐、绿茶

11. 彻底治愈小细胞低色素性贫血最主要的治疗措施是

A. 去除病因

B. 少量输血

C. 增加营养

D. 铁剂治疗

E. 充分休息

12. 10 个月患儿，牛乳喂养，未加辅食，近 2 个月面色苍白，食欲低下，经检查诊断为缺铁性贫血，拟用铁剂治疗，下列说法正确的是

A. 贫血纠正后即停铁剂

B. 不宜在两餐之间服用

C. 与牛奶同服

D. 忌与维生素 C 同服

E. 首选二价铁

13. 患者，女，17 岁，患缺铁性贫血。指导患者口服硫酸亚铁正确的方法是

A. 饭前服用

B. 餐中或饭后服用

C. 每 8 小时 1 次

D. 早晨、中午和睡前各 1 次

E. 任何时间服用

14. 某缺铁性贫血患者，口服硫酸亚铁 0.3g，每日 3 次进行治疗，护士指导患者正确的服药方法是

A. 三餐饭前服用

B. 每间隔 8 小时服药一次

C. 三餐饭后服用

D. 早晨 10 时，下午 3 时和临睡前服药

E. 在一天中任选时间服用

15. 口服液体铁剂的正确方法是

A. 饭前服

B. 饭前测心率

C. 吸管吸入

D. 茶水送服

E. 服后不宜立即饮水

16. 治疗贫血时，下列可与铁剂同时服用的是

A. 牛乳

B. 茶水

C. 咖啡

D. 钙剂

E. 维生素 C

17. 缺铁性贫血患者口服铁剂治疗，护士应告知患者最可能出现的不良反应是

A. 过敏性休克

B. 肌肉关节痛

C. 胃肠道反应

D. 白细胞减少

E. 头痛

18. 患者，女，48 岁，患缺铁性贫血。护士对其口服铁剂的指导<u>错误</u>的是

A. 从小量开始，逐渐增至全量

B. 应在饭前服用以利于铁剂吸收

C. 与维生素 C 同服

D. 不宜与牛乳、茶、钙片、咖啡同服

E. 服用液体铁剂时可用吸管服药

（19~20 共用题干）

患儿男，2 岁，因缺铁性贫血入院治疗，患儿治疗期间由母亲负责照顾

19. 护士在护理患儿的过程中，下列做法正确的是

A. 让患儿母亲为患儿量体温

B. 告诉患儿母亲餐前服用铁剂

C. 对患儿及其母亲进行健康指导

D. 向患儿母亲保证患儿会很快康复

E. 用医学术语解答患儿母亲的提问

20. 在为患儿做治疗时，护士最容易让患儿接受的语言是

A. 指导式语言
B. 关心式语言
C. 夸赞式语言
D. 安慰式语言
E. 解释式语言

（21~23 题共用题干）

男婴，7 个月，近两个月来肤色苍白，食欲减退入院，生后一直人工喂养，未加辅食，体检：营养差，皮肤、黏膜苍白，心前区有Ⅱ级收缩期杂音，肝肋下 3cm，脾肋下 1cm。化验：血红蛋白及红细胞均低于正常，白细胞，血小板及网织红细胞均正常

21. 患儿最可能的诊断是
A. 生理性贫血
B. 婴儿感染性贫血
C. 营养性缺铁性贫血
D. 营养性巨幼细胞贫血
E. 营养性混合性贫血

22. 此患儿发病的主要原因是
A. 喂养不当
B. 丢失太多
C. 营养性物质吸收障碍
D. 生长发育过快
E. 慢性感染

23. 最适宜的治疗方案是
A. 注意饮食调节即可
B. 口服铁剂
C. 补充铁剂及维生素
D. 铁剂肌内注射
E. 少量输注浓缩红细胞

（24~26 题共用题干）

患儿，女，10 个月，单纯母乳喂养。近 2 个月面色苍白，精神差，不好动。查体：面色口唇苍白，精神萎靡，体温 36.3℃，脉搏 135 次 / 分，肝肋下 2cm，脾肋下 1cm。血常规：红细胞 3.0×10^{12}/L，血红蛋白 76g/L，红细胞大小不等，中央淡染区扩大

24. 该患儿属于
A. 正常情况
B. 轻度贫血
C. 中度贫血
D. 重度贫血
E. 极重度贫血

25. 该患儿贫血最可能的原因是
A. 生理性贫血
B. 海洋性贫血
C. 缺铁性贫血
D. 急性白血病
E. 巨幼细胞贫血

26. 该患儿目前主要的护理问题是
A. 体温过高
B. 焦虑恐惧
C. 知识缺乏
D. 生长发育迟缓
E. 营养失调：低于机体需要量

（27~29 题共用题干）

患者，女，36 岁，6 个月前不全流产后月经一直不规律，近半年来经常头晕、心悸、体力活动明显受限，诊断为缺铁性贫血

27. 患者贫血的主要原因是铁的
A. 摄入不足
B. 需要量增加
C. 吸收不良
D. 丢失过多
E. 利用障碍

28. 上述患者治疗的关键是
A. 迅速补充铁剂
B. 纠正月经紊乱
C. 增加营养
D. 休息
E. 使用雄激素刺激骨髓增生

29. 铁剂有效时最早升高的指标是
A. 临床症状减轻
B. 皮肤转红润
C. 红细胞计数增高
D. 血红蛋白增高
E. 网织红细胞升高

参考答案

1.B 2.C 3.B 4.D 5.C 6.B 7.C 8.A 9.C 10.C 11.D 12.E 13.B 14.C 15.C 16.E 17.C 18.B 19.C 20.C 21.C 22.A 23.C 24.C 25.C 26.E 27.D 28.B 29.E

第三节 营养性巨幼细胞贫血病人的护理

1. 最常见的大细胞性贫血是
A. 急性失血性贫血
B. 再生障碍性贫血
C. 缺铁性贫血
D. 巨幼细胞贫血
E. 溶血性贫血

2. 营养性巨幼细胞贫血特异的临床表现是
A. 面色苍白
B. 肢体震颤
C. 食欲减退
D. 头晕眼花
E. 注意力不集中

3. 患儿男，1 岁。近来出现厌食、呕吐，反应低下。少哭不笑。查体见患儿颜面虚胖、皮肤苍白、表情呆滞，肢体及头部震颤。医嘱应用维生素 B_{12} 治疗，若治疗有效，该患儿最先出现的改变是
A. 网织红细胞上升
B. 血红蛋白上升
C. 精神、食欲好转
D. 震颤缓解
E. 面色转红

4. 8 个月患儿，面色苍黄就诊，诊断为营养性巨幼细胞贫血，下列处理措施恰当的是
A. 预防发生心功能不全
B. 口服胃蛋白酶
C. 口服铁剂
D. 口服维生素 C
E. 肌注维生素 B_{12}

参考答案

1.D　2.B　3.A　4.E

3. 解析：网织红细胞为红细胞前身，贫血患者治疗有效最先出现的是网织红细胞上升。

第四节　再生障碍性贫血病人的护理

1. 下列药物中引起再生障碍性贫血的是
A. 氯霉素
B. 氯丙嗪
C. 链霉素
D. 氨基糖苷类
E. 头孢呋辛酯

2. 患者，男，19 岁，以“全血细胞减少原因待查”收入院，最可能的疾病是
A. 海洋性贫血
B. 营养性巨幼细胞贫血
C. 溶血性贫血
D. 缺铁性贫血
E. 再生障碍性贫血

3. 患者，男，42 岁。油漆工，主诉因头晕、乏力 1 月余，发现皮肤有散在的出血点 3 天入院，其最可能的发病因素是
A. 长期接触油漆
B. 遗传因素
C. 病毒感染
D. 生活不规律
E. 饮食不节制

4. 患者，男，35 岁，因再生障碍性贫血入院。入院后查血常规显示：Hb50g/L。护士应指导患者
A. 休息与活动交替进行
B. 无需限制体力活动
C. 卧床休息为主，间断床上及床边活动
D. 绝对卧床休息
E. 避免重体力活动

5. 患者，男，28 岁，因皮肤黏膜出血来诊，诊断为“再生障碍性贫血”入院，现患者有高热并且时有抽搐。此时最适宜的降温措施是
A. 温水擦浴
B. 酒精擦浴
C. 冰水灌肠
D. 口服退热药
E. 头部及大血管处放置冰袋

6. 患者，女，36 岁，以重型再生障碍性贫血入院。查体：四肢皮肤瘀斑；口腔较多处溃疡，最大约 1.0cm × 1.5cm，触痛。牙龈渗血，咽部轻度充血，针对目前状况，预防口腔感染的护理措施是
A. 暂时不要外出活动
B. 每日刷牙 3 次以上
C. 根据病情选择消毒液漱口，每日 3 次
D. 嘱患者戴上口罩
E. 住单人病房

7. 患者，女，32 岁。因再生障碍性贫血接受丙酸睾丸酮注射治疗 1 个月余。护士每次在为患者进行肌内注射前应首先检查
A. 注射部位是否存在硬块
B. 面部有无痤疮
C. 有无毛发增多
D. 有无皮肤黏膜出血
E. 口唇、甲床的苍白程度

8. 患者，男，45 岁，再生障碍性贫血，正接受丙酸睾酮治疗，护士对患者的用药指导正确的是
A. 该药吸收需要深部肌内注射
B. 如用药 1 个月见效即可停药
C. 副作用少可适当加大用量
D. 长期用药不损害肝功能
E. 需经常更换注射部位以预防注射处发生硬结

9. 患者，男，43 岁，因皮肤黏膜广泛出血和反复感染就诊。入院后查血常规提示全血细胞减少，诊断为再生障

碍性贫血。出院时护士对患者应着重强调
A. 预防性使用抗生素
B. 不可随便用药
C. 预防感冒
D. 坚持治疗
E. 定期复查

参考答案

1.A　2.E　3.A　4.C　5.E　6.C　7.A　8.E　9.C

4. 解析：对于再生障碍性贫血患者，护士应根据患者贫血程度及活动耐力，决定病人活动量。一般重度以上贫血（Hb ＜ 60g/L）要以卧床休息为主；中度贫血应休息与活动交替进行。该患者为重度贫血，因此应以卧床休息为主，间断进行床上及床边活动。

第五节　血友病病人的护理

1. 血友病中主要缺乏的凝血因子是
A. 凝血因子Ⅷ
B. 凝血因子Ⅸ
C. 凝血因子Ⅴ
D. 凝血因子Ⅵ
E. 凝血因子Ⅶ

2. 患者，男，26 岁。血友病 16 年。胃大部分切除术后 2 小时出现烦躁不安，术口敷料渗血，值班护士应首先采取的措施是
A. 监测血糖变化
B. 监测生命体征
C. 观察皮肤受压状况
D. 查看患者病历
E. 查看四肢活动情况

参考答案

1.A　2.B

第六节　原发免疫性血小板减少症病人的护理

1. 原发免疫性血小板减少症（ITP）最主要的发病机制是
A. 骨髓生产巨核细胞数减少
B. 免疫反应
C. 脾破坏血小板增多
D. 毛细血管脆性增加
E. 血小板功能异常

2. 原发免疫性血小板减少症血小板抗体产生的主要场所是
A. 肝
B. 脾
C. 骨髓
D. 单核细胞
E. 血管内皮

3. 患者，女，38 岁，诊断为慢性原发免疫性血小板减少症。护士对其发病机制的解释，不妥的是
A. 体内产生血小板抗体
B. 巨核细胞成熟障碍
C. 血小板在脾被破坏
D. 毛细血管脆性增高
E. 血小板寿命缩短

4. 患者，女，33 岁，诊断为慢性原发免疫性血小板减少症，以下哪项与其临床表现不符
A. 有上呼吸道病毒感染史
B. 月经量增多
C. 下肢皮肤紫癜
D. 脾大
E. 面色苍白

5. 患儿，男，10 个月。今晨家长发现其眼眶周围密集针尖大小的出血点，经实验室检查诊断为原发免疫性（急性型）血小板减少症。为及早识别颅内出血的发生，应重点监测患儿的
A. 骨髓象巨核细胞比例
B. 血小板计数
C. 红细胞计数
D. 白细胞计数
E. 血红蛋白含量

6. 患者，女，36 岁。因反复发生皮肤黏膜瘀点、瘀斑入院，诊断为原发免疫性血小板减少症。住院期间护士发现患者出现脉搏增快、视物模糊、瞳孔大小不等。患者最可能出现了
A. 心力衰竭

B. 眼部疾病

C. 颅内出血

D. 消化道出血

E. 呼吸道出血

7. 患者，女，24 岁，月经量增多 4 个月，2 周来牙龈出血，下肢皮肤散在出血点与瘀斑，自觉疲乏无力，来院就诊查：Hb70g/L，WBC4.2 × 10^9/L，PLT20 × 10^9/L，妇科检查无异常发现，医生诊断为原发免疫性血小板减少症，患者目前首要的护理问题是

A. 有感染的危险

B. 脑出血

C. 气体交换受损

D. 有受伤的危险

E. 知识缺乏

8. 患者，女，38 岁，患慢性原发免疫性血小板减少症，血常规 WBC 6.9 × 10^9/L，PLT 68 × 10^9/L，Hb 120g/L。对于该患者的健康教育，不妥的是

A. 尽量避免注射性用药

B. 禁用阿司匹林

C. 糖皮质激素为首选治疗药物

D. 尽量多卧床休息，少活动

E. 定期复查血常规

参考答案

1.B 2.B 3.D 4.A 5.B 6.C 7.B 8.D

5. 解析：原发免疫性血小板减少症的患者应监测血小板计数，当血小板在（30~40）× 10^9/L 以下者，要少活动，卧床休息，保持心情平静。血小板计数＜ 20 × 10^9/L 应警惕脑出血。

第七节 过敏性紫癜病人的护理

1. 以下哪项不属于过敏性紫癜的临床表现

A. 长期发热

B. 皮肤紫癜

C. 关节疼痛

D. 腹痛、便血

E. 血尿、蛋白尿

2. 过敏性紫癜患儿常见的首发症状为

A. 腹胀、便血

B. 关节肿痛

C. 水肿伴血尿

D. 皮肤紫癜

E. 腹痛伴呕吐

3. 8 岁患儿，突然发现双下肢、胸腹部大量红斑，高出皮面，压之不褪色，发痒，双膝关节痛。1 周前曾患“感冒”。该患儿可能的疾病是

A. 急性肾炎

B. 原发免疫性血小板减少症

C. 血友病

D. 风湿性关节炎

E. 过敏性紫癜

参考答案

1.A 2.D 3.E

3. 解析：急性过敏性紫癜起病前 1~3 周常有上呼吸道感染史。患者 1 周前有感冒史，且胸腹部出现大量红斑，又出现关节疼痛，考虑为过敏性紫癜。

第八节 弥散性血管内凝血病人的护理

1. 引起 DIC 最常见的原因是

A. 严重创伤

B. 恶性肿瘤

C. 休克

D. 感染

E. 妊娠期高血压疾病

2. DIC 发生时，早期应使用的药物是

A. 鱼精蛋白

B. 肝素

C. 维生素 K

D. 氨甲环酸

E. 6- 氨基己酸

3. 对 DIC 患者使用肝素做抗凝治疗，应定期测定

A. 血小板

B. 血红蛋白

C. 血常规

D. 出血时间

E. 凝血时间

4. 患者，男，24 岁，因外伤急诊入院。入院当晚出现 DIC，遵医嘱予以肝素抗凝治疗后 3P 转为阴性，但患者伤口及注射部位出现渗血，血尿。最可能的原因是

A. 再发 DIC

B. 肝素用量不足

C. 肝素过量

D. 并发肾栓塞

E. 并发多器官功能衰竭

参考答案

1.D　2.B　3.E　4.C

第十五章　内分泌、营养及代谢疾病病人的护理

第一节　内分泌系统的解剖与功能

1. 与婴幼儿智力发育密切相关的内分泌腺是
   A. 下丘脑
   B. 腺垂体
   C. 神经垂体
   D. 甲状腺
   E. 胰腺
2. 甲状腺激素包括
   A. T3
   B. T4
   C. T3 和 T4
   D. TSH
   E. TRH
3. 分泌胰岛素的主要细胞是
   A. 胰岛 A 细胞
   B. 胰岛 B 细胞
   C. 胰岛 C 细胞
   D. 胰岛 D 细胞
   E. 胰岛 PP 细胞

参考答案

1.D　2.C　3.B

第二节　单纯性甲状腺肿病人的护理

1. 地方性甲状腺肿的主要原因是
   A. 摄碘过多
   B. 碘缺乏
   C. 服用硫脲类药物
   D. 服用碳酸锂药物
   E. 先天性甲状腺素合成不足
2. 日常生活中使用加碘食盐主要是为了预防
   A. 甲状腺功能亢进
   B. 单纯甲状腺肿
   C. 甲状腺囊肿
   D. 甲状舌骨囊肿
   E. 甲状腺腺瘤
3. 患者，女，50 岁。单纯甲状腺肿，护士指导患者避免吃卷心菜、萝卜的理由是
   A. 减轻对胃黏膜的刺激
   B. 会阻碍甲状腺素合成
   C. 避免消化不良
   D. 避免过敏
   E. 减少纤维素摄入

参考答案

1.B　2.B　3.B

第三节　甲状腺功能亢进症病人的护理

1. 甲状腺功能亢进症的高代谢症状是
   A. 副神经兴奋性增高
   B. 甲状腺肿大
   C. 怕热、多汗
   D. 突眼
   E. 心动过速

2. 甲状腺功能亢进患者最常见的情绪改变是

A. 神经过敏

B. 抑郁

C. 激动易怒

D. 悲伤

E. 注意力不集中

3. 患者，女，25 岁，诊断为 Graves 病，该患者下列症状中不属于高代谢综合征的是

A. 多汗

B. 怕热

C. 易激动

D. 低热

E. 体重下降

4. 患者，女，28 岁。近 1 个月来感怕热，多汗，多食易饥，情绪易激动，门诊医生嘱其测定基础代谢率（BMR），护士对其指导不正确的是

A. 测定前应禁食 12 小时

B. 测定前睡眠 8 小时以上

C. 正常值为 –20%~+20%

D. 静卧空腹状态下进行

E. BMR%=（脉压 + 脉率）–111

5. 患者，女，34 岁，继发性甲亢，入院后第 2 天晨起测 P 113 次 / 分，BP 107/62mmHg，该患者的基础代谢率为

A. 19%

B. 20%

C. 25%

D. 47%

E. 58%

6. 甲亢病人不宜食用

A. 高热量食物

B. 高碘食物

C. 高蛋白食物

D. 少渣食物

E. 高维生素食物

7. 患者，女，30 岁，因疲乏无力、多汗怕热、爱发脾气、体重减轻，诊断为甲状腺功能亢进症。护士为其进行饮食指导时，应告诉患者避免食用

A. 高热量、高蛋白食物

B. 含碘丰富的食物

C. 低纤维素食物

D. 富含钾、钙的食物

E. 豆腐、豆浆等豆制品

8. 患者，女，32 岁，因患甲状腺功能亢进症需做碘过敏试验，试验前 7~60 天禁忌食用下列哪种食物

A. 肉类

B. 动物血

C. 绿色蔬菜

D. 动物肝脏

E. 紫菜

9. 患者，女，34 岁，因甲状腺功能亢进症行甲状腺大部切除术，术后 1 天，患者出现面部麻木，有强直感，遵医嘱予口服钙剂治疗。患者家属为其准备了以下食物，正确的是

A. 瘦肉汤

B. 茶叶

C. 蛋汤

D. 咖啡

E. 牛奶

10. 患者，女，35 岁，因甲亢入院接受硫脲类药物治疗。上述药物最主要的不良反应是

A. 皮疹

B. 肝功能损害

C. 肾功能损害

D. 粒细胞减少

E. 恶心、呕吐

11. 护士为甲亢患者进行服用甲基硫氧嘧啶的用药指导，用药后 1~2 个月需要观察的主要副作用是

A. 听神经损伤

B. 胃肠道不适

C. 肾功能损害

D. 粒细胞减少

E. 静脉炎

12. 某甲亢患者，拟行甲状腺全切除术，术前给予碘剂口服。在进行术前健康教育时，对服用碘剂的正确解释是

A. 减少甲状腺血流

B. 抑制甲状腺素分泌

C. 抑制甲状腺素合成

D. 增加甲状腺球蛋白分解

E. 防止缺碘

13. 甲亢突眼的眼部护理内容不包括

A. 佩戴有色眼镜

B. 睡前涂抗生素眼膏

C. 睡觉或休息时，抬高头部

D. 多食碘盐

E. 加盖眼罩防止角膜损伤

14. 某患者已有数年怕热、多汗，心率 110 次 / 分，食量大，但逐渐消瘦，查体发现 FT4 及 FT3 增高，心率 150 次 / 分，恶心、呕吐、腹泻，大汗持续而昏睡，急诊医生诊为甲状腺功能亢进伴甲状腺危象，其原因是

A. 机体消耗大量甲状腺素

B. 甲状腺大量破坏

C. 腺垂体功能亢进

D. 大量甲状腺素释放入血

E. 下丘脑功能亢进

15. 甲亢患者预防术后甲状腺危象的关键在于

A. 减少术后出血

B. 避免高蛋白、高脂饮食

C. 保证充分的睡眠

D. 做好充分的术前准备

E. 控制感染

16. 患者，男，29 岁，行甲状腺大部分切除术。护士观察到患者术后发音音调低钝，但饮水时并不出现误吸、呛咳，该护士怀疑术中可能损伤了患者的

A. 喉上神经内侧支

B. 喉头水肿
C. 喉上神经外侧支
D. 单侧喉返神经
E. 声带损伤

17. 患者，女，32 岁。甲状腺大部切除术后 4 小时出现进行性呼吸困难，敷料上有少量血液浸透，应首先考虑发生了

A. 喉头水肿
B. 气管塌陷
C. 痰液堵塞气道
D. 切口内血肿形成
E. 双侧喉返神经损伤

18. 患者，女，35 岁，在甲状腺次全切除术后 4h，突感呼吸困难、颈部肿胀、口唇发绀，紧急处理第一步应为

A. 吸氧
B. 立即拆开缝线，清除血块
C. 气管切开
D. 注射呼吸兴奋剂
E. 气管插管

19. 甲状腺大部分切除手术后第 3 天，患者出现手足麻木、指尖针刺感并有轻微抽搐，护士应备好

A. 氯化钾
B. 氯米那
C. 碳酸氢钠
D. 碘化钠
E. 葡萄糖酸钙

20. 甲状腺功能亢进症患者的心理护理，错误的是

A. 限制患者参与团体活动
B. 向患者家属解释病情
C. 与患者交谈鼓励病人表达内心的感受
D. 指导患者家属勿提供兴奋、刺激的消息
E. 理解同情患者，保持情绪稳定

21. 患者，女，22 岁。因甲亢住院行手术治疗。术后第 1 天患者出现声音嘶哑，表现焦虑。为了减轻不适感，正确的健康教育是告知患者

A. 轻微嘶哑是暂时的
B. 减少饮水量
C. 热敷局部
D. 平卧位
E. 及早练习发音

22. 患者，女，28 岁。双侧甲状腺肿大 2 年，突眼，食欲亢进。对该患者的心理疏导的措施不包括

A. 理解患者，态度温和与其沟通
B. 对患者关心的问题予以耐心解释
C. 适当的外表修饰可增加自信
D. 指导患者多做运动
E. 鼓励患者家属给予患者关爱和理解

（23~26 题共用题干）

患者，女，20 岁，因近 1 个月脾气急躁，怕热，多汗，多食，失眠去医院就诊。查体：甲状腺 I 度肿大，两手颤抖，眼球有轻度突出，心率 90 次 / 分。实验室检查：T_3 6.5mmol/L，T_4 263mmol/L，均高于正常水平。

23. 该患者最可能的诊断是

A. 甲状腺癌
B. 地方性甲状腺肿
C. 甲状腺功能亢进症
D. 甲状腺功能亢进性心脏病
E. 生理性甲状腺肿

24. 该患者的最佳治疗方法是

A. 心得安治疗
B. 甲巯咪唑治疗
C. 普萘洛尔治疗
D. 放射性治疗
E. 手术治疗

25. 应用此治疗期间，应观察的不良反应是

A. 甲状腺功能低下
B. 声音嘶哑
C. 骨质疏松
D. 粒细胞减少
E. 红细胞减少

26. 患者出现上述不良反应时，正确的护理措施是

A. 预防感染
B. 给予清咽片
C. 给予含钙丰富的饮食
D. 补充甲状腺素
E. 给予含铁丰富的饮食

（27~29 题共用题干）

患者女性，35 岁，甲状腺肿大。突眼，心慌，失眠。心率 100 次 / 分，血压 140/90mmHg，诊断为甲亢。

27. 患者的基础代谢率是

A.+20%
B.+29%
C.+30%
D.+39%
E.+50%

28. 该患者考虑手术治疗，术前服用碘剂的主要目的是

A. 减少甲状腺血流，使其变小变硬
B. 抑制甲状腺素分泌
C. 抑制甲状腺素合成
D. 增加甲状腺球蛋白分解
E. 防止缺碘

29. 预防甲状腺大部分切除手术后出现甲状腺危象最重要的措施是

A. 充分做好术前准备
B. 防止损伤甲状旁腺
C. 尽量尽多地保留甲状腺
D. 保证残余甲状腺的血液供应
E. 手术中尽量少挤压甲状腺

30. 患者，男，33 岁，患甲状腺功能亢进症。体检：双眼球突出，瞬目减少，上下眼睑闭合不全，呈落日征。护士对该患者进行健康指导，错误的是

A. 外出时戴宽大墨镜

B. 睡眠时尽量用低枕
C. 低盐饮食
D. 睡前涂抗生素眼膏
E. 用冰袋冷敷双眼

（31~33 共用题干）

患者，女，32 岁。患甲状腺功能亢进症。查体：体温 37℃，脉搏 110 次 / 分，血压 128/72mmHg，拟行双侧甲状腺全切除术，术前按常规服碘剂

31. 健康指导应告知患者，术后最危险的并发症是
A. 呼吸困难
B. 喉返神经损伤
C. 声带松弛
D. 手足抽搐
E. 甲状腺危象

32. 向患者解释术前服用碘剂的目的是
A. 抑制甲状腺素分泌
B. 抑制甲状腺素释放
C. 抑制交感神经兴奋
D. 对抗甲状腺素作用
E. 减少心脏损害

33. 该患者麻醉前用药应禁用
A. 苯巴比妥钠
B. 异丙嗪
C. 芬太尼
D. 阿托品
E. 咪达唑仑

（34~36 题共用题干）

患者，女，32 岁，患甲状腺功能亢进症 2 年，应用抗甲状腺药物控制良好。因子宫肌瘤入院准备手术。护士在做术前教育时发现患者紧张，焦虑，心率达 110 次 / 分。术前 1 日，患者烦躁不安，自觉四肢无力，心慌气短，多汗；体检体温 39℃，心率 142 次 / 分，脉搏 105 次 / 分，心律不齐

34. 根据评估结果，患者目前可能存在的并发症是
A. 呼吸衰竭
B. 甲状腺危象
C. 心律不齐
D. 心房颤动
E. 心力衰竭

35. 根据病情进行护理时，不妥的是
A. 绝对卧床休息
B. 只能用物理降温，避免使用异丙嗪等药物降温
C. 持续低流量吸氧
D. 监测生命体征变化
E. 去除诱发因素

36. 该患者心率 142 次 / 分，脉搏 105 次 / 分，此脉称为
A. 奇脉
B. 水冲脉
C. 脉搏短绌
D. 缓脉
E. 交替脉

（37~39 题共用题干）

患者，女，42 岁，原发性甲状腺功能亢进症。入院后在清晨起床前测得脉率 115 次 / 分，血压 145/74mmHg

37. 按简便公式计算，该患者的基础代谢率（BMR）为
A. 30%
B. 71%
C. 75%
D. 186%
E. 189%

38. 患者术后 6 小时诉呼吸困难，检查见其颈部创口皮肤张力高，敷料渗血量大，患者较为烦躁，下列最重要的处理措施是
A. 加大吸氧
B. 给予镇静药
C. 拆开伤口缝线
D. 肌内注射呼吸兴奋剂
E. 应用大剂量的肾上腺皮质激素

39. 该患者行甲状腺大部分切除术后第 1 天，宜采取
A. 高坡卧位
B. 中凹卧位
C. 仰卧位
D. 俯卧位
E. 头低脚高位

参考答案

1.C　2.C　3.C　4.C　5.D　6.B　7.B　8.E　9.E　10.D　11.D　12.A　13.D　14.D　15.D　16.C　17.D　18.B　19.E　20.A　21.A　22.D　23.C　24.B　25.D　26.A　27.D　28.A　29.A　30.B　31.A　32.B　33.D　34.B　35.B　36.C　37.C　38.C　39.A

5. 解析：上述患者的基础代谢率为脉压＋脉率 −111，即 107−62+113−111=47%。

11. 解析：甲基硫氧嘧啶的主要副作用是引起粒细胞减少，因此服用甲基硫氧嘧啶期间应定期查血常规。

21. 解析：甲亢术后声音嘶哑的病人应进行发音练习。方法是：说话尽量响一点，经常发“衣”音，使两侧声带向中央收缩，大部分病人在半年左右恢复正常。

31. 解析：甲状腺手术后的呼吸困难可由血肿形成、喉头水肿、气管软化引起，可迅速导致窒息甚至死亡。

32. 解析：碘剂能抑制甲状腺素的释放，使甲状腺缩小变硬，减少术中出血，同时还可避免术后严重并发症“甲状腺危象”的发生。

33. 解析：阿托品为胆碱能抑制剂，可使交感神经兴奋，心动过速，加重甲亢症状。

第四节 甲状腺功能减退症病人的护理

1. 患者，女，39 岁，既往体健，近 1 个月来发现记忆力减退、反应迟钝、乏力、畏寒，住院检查：体温 35℃，心率 60 次 / 分，黏液水肿，血 TSH 升高，血 FT4 降低，可能的诊断是

A. 甲状腺功能亢进症

B. 甲状腺功能减退症

C. 呆小症

D. 痴呆

E. 幼年型甲减

2. 能出现黏液性水肿的疾病是

A. 甲状腺功能亢进症

B. 甲状腺功能减退症

C. 糖尿病

D. 系统性红斑狼疮

E. 肾病综合征

3. 患者，女，50 岁，患甲状腺功能减退症 2 年，家属主诉患者记忆力减退，反应迟钝，经常猜疑别人，家人都无法和其正常交流和相处，该患者目前存在的主要心理问题是

A. 自我形象紊乱

B. 角色紊乱

C. 社交障碍

D. 恐惧

E. 焦虑

参考答案

1.B 2.B 3.A

3. 解析：甲状腺疾病因颈部外形改变，病人因自我形象紊乱出现相应的心理问题。

第五节 Cushing 综合征病人的护理

1. 库欣综合征是由于

A. 腺垂体分泌亢进

B. 促肾上腺皮质激素分泌亢进

C. 甲状腺素分泌亢进

D. 甲状旁腺功能低下

E. 肾上腺髓质功能亢进

2. 库欣综合征的典型临床表现<u>不包括</u>

A. 月经不规律

B. 皮肤变薄，多血质面容

C. 情绪不稳定，失眠、烦躁

D. 向心性肥胖、皮肤紫纹

E. 低血压

3. 某患儿在家长带领下到内分泌科门诊就诊，外貌如图所示，该患儿最可能的诊断是

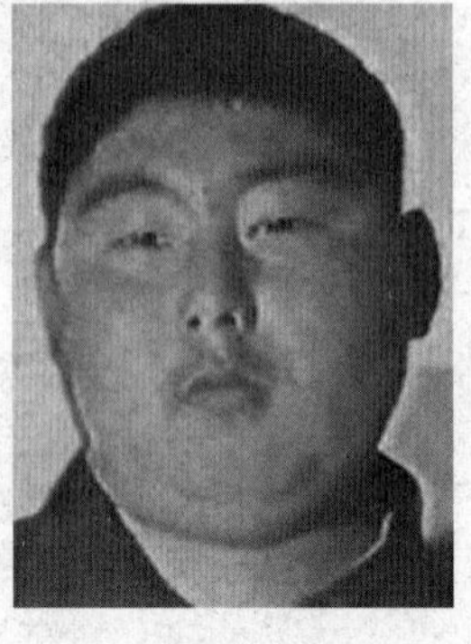

A. 单纯性肥胖

B. Cushing 综合征

C. 糖尿病

D. 高脂血症

E. 甲状腺功能减退症

4. 患者，女，30 岁，以类风湿关节炎入院，经使用药物治疗后患者关节疼痛减轻，但出现体重增加，满月脸，向心性肥胖，提示存在何种药物的副作用

A. 阿司匹林

B. 吲哚美辛

C. 硫唑嘌呤

D. 环磷酰胺

E. 泼尼松

参考答案

1.B　2.E　3.B　4.E

4. 解析：激素治疗类风湿关节炎的主要不良反应有 cushing 综合征，病人出现满月脸、水牛背。

第六节　糖尿病病人的护理

1. 糖尿病代谢紊乱的主要原因是

A. 胰岛素分泌减少

B. 长期大量摄糖

C. 长期使用肾上腺皮质激素

D. 胰岛素抵抗

E. 胰岛素生物活性或其效应绝对或相对不足

2. 患者，男，15 岁，消瘦外观，健康体检时发现空腹血糖为 8.5mmol/L，住院诊断为 1 型糖尿病，该患者发病的原因是

A. 过度肥胖导致胰岛素受体减少

B. 长期应用糖皮质激素

C. 遗传因素

D. 糖摄入过多

E. 胰岛素绝对分泌不足

3. 糖尿病诊断标准是

A. 空腹血糖≥ 7.0mmol/L

B. 空腹血糖≥ 11.1mmol/L

C. 餐后血糖≥ 7.8mmol/L

D. 餐后血糖≥ 7.0mmol/L

E. 空腹血糖≥ 6.0mmol/L

4. 患者，男，48 岁，诊断为糖尿病，患者拟在家中自行监测血糖，护士应告知其餐后 2 小时血糖的正常值是

A. ＜ 4.8mmol/L

B. ＜ 5.8 mmol/L

C. ＜ 6.8 mmol/L

D. ＜ 7.8 mmol/L

E. ＜ 8.8 mmol/L

5. 患者，男，62 岁。诊断为 2 型糖尿病 5 年，坚持口服降糖药治疗，血糖控制效果较好。患者拟计划春游，出发前测得空腹血糖低于哪个值应注意低血糖发生

A. 3.9mmol/L

B. 4.9mmol/L

C. 5.9mmol/L

D. 6.9mmol/L

E. 7.9mmol/L

6. 患者，男，55 岁，因“2 个月内体重下降 5kg” 来诊，查空腹血糖 8.1mmol/L，下列说法正确的是

A. 可诊断为糖耐量减低

B. 应进行 75g 口服葡萄糖耐量试验

C. 应进行 100g 口服葡萄糖耐量试验

D. 可诊断为糖尿病

E. 可诊断为继发性糖尿病

7. 按照国际通用 WHO 糖尿病病因学分型的标准，属于胰岛素抵抗的是

A. 1 型糖尿病

B. 2 型糖尿病

C. 妊娠糖尿病

D. 类固醇性糖尿病

E. 免疫介导性糖尿病

8. 患者，男，52 岁，近 2 周来出现多尿、多饮、多食和消瘦，空腹血糖 12.6mmol/L，诊断为 2 型糖尿病，该患者消瘦的机制可能是

A. 饮水过多

B. 运动过量

C. 葡萄糖消耗

D. 蛋白质消耗

E. 进食营养不足

9. 儿童糖尿病最常见的类型是

A. 先天性糖尿病

B. 胰岛素依赖型糖尿病

C. 非胰岛素依赖型糖尿病

D. 原发性糖尿病

E. 继发性糖尿病

10. 下列关于 2 型糖尿病的说法，错误的是

A. 不发生胰岛 B 细胞的自身免疫性损伤

B. 存在胰岛素抵抗和胰岛素分泌缺陷

C. 很少自发性发生酮症酸中毒

D. 血胰岛素水平可正常或升高

E. 常需依赖胰岛素治疗

11. 患儿男，5 岁，近年来饮水量增多，食量增加，但体重下降，同时倦怠乏力，晚上多次起夜排尿，甚至尿床，该患儿最可能的诊断是

A. 甲状腺功能亢进症

B. 肾小球肾炎

C. 糖尿病

D. 尿崩症

E. 遗尿症

12. 患者，男，45 岁，体态偏胖，缺少运动，下肢及足部有间断麻木刺痛，给予相关检查，考虑可能的病因是

A. 下肢创伤

B. 糖尿病

C. 下肢深静脉血栓

D. 血栓闭塞性脉管炎

E. 低钙血症

13. 患者，女，56 岁。患糖尿病 5 年，最近因感冒进食减少而中断胰岛素治疗。2h 前病人突发昏迷，脉细速、血压下降、尿量减少。入院后诊断为酮症酸中毒。该患者呼吸气的特征性气味是

A. 氨臭味

B. 烂苹果味

C. 大蒜味

D. 尿素味

E. 苦味

14. 患者，男，58 岁，糖尿病史 30 余年，目前使用胰岛素治疗，但血糖未规律监测。近 3 个月出现眼睑及下肢浮肿来诊。尿常规检查：尿糖（++），WBC0~4/HP，尿蛋白（+++）。应优先考虑的是

A. 胰岛素性水肿

B. 肾动脉硬化

C. 肾盂肾炎

D. 急性肾炎

E. 糖尿病肾病

15. 患者，男，56 岁，患糖尿病十余年，目前患者出现神经病变，该患者最可能的神经系统合并症是

A. 周围神经病变

B. 中枢神经损害

C. 自主神经损害

D. 神经根炎

E. 运动神经炎

16. 某 2 型糖尿病患者，体态肥胖，“三多一少” 症状不太明显，血糖偏高，长期采用饮食控制、休息、口服降糖药，但血糖仍高，对此下列哪项处理最恰当

A. 改用胰岛素治疗

B. 增加运动疗法

C. 加强血糖自我监测

D. 加大降糖药剂量

E. 住院进一步检查

17. 患者男性，58 岁，患 2 型糖尿病 5 年，正在进行饮食治疗。护士指导患者进行三餐热量分配，正确的是

A. 早餐 2/5、中餐 2/5、晚餐 1/5

B. 早餐 1/5、中餐 2/5、晚餐 2/5

C. 早餐 2/5、中餐 2/5、晚餐 1/5

D. 早餐 1/5、中餐 3/5、晚餐 1/5

E. 早餐 1/4、中餐 1/2、晚餐 1/4

18. 患者男性，53 岁，既往有糖尿病病史。1 天前早晨起床时突然出现失语、肢体偏瘫，急诊以脑血栓形成收入院。针对该患者的饮食指导，最重要的是

A. 进食时抬高床头，身体前倾

B. 营造安静，舒适的进餐环境

C. 避免粗糙、干硬食物

D. 进餐时不要讲话

E. 进餐后保持坐位半小时以上

19. 患者，女，65 岁，因患糖尿病需胰岛素治疗，护士指导患者进行胰岛素注射，错误的是

A. 用 1ml 注射器抽吸

B. 进针角度不超过 45°

C. 经常更换注射部位

D. 胰岛素不宜冷冻

E. 皮下注射时 90° 进针

20. 某采用胰岛素治疗的糖尿病患者准备在注射胰岛素半小时后进行爬山运动，此时适宜的注射部位是

A. 大腿外侧

B. 腹部

C. 前臂

D. 上臂

E. 臀部

21. 在使用胰岛素的过程中，老年糖尿病患者更易发生低血糖的主要原因是

A. 对胰岛素敏感导致血糖降低

B. 肾糖阈降低导致尿糖排出过多

C. 胃肠功能差导致碳水化合物摄入减少

D. 进食不规律导致碳水化合物摄入减少

E. 肝功能减退导致对胰岛素灭活能力降低

22. 患者，男，65 岁，因焦虑紧张，伴 2 型糖尿病入院治疗。晨起注射胰岛素后进食油条，突然出现噎食，应立即采取的护理措施是

A. 建立静脉通道

B. 抠出患者嘴里食物

C. 口对口人工呼吸

D. 环甲膜穿刺

E. 准备行气管切开

（23~25 题共用题干）

患者，男，63 岁。患糖尿病 10 年。医嘱普通胰岛素 8U，餐前 30 分，H，tid。

23.“H” 的含义是

A. 皮内注射

B. 皮下注射

C. 肌内注射

D. 静脉注射

E. 静脉滴入

24. 最佳的注射部位是

A. 腹部

B. 股外侧肌

C. 臀大肌

D. 前臂外侧

E. 臀中、臀小肌

25. 患者出院时，护士对其进行胰岛素使用方法的健康指导，错误的内容是

A. 不可在发炎、有瘢痕、硬结处注射

B. 注射部位要经常更换

C. 注射时进针的角度是 30° ~40°

D. 注射区皮肤要消毒

E. 进针后回抽要有回血

26. 患者，女，46 岁，因 2 型糖尿病入院。患者因口服降糖药无效，需注射胰岛素。护士根据护理计划。对患者进行胰岛素的指导，正确的是

A. 皮下注射，不用排气

B. 避开发炎、硬结和疤痕处
C. 进针角度为 90 度
D. 用 70% 乙醇消毒局部皮肤
E. 选择并固定注射部位

27. 患儿，男，10 岁，2 年前诊断为“儿童糖尿病”，今晨突然出现头晕、心慌、出汗、手抖、全身无力症状，该患儿可能发生了
A. 低血糖
B. 低钙血症
C. 心力衰竭
D. 酮症酸中毒
E. 重症肌无力

28. 患儿，女，10 岁。患“1 型糖尿病”5 年，用胰岛素治疗。体能测试后，患儿出现心悸、出汗、头晕、手抖、饥饿感。护士正确的判断是
A. 过度劳累
B. 饮食不足
C. 低血糖反应
D. 胰岛素过量
E. 心源性晕厥

29. 双胍类降糖药的药理作用是
A. 抑制葡萄糖异生及肝糖原分解
B. 促进葡萄糖异生及肝糖原分解
C. 抑制葡萄糖异生及促进肝糖原分解
D. 促进葡萄糖异生及抑制肝糖原分解
E. 促进葡萄糖异生，促使肌肉摄取糖

30. 对血糖在正常范围者没有降血糖作用的药物是
A. 胰岛素
B. 优降糖
C. 格列吡嗪
D. 格列喹酮
E. 二甲双胍

31. 通过增加外周组织对葡萄糖摄取、抑制糖异生，从而降低血糖的药物是
A. 格列波脲
B. 格列苯脲
C. 二甲双胍
D. 噻唑烷二酮
E. α－葡萄糖苷酶抑制剂

32. 治疗糖尿病药物拜糖平正确的服药时间是
A. 空腹服用
B. 饭前 1 小时服用
C. 饭后 1 小时服用
D. 餐时服用
E. 睡前服用

33. 患者，女，67 岁，患糖尿病多年，遵医嘱服用二甲双胍治疗，血糖基本能控制在正常范围内，对其糖尿病的治疗目标，错误的认识是
A. 消除糖尿病及其相关症状
B. 彻底治愈
C. 维持较好的健康和劳动能力
D. 纠正代谢紊乱
E. 防止或延续并发症的发生

34. 患者，男，35 岁，诊断为 2 型糖尿病，服用二甲双胍，每次 500mg，每日 3 次。下列双胍类降糖药物常见的不良反应是
A. 低血糖反应
B. 胃肠道反应
C. 乳酸性酸中毒
D. 过敏反应
E. 白细胞减少

35. 患者，女，68 岁，诊断为 2 型糖尿病，使用胰岛素和双胍类药物联合治疗，该患者运动后突感头晕、心慌、出冷汗、手抖，最可能的原因是
A. 低血糖反应
B. 心律失常
C. 过敏性休克
D. 心功能不全
E. 酮症酸中毒

36. 患者，男，71 岁，高血压病史 3 年，糖尿病病史 1 年，口服降压药、降糖药。护士对患者及家属进行用药指导，错误的是
A. 用温水送服
B. 服药时避免取卧位
C. 家属应协助监督其服药
D. 药物需有明确的标志
E. 多种药可以集中顿服

37. 患者，男，64 岁，患 2 型糖尿病 5 年，现出现糖尿病足，护士对其进行足部护理的指导，错误的是
A. 尽量不用热水袋保暖
B. 足部出现破损可自擦药物
C. 外出时不可穿拖鞋
D. 由足端向上按摩足部
E. 洗脚水温与体温相近即可

38. 患者，女，68 岁，患 2 型糖尿病 8 年，预防糖尿病足，不妥的是
A. 每天检查清洁足部
B. 足部出现破损可自擦药物
C. 每天检查，适度地运动
D. 不能用热水袋烫脚
E. 不能赤脚走路

39. 患者，女，70 岁，糖尿病病史 20 余年。诉视物不清，胸闷憋气，双腿及足底刺痛，夜间难以入睡多年，近来足趾渐变黑。护士在接诊后立即进行评估，发现该患者的并发症不包括
A. 视网膜病变
B. 冠心病
C. 神经病变
D. 肢端坏疽
E. 足部感染

40. 有糖尿病病史的患者进行术前护理准备时，下列措施错误的是
A. 术前 2 周戒烟
B. 术前予胰岛素控制血糖，使尿糖转为阴性

C. 术晨嘱患者取下活动假牙
D. 术前 12 小时禁食
E. 术晨询问患者是否月经来潮

（41~43 题共用题干）

患者，男，68 岁。患 2 型糖尿病 8 年。胰岛素 6U 治疗，餐前 30 分钟，H，Tid

41. “H”译成中文的正确含义是
A. 皮内
B. 皮下
C. 肌内注射
D. 静脉注射
E. 静脉滴注

42. “Tid”每日给药次数是
A. 每日 1 次
B. 每日 2 次
C. 每日 3 次
D. 每日 4 次
E. 每晚一次

43. 合适的注射部位是
A. 腹部
B. 臀小肌
C. 臀中肌
D. 臀大肌
E. 前臂大肌

（44~45 题共用题干）

患者，男，45 岁，患糖尿病 5 年，近年来因血糖控制不佳，自感心前区疼痛入院治疗，遵医嘱给予三餐前短效胰岛素、睡前长效胰岛素的三短一长治疗方案。某日夜间，患者突然感到心慌，出虚汗，全身无力，继而神志恍惚。

44. 值班护士首先判断患者可能发生了
A. 高渗性昏迷先兆
B. 低血糖反应
C. 心律失常
D. 胰岛素过敏
E. 心绞痛

45. 此时应首先采取的措施是
A. 找专人陪护患者
B. 测血糖，确认是否发生了低血糖
C. 测血压
D. 嘱患者立即进食甜食
E. 端坐位吸氧

（46~47 题共用题干）

患者，男，38 岁。患糖尿病 10 年，昨天因高热、咳嗽，咳黄痰，突然感到极度口渴、厌食、恶心，呼吸加速，呼气有烂苹果味，晚上出现四肢厥冷，脉细速、血压下降，随即意识不清，紧急送医院

46. 该患者可能出现了
A. 低血糖反应
B. 酮症酸中毒
C. 乳酸性酸中毒
D. 急性脑血管意外
E. 低血容量性休克

47. 应首先给予该患者的处理措施是
A. 静脉补充生理盐水
B. 静脉应用呼吸兴奋剂
C. 加大口服降糖药剂量
D. 静脉注射 5% 葡萄糖溶液
E. 静脉注射 10% 葡萄糖溶液

（48~50 题共用题干）

患者，女，60 岁，患糖尿病 10 年，近 2 天受凉后出现发热、咳嗽、咳黄痰，尿量 3000ml/d，口渴，乏力明显。今日突然出现意识不清，呼之不应，护理体检：体温 38.6℃，血压 130/80mmHg，呼吸 30 次 / 分，双侧瞳孔等大等圆，对光反射存在，双下肺可闻及湿啰音。

48. 为进一步明确诊断，最有意义的检查是
A. 尿糖
B. 肝功能
C. 血电解质
D. 血糖
E. 胸部 X 线检查

49. 在注射胰岛素时，需经常更换注射部位的原因是
A. 防止注射部位组织硬化
B. 防止胰岛素吸收过多
C. 防止低血糖反应
D. 防止血管闭塞
E. 防止过敏反应

50. 若患者呼吸深快，血气分析为代谢性酸中毒，此时的呼吸为
A. 腹式呼吸
B. 库式呼吸
C. 毕式呼吸
D. 潮式呼吸
E. 陈施呼吸

（51~53 题共用题干）

患者，女，50 岁，体态肥胖。近 3 个月饮水及尿量较多，半月前因胆石症进行胆囊切除术，术后伤口不能愈合

51. 为确诊是否为糖尿病，最主要的检查是
A. 空腹血糖测定
B. 尿糖测定
C. OGTT
D. 糖化血红蛋白测定
E. 糖化血浆清蛋白测定

52. 该患者经查血糖值为 15.5mmol/L，则此时应采用的治疗方法是
A. 单纯饮食控制
B. 饮食控制 + 磺脲类降糖药物
C. 饮食控制 + 双胍类降糖药物
D. 饮食控制 + 胰岛素治疗

E. 单纯胰岛素治疗

53. 假设该患者需要应用胰岛素治疗，指导患者应用胰岛素的治疗方法，不妥的是

A. 普通胰岛素餐前半小时注射

B. 选择皮下注射法

C. 抽吸时避免剧烈晃动

D. 长短效混合时先抽长效制剂，再抽短效制剂

E. 选择皮肤疏松部位注射

参考答案

1.E　2.E　3.A　4.D　5.A　6.D　7.B　8.D　9.B　10.E　11.C　12.B　13.B　14.E　15.A　16.B　17.B　18.A　19.E　20.B　21.E　22.B　23.B　24.A　25.E　26.B　27.A　28.C　29.A　30.E　31.C　32.D　33.B　34.B　35.A　36.E　37.B　38.B　39.E　40.B　41.B　42.C　43.A　44.B　45.B　46.B　47.A　48.D　49.A　50.B　51.A　52.D　53.D

11. 解析：该患儿出现了典型的“三多一少”症状，考虑为糖尿病。

21. 解析：老年人肝功能减退，对胰岛素的灭活能力减弱，因此易发生低血糖。

29. 解析：双胍类药物主要有苯乙双胍（降糖灵）和二甲双胍，餐后服用。机制为通过增加外周组织对葡萄糖的摄取和利用，抑制葡萄糖异生及肝糖原分解而起降低血糖作用。

30. 解析：双胍类口服降血糖药可延缓葡萄糖由胃肠道的摄取，通过提高胰岛素的敏感性而增加外周葡萄糖的利用，以及抑制肝、肾过度的糖原异生。本品不降低非糖尿病患者的血糖水平。

第七节　痛风病人的护理

1. 长期高尿酸会导致的疾病是

A. 风湿性关节炎

B. 类风湿关节炎

C. 痛风

D. 肾病综合征

E. 肾盂肾炎

2. 患者，男，65 岁。右侧跖骨、踝关节红肿疼痛，诊断为痛风性关节炎。首选的治疗药物是

A. 美洛昔康

B. 布洛芬

C. 秋水仙碱

D. 糖皮质激素

E. 吲哚美辛

3. 患者，男，45 岁，因急性关节炎就诊，入院后诊断为痛风。护士指导患者可以吃的食物是

A. 动物内脏

B. 鱼虾类

C. 菠菜

D. 蘑菇

E. 柑橘

4. 患者，男，51 岁，门诊诊断：痛风。该患者咨询护士饮食相关知识，下列回答中不正确的是

A. 控制饮食总热量，适当运动

B. 限制饮酒和限制高嘌呤食物

C. 每天饮水 2000ml 以上

D. 饮食宜清淡、易消化

E. 指导患者进食酸性食物

5. 患者，女，60 岁。痛风病史 5 年。因担心疾病的预后，思想负担重，情绪低落。此时，护士给予最恰当的护理措施是向患者说明

A. 疼痛会影响进食

B. 疼痛会影响睡眠

C. 痛风是一种终身性疾病

D. 疾病反复发作会导致关节畸形

E. 积极坚持规范的治疗可维持正常的生活

参考答案

1.C　2.C　3.E　4.E　5.E

第八节　营养不良病人的护理

1. 患儿，男，8 个月，体重 5.8kg，身高 55cm，诊断“营养不良”，其最易伴发以下哪种维生素缺乏

A. 维生素 A

B. 维生素 B

C. 维生素 C

D. 维生素 D

E. 维生素 E

2. 患儿，女，5 个月，人工喂养，体重 4kg，诊断“营

养不良Ⅱ度”，近日发现两眼近角膜外缘处有结膜干燥斑，最可能的原因是

A. 结膜炎

B. 白内障

C. 锌缺乏

D. 维生素 D 缺乏

E. 维生素 A 缺乏

3. 测量儿童皮下脂肪的厚度常选用的部位是

A. 臀部

B. 上臂

C. 腹部

D. 面部

E. 大腿

4. 营养不良时患儿皮下脂肪最先消失的部位是

A. 四肢

B. 腹部

C. 面部

D. 躯干

E. 臀部

5. 2 岁小儿，体检结果示体重 10kg，身高 81cm，腹壁皮下脂肪厚度 0.6cm，皮肤稍苍白，对该小儿的营养评价应为

A. 营养良好

B. 营养过剩

C. 轻度营养不良

D. 中度营养不良

E. 重度营养不良

6. 10 个月婴儿，体重 6kg，身长 70cm，腹部皮下脂肪 0.3cm，肌肉松弛，精神萎靡，爱哭闹，该患儿是

A. 轻度营养不良

B. 佝偻病

C. 中度营养不良

D. 重度营养不良

E. 正常体重

7. 营养不良患儿皮下脂肪消瘦的最后部位是

A. 躯干

B. 面部

C. 腹部

D. 四肢

E. 臀部

8. 苯丙酸诺酮治疗营养不良的主要药理作用是

A. 清除肠道寄生虫

B. 改善味觉

C. 降低血糖，增加饥饿感

D. 促进机体蛋白质合成

E. 促进消化

参考答案

1.A 2.E 3.C 4.B 5.C 6.C 7.B 8.D

3. 解析：腹部皮下脂肪厚度是衡量儿童营养状况的常用指标，测量方法为在腹部脐旁乳头线上拇指和示指相距 3cm 处，将皮肤捏起，测量其上沿厚度。正常小儿腹部皮下脂肪厚度多在 0.8cm 以上，低于 0.8cm 则说明有不同程度的营养不良。

5. 解析：轻度营养不良患儿腹壁皮下脂肪的厚度为 0.4~0.8cm，中度为 <0.4cm，重度为皮下脂肪消失。

8. 解析：苯丙酸诺龙治疗营养不良的作用机制：增加氨基酸合成蛋白质，抑制氨基酸分解成尿素。

第九节　维生素 D 缺乏性佝偻病病人的护理

1. 人类维生素 D 的最主要来源是

A. 日光照射皮肤产生

B. 食入动物肝脏提供

C. 食入蔬菜提供

D. 食入水果类提供

E. 食入蛋类提供

2. 人体维生素 D 的主要来源是

A. 乳类中的维生素 D

B. 蛋黄中的维生素 D

C. 植物中的维生素 D

D. 猪肝中的维生素 D

E. 皮肤中的 7- 脱氢胆固醇

3. 母乳喂养小儿患佝偻病较人工喂养小儿少，是因为母乳中

A. 含钙丰富

B. 含磷丰富

C. 含铁丰富

D. 含维生素 D 丰富

E. 钙磷比例合适

4. 患儿男，4 个月。近 1 个月来烦躁，夜间啼哭，睡眠不安，易惊醒，汗多，吃奶少，大便稀，每天 2~3 次。生后一直牛奶喂养。引起其睡眠不安最可能的原因是

A. 慢性腹泻

B. 缺乏维生素 D

C. 父母日常护理不当

D. 缺少母乳喂养

E. 生活环境不良

5. 患儿，5 个月，冬季出生，母亲孕期及哺乳期坚持服用钙剂及维生素 D，母乳喂养，未添加辅食。现患儿有枕秃、夜惊等症状，怀疑最可能的原因是

A. 患儿食量过小
B. 日光照射不足
C. 维生素 D 补充不足
D. 母亲补钙量不足
E. 未及时添加辅食

6. 维生素 D 缺乏性佝偻病的特征性病变部位是
A. 肌肉
B. 血液
C. 骨骼
D. 大脑
E. 皮肤

7. 佝偻病初期患儿的临床表现是
A. 颅骨软化
B. 下肢畸形
C. 有赫氏沟
D. 出现枕秃
E. 形成鸡胸

8. 患儿，女，3 个月，诊断为“维生素 D 缺乏性佝偻病初期”，此时患儿最可能出现的症状是
A. 颅骨软化
B. 肋骨串珠
C. 肌肉松弛
D. 佝偻病手镯
E. 睡眠不安、夜间啼哭

9. 患儿，男，8 个月，突然发生四肢抽动，持续 3 分钟，人工喂养，未加辅食，查：体温 37.5℃，颈软，前囟 2cm × 2cm，枕部按压有乒乓球感，神经系统检查未见异常，该患儿的初步诊断为
A. 癫痫
B. 化脓性脑膜炎
C. 高热惊厥
D. 维生素 D 缺乏性手足抽搐症
E. 低血糖

10. 为预防佝偻病一般应服维生素 D 预防量至
A. 1.5 岁
B. 6 个月
C. 2 岁
D. 3 岁
E. 4 岁

11. 足月儿，生后 4 天，护士指导患儿家长补充维生素 D 的时间是
A. 生后立即
B. 生后 1 周
C. 生后 2 周
D. 生后 2 月
E. 生后半年

12. 男婴，2 个月，其家长来保健门诊咨询预防佝偻病的保健知识，护士遵医嘱指导家长给婴儿口服维生素 D 的剂量是
A. 200~400IU/d
B. 400~800IU/d
C. 800~1000IU/d
D. 1000~2000IU/d
E. 2000~5000IU/d

13. 足月新生儿，生后 2 周。为预防维生素 D 缺乏性佝偻病的发生，应建议每日口服维生素 D 的剂量是
A. 200IU
B. 400IU
C. 1000IU
D. 1500IU
E. 2000IU

14. 患儿男，3 个月，因多汗、烦躁易惊、睡眠不安半月余，诊断为佝偻病初期。护士指导患儿正确的日光照射方法是
A. 每天在室内关窗晒太阳 1 小时
B. 每天在室内关窗晒太阳 2 小时
C. 每天要保证 30 分钟户外活动
D. 每天要保证 1~2 小时户外活动
E. 每天保证 8 小时户外活动

15. 患儿男，5 个月。“因反复惊厥 3 次”来诊，诊断为维生素 D 缺乏性手足搐搦症，家长情绪紧张，担心惊厥再次发生，护士进行健康评估时，尤其应注意的是
A. 家长居住环境
B. 家长的学历程度
C. 家长对疾病的了解程度
D. 家庭的经济状况
E. 家庭成员的职业

16. 患儿，男，1 岁，头颈软弱无力，坐、立、行等运动功能落后，诊断为“佝偻病”，护士正确的指导是
A. 多练习行走
B. 多练习站立
C. 多练习端坐
D. 避免久站
E. 用矫正器

（17~19 题共用题干）

患儿，女，2 个月，冬季出生，人工喂养，近日夜间常哭闹、睡眠不安、易惊，X 线检查无异常

17. 该患儿为佝偻病的
A. 早期
B. 激期
C. 活动期
D. 恢复期
E. 后遗症期

18. 身体评估中，可能出现的体征是
A. 方颅
B. 鸡胸
C. 枕秃
D. 郝氏沟
E. 肋骨串珠

19. 若给患儿维生素 D 治疗，治疗量应持续多久后改为预防量
A. 2~4 个月
B. 4~6 个月

C. 6~8 个月
D. 8~10 个月
E. 10~12 个月

参考答案

1.A 2.E 3.E 4.B 5.B 6.C 7.D 8.E 9.D 10.C 11.C 12.B 13.B 14.D 15.C 16.D 17.A 18.C 19.A

第十节 维生素 D 缺乏性手足搐搦症病人的护理

1. 维生素 D 缺乏性手足搐搦症发生惊厥、喉痉挛多见于
A. 婴儿
B. 幼儿
C. 年长儿
D. 学龄前儿童
E. 学龄期儿童

2. 某 4 个月患儿，人工喂养，近日反复出现发作性吸气困难，伴有吸气时喉鸣音，急诊入院，查血钙 1.7mmol/L，其余正常，首先考虑患儿出现了
A. 支气管哮喘
B. 惊厥
C. 支气管异物
D. 喉痉挛
E. 中毒性肺炎

3. 患儿，女，5 个月，因惊厥持续 4 分钟来院就诊，患儿人工喂养，未加辅食，1 周来易哭闹，睡眠不稳，无发热，咳嗽，大小便正常。查体：体温 37.5℃。面肌颤动，面色发绀，四肢抖动，神志清楚，前囟平软，2cm × 2cm，枕部有乒乓球感，患儿惊厥的原因可能是
A. 化脓性脑膜炎
B. 维生素 D 缺乏性手足搐搦症
C. 高热惊厥
D. 小儿癫痫
E. 婴儿痉挛症

4. 患儿男，8 个月，4 天前突然出现两眼上翻，面肌和四肢抽动。入院后诊断为维生素 D 缺乏性手足搐搦症。出院时，护士对患儿家长应重点指导
A. 预防上呼吸道感染
B. 母乳喂养
C. 添加富含维生素 D 的食物
D. 多抱患儿到户外晒太阳
E. 预防接种

5. 患儿，男，10 个月，因惊厥抽搐入院，入院后诊断为维生素 D 缺乏性手足搐搦症。出院时护士应着重指导患儿家长
A. 每天坚持户外活动
B. 适量补充钙
C. 母乳喂养
D. 添加富含维生素 D 的食物
E. 多晒太阳

6. 9 月龄患儿，单纯牛乳喂养，未添加辅食，因抽搐 2 次入院，血清 Ca^{2+} 0.8mmol/L。诊断为维生素 D 缺乏性手足搐搦症，对该患儿护理措施<u>不正确</u>的是
A. 惊厥时及时清除口鼻分泌物
B. 遵医嘱应用镇静剂和钙剂
C. 补充钙剂时应快速静脉推注
D. 惊厥发作时保护患儿安全
E. 保持安静，减少刺激

参考答案

1.A 2.D 3.B 4.C 5.D 6.C

2. 解析：喉痉挛轻者可表现为轻微吸气性喘鸣，重者可出现完全性上呼吸道梗阻。血清钙离子正常值为 2.25~2.75mmol/L，该患儿血钙 1.7mmol/L，血钙降低是引起惊厥、喉痉挛、手足抽搐的直接原因。

3. 解析：患儿有颅骨软化症状，同时有人工喂养、未加辅食的因素，小儿惊厥首先考虑维生素 D 缺乏性手足搐搦症。

第十六章　神经系统疾病病人的护理

第一节　神经系统解剖与生理概要

1. 一侧颅神经瘫痪及对侧上下肢瘫痪称为

A. 偏瘫

B. 交叉瘫

C. 单瘫

D. 四肢瘫

E. 截瘫

2. 患者，男，49 岁，因突发左侧肢体活动障碍伴恶心、呕吐及头痛就诊，以“脑栓塞”收入院。今晨护士进行肌力评估时其左侧肢体可轻微收缩，但不能产生动作，按 6 级肌力记录法，该患者的肌力为

A. 0 级

B. 1 级

C. 2 级

D. 4 级

E. 5 级

3. 婴儿时期腰椎穿刺的椎间隙

A. 胸 12~ 腰 1 椎间隙

B. 腰 1~2 椎间隙

C. 腰 2~3 椎间隙

D. 腰 5~ 骶 1 椎间隙

E. 腰 4~5 椎间隙

4. 出生时存在，且永不消失的神经反射是

A. 吸吮反射

B. 觅食反射

C. 拥抱反射

D. 握持反射

E. 吞咽反射

参考答案

1.B　2.B　3.E　4.E

1. 解析：一侧颅神经及对侧上下肢瘫痪为交叉瘫，同侧上下肢瘫痪为偏瘫，四肢同时出现瘫痪为四肢瘫，单一肢体出现瘫痪为单瘫，由于脊髓腰段横贯性病变引起双下肢瘫痪时称截瘫。

2. 解析：肌力分为 6 级：0 级：肌肉完全麻痹，完全无收缩力；1 级：肌肉有主动收缩力，但不能带动关节活动（可见肌肉轻微收缩）；2 级：可带动关节水平活动，但不能对抗地心引力（肢体能在床上平行移动）；3 级：能对抗地心引力做主动关节活动，但不能对抗阻力，肢体能抬离床面；4 级：能对抗较大的阻力，但比正常者弱（肢体能做对抗外界阻力的运动）；5 级：正常肌力（肌力正常，运动自如）。该患者肌力属于 1 级。

第二节　颅内压增高与脑疝病人的护理

1. 患者，男，20 岁。头部被木棒击伤后昏迷 12 分钟，清醒后诉头痛并呕吐 1 次。入院后，若患者出现急性颅内压增高，伴随其出现的生命体征应是

A. 血压下降，脉搏细速，呼吸急促

B. 血压下降，脉搏缓慢，呼吸深快

C. 血压升高，脉搏加快，呼吸深慢

D. 血压升高，脉搏缓慢，呼吸深慢

E. 血压升高，脉搏加快，呼吸急促

2. 小脑幕切迹疝时，病变侧瞳孔变化的规律是

A. 先缩小后散大，再继续散大

B. 先散大，继续散大，再缩小

C. 先缩小后散大，再缩小

D. 先散大后缩小，再散大

E. 时大时小，最后散大固定

3. 患者男性，65 岁，颅内压升高，医嘱给予输注 20% 甘露醇 250ml，输注时间至多

A. 10 分钟

B. 30 分钟

C. 60 分钟

D. 90 分钟

E. 120 分钟

4. 护理急性颅内压增高的患者时，应注意患者每日液体的入量<u>不超过</u>

A. 800ml

B. 1200ml

C. 2000ml

D. 2500ml
E. 3000ml

5. 对于颅内压增高患者，腰椎穿刺的主要危险是
A. 引起脑出血
B. 引起癫痫发作
C. 引起感染
D. 引起颅内压降低
E. 诱发脑疝

6. 患者，男，65 岁。因反复头痛，呕吐 2 个月入院，经检查诊断为脑星形细胞瘤，为降低颅内压，最佳的治疗方法是
A. 脱水治疗
B. 激素治疗
C. 冬眠低温疗法
D. 脑脊液外引流
E. 手术切除肿瘤

7. 对外伤性脑内血肿颅内压增高的患者，下列哪项措施是最危险的
A. 卧床休息
B. 不规则服用利尿药
C. 脑室外引流
D. 腰穿放脑脊液
E. 灌肠

8. 患者，男，48 岁，诊断为颅内肿瘤入院。患者有颅内压增高症状。护士给予病人床头抬高 15° ~30° ，其主要目的是
A. 有利于改善心脏功能
B. 有利于改善呼吸功能
C. 有利于颅内静脉回流
D. 有利于鼻饲
E. 防止呕吐物误入呼吸道

9. 患者，女，52 岁，因脑肿瘤导致颅内压增高，行脑室引流术后 3 小时，引流管无脑脊液流出，处理办法错误的是
A. 将引流袋降低
B. 报告医师
C. 将引流管轻轻旋转
D. 必要时换管
E. 生理盐水冲洗

10. 急性小脑幕切迹疝时，瞳孔变化的机制是由于压迫了
A. 视神经
B. 脑干
C. 动眼神经
D. 交感神经
E. 面神经

11. 患者，男，40 岁。脑肿瘤手术后留置脑室引流管。通常情况下每日引流量不超过
A. 200ml
B. 300ml
C. 400ml
D. 500ml
E. 600ml

参考答案

1.D 2.A 3.B 4.C 5.E 6.E 7.D 8.C 9.E 10.C 11.D

2. 解析：小脑幕切迹疝典型的临床表现是在颅内压增高的基础上，出现进行性意识障碍。患侧瞳孔最初出现短暂缩小，以后逐渐散大，直接或间接对光反射消失。

6. 解析：去除病因是治疗颅内压增高的根本措施，该患者为颅内占位性病变，首选治疗措施为手术切除颅内肿瘤，降低颅内压。

9. 解析：颅内压增高脑室外引流时，引流管需高于侧脑室平面 10~15cm，以维持正常的颅内压，若引流管内有血块阻塞物时可挤压引流管或在严格无菌操作下用注射器抽吸，切不可用盐水冲洗。

第三节　头皮损伤病人的护理

1. 头皮血肿患者，在抽吸出积血后应给予
A. 热敷
B. 红外线照射
C. 用力揉搓
D. 切开引流
E. 加压包扎

2. 关于对头皮撕脱伤患者急救的叙述，不正确的是
A. 撕脱部位加压包扎止血
B. 将撕脱的头皮浸泡在 75% 乙醇消毒
C. 保护创面，避免污染
D. 严密观察休克征象
E. 迅速送往医院进行救治

3. 头皮不完全撕脱患者应争取在伤后多长时间内进行清创缝合
A. 1~2 小时
B. 2~4 小时
C. 4~6 小时
D. 6~8 小时内
E. 8~10 小时内

参考答案

1.E　2.B　3.D

2. 解析：头皮撕脱伤患者急救时应局部加压包扎止血，保护创面，避免污染；由于患者出血较多，易引起失血性休克，需密切观察有无失血性休克的征象；将撕脱的头皮不做任何处理，用无菌敷料包裹，隔水放置于有冰块的容器内随患者一起送至医院进行救治，故选 B。

第四节　脑损伤病人的护理

1. 患者，女，50 岁。骑车时不慎滑倒，头触地，当即昏迷约 20 分钟。醒后头痛、恶心，主诉无其他不适，最可能的诊断是

A. 脑震荡

B. 头皮血肿

C. 脑出血

D. 脑内血肿

E. 脑脓肿

2. 患者，男，25 岁，头部外伤昏迷 5 分钟后清醒。送医院途中再度陷入昏迷，伴呕吐。体检：浅昏迷，双侧瞳孔等大等圆、对光反射迟钝，巴宾斯基征阳性。应考虑该患者最可能是

A. 脑震荡

B. 脑挫裂伤

C. 硬膜外血肿

D. 硬膜下血肿

E. 脑内血肿

3. 患者，男，36 岁，车祸致头部受伤，伤后不省人事约半小时，清醒后诉头痛、恶心、呕吐，4 小时后再次昏迷。首先考虑为

A. 硬膜外血肿

B. 硬膜下血肿

C. 颅底骨折

D. 脑震荡

E. 颅盖骨折

4. 外伤后急性硬脑膜外血肿患者典型的意识障碍形式是

A. 清醒与蒙眬状态交替出现

B. 持续性昏迷加重

C. 早期清醒，随后逐渐昏迷

D. 清醒，随后昏迷，再次清醒

E. 昏迷，随后清醒，再次昏迷

5. 应立即手术的颅脑损伤是

A. 脑挫裂伤

B. 脑震荡

C. 硬膜外血肿

D. 蛛网膜下隙出血

E. 颅底骨折伴脑脊液漏

6. 开放性脑损伤的主要表现不包括

A. 硬脑膜破裂

B. 头皮裂伤

C. 脑积水

D. 脑脊液漏

E. 颅骨骨折

7. 患者女性，68 岁，车祸后出现颅脑损伤，先出现双侧瞳孔时大时小，变化不定，提示可能是

A. 颅内压增高

B. 小脑幕切迹疝

C. 脑干缺血

D. 枕骨大孔疝

E. 颅内血肿

8. 患者，男，20 岁。头部被木棒击伤后昏迷 12 分钟，清醒后诉头痛并呕吐 1 次。入院后，若患者出现急性颅内压增高，伴随其出现的生命体征应是

A. 血压下降，脉搏细速，呼吸急促

B. 血压下降，脉搏缓慢，呼吸深快

C. 血压升高，脉搏加快，呼吸深慢

D. 血压升高，脉搏缓慢，呼吸深慢

E. 血压升高，脉搏加快，呼吸急促

9. 患者，男，25 岁。因脑挫裂伤入院。医嘱给予应用肾上腺皮质激素治疗。其目的是

A. 减轻脑出血

B. 减轻脑水肿

C. 预防应激性溃疡

D. 预防继发感染

E. 预防肌痉挛

10. 患者，女，50 岁，脑外伤入院。住院期间出现脑疝征兆，医嘱，立即输入 20% 甘露醇。其主要作用是

A. 维持血压稳定

B. 稳定呼吸

C. 降低颅内压

D. 升高颅内压

E. 减轻心脏后负荷

11. 患者，男，40 岁。因外伤入院。住院后患者出现脑疝先兆，立即输入 20% 甘露醇治疗，其目的是

A. 降低血压

B. 升高血压

C. 降低颅内压

D. 升高颅内压

E. 增加血容量

12. 患者，男，28 岁，外伤后 1 个月，呼之能睁眼，说话语无伦次，针刺下肢能屈曲。判断该患者 GCS 为

A. 6 分
B. 7 分
C. 8 分
D. 9 分
E. 10 分

13. 某颅脑损伤患者，唤之睁眼，回答问题错误，躲避刺痛，其格拉斯哥昏迷评分为

A. 12 分
B. 15 分
C. 11 分
D. 8 分
E. 5 分

14. 应用 GCS 昏迷评分对患者意识状态进行评分时，深昏迷是指分数低于

A. 15 分
B. 11 分
C. 9 分
D. 7 分
E. 3 分

15. 患者，女，34 岁。车祸后送来医院。查体：出现刺痛后睁眼，回答问题正确，能遵命令动作，其格拉斯哥昏迷评分是

A. 9
B. 10
C. 11
D. 12
E. 13

16. 患者，男，21 岁。头部外伤后昏迷 5 分钟，清醒后 2 小时再次昏迷，查体：血压增高、脉搏减慢，左侧瞳孔散大，右侧肢体瘫痪。首选的治疗原则是

A. 应用神经营养药物
B. 抗生素应用
C. 输液
D. 立即手术
E. 非手术治疗无效再手术

17. 颅脑损伤患者抬高床头 15~30cm 的目的是

A. 防止误吸
B. 有利于伤口愈合
C. 有利于呼吸道通畅
D. 患者舒适
E. 减轻脑水肿

（18~20 题共用题干）

患者，男，36 岁，因车祸致右颞部外伤，伴局部头皮裂伤，当即昏迷，约 10 分钟后清醒，患者感觉剧烈头痛，频繁呕吐。入院 7 小时后发现神志不清，右侧瞳孔散大，左侧肢体偏瘫

18. 根据病史及症状，护士可初步考虑该患者为

A. 颅底骨折
B. 脑震荡
C. 硬脑膜外血肿
D. 硬脑膜下血肿
E. 脑内血肿

19. 该患者目前的护理诊断<u>不包括</u>

A. 皮肤完整性受损
B. 清理呼吸道无效
C. 营养失调：低于机体需要量
D. 体温过低
E. 潜在并发症：颅内压增高

20. 上述患者禁忌的辅助检查是

A. 颅脑 X 线摄片
B. CT 检查
C. 腰椎穿刺
D. MRI 检查
E. 脑超声波检查

（21~22 题共用题干）

患者，男，38 岁，头部外伤后昏迷 2 小时，曾呕吐数次。入院时测血压 150/80mmHg，脉搏 60 次 / 分，呼吸 12 次 / 分，考虑“脑挫裂伤”，给予非手术治疗

21. 降低颅内压的主要措施是

A. 床头抬高 15~30cm
B. 限制每日输液量
C. 按时使用甘露醇
D. 吸氧、物理降温
E. 保持呼吸道通畅

22. 为及时发现小脑幕切迹疝，护士应重点观察

A. 瞳孔、肢体活动
B. 血压、脉搏、尿量
C. 意识、肌张力
D. 呼吸、体温、血压
E. 压迫眶上孔的反应

参考答案

1.A 2.C 3.A 4.E 5.C 6.C 7.C 8.D 9.B 10.C 11.C 12.D 13.C 14.E 15.E 16.D 17.E 18.C 19.D 20.C 21.C 22.A

4. 解析：急性硬脑膜外血肿患者有典型的中间清醒期，即外伤后出现意识障碍—昏迷，随后清醒，随着颅内出血、血肿形成及脑水肿加重，颅内压增高，病人再次昏迷。

6. 解析：脑积水是脑脊液循环通路障碍引起的，不是开放性脑损伤的表现。

12. 解析：GCS 的计分标准如下表，呼之能睁眼计 3 分，说话语无伦次计 3 分，针刺下肢能屈曲计 3 分，共 9 分。

睁眼反应	语言反应	运动反应
自动睁眼 4	回答正确 5	按吩咐动作 6
呼唤睁眼 3	回答错误 4	刺痛能定位 5
痛时睁眼 2	吐词不清 3	刺痛时回缩 4
不能睁眼 1	有音无语 2	刺痛时屈曲 3
	不能发音 1	刺痛时过伸 2
		无动作 1

14. 解析：格拉斯哥昏迷评分法（GCS）最高分为 15 分，表示意识清楚，8 分以下为昏迷，3 分以下为深昏迷。

15. 解析：根据格拉斯哥昏迷量表计分标准：刺痛后睁眼计 2 分，回答问题正确计 5 分，能遵命令动作记 6 分，三者之和即为 13 分。

第五节　脑血管疾病病人的护理

1. 患者，男，65 岁，高血压病史十余年，吸烟史三十余年。在家宴请时突然剧烈头痛、呕吐、意识不清，摔倒在地，考虑为脑出血收入院。患者家属询问护士："什么原因诱发了脑出血？"护士的回答应为：脑出血最常见的诱因是

A. 长期吸烟
B. 血压升高
C. 饮食不当
D. 头部外伤
E. 气候变化

（2~3 题共用题干）

患者，女，65 岁，在家中看电视时突然跌倒在地，当时意识清醒，自己从地上爬起，后因左侧肢体无力再次跌倒，并出现大小便失禁，随后患者意识模糊呈嗜睡状态，诊断为急性脑出血入院

2. 该患者最可能出现的并发症是

A. 呼吸衰竭
B. 肾衰竭
C. 心脏衰竭
D. 脑疝
E. DIC

3. 护士遵医嘱使用甘露醇，其目的是

A. 抗感染
B. 镇静
C. 抗水肿，降低颅内压
D. 预防上消化道出血
E. 降血压

4. 患者男性，58 岁，饮酒后突然意识丧失，呼吸变深呈鼾音，颜面潮红，脉搏慢而有力，颈软，左侧肢体瘫痪，首先考虑为

A. 脑出血
B. 脑血栓形成
C. 蛛网膜下隙出血
D. 脑栓塞
E. 短暂脑缺血发作

（5~8 题共用题干）

患者，男，65 岁，有高血压病史 30 年，并有糖尿病病史 10 年，有长期吸烟史。因情绪激动后出现鼾睡，呼之不醒，即送医院急诊。检查后发现，患者意识不清，瞳孔缩小，双眼凝视病灶侧，一侧肢体偏瘫，血压 160/90mmHg，呼吸 24 次 / 分，心率 98 次 / 分，初步诊断当为脑出血

5. 若要确诊，最有价值的检查是

A. 脑部同位素扫描
B. 脑血管造影
C. 头颅 X 线检查
D. 头颅超声波检查
E. 头颅 CT 或 MRI 检查

6. 在治疗患者的过程中，首要的措施是

A. 降低血压
B. 中药治疗
C. 抗感染治疗
D. 控制脑水肿，降低颅内压
E. 应用止血药，阻止脑内继续出血

7. 此时患者最主要的护理诊断是

A. 语言沟通障碍
B. 潜在并发症脑疝
C. 气体交换受损
D. 躯体移动障碍
E. 有感染的危险

8. 3 天后患者病情稳定，但其右侧上、下肢仍处于偏瘫，护理措施中错误的是

A. 患者膝下放置小软枕，并将毛巾卷放在髋关节外侧

B. 患者取左侧卧位

C. 每天帮助患者或指导家属帮助患者进行瘫痪肢体各关节的被动活动

D. 让患者多做头部及颈部活动

E. 静脉输液时在健侧肢体穿刺

9. 患者，男，58 岁，患高血压 15 年，因“脑出血”住院，尚处于疾病的急性期，头部抬高 15° ~30° 是为了减轻

A. 呼吸困难

B. 脑水肿

C. 呕吐

D. 头痛

E. 脑缺氧

10. 患者，男，46 岁，因“急性脑出血”入院，护士在巡视时发现，患者出现一侧瞳孔散大，呼吸不规则，此时患者有可能会出现的并发症是

A. 动眼神经损害

B. 消化道出血

C. 癫痫发作

D. 脑疝

E. 呼吸衰竭

11. 患者，男，53 岁，饮酒时发生言语不清、呕吐，随即昏迷，右侧肢体瘫痪，血压 230/120mmHg，诊断为脑出血。为防止出血加重，应首先采取的措施是

A. 控制血压

B. 保护性约束

C. 降低颅内压

D. 止血处理

E. 肢体制动

12. 患者，男，68 岁。因脑出血昏迷住院，现需鼻饲饮食，在插管时，患者出现呛咳、呼吸困难、发绀等情况，最可能出现了

A. 胃管盘在口腔

B. 肺部发生感染

C. 胃管误入气道

D. 食道黏膜被损伤

E. 患者病情恶化

（13~15 题共用题干）

患者，女，65 岁，情绪激动时出现剧烈头痛、呕吐，继之昏迷，体温 36.5℃，血压 220/120mmHg，既往有高血压病史近 10 年。查体：右侧上、下肢软瘫，考虑为脑出血。

13. 患者家属询问护士，为了明确诊断应该先做哪项检查，护士的回答是

A. 脑血管造影

B. 颅脑 CT

C. 颅脑 MRI

D. 脑超声检查

E. 腰椎穿刺

14. 本病急性期主要威胁患者生命的是

A. 消化道出血

B. 肺部感染

C. 脑水肿并发脑疝

D. 电解质紊乱

E. 下肢深静脉血栓形成

15. 急性期的护理措施，错误的是

A. 严密观察神志、瞳孔、生命体征变化

B. 保持呼吸道通畅

C. 鼓励家属及朋友多探视，陪伴、安慰患者

D. 绝对卧床休息

E. 作好生活护理

16. 患者，女，60 岁。吸烟史 13 年，每日 1 包。患脑出血，经治疗后病情稳定，拟出院。错误的出院指导是

A. 避免情绪激动

B. 低盐、低胆固醇饮食

C. 戒烟

D. 绝对卧床休息

E. 保证充足睡眠

17. 患者，男，67 岁。突发脑梗死住院治疗 10 天，病情稳定后，出院返回社区。患者伴有脑梗死后的语言障碍，右侧肢体无力，走路步态不稳。社区护士在进行家庭访视时应特别指出，近期应首要注意的问题是

A. 压疮的预防

B. 抑郁情绪的观察

C. 跌倒的预防

D. 肢体功能的康复锻炼

E. 非语言性皮肤沟通技巧的使用

（18~20 共用题干）

患者，女，65 岁。与儿子吵架后突然出现剧烈头痛，面色苍白，并呕吐，继之倒地，呼之不应，即送医院就诊。查体：神志清楚，痛苦表情，对答切题，眼底正常，感觉正常，颈抵抗，克尼格征阳性。

18. 该患者最可能的诊断是

A. 脑栓塞

B. 脑血栓形成

C. 短暂性脑缺血发作

D. 癫痫发作

E. 蛛网膜下隙出血

19. 护士告诉患者绝对卧床的时间为

A. 1~2 周

B. 3~4 周

C. 4~6 周

D. 5~6 周

E. 8~10 周

20. 对该患者应密切监测病情，防止再发，尤其在

A. 1~2 周

B. 3~4 周

C. 5~6 周

D. 7~8 周

E. 9~10 周

21. 患者，男，68 岁，突发头痛，呕吐，左侧肢体不能动，诊断为脑出血，行保守治疗，目前正确的护理措

施是

A. 观察呕吐物及大便的颜色及性质，即时留取标本，早期发现消化道出血倾向

B. 绝对卧床休息，床头抬高 45°，保持环境安静

C. 遵医嘱增加输入液体的量，以高渗液为主

D. 每 4 小时测体温一次

E. 禁食 72 小时后自主进食

（22~25 题共用题干）

患者，男，75 岁，在家里突然昏倒，立即被送入医院，诊断为脑血管意外。其家人告诉护士，他在发病前一直自服降压药控制高血压

22. 不能够确定患者意识状态的是

A. 角膜反射

B. 疼痛刺激反应

C. 吞咽反射

D. 生命体征

E. 瞳孔对光反射

23. 护士检查患者左侧瞳孔直径为 3mm，右侧瞳孔直径为 4.5mm，其结果的判断正确的是

A. 左侧瞳孔正常、右侧瞳孔散大

B. 左、右侧瞳孔散大

C. 左侧瞳孔缩小、右侧瞳孔正常

D. 左、右侧瞳孔缩小

E. 左、右侧瞳孔大小正常

24. 患者意识恢复，但左侧肢体不能自主活动，出现偏瘫。当患者家人询问患者痊愈的情况时，护士恰当的回答是

A.“很难说，但多数患者至少需要 1 年才能痊愈”

B.“你好像对是否恢复过去的生活方式很焦虑”

C.“担心是否痊愈是很正常的，康复需要时间，进程会稍慢一些”

D.“你有些焦虑是正常的，但没有办法可以估计你家人的恢复情况”

E.“不要急，你家人很快就会恢复如常”

25. 患者逐渐恢复，为鼓励其自己进食，护士应采取的护理措施是

A. 协助把筷子和盛食物的餐具放到患者手里

B. 建议其家人帮助喂饭，以协助患者进食

C. 将食物和餐具放在方便患者自己拿取的小餐桌上

D. 给患者充足的时间，让他自己慢慢进食

E. 先给患者喂饭，剩余一部分让患者自己进食

（26~28 题共用题干）

患者，男，67 岁。高血压病史 20 年。因与他人争执突发意识障碍，剧烈头痛，呕吐，入院。体检发现右侧肢体瘫痪，左侧周围性面瘫，CT 显示左侧脑干部高密度出血影。以“脑出血”收治入院

26. 患者急性期护理的重点<u>不包括</u>

A. 保持呼吸道通畅

B. 早期功能锻炼

C. 降低颅内压

D. 维持生命功能

E. 防止并发症

27. 为控制脑水肿，降低颅内压首选的药物是

A. 呋塞米

B. 甘露醇

C. 螺内酯

D. 山梨醇

E. 高渗葡萄糖

28. 患者突然出现剧烈头痛、喷射性呕吐、一侧瞳孔散大、意识障碍，考虑发生脑疝，以下护理措施<u>错误</u>的是

A. 立即报告医生

B. 取头低足高位

C. 保持呼吸道通畅

D. 建立静脉通路

E. 备好抢救物品

29. 患者女性，62 岁，因颅内压增高，头痛逐渐加重，行腰椎穿刺脑脊液检查后突然呼吸停止，双侧瞳孔直径 2mm，以后逐渐散大，血压下降，该病人最可能出现了

A. 小脑幕切迹疝

B. 枕骨大孔疝

C. 高血压性脑出血

D. 脑干缺血

E. 脑血管意外

30. 脑栓塞最常见的栓子来源是

A. 肺静脉血栓

B. 颈动脉粥样硬化斑块

C. 脂肪栓塞

D. 心脏栓子

E. 寄生虫卵

31. 患者，女，51 岁，风心病二尖瓣狭窄并关闭不全 20 年，房颤 4 年。无高血压及高脂血症病史。3 小时前在家做饭时突然跌倒在地伴失语，最可能的原因是

A. 脑出血

B. 脑血肿

C. 脑栓塞

D. 脑血栓

E. 脑动脉硬化

32. 患者，女，43 岁，有风湿性心脏瓣膜病史，患者于户外运动时，突然出现右侧肢体无力，站立不稳，并有口角歪斜。该患者可能是并发了

A. 脑栓塞

B. 短暂性脑缺血发作

C. 颅内肿瘤

D. 蛛网膜下隙出血

E. 颅内动静脉瘤破裂

33. 关于短暂性脑缺血发作（TIA）患者的饮食指导，正确的叙述是

A. 高蛋白饮食

B. 高糖饮食

C. 高盐饮食

D. 低脂饮食

E. 限制水分摄入

34. 下列脑血管疾病的危险因素中无法干预的因素为
A. 心脏病
B. 高血压
C. 糖尿病
D. 年龄
E. 短暂性脑缺血发作

参考答案

1.B 2.D 3.C 4.A 5.E 6.D 7.B 8.D 9.B 10.D 11.A 12.C 13.B 14.C 15.C 16.D 17.C 18.E 19.C 20.A 21.A 22.D 23.E 24.C 25.C 26.B 27.B 28.B 29.B 30.D 31.C 32.A 33.D 34.D

17. 解析：该患者脑梗死后右侧肢体无力，走路步态不稳，护士应特别告知家人预防病人跌倒。

21. 解析：脑出血病人有可能引起消化道应激性溃疡，导致病人呕血或黑便，因此护士应观察病人呕吐物和粪便颜色。

23. 解析：正常人瞳孔直径为 2~5mm，双侧等大等圆。患者左侧瞳孔直径为 3mm，右侧瞳孔直径为 4.5mm，因此双侧瞳孔大小均正常。

33. 解析：短暂性脑缺血发作病人应给予低盐、低脂、足量蛋白质和丰富维生素饮食，如多食入谷类和鱼类、新鲜蔬菜、水果、豆类、坚果等，限制钠盐摄入量，每天不超过 6g。少摄入糖类和甜食，禁忌辛辣、油炸食物和暴饮暴食；戒烟、限酒。

第六节　三叉神经痛病人的护理

1. 三叉神经痛治疗应首先选择
A. 布洛芬
B. 卡马西平
C. 地西泮
D. 吗啡
E. 阿司匹林

2. 患者，男，28 岁，平素体健，无明显诱因突然出现右侧面部剧烈疼痛，频繁发作，诊断为三叉神经痛，以下缓解患者疼痛的措施不妥的是
A. 不可使用止痛药物
B. 指导患者进行放松训练
C. 指导患者合理休息、适度娱乐
D. 洗脸、刷牙动作宜轻柔
E. 避免强光和噪声刺激

3. 患者，男，36 岁。近一个月来。每次刷牙时会出现同侧面部疼痛，持续半个小时后可自行停止，疼痛时未出现头晕、呕吐等，首先考虑的诊断是
A. 脑肿瘤
B. 偏头痛
C. 三叉神经痛
D. 周期性疼痛
E. 牙周病

参考答案

1.B 2.A 3.C

第七节　急性脱髓鞘性多发性神经炎病人的护理

1. 急性脱髓鞘性多发性神经炎对患儿生命威胁最大的症状是
A. 运动障碍
B. 感觉障碍
C. 脑神经麻痹
D. 呼吸肌麻痹
E. 自主神经功能障碍

2. 急性感染性多发性神经炎脑脊液检查表现为
A. 脓性
B. 血性
C. 蛋白细胞分离
D. 深绿色
E. 压力明显增高

3. 患者，女，34 岁，诊断为吉兰 – 巴雷综合征。双下肢无力、手套 – 袜子型感觉缺失，以下、护理措施不妥的是
A. 向患者解释出现运动、感觉障碍的原因
B. 评估双下肢运动、感觉障碍的变化
C. 避免双下肢受压，防止压疮
D. 患肢使用暖水袋保暖

E. 避免搔抓双下肢

4. 急性炎症性脱髓鞘性多发性神经病的主要临床表现是

A. 肢体对称性麻木

B. 肢体对称性无力

C. 发作性肢体无力

D. 发作性肢体麻木

E. 双侧眼外肌瘫痪

参考答案

1.D　2.C　3.D　4.B

1. 解析：本病的主要危险是呼吸肌麻痹，是致死的主要原因。当患者出现呼吸肌重度麻痹时，宜及早使用呼吸机。

第八节　帕金森病病人的护理

1. 帕金森病的典型症状是

A. 肌强直

B. 运动减少

C. 日常活动受限

D. 静止性震颤

E. 言语障碍

2. 帕金森病患者常见的步态是

A. 剪刀步态

B. 偏瘫步态

C. 正常步态

D. 共济失调

E. 慌张步态

3. 患者，男，71 岁。患帕金森病。患者在进行康复训练时，护士要求其关节活动达到最大范围，其主要的目的是

A. 防止关节强直

B. 防止肌肉萎缩

C. 促进血液循环

D. 提高平衡能力

E. 减轻不自主震颤

4. 患者，女，72 岁。患帕金森病 5 年。随诊中患者多以碎步、前冲动作行走，并对此感到害怕。患者进行行走训练时，护士应提醒患者避免

A. 思想尽量放松

B. 尽量跨大步

C. 脚尽量抬高

D. 双臂尽量摆动

E. 将注意力集中于地面

5. 患者，男，58 岁，渐发双上肢震颤、活动不利半年，诊断为帕金森病，给予左旋多巴等药物治疗，症状缓解，护士给该患者进行健康指导，正确的内容是

A. 坚持主动运动

B. 减少外交活动

C. 症状缓解后停药

D. 限制进餐时间

E. 减少家务活动

6. 患者，男，65 岁，近两年右上肢抖动，动作迟缓，面容呆板，行走起步困难，体检右上下肢肌张力齿轮样增高，诊断为帕金森病，服用左旋多巴进行治疗。对该患者的护理正确的是

A. 鼓励患者进行自我护理

B. 固定右侧肢体，防止肢体抖动

C. 右侧肢体无需功能锻炼

D. 告知患者疾病可根治，树立信心

E. 给予高热量、高维生素、高蛋白饮食

参考答案

1.D　2.E　3.A　4.E　5.A　6.A

2. 解析：帕金森病患者常见的步态是慌张步态。体位不稳，行走时步距缩短，出现碎步、前冲，称为“慌张步态”。

3. 解析：帕金森病早期应坚持一定的体力活动，主动进行肢体功能锻炼，四肢各关节做最大范围屈伸、旋转等活动，以预防肢体挛缩、关节僵直的发生。

第九节　癫痫病人的护理

1. 癫痫病人强直阵挛性发作的特征性表现是

A. 表情呆滞，肌肉强直

B. 机械动作持续时间长

C. 连续多次发作，且有意识障碍

D. 意识丧失和全身对称性抽搐

E. 某种活动突然中断

2. 癫痫持续状态是指

A. 大发作持续 24 小时以上

B. 小发作持续 24 小时以上

C. 大发作接连发生，间歇期仍处于昏迷状态

D. 癫痫大发作药物控制不良者

E. 短期内小发作接连发生

3. 下列哪种癫痫发作应该用药物迅速制止

A. 单纯失神发作

B. 简单的部分发作

C. 全面性强直 – 阵挛发作

D. 癫痫持续状态

E. 复杂的部分性发作

4. 关于抗癫痫药物的用药原则，下列说法错误的是

A. 嘱患者不能随意增减药量

B. 联合用药

C. 从小剂量开始用药

D. 饭后服药

E. 坚持长期服药

5. 癫痫强直阵挛发作时勿用力按压抽搐肢体，以防发生

A. 坠床

B. 骨折

C. 持续抽搐

D. 心脏骤停

E. 休克

6. 患者，男，27 岁，癫痫病史 2 年。连日加班后突发神志丧失，全身肌肉持续收缩，继而四肢抽搐，持续 30 分钟，发作后意识一直未恢复，来院后又有一次四肢抽搐发作。该患者发作类型属于

A. 失神发作

B. 单纯部分性发作

C. 复杂部分性发作

D. 癫痫持续状态

E. 强直阵挛性发作

（7~9 题共用题干）

患者，男，18 岁，3 小时前突然出现阵发性抽搐，伴眼球上窜、瞳孔散大、口吐白沫、口唇青紫、舌咬伤、尿失禁，持续约 3 分钟，约 10 分钟后又出现发作，发作间期意识不清。既往有癫痫发作史。

7. 该患者出现了

A. 阿 – 斯综合征

B. 癫痫持续状态

C. 高热惊厥

D. 癔症性抽搐

E. 狂犬病发作

8. 为尽快控制病情，遵医嘱首选的药物是

A. 苯妥英钠

B. 苯巴比妥

C. 地西泮

D. 乙琥胺

E. 丙戊酸钠

9. 为防止患者受伤，采取的下列措施不妥的是

A. 护士守护床边保护患者

B. 移开床边的危险物品

C. 用约束带固定肢体

D. 关节及骨突处垫棉垫

E. 用牙垫垫于上下磨牙之间

10. 患儿，男，2 岁，发热 1 天，体温 39℃，伴有轻咳来诊。既往有癫痫病史，门诊就诊过程中突然发生惊厥，即刻给予输氧、镇静，此时首选的药物是

A. 苯巴比妥钠肌注

B. 地西泮静脉注射

C. 水合氯醛灌肠

D. 肾上腺皮质激素静脉注射

E. 氯丙嗪肌内注射

11. 患者，女，在商场突然倒地，随后出现四肢痉挛性抽搐，牙关紧闭，疑为癫痫发作急诊，以下哪种检查对帮助诊断最有意义

A. 头部 CT

B. 脑血管造影

C. 脑电图

D. 脑磁共振

E. 脑多普勒彩色超声

12. 一名青少年女性，癫痫，正在服用苯巴比妥和卡马西平，想问关于结婚生子方面的问题，护士的回答正确的是

A. 完全治愈前不要怀孕

B. 发作得到控制后再怀孕

C. 不影响怀孕

D. 停药后才能怀孕

E. 停一种药物后可以怀孕

13. 患儿，男，8 岁。因癫痫入院治疗好转后出院，患儿家长的哪项陈述提示对疾病认知不足，需要进一步进行健康指导

A.“孩子在家休息的时候我会安排家人时刻照顾。”

B.“孩子可以参加集体活动，像春游等等。”

C.“我会注意监护孩子，不要受外伤。”

D.“我要让孩子适当锻炼，多跑步、游泳。”

E.“我要和学校联系，说明孩子的病情。”

14. 患者，男，24 岁，诊断为癫痫。患者询问护士，他可以参加的活动为

A. 攀岩运动

B. 操作电脑

C. 驾驶汽车

D. 操作高压电机

E. 海上冲浪

参考答案

1.D　2.C　3.D　4.B　5.B　6.D　7.B　8.C　9.C　10.B　11.C　12.A　13.D　14.B

12. 解析：服用卡马西平、苯妥英钠期间最好不要怀孕生孩子，因药副作用较大，对胎儿发育有不良影响。怀孕会增加癫痫发作可能，后期癫痫大发作会增加胎儿面临的多种危险。选择答案 A 最合适。

13. 解析：禁止癫痫患者从事高风险活动，如攀登、游泳、驾驶及在炉火旁、高压电机旁作业，以免发作时危及生命。

第十节　化脓性脑膜炎病人的护理

1. 新生儿患化脓性脑膜炎，最常见的致病菌是
A. 链球菌
B. 变形杆菌
C. 铜绿假单胞菌
D. 肺炎双球菌
E. 大肠埃希菌

2. 患儿，男，11 个月，出现喷射性呕吐，前囟饱满，诊断为急性脑膜炎，护理措施不当的是
A. 严密观察患儿生命体征及瞳孔变化
B. 保持室内安静，避免一切刺激
C. 给予甘露醇
D. 将患儿头肩抬高 15° ~30° ，侧卧位
E. 增加补液量

3. 患儿，女，9 个月，诊断为“化脓性脑膜炎”，曾用“青霉素加氯霉素”治疗，病情好转。近 2 天又出现发热，体温 39℃，反复抽搐，精神萎靡，前囟饱满。患儿可能并发了
A. 脑水肿
B. 脑脓肿
C. 硬膜下积液
D. 脑室管膜炎
E. 结核性脑膜炎

4. 患儿，男，9 个月，患化脓性脑膜炎，经抗感染治疗，体温平稳 6 天后复升，患儿呕吐明显，前囟饱满，头围增大，头颅透光试验阳性，此时最可能发生了
A. 脑积水
B. 硬膜下积液
C. 脑室管膜炎
D. 颅内占位性病变
E. 急性感染性多发性神经根神经炎

5. 患儿，男，1 岁。怀疑“化脓性脑膜炎”，拟行腰椎穿刺，穿刺点应选择
A. L1~L2 间隙
B. L2~L3 间隙
C. L3~L4 间隙
D. L4~L5 间隙
E. L5~S1 间隙

（6~8 题共用题干）

患儿，2 岁。1 周前受凉，咳嗽，3 天来发热，呕吐，烦躁，体检：体温 39℃，精神萎靡，脑膜刺激征阳性，为确诊需做腰椎穿刺术

6. 腰椎穿刺时的做法错误的是
A. 取侧卧位
B. 头部去枕使脊椎高于头位
C. 头部俯屈到胸
D. 双膝弯曲腹背呈弓形
E. 协助患者时动作轻柔

7. 腰椎穿刺的部位是
A. 第 1~2 腰椎之间
B. 第 3~4 腰椎之间
C. 第 2~3 腰椎之间
D. 第 3~4 腰椎之间
E. 第 5~6 腰椎之间

8. 腰椎穿刺术后的护理，错误的是
A. 术后去枕平卧 4~6 小时
B. 术后 24 小时可下床
C. 颅内压较高者可饮水
D. 密切观察意识、瞳孔变化
E. 及早发现脑疝前驱症状

（9~10 题共用题干）

患儿，男，1 岁，1 周前患上呼吸道感染，近 2 天仍发热，体温波动于 38.5℃ ~39.5℃，烦躁，抽搐，脑膜刺激征阳性，拟诊“化脓性脑膜炎”收入院

9. 为明确诊断，应进行哪项检查
A. 血常规
B. 血培养
C. 腰穿
D. 头颅 CT
E. 头部 MRI

10. 如果患儿经过抗生素治疗 1 周后热退，病情好转，但近 2 天又开始发热，体温 39.8℃，并出现频繁呕吐，行硬膜下穿刺。积液量＜ 2.0ml，蛋白质＞ 0.4g，提示
A. 脑积水
B. 脑水肿
C. 脑室管膜炎
D. 病毒性脑炎
E. 硬膜下积液

11. 某化脓性脑膜炎患儿出现烦躁不安，频繁呕吐，四肢肌张力明显增高，双侧瞳孔大小不等、对光反射迟钝，应高度警惕患儿出现
A. 惊厥
B. 脱水
C. 脑疝
D. 呼吸衰竭

E. 代谢性酸中毒

12. 患儿男，3 岁，因化脓性脑膜炎入院。脑脊液细菌培养显示为脑膜炎双球菌感染，进行抗感染治疗首选的抗菌药是

A. 青霉素
B. 阿奇霉素
C. 庆大霉素
D. 氯霉素
E. 链霉素

13. 预防化脓性脑膜炎的健康教育应强调

A. 限制饮水量
B. 预防细菌引起的上呼吸道感染
C. 预防性使用抗生素
D. 监测基础体温
E. 限制病人户外活动

参考答案

1.E　2.E　3.C　4.B　5.D　6.D　7.D　8.C　9.C　10.E　11.C　12.A　13.B

3. 解析：化脓性脑膜炎患儿在治疗过程中体温不退，或热退数日后复升，应考虑合并硬脑膜下积液；患儿出现进行性前囟饱满，颅缝分离、头围增大、呕吐、惊厥、意识障碍，也支持考虑为硬脑膜下积液。

5. 解析：腰穿一般在腰 3~4 椎间隙进行，穿刺点相当于双髂前上棘最高点的连线与脊柱中线相交处。婴儿及新生儿脊髓相对较长，脊髓下端止于第 2~3 腰椎水平，故穿刺点宜选择腰 4~5 椎间隙。

第十一节　病毒性脑炎病人的护理

1. 患儿，男，10 岁，诊断为结核性脑膜炎，给予联合使用抗结核药治疗，对患儿治疗的总疗程不少于

A. 1 年
B. 10 个月
C. 8 个月
D. 6 个月
E. 3 个月

2. 患儿女，9 岁。以病毒性脑膜脑炎入院。入院当日患儿突然出现全身抽搐，放射性呕吐，口腔及气管内有大量呕吐物。护士应立即采取的措施是

A. 给予氧气吸入
B. 约束四肢，制止抽搐
C. 吸引器吸出呼吸道内异物
D. 应用镇静药物，控制抽搐
E. 开通静脉通道，应用脱水药物

3. 患儿男，3 岁。因发热、惊厥、嗜睡入院，入院后诊断为病毒性脑膜炎。查体：T37.6℃，肢体瘫痪。针对该患儿的护理措施，最重要的是

A. 给予高热量、高蛋白、高维生素饮食
B. 给予物理降温
C. 患侧肢体保持功能位，减少活动
D. 密切观察神志、瞳孔的变化
E. 及早对患儿肢体进行按摩及做伸缩活动

参考答案

1.A　2.C　3.E

第十二节　小儿惊厥病人的护理

1. 婴幼儿时期最常见的惊厥的原因是

A. 高热惊厥
B. 癫痫
C. 脑炎和脑膜炎
D. 中毒性脑病
E. 低血糖和水电解质紊乱

2. 患儿男，2 岁，因惊厥抽搐入院，护士询问病史时应着重询问

A. 发作持续的时间
B. 是否伴有意识丧失
C. 四肢肌张力情况
D. 既往发作史
E. 体温

3. 患儿，11 个月大，体重 10kg，因惊厥需用地西泮 2mg（1ml 含 10mg 地西泮），护士应抽的药液剂量是

A. 0.2ml
B. 0.4ml
C. 0.6ml
D. 0.8ml
E. 1ml

4. 患儿女，生后 8 天。因惊厥入院，遵医嘱静脉补钙，在静注过程中，患儿心率低于多少时应停用

A. 70 次 / 分

B. 80 次 / 分

C. 90 次 / 分

D. 100 次 / 分

E. 110 次 / 分

5. 患儿男，2 岁，因上呼吸道感染出现咳嗽、发热入院，现体温 39.3℃，半小时前突发抽搐，持续约 1 分钟后停止，呈嗜睡状。为避免再发抽搐，护理的重点是

A. 多晒太阳

B. 按时预防接种

C. 加强体格锻炼

D. 居室定期食醋熏蒸

E. 体温过高时应及时降温

6. 患儿，3 岁。惊厥反复发作入院，为防止该患儿惊厥时外伤，以下处理措施错误的是

A. 将纱布放在患儿的手中

B. 移开床上一切硬物

C. 用约束带捆绑四肢

D. 床边设置防护栏

E. 压舌板裹纱布置上下磨牙之间

7. 患儿，10 个月，因高热惊厥入院，经治疗痊愈，准备出院，对其家长健康教育指导的重点是

A. 合理喂养的方法

B. 体格锻炼的方法

C. 惊厥预防及急救措施

D. 预防接种的时间

E. 小儿体检的时间

8. 患儿，女，2 岁。因持续高热 39.8℃就诊。急诊留观过程中突发意识丧失，眼球上翻，肌肉强直，即刻给予输氧、镇静。此刻首选药物是

A. 呋塞米注射

B. 甘露醇静滴

C. 水合氯醛灌肠

D. 地西泮静注

E. 卡马西平口服

（9~11 题共用题干）

患者，男，14 个月，因“发热、流涕 2 天”就诊。查体：T39.7℃，P135 次 / 分：神志清，咽部充血，心肺检查无异常。查体时患儿突然双眼上翻，四肢强直性、阵挛性抽搐

9. 引起患儿病情变化的原因，最可能是

A. 癫痫

B. 低血糖症

C. 高热惊厥

D. 病毒性脑炎

E. 化脓性脑膜炎

10. 按医嘱静脉注射地西泮 2mg（1ml 含 10mg 地西泮），应抽取药液量是

A. 0.2ml

B. 0.4ml

C. 0.6ml

D. 0.8ml

E. 1ml

11. 为防止患儿外伤，错误的做法是

A. 床边设置防护栏

B. 用约束带捆绑四肢

C. 移开床上一切硬物

D. 将纱布放在患儿的手心

E. 压舌板裹纱布置于上下磨牙间

参考答案

1.A　2.D　3.A　4.B　5.E　6.C　7.C　8.D　9.C　10.A　11.B

第十七章　生命发展保健

第一节　计划生育

1. 放置宫内节育器的时间是在月经干净后

A. 11 天

B. 10 天

C. 9 天

D. 8 天

E. 7 天

2. 患者准备下次月经后放置宫内节育器，最适宜的时间是

A. 月经干净后 10~14 天

B. 月经第 1 天

C. 月经干净后 3~7 天

D. 月经干净后 7~10 天

E. 月经干净后 1~3 天

3. 不属于放置宫内节育器的并发症是

A. 感染

B. 节育器嵌顿

C. 子宫穿孔

D. 节育器异位

E. 子宫癌变

4. 患者，女，32 岁，育有 1 子 1 女，要求行宫内节育器放置术，为预防感染，其何时才能恢复性生活

A. 3 个月后

B. 2 个月后

C. 1 个月后

D. 2 周后

E. 1 周后

5. 患者要求放置宫内节育器进行避孕，护士的健康指导哪项是不正确的

A. 放置前无性生活

B. 放置后免重体力劳动 1 周

C. 月经干净后 3~7 天放置

D. 放置后休息 7 天

E. 术后 2 周内禁性生活

6. 某 50 岁女士，20 年前生育一女，采用宫内节育器避孕，现月经稀少 1 年，周期由原来的 28 天变为 21 天，自觉已进入更年期。其正确的取环时间是

A. 绝经半年后

B. 绝经 1 年后

C. 绝经 2 年后

D. 绝经 3 年后

E. 绝经 5 年后

7. 口服避孕药的禁忌证不包括

A. 患严重心血管疾病病人

B. 糖尿病病人

C. 甲状腺功能亢进症者

D. 精神生活不能自理者

E. 产后 8 个月妇女

8. 关于口服避孕药的避孕原理，以下不恰当的是

A. 抑制排卵

B. 改变输卵管功能

C. 抑制子宫内膜增生

D. 改变子宫黏液性状

E. 改变阴道分泌物性状

9. 使用短效口服避孕药的妇女开始服第一片的时间一般为

A. 月经来潮前第 5 天

B. 月经来潮的第 5 天

C. 月经干净后第 5 天

D. 月经来潮的第 10 天

E. 性生活前 8 小时

10. 口服短效避孕药的副作用是

A. 类早孕反应

B. 剧吐

C. 月经量增多

D. 月经紊乱

E. 阴道分泌物增加

11. 产后 3 个月，哺乳，月经未复潮，要求避孕，妇检：宫颈光滑，子宫正常大小，无压痛，两侧附件阴性。不宜选用的方法是

A. 宫内节育器

B. 口服避孕药

C. 阴茎套

D. 安全期避孕

E. 避孕药

12. 患者，女，27 岁。半年前足月顺产一男婴。停止哺乳后，因月经量过多，口服短效避孕药。关于此类药物的副作用，正确宣教内容是

A. 长期用药体重会减轻

B. 若类早孕反应轻则不需处理

C. 漏服药引起阴道流血时需立即停药

D. 一般服药后月经周期不规则，经量减少

E. 紧急避孕药属于短效避孕药，副作用很大

13. 一产妇，28 岁，产后 2 个月，护士可指导其使用何种方法进行避孕

A. 宫内节育器
B. 药物避孕
C. 阴道隔膜
D. 避孕套
E. 安全期避孕

14. 患者，女，36岁。长期吸烟，患有滴虫阴道炎，前来咨询避孕措施，护士应指导其选用
A. 口服避孕药
B. 长效避孕针
C. 安全期避孕
D. 阴茎套
E. 宫内节育器

15. 患者，女，25岁。停经50天确诊为早期妊娠。患者要求流产，首选的人工终止妊娠方法是
A. 人工流产钳刮术
B. 利凡诺引产
C. 药物流产
D. 人工流产负压吸引术
E. 水囊引产

16. 患者女性，35岁，意外妊娠12周，现需终止妊娠。不适宜手术的指征是
A. 术前2天性生活
B. 体温38.5℃
C. 术前2天阴道冲洗
D. 妊娠呕吐
E. 妊娠合并贫血

17. 患者，女，29岁，哺乳期妊娠，在进行人工流产时受术者突然面色苍白，大汗淋漓，可能的并发症为
A. 急性阑尾炎
B. 子宫穿孔
C. 吸宫不全
D. 羊水栓塞
E. 人工流产综合征

（18~20题共用题干）

患者，女，23岁。停经13周，腹痛，阴道出血比月经多，子宫增大如孕3个月大小，宫口有胎囊膨出，诊断为难免流产

18. 目前应采取的治疗措施是
A. 水囊引产
B. 利凡诺引产
C. 药物流产
D. 负压吸引术
E. 钳刮术

19. 对该患者的术后宣教，不正确的内容是
A. 术后休息2周
B. 术后禁止性生活及盆浴1个月
C. 每日用温开水清洗会阴并更换内裤
D. 嘱患者观察阴道出血及腹痛情况
E. 卧床休息，保持外阴清洁

20. 该患者行人工流产术后第3天出现高热、腹痛、下腹部压痛，最可能发生了
A. 宫颈粘连
B. 羊水栓塞
C. 人工流产综合征
D. 感染
E. 子宫穿孔

（21~23题共用题干）

患者，女，32岁，停经60天，尿妊娠试验及B超检查确诊为早孕，计划外妊娠，需要终止妊娠

21. 根据患者目前妊娠月份，考虑用何方法终止妊娠
A. 钳刮术
B. 药物引产
C. 水囊引产
D. 负压吸引术
E. 依沙吖啶引产

22. 吸宫术适用于妊娠第几周
A. 9周
B. 11周
C. 12周
D. 13周
E. 14周

23. 患者终止妊娠后阴道流血14天，考虑是
A. 漏吸
B. 术后感染
C. 吸宫不全
D. 不全流产
E. 子宫穿孔

24. 输卵管结扎术的结扎部位是输卵管的
A. 间质部
B. 峡部
C. 壶腹部
D. 伞部
E. 漏斗部

参考答案

1.E　2.C　3.E　4.D　5.D　6.B　7.E　8.E　9.B　10.A　11.B　12.B　13.D　14.D　15.D　16.B　17.E　18.E　19.A　20.D　21.D　22.A　23.C　24.B

4. 解析：宫内节育器放置术后休息3天，1周内忌重体力劳动，2周内忌性交及盆浴，保持外阴清洁。

7. 解析：避孕药禁忌证：严重心血管疾病病人；急慢性肝炎或肾炎；恶性肿瘤、癌前病变；内分泌疾病；哺乳期；年龄大于35岁的吸烟妇女；精神病患者；有严重偏头痛，反复发作者。

8. 解析：避孕药作用机制：抑制排卵，改变宫颈黏液性状，改变子宫内膜形态与功能，改变输卵管功能。

10. 解析：口服避孕药副作用：类早孕反应；阴道流血；月经过少或停经；色素沉着；体重增加；皮疹、头痛、乳房胀痛等。

15. 解析：妊娠 49 天内考虑药物流产，10 周内考虑负压吸引术，10~14 周者考虑钳刮术。

17. 解析：人工流产综合征：术中或手术即将结束时，部分受术者出现心动过缓、心律不齐、血压下降、面色苍白、头晕、胸闷、大汗，甚至晕厥和抽搐等。

19. 解析：吸宫术后休息 3 周，钳刮术后休息 4 周。

23. 解析：术后阴道流血超过 10 天，血量过多，或流血停止后又有多量流血，均考虑吸宫不全。

第二节　孕期保健

1. 孕妇，24 岁，孕 20 周，护士指导孕妇进行产前检查，正确的是
   A. 每 1 周一次
   B. 每 2 周一次
   C. 每 3 周一次
   D. 每 4 周一次
   E. 每 6 周一次

2. 某孕妇 G_1P_0，妊娠 32^{+1} 周，保健护士向该孕妇进行孕期健康教育不正确的是
   A. 子宫为非妊娠子宫的 3 倍
   B. 每 2 周产前检查一次
   C. 适当限制盐的摄入
   D. 左侧卧位预防低血压综合征
   E. 预防腰背痛可穿低跟鞋

3. 初产妇，29 岁，既往月经规律，妊娠 38^{+2} 周，门诊查体：宫高在脐与剑突之间，胎心率 120 次 / 分。孕妇进行的最简便有效的判断胎儿安危的方法是
   A. 胎儿电子监护
   B. 胎儿超声检查
   C. 羊膜镜检查
   D. OCT 检查
   E. 胎动计数

参考答案

1.D　2.A　3.E

1. 解析：一般情况下产前检查从确诊早孕开始，妊娠 28 周前每 4 周检查 1 次，妊娠 28 周后每 2 周查 1 次，妊娠 36 周后每周查 1 次，直至分娩。

第三节　生长发育

1. 幼儿期是指
   A. 从出生 ~1 岁
   B. 从出生 ~2 岁
   C. 1~3 岁
   D. 3~5 岁
   E. 4~6 岁

2. 小儿的自我概念开始形成的时期是
   A. 婴儿期
   B. 幼儿期
   C. 学龄前期
   D. 学龄期
   E. 青春期

3. 对儿童生长发育规律的描述，错误的是
   A. 生长发育是一个连续的过程
   B. 生长发育遵循一定的顺序
   C. 有一定的个体差异性
   D. 各系统器官发育的速度一致
   E. 生长发育是由低级到高级

4. 小儿各系统发育快慢不同，其中发育最早的是
   A. 呼吸系统
   B. 消化系统
   C. 神经系统
   D. 淋巴系统
   E. 生殖系统

5. 最能反映婴儿营养状况的体格发育指标是
   A. 胸围
   B. 牙齿
   C. 身长
   D. 体重
   E. 头围

6. 判断小儿体格发育的主要指标是
   A. 体重、身高
   B. 牙齿、囟门
   C. 运动发育水平
   D. 语言发育水平
   E. 智力发育水平

7. 为小儿测体重的方法，错误的是
A. 拖鞋，只穿内衣裤
B. 称前须校正体重计
C. 婴儿用盘式杠杆秤测量
D. 进食后立即进行
E. 称量时身体不可摇动

8. 患儿，女，8 个月，按公式计算其标准体重应为
A. 6.5kg
B. 7.0kg
C. 7.5kg
D. 8.0kg
E. 8.5kg

9. 反映骨骼发育最主要的指标是
A. 体重
B. 身高
C. 头围
D. 胸围
E. 坐高

10. 根据小儿身长公式推算，5 岁小儿身长约为
A. 90cm
B. 95cm
C. 105cm
D. 110cm
E. 115cm

11. 正常小儿头围与胸围大致相等的月龄是
A. 1 个月
B. 3 个月
C. 6 个月
D. 12 个月
E. 18 个月

12. 2 岁以内小儿乳牙总数的推算方法是
A. 月龄减 2~3
B. 月龄减 4~6
C. 月龄减 9~10
D. 月龄减 7~8
E. 月龄减 10

13. 小儿乳牙出齐的年龄是
A. 1 岁 ~1 岁半
B. 1 岁半 ~2 岁
C. 2 岁 ~2 岁半
D. 2 岁半 ~3 岁
E. 3 岁 ~3 岁半

14. 小儿男，10 月龄。常规生长发育监测报前囟未闭合，家长担心发育不正常。护士告知家长正常小儿前囟闭合的年龄是
A. 10~11 个月
B. 12~18 个月
C. 20~22 个月
D. 22~24 个月
E. 24~30 个月

15. 正常小儿，身长 108cm、体重 21kg，身长之中点位于脐与耻骨联合之间，尚未开始出现恒牙，其可能的年龄是
A. 5 岁
B. 6 岁
C. 7 岁
D. 8 岁
E. 9 岁

16. 3 岁男孩，体重 15kg，身高 95cm，头围 50cm，牙齿 20 颗，属于
A. 消瘦
B. 正常
C. 低体重
D. 矮身材
E. 高身材

17. 5 岁儿童身高 103cm，体重 18kg，牙齿 20 枚，其发育状况为
A. 肥胖
B. 发育迟缓
C. 身材高大
D. 营养不良
E. 在正常范围内

参考答案

1.C　2.B　3.D　4.C　5.D　6.A　7.D　8.E　9.B　10.D　11.D　12.B　13.C　14.B　15.B　16.B　17.E

第四节　小儿保健

1. 婴儿喂养的最佳食品是
A. 纯母乳
B. 全脂奶粉
C. 母乳加奶粉
D. 母乳加辅食
E. 婴儿配方奶粉

2. 对正常新生儿的心理护理，错误的是
A. 给色彩鲜艳会转动的玩具看
B. 经常与新生儿进行目光交流
C. 保持安静不与新生儿说话
D. 父亲应参与照顾婴儿
E. 母婴同室

3. 以下哪项能量消耗为小儿时期所特有的
A. 基础代谢

B. 食物的热力作用
C. 活动消耗
D. 生长所需
E. 排泄消耗

4. 婴儿饮食中三大营养素所供热量的百分比以下正确的是
A. 15% 蛋白质、35% 脂肪、50% 碳水化合物
B. 15% 蛋白质、50% 脂肪、35% 碳水化合物
C. 25% 蛋白质、40% 脂肪、35% 碳水化合物
D. 25% 蛋白质、35% 脂肪、40% 碳水化合物
E. 25% 蛋白质、25% 脂肪、50% 碳水化合物

5. 3 个月女婴，体重 5kg，牛乳喂养，每天应该补充的牛乳是
A. 450ml
B. 500ml
C. 550ml
D. 650ml
E. 750ml

6. 婴儿，男，8 个月，体重 8kg，身长 70cm，头围 45cm，胸围 44cm，其每日每千克体重需热量和水量分别是
A. 70kcal、90ml
B. 80kcal、100ml
C. 100kcal、120ml
D. 110kcal、150ml
E. 130kcal、150ml

7. 患儿男，8 个月，母乳喂养，6 个月起增加辅食，为了保证其生理需要，其每日摄入热量为
A. 60kcal/L
B. 70kcal/L
C. 80kcal/L
D. 90kcal/L
E. 110kcal/L

8. 女婴，4 个月，足月儿，体检指标正常，此月龄最适合添加的辅食是
A. 肉末
B. 饼干
C. 粥
D. 烂面
E. 土豆泥

9. 某胎龄 35 周早产儿，生后 32 天。冬天出生，母乳喂养。体重已由出生时 2.0kg 增加到 3.0kg。现在可以添加的辅食和添加的目的是
A. 米汤，已补充热量
B. 菜汤，以补充矿物质
C. 软面条，以保护消化道
D. 蛋黄，以补充铁
E. 鱼肝油，以补充维生素 D

10. 2 个月婴儿来院体检。护士指导家长每日定期播放音乐，近距离和孩子说话，在房间内张贴鲜艳图片，拿颜色鲜明能发声的玩具逗引孩子，其目的是促进该婴儿
A. 新陈代谢
B. 神经精神发育
C. 消化吸收功能
D. 体格发育
E. 内分泌系统发育

11. 应在婴儿饮食中添加米汤及稀粥的婴儿月龄是
A. 14 个月
B. 10~12 个月
C. 7~9 个月
D. 4~6 个月
E. 1~3 个月

12. 小儿听觉发育完善的时间是
A. 6 个月
B. 1 岁
C. 2 岁
D. 4 岁
E. 6 岁

13. 一婴儿可扶腋窝行走，会发单音字，双手持物，患儿可能多大
A. 2 个月
B. 4 个月
C. 6 个月
D. 8 个月
E. 10 个月

14. 8 个月女婴，提示其发育正常的运动特征是
A. 会抬头
B. 会翻身
C. 会爬行
D. 用手握玩具
E. 独自行走

15. 婴儿开始有意识模仿成人发音的年龄是
A. 4~6 个月
B. 7~8 个月
C. 8~9 个月
D. 10~11 个月
E. 12~18 个月

16. 小儿男，现体重 9kg。会走，能叫“爸爸、妈妈”，尚不能自主控制大小便。该小儿的年龄可能是
A. 3 个月
B. 6 个月
C. 12 个月
D. 18 个月
E. 24 个月

17. 婴儿期可以开始的早教训练是
A. 刷牙训练
B. 坐姿训练
C. 穿衣训练
D. 大小便训练
E. 学习习惯训练

参考答案

1.A　2.C　3.D　4.A　5.C　6.D　7.E　8.E　9.E　10.B　11.D　12.D　13.E　14.C　15.C　16.C　17.D

第五节　青春期保健

1. 对青少年痤疮的护理措施，不恰当的是
A. 多吃清淡的食物
B. 不吸烟、不饮酒
C. 保持乐观情绪
D. 保持皮肤清洁
E. 挤净痤疮内容物

2. 13 岁女生，因月经初潮来门诊咨询。该女生自述对月经初潮来临很紧张，害怕身体出现疾病，近期情绪难以控制，心神不定，烦躁不安，常与他人争吵。护士针对其进行保健指导，以下不正确的是
A. 告知其月经是女性的正常生理现象
B. 嘱其月经期以卧床休息为主
C. 讲授有关青春期生理知识、性教育
D. 鼓励其多与他人交流，多参与文娱活动
E. 月经期注意保暖，最好不游泳

3. 患儿女，15 岁，担心肥胖节食 1 年余，近半年来患儿食欲差，厌食，考虑为神经性厌食症。对该患儿处理最适合的是
A. 顺应患儿心理
B. 培养健康的性心理
C. 长期服用促消化药物
D. 安排丰富的业余生活
E. 引导其树立正确的审美观

4. 对青春期孩子实施心理行为指导的重点是
A. 对学校生活适应性的培养
B. 加强品德教育
C. 预防疾病和意外教育
D. 性心理教育
E. 社会适应性的培养

5. 青春期女孩的第二性征表现不包括
A. 智齿萌出
B. 月经初潮
C. 骨盆变宽
D. 脂肪丰满
E. 出现阴毛

6. 青春期心理与行为最突出的特点是
A. 身心发展的矛盾性
B. 形成新的同伴关系
C. 思维方式成熟
D. 情绪状态稳定
E. 有强烈的自主意识

7. 月经初潮后女性的一级预防保健重点是
A. 避孕指导
B. 经期卫生指导
C. 婚前检查指导
D. 孕前检查指导
E. 月经病治疗指导

8. 不属于青春期保健重点的是
A. 合理营养
B. 健康教育
C. 预防意外
D. 计划免疫
E. 法治教育

9. 某 13 岁男孩，近期出现不听从父母安排，常用自己的标准衡量是非曲直。该男孩青春期心理特征属于
A. 行为易冲动
B. 心理向成熟过渡
C. 心理“上锁”
D. 独立性增强
E. 情绪两极化

10. 青春期少年最容易出现的心理行为是
A. 破坏性行为
B. 自我形象不满
C. 学校恐惧症
D. 遗尿症
E. 咬指甲

11. 关于青春期发育特点的叙述，正确的是
A. 性器官发育减缓
B. 体格发育减缓
C. 内脏器官发育加快
D. 心理发育成熟
E. 男孩女孩出现第二性征

12. 青春期常见健康问题不包括
A. 近视
B. 痛经
C. 网迷
D. 灼烫伤
E. 沙眼

13. 王某，男，15 岁，频繁遗精。护士对其进行健康教育，不正确的是
A. 临睡前多喝水
B. 保持外阴清洁
C. 内裤不宜过紧
D. 睡觉时宜侧卧
E. 合理安排学习生活

14. 16 岁青春期女生最重要的发育评估内容是

A. 双侧乳房的大小
B. 阴阜阴毛的浓密度
C. 子宫、卵巢的形态
D. 月经是否已经来潮
E. 身高与体重的比例

15. 患者，女，13 岁，月经初潮前来就诊，应对她实施的保健重点是
A. 加强健康教育，提高自我约束意识
B. 营养指导，如选择宽松纯棉的内裤
C. 卫生指导，如培养良好的饮食习惯
D. 经期指导，如外阴清洁和免受寒冷
E. 给予性生理知识为特点的性教育

16. 不属于青春期常见意外或疾病的是
A. 近视
B. 车祸
C. 网迷
D. 气管异物
E. 手淫

17. 新生儿时期应预防接种的疫苗是
A. 乙肝疫苗、乙脑疫苗
B. 麻疹疫苗、卡介苗
C. 卡介苗、乙肝疫苗
D. 百白破疫苗、脊髓灰质炎疫苗
E. 脊髓灰质炎疫苗、乙脑疫苗

18. 8 个月男婴，在社区准备接种麻疹疫苗。护士为其消毒时，应采用的消毒剂是
A. 2% 碘酊
B. 0.5% 碘伏
C. 0.9% 生理盐水
D. 75% 乙醇
E. 90% 乙醇

19. 2 月龄健康小儿根据儿童计划免疫程序，目前应接种的疫苗是
A. 乙脑减毒活疫苗
B. 脊髓灰质炎疫苗
C. 卡介苗
D. 乙肝疫苗
E. 麻风疫苗

20. 某 6 个月正常发育的男婴，尚未接种的疫苗是
A. 白喉类毒素
B. 麻疹疫苗
C. 百日咳疫苗
D. 脊髓灰质炎疫苗
E. 破伤风类毒素

21. 婴儿接种卡介苗的恰当部位及方法是
A. 前臂掌侧下段，皮内注射
B. 三角肌下缘，皮内注射
C. 臀小肌，皮下注射
D. 三角肌下缘，皮下注射
E. 股外侧，皮下注射

22. 接种活疫苗时，可用作皮肤消毒的是
A. 75% 乙醇
B. 90% 乙醇
C. 0.5% 碘伏
D. 2% 碘酊
E. 生理盐水

23. 百白破疫苗接种的部位是
A. 臀大肌
B. 臀中肌
C. 上臂三角肌
D. 上臂内侧三角肌
E. 上臂外侧三角肌

24. 卡介苗接种的时间是在出生后
A. 2~3 天
B. 7~10 天
C. 1 个月
D. 3 个月
E. 6 个月

25. 一新生儿，出生第 1 天，应接种以下哪种疫苗
A. 卡介苗
B. 乙肝疫苗
C. 麻疹疫苗
D. 乙脑疫苗
E. 脊髓灰质炎疫苗

26. 脊髓灰质炎疫苗属于
A. 灭活疫苗
B. 减毒活疫苗
C. 类毒素疫苗
D. 组分疫苗
E. 基因工程疫苗

（27~28 题共用题干）

某新生儿出生后 6 小时，进行预防接种。

27. 接种卡介苗的正确方法是
A. 前臂掌侧下段 ID
B. 三角肌下缘 ID
C. 三角肌下缘 H
D. 上臂三角肌 H
E. 臀大肌 IM

28. 接种乙肝疫苗的正确方法是
A. 前臂掌侧下段 ID
B. 三角肌下缘 ID
C. 三角肌下缘 H
D. 上臂三角肌 IM
E. 臀大肌 IM

29. 患儿，男，5 岁，由家长带到预防保健科接种流感疫苗，接种后判断是否出现全身反应，应着重观察
A. 注射部位红、肿、热、痛
B. 发热情况
C. 头晕、恶心、呕吐
D. 皮疹
E. 腹泻

30. 某 6 月龄婴儿，父母带其到儿童保健门诊进行预防接种，此时应该给婴儿注射的疫苗是

A. 脊髓灰质炎疫苗
B. 腮麻风疫苗
C. 卡介苗
D. 乙肝疫苗
E. 百白破疫苗

（31~34 题共用题干）

小儿，女，3 个月。母亲带其去儿童保健门诊接种百白破混合制剂

31. 接种前，护士询问的内容不包括
A. 家族史
B. 疾病史
C. 过敏史
D. 目前健康状况
E. 接种史

32. 接种结束后，错误的健康指导是
A. 可以立即回家
B. 多饮水
C. 多休息
D. 饮食不需忌口
E. 观察接种后反应

33. 接种结束后，小儿出现烦躁不安、面色苍白、四肢湿冷、脉搏细速等症状。该患者最可能发生
A. 低血钙
B. 过敏性休克
C. 全身反应
D. 全身感染
E. 低血糖

34. 患儿母亲非常焦虑，不停哭泣。针对患儿母亲的心理护理，错误的是
A. 告诉其患儿目前的状况
B. 告诉其当前采取的措施及原因
C. 告诉其不可陪伴患儿，以免交叉感染
D. 告知其以往类似情况的处理效果
E. 帮助其选择缓解焦虑情绪的方法

35. 某医院预防保健科护士在执行流感疫苗接种操作前，发现部分疫苗出现浑浊现象。护士应采取的措施是
A. 就地销毁，记录经过
B. 停止接种，通知疾控中心
C. 先接种疫苗，再报医院处理
D. 先接种疫苗，报卫生局处理
E. 停止接种，报告医院相关部门处理

36. 给婴儿口服脊髓灰质炎减毒活疫苗时，正确的做法是
A. 用温热水送服
B. 用热开水送服
C. 冷开水送服或含服
D. 热开水溶解后服用
E. 服后半小时可饮用热牛奶

（37~39 题共用题干）

男婴，8 个月，1 周前接种过疫苗，今日体温 37.8℃，接种部位无红肿，咽无充血，心肺无异常

37. 根据儿童计划免疫程序，该婴儿接种的疫苗是
A. 卡介苗
B. 乙肝疫苗
C. 麻疹疫苗
D. 百白破疫苗
E. 脊髓灰质炎疫苗

38. 最恰当的处理方法是
A. 口服退热剂
B. 使用抗生素
C. 口服抗病毒药物
D. 密切观察，暂不处理
E. 应用抗过敏药物

39. 该婴儿的保健重点是
A. 合理喂养
B. 定期体检
C. 防止意外
D. 培养自理能力
E. 养成良好学习习惯

40. 李某，女性，25 岁，接种乙肝疫苗后出现低热、食欲不振。该患者出现上述症状最可能的原因是
A. 中毒反应
B. 正常反应
C. 过敏反应
D. 特异性反应
E. 排斥反应

参考答案

1.E　2.D　3.E　4.D　5.A　6.E　7.B　8.D　9.D　10.B　11.E　12.D　13.A　14.D　15.C　16.D　17.C　18.D　19.B　20.B　21.B　22.A　23.E　24.A　25.B　26.B　27.B　28.D　29.B　30.D　31.E　32.A　33.B　34.C　35.E　36.C　37.C　38.D　39.A　40.B

14. 解析：月经初潮是进入青春期的标志。

18. 解析：接种活疫苗时，只能选用 75% 乙醇消毒。

29. 解析：全身反应：接种后 24h 内出现低、中度发热，尚可伴有头晕、恶心、呕吐、腹痛、全身不适等反应。

第六节　妇女保健

1. 某女士，22 岁，向妇女保健门诊护士咨询了解妇女劳动保健中规定禁忌从事的作业，护士回答正确的是

A. 体质差的女职工禁忌从事矿山井下与森林业伐木作业

B. 女医务人员禁忌从事临时下矿井进行治疗和抢救工作

C. 全体妇女禁忌从事森林业伐木、运送及流放木材的作业

D. 个别妇女禁忌从事间断负重，每次负重超过 25kg 的作业

E. 妇女禁忌从事每小时负重次数≥ 10 次、每次负重≥ 20kg 的作业

2. 胎动减少是指胎动 12 小时少于

A. 5 次

B. 10 次

C. 15 次

D. 20 次

E. 25 次

3. 下列哪项不属于围生期保健内容

A. 孕前期保健

B. 孕期保健

C. 分娩期保健

D. 产褥期保健

E. 月经期保健

参考答案

1.C　2.B　3.E

2. 解析：12 小时胎动在 10 次以下属于胎动减少，提示宫内缺氧，孕妇应立即到医院做检查。

第七节　老年保健

1. 能保证老人不受伤的措施不包括

A. 变换体位时动作不宜过快

B. 居室内夜间应保持一定亮度

C. 洗澡时水温以 50℃ ~60℃为宜

D. 浴室及厕所内设有扶手

E. 居室门口最好不要有门槛

2. 采集老年病人的病史资料，护士的做法正确的是

A. 一次采集完全部病史

B. 同时采集几位病人的资料

C. 一定要耐心倾听

D. 病人离题时，及时打断

E. 不宜触摸老年人

3. 患者，男，60 岁，来院咨询减肥方法，查体：身高 170cm，体重 82kg。膝关节有陈旧疾患，无法负重。护士建议其最好的运动方式是

A. 举重

B. 跳绳

C. 游泳

D. 爬山

E. 慢跑

4. 老年人情绪纷繁复杂，其中最常见也最需要干预的情绪状态是

A. 焦虑和抑郁

B. 害怕和紧张

C. 拒绝和孤独

D. 失望和消极

E. 紧张和焦虑

5. 关于衰老表现的叙述，正确的是

A. 老年人的体重随年龄的增加而增加

B. 老年人的血压随年龄的增加而降低

C. 老年人的心率随年龄的增加而增加

D. 老年人的生活自理能力随年龄的增加而降低

E. 老年人眼睛近视程度随增龄而增加

6. 老年患者随着年龄的增加，记忆能力逐步减退。在询问病史时最容易出现的是

A. 表述不清

B. 症状隐瞒

C. 记忆不确切

D. 反应迟钝

E. 答非所问

7. 符合老年人用药原则的用药方式是

A. 足量给药，尽量减少用药种类

B. 联合用药，进行血药浓度监测

C. 首次剂量加倍，进行血药浓度监测

D. 合理选药，足量给药

E. 从小剂量开始用药，尽量减少用药种类

8. 患者，女，55 岁。自退休后，几乎不与朋友联系，对以前热衷的舞蹈也不感兴趣，对外界任何事物均不关心。该患者采用的退休适应方式是

A. 离退型

B. 防御型
C. 冷漠型
D. 收缩型
E. 重组型

9. 联合国规定，老龄化国家或地区是指 60 岁或者 60 岁以上人口占总人口数的
A. 5%
B. 7%
C. 9%
D. 10%
E. 11%

10. 影响老年人心理状态的因素不包括
A. 生理功能衰退
B. 家庭关系
C. 营养状况
D. 与周围人群交往过多
E. 躯体疾病的影响

11. 关于老年人生理特点描述不正确的是
A. 身高下降
B. 体重增加
C. 毛发变白
D. 皮肤弹性降低
E. 出现老年性色素斑

12. 患者，女，69 岁，平时喜欢锻炼身体。社区护士为保证其锻炼安全，对其进行健康指导，告诉患者自动监测运动强度最适宜的指标是
A. 体温
B. 呼吸频率
C. 运动后最大心率
D. 血压
E. 运动前心率

13. 老年人运动原则不包括
A. 重视有助于心血管健康的运动
B. 体弱和高龄老人不应参加运动
C. 应重视重量训练
D. 注意维持体内运动“平衡”
E. 关注与锻炼相关的运动心理

参考答案

1.C　2.C　3.C　4.D　5.D　6.C　7.E　8.C　9.D　10.D　11.B　12.C　13.B

第十八章　中医基础知识

1. 中医在诊治疾病的活动中，主要在于
A. 辨识治疗方法
B. 辨识体征
C. 辨病
D. 辨证
E. 辨症

2. 在病情观察中，中医的“四诊”方法是
A. 望、闻、问、切
B. 望、叩、问、切
C. 叩、闻、问、切
D. 视、闻、问、叩
E. 望、闻、问、叩

3. 中医中的“五行”是指
A. 金木水火气
B. 金木水火土
C. 金木水气土
D. 金木气火土
E. 金气水火土

4. 五行相克规律的正确描述是
A. 木－火－土－金－水－木
B. 木－土－水－火－金－木
C. 木－水－火－土－金－木
D. 水－火－土－金－木－水
E. 土－木－金－水－火－土

5. 在中医五行归类中，人体五官是
A. 筋、脉、肉、皮毛、骨
B. 筋、脉、肉、气血、髓
C. 目、舌、鼻、唇、耳
D. 目、舌、鼻、唇、喉
E. 目、舌、鼻、口、耳

6. 中医理论中，一事物对另一事物具有促进，助长和滋生的作用指的五行之间
A. 相克
B. 相乘
C. 相侮
D. 相生
E. 相助

7. 中医五脏指的是
A. 脾、胆、胃、肺、女子胞
B. 肝、胆、胃、大肠、小肠
C. 心、肝、脾、肺、膀胱
D. 心、肝、脾、肺、肾
E. 心、肝、脾、胆、胃

8. 在五脏中，心开窍于
A. 唇
B. 二阴
C. 鼻
D. 目
E. 舌

9. 其生理功能主收纳与腐熟水谷的脏腑是
A. 小肠
B. 胆
C. 大肠
D. 胃
E. 三焦

10. 中医学认为，疾病发生的重要条件除了正气不足，还应包括
A. 邪气亢盛
B. 四季变换
C. 饮食失调
D. 脏腑失调
E. 缺乏锻炼

11. 中医情志是指
A. 怒、喜、思、悲、恐
B. 气、血、津、精、神
C. 风、寒、暑、湿、火
D. 酸、苦、甘、辛、咸
E. 心、肝、脾、肺、肾

12. 经常不能获得正常睡眠的病症，中医称之为
A. 眩晕
B. 不寐
C. 痿证
D. 神昏
E. 头痛

13. 拔火罐的适应证是
A. 急性腰扭伤
B. 外感风寒，风寒湿痹
C. 平素体质虚弱
D. 各种疮疡疖肿
E. 高热、抽搐、昏迷

14. 不属于中医急重症的是
A. 高热
B. 神昏
C. 痉证
D. 痿证
E. 血证

15. 中医在自然界中的“五色”是指
A. 青、赤、紫、橙、黑
B. 青、赤、黄、白、黑
C. 赤、橙、黄、绿、紫

D. 蓝、绿、紫、橙、黑
E. 红、黄、蓝、白、黑

16. 中医饮食中的“五味”指的是
A. 酸、苦、甘、辛、咸
B. 酸、苦、甘、甜、涩
C. 甜、辣、苦、涩、咸
D. 甜、辣、苦、涩、咸
E. 甜、辣、苦、酸、辛

参考答案

1.D 2.A 3.B 4.B 5.E 6.D 7.D 8.E 9.D 10.A 11.A 12.B 13.B 14.D 15.B 16.A

4. 解析：木克土→土克水→水克火→火克金→金克木

5. 解析：根据中医理论，五行木火土金水对应的五官分别为目舌口鼻耳。

14. 解析：痿证是指肢体痿弱无力，不能随意运动的一类病证，不属于急重症。

第十九章 法规与护理管理

第一节 与护士执业注册相关的法律法规

1. 某护生在一所二级甲等医院完成毕业实习后，但未通过护士执业资格考试。护理部考虑其平时无护理差错，且普外科护士严重短缺，因此聘用其任普外科护士，护理部的做法违反的是

A.《护士条例》
B.《中华人民共和国侵权责任法》
C.《中华人民共和国民法典》
D.《医疗机构管理条例》
E.《医疗事故处理条例》

2. 申请护士执业注册，应具备“具有完全民事行为能力”条件，申请者年龄至少应在

A. 16 周岁以上
B. 17 周岁以上
C. 18 周岁以上
D. 19 周岁以上
E. 20 周岁以上

3. 护理专业学生在申请护士执业资格注册时，须在综合性医院完成至少多长时间实习

A. 4 月
B. 6 月
C. 8 个月
D. 10 个月
E. 12 个月

4. 申请护士执业注册时，不影响申请者申报的情况是

A. 精神病史
B. 色盲
C. 色弱
D. 近视
E. 双耳听力障碍

5. 在申请护士执业资格注册应当具备的条件中错误的是

A. 具有完全民事行为能力
B. 在中等职业学校、高等学校完成教育部和原卫生部规定的全日制学习，并取得相应学历证书
C. 通过国务院卫生主管部门组织的护士执业资格考试
D. 获得经省级以上卫生行政部门确认免考资格的普通中等卫生（护士）学校护理专业毕业文凭者，可以免于护士执业资格考试
E. 符合国务院卫生主管部门规定的健康标准

6. 护士办理执业注册变更后其执业许可期限是

A. 1 年
B. 3 年
C. 5 年
D. 10 年
E. 15 年

7. 下列人员中，允许在医疗机构从事诊疗技术规范规定的护理活动的是

A. 护理学本科毕业未取得护士执业证书的护士
B. 护士执业注册有效期满未延续注册的护士
C. 工作调动，执业证书未变更执业地点的护士
D. 工作十年，因故吊销执业证书的护士
E. 取得执业证书 1 年，后出国留学 2 年再次返回原医院的护士

8. 护士甲某已在某三甲医院工作，但未满 5 年，现由于家庭关系要调往外地医院，该护士应该

A. 等满 5 年后再变更注册
B. 取消注册
C. 立即变更注册地点
D. 申请延迟注册
E. 保留原注册地点

9. 护士执照被吊销后几年内不能再次申请注册

A. 1 年
B. 2 年
C. 3 年
D. 4 年
E. 5 年

（10~11 题共用题干）

张某，女，25 岁，护理学专业本科学历，2013 年通过护士执业资格考试

10. 张某提出护士执业注册的申请时间不能超过

A. 3 年
B. 4 年
C. 5 年
D. 6 年
E. 7 年

11. 通过护士执业注册后，张某还需进行第 2 次执业注册的时间为

A. 1 年后
B. 2 年后
C. 3 年后
D. 4 年后
E. 5 年后

（12~13 题共用题干）

护理专业应届毕业生早已完成了国务院教育主管部门和卫生主管部门规定的全日制 4 年护理专业课程学习，本人拟申请护士执业注册

12. 不属于申请护士执业注册的条件是

A. 年龄 18 周岁以上

B. 护理专业学历证书

C. 健康证明

D. 护士执业资格考试成绩合格证明

E. 户籍证明

13. 从事护理活动唯一合法的凭证是

A. 在校成绩单

B. 实习证明

C. 护理专业学历证书

D. 护士执业资格考试成绩合格证明

E. 护士执业资格证书

参考答案

1.A　2.C　3.C　4.D　5.D　6.C　7.E　8.C　9.B　10.A　11.E　12.E　13.E

4. 解析：申请护士执业注册应符合执业注册管理办法规定的健康标准，其中包括无精神病史，无色盲、色弱、双耳听力障碍。眼睛近视不影响注册。

5. 解析：不管是什么学历的护理专业毕业生，都必须参加全国护士执业资格考试，考试合格后方可申请注册，不存在免考的情况。

第二节　与护士工作相关的法律法规

1. 需要采取传染病防治法所称“甲类传染病的预防、控制措施的疾病”不包括

A. 严重急性呼吸综合征（SARS）

B. 猩红热

C. 肺炭疽

D. 霍乱

E. 鼠疫

2. 属于甲类传染病的是

A. 疟疾

B. 炭疽

C. 艾滋病

D. 黑热病

E. 鼠疫

3. 下列被列入乙类传染病但按甲类传染病要求处理的传染病是

A. 肺炭疽

B. 病毒性肝炎

C. 脊髓灰质炎

D. 流行性出血热

E. 流行性乙型脑炎

4. 医院发现甲类传染病时，错误的是

A. 对病人和病原携带者进行隔离治疗

B. 对疑似病人的密切接触者要在指定的场所进行医学观察

C. 隔离期限根据医学检查结果确定

D. 患者确诊前应收住入医院传染科病房观察、治疗

E. 对疑似病人的密切接触者采取必要的预防措施

5. 属于甲类传染病的疾病是

A. 伤寒

B. 霍乱

C. 肺结核

D. 猩红热

E. 传染性非典型肺炎

6. 患者，男，29 岁，因高热到医院就诊，被诊断为甲型 H1N1 流感，该院应将此病例上报的时限为

A. 8 小时内

B. 6 小时内

C. 24 小时内

D. 12 小时内

E. 2 小时内

7. 某市血站工作人员，在进行血液质量检查时发现某献血者为艾滋病病人，该血站应

A. 4 小时内向当地卫生防疫机构上报传染病报告卡

B. 6 小时内向当地卫生防疫机构上报传染病报告卡

C. 12 小时内向当地卫生防疫机构上报传染病报告卡

D. 24 小时内向当地卫生防疫机构上报传染病报告卡

E. 48 小时内向当地卫生防疫机构上报传染病报告卡

（8~10 题共用题干）

患者，女，35 岁。因腹泻每日 10~15 次，大便为米泔水样来院就诊，患者轻度脱水，结合患者症状和医生查体结果，高度怀疑为霍乱。正在等待实验室检查结果以明确诊断。

8. 目前对该患者应采取的正确措施是

A. 在就诊医院指定场所单独隔离

B. 要求患者自行转往传染病专科医院

C. 家属陪同在医院门诊等待结果

D. 收入本院消化科病房

E. 请患者先回家，告知指定日期前来取化验结果

9. 该患者经检查确认为霍乱需隔离治疗。护士告知其

家属，隔离期限是

A. 以临床症状消失为准
B. 以上级卫生防疫部门确定
C. 根据医学检查结果确定
D. 根据科主任对病情的判断来决定
E. 由公安机关决定

10. 该患者全力抢救未见好转不幸死亡，护士应对尸体立即进行卫生处理并

A. 由家属带回老家土葬
B. 移入太平间
C. 征得家属同意后尸检
D. 就近火化
E. 石灰池掩埋

11. 陈护士在核对医嘱时发现 15 床的复合维生素发给了 5 床。这种情况属于

A. 护理行为过失
B. 护理纠纷
C. 一般差错
D. 严重差错
E. 医疗事故

12. 责任护士查房期间，将某患者的病历资料不慎留在病房，恰巧被其配偶翻阅，其配偶发现患者隐瞒了婚前流产史，极为不满，坚决与患者离婚，患者遂以医院侵犯了其隐私权为由提起诉讼，此事件处理时，不应对责任护士采取处罚措施是

A. 暂停执业活动
B. 向患者赔礼道歉
C. 责任改正
D. 承担刑事责任
E. 警告处分

13. 护士在给甲床输液的患者更换液体时，错将乙床患者的青霉素钠盐换给甲床患者，造成甲床患者过敏死亡。《按照医疗事故处理》规定，该医疗事故定级别为

A. 四级医疗事故
B. 三级医疗事故
C. 二级医疗事故
D. 一级医疗事故
E. 一般差错

14. 某患者因牙痛到医院就医，医生诊断后为其拔除了牙齿。术后患者仍感患处肿痛，再次就诊发现医生拔错了牙齿。遂将医院告上法庭。法院经调查发现医院存在过失，负全部责任。该事件属于

A. 一级医疗事故
B. 二级医疗事故
C. 三级医疗事故
D. 不构成医疗事故
E. 四级医疗事故

15. 患儿，3 岁。低钙抽搐需用钙剂治疗，护士凭经验从固定位置取出 5% 氯化钙，未查对。注射后患儿死亡，经查实推注的竟是 5% 氯化钾。该护士的行为属于

A. 意外事故
B. 故意犯罪
C. 过失犯罪
D. 侵犯行为
E. 医疗差错

16. 发生重大医疗事故后报告的时限是

A. 12h
B. 18h
C. 1d
D. 2d
E. 3d

17. 二级医疗事故造成患者的不良后果是

A. 死亡
B. 人身损害
C. 轻度残疾
D. 中度残疾
E. 重度残疾

18. 患者，男，65 岁，因“急性左心衰，心房颤动”急诊入院，输液过程中突然出现肺动脉栓塞经抢救无效死亡，提出医疗事故鉴定申请。当地卫生行政部门应在当事人提出申请几日内移送上一级主管部门

A. 21 天
B. 14 天
C. 10 天
D. 7 天
E. 3 天

19. 患者，女，70 岁，因跌倒致右上肢桡骨骨折行石膏固定。患者多次向夜班护士诉说右上肢疼痛，护士报告当班医师，医师未给予及时处理，导致患者右上肢因包扎过紧而缺血坏死，行右上肢截肢术。这种状况应判定为

A. 一级医疗事故
B. 二级医疗事故
C. 三级医疗事故
D. 四级医疗事故
E. 医疗护理差错

20. 护士误给青霉素过敏的患者注射青霉素，造成患者死亡，此事故属于

A. 一级医疗事故
B. 二级医疗事故
C. 三级医疗事故
D. 四级医疗事故
E. 严重护理差错

（21~23 共用题干）

某外科近段时间病人非常多，护士人手不够。值班护士张某因工作忙未认真进行查对而错把 2 床病人的药物发给了 3 床病人。3 床病人服用后出现心跳呼吸骤停，后因抢救无效死亡

21. 护士张某应首先向谁报告

A. 病房护士长
B. 科护士长
C. 科主任
D. 护理部主任
E. 院长

22. 该事件属于
A. 护理事故
B. 医疗事故
C. 护理差错
D. 意外事件
E. 护理缺陷
23. 下列不属于控制医疗事故措施的是
A. 严格执行查对制度
B. 严格控制病人家属探视
C. 经常巡视病人
D. 不定期检查护士的操作过程
E. 分析并总结差错事故发生原因

（24~25 题共用题干）
患者，女，78 岁。由于脑血栓导致左侧肢体偏瘫入院，病情稳定，医嘱二级护理。次日凌晨 1 时，患者坠床，造成颅内出血，虽经全力抢救，终因伤势过重死亡
24. 造成该事件的最主要原因是
A. 病房环境过于昏暗
B. 护士没有升起床档
C. 护士没有进行健康教育
D. 没有安排家属陪护
E. 没有安排专人 24 小时照护
25. 根据对患者造成的伤害程度，该事故属于
A. 医嘱差错
B. 一级医疗事故
C. 二级医疗事故
D. 三级医疗事故
E. 护理差错
26. 患者，男，45 岁，以大叶性肺炎收治入院，入院后青霉素皮试结果阳性，当班护士未将皮试结果记录到护理记录单中，导致接班护士误将青霉素注射给该患者，患者出现青霉素过敏反应，经抢救无效死亡。该事件属于几级医疗事故
A. 一级
B. 二级
C. 三级
D. 四级
E. 五级
27. 患者在诊疗过程中受到损害，医疗机构及其医务人员有过错的，承担赔偿责任的是
A. 医务人员
B. 医疗机构
C. 医疗机构负责人
D. 医务人员和医疗机构
E. 医务人员及其家属
28. 患者，男，22 岁，因车祸导致双下肢截肢，在某医院安装假肢，假肢由某工厂生产，某公司销售，2 个月后发现假肢质量有问题，依据《中华人民共和国侵权责任法》，患者正确的做法是
A. 向销售公司申请赔偿
B. 向医院、工厂、销售公司申请赔偿
C. 向工厂申请赔偿
D. 自行承担损害
E. 向医院申请赔偿
29. “120” 接诊了一名车祸致昏迷的患者，脑部 CT 提示颅内大量出血，需立即行开颅手术。患者无亲属陪伴，也无证实其身份和联系人的信息，依据《侵权责任法》的规定，术前正确的做法是
A. 通知手术室准备手术
B. 报告派出所寻找家属
C. 报告科室负责人获批
D. 报告医院负责人获批
E. 报告卫生行政部门负责人获批
30. 献血后应注意补充的元素是
A. 钙
B. 铜
C. 铁
D. 镁
E. 硒
31. 一车祸患者急需新鲜 O 型血液，在下列配型合格的献血者中最合适的是
A. 男性，16 岁，在校大学生
B. 男性，36 岁，教师，因高血压长期服药控制，血压维持在 110~130/70~80mmHg
C. 男性，26 岁，现役军人，在 3 个月前献血 400ml
D. 女性，55 岁，机关公务员
E. 女性，40 岁，医生，因甲状腺切除终身服用药物替代治疗，现甲功正常
32.《中华人民共和国献血法》规定，我国实行
A. 有偿献血制度
B. 无偿献血制度
C. 自愿献血制度
D. 义务献血制度
E. 互助献血制度
33.《中华人民共和国献血法》规定，负责组织献血工作的机构是
A. 地方各级人民政府
B. 县级以上人民政府
C. 地方各级卫生行政部门
D. 地方各级采供血机构
E. 行业协会
34. 根据《中华人民共和国献血法》规定，为保障公民临床急救用血的需要，对择期手术患者应倡导
A. 自身储血
B. 互助献血
C. 同型输血
D. 临时采集血液
E. 按需输血
35. 某血站违反有关操作规程和制度采集血液，应由哪一部门对其责令改正
A. 县级以上的地方人民政府卫生行政部门
B. 县级以上的行业协会
C. 县级以上的卫生防御机构

D. 县级以上的医疗保健机构

E. 县级以上的地税机构

36. 某患者住院期间因输入不合格血液导致感染乙型肝炎，其索赔对象（机构）应是

A. 当地疾病控制中心

B. 当地卫生计生行政部门

C. 血站及医院

D. 当地公安部门

E. 执行输血操作的护士

（37~38 题共用题干）

某男，20 岁，健康，清晨空腹到血站要求献血。

37. 血站护士应向其说明，每次献血量最多不超过

A. 200ml

B. 250ml

C. 300ml

D. 350ml

E. 400ml

38. 献血结束，其下一次献血的间隔时间不得少于

A. 2 个月

B. 4 个月

C. 6 个月

D. 8 个月

E. 12 个月

（39~40 题共用题干）

某医院将组织全院党团员义务献血活动，急诊科年轻护士甲、乙、丙均积极报名参加。

39. 献血错误的准备是

A. 不能服药

B. 不能饮酒

C. 保证充足睡眠

D. 进食高脂食物

E. 适当休息

40. 顺利完成自愿献血后的正确做法是

A. 绝对卧床休息 1 周

B. 采血侧肢体可以抬举重物

C. 献血完毕按住止血棉球 1 分钟以免皮下血肿

D. 保护穿刺部位，至少 8 小时内勿被水浸湿

E. 可以正常工作，避免通宵娱乐和剧烈运动

41.《艾滋病防治条例》规定，艾滋病病毒感染者和艾滋病病人应当将其感染或发病的事实如实告知

A. 朋友

B. 同事

C. 亲属

D. 同学

E. 与其有性关系者

42. 关于人体器官移植的叙述，正确的是

A. 捐献器官是公民的义务

B. 人体器官移植包括心、肺、肾、骨髓等移植

C. 活体器官的捐献与接收需经过伦理委员会审查

D. 公民生前表示不同意捐献器官的，该公民死亡后，其配偶可以以书面形式表示同意捐献

E. 任何组织和个人不得摘取未满 20 周岁公民的活体器官用于移植

43. 患者在某三级甲等医院接受器官移植手术，医院不需收取的费用是

A. 摘取和植入人体器官的手术费

B. 摘取、植入人体器官所发生的医用耗材费

C. 摘取、植入人体器官所发生的药费、检验费

D. 保存和运送人体器官的费用

E. 支付提供人体器官人员的费用

44. 根据人体器官移植相关规定，下列不属于植体器官接受者的是

A. 配偶

B. 儿子

C. 姑姑

D. 姐姐

E. 朋友

参考答案

1.B 2.E 3.A 4.D 5.B 6.C 7.D 8.A 9.C 10.D 11.C 12.D 13.D 14.E 15.C 16.A 17.D 18.D 19.C 20.A 21.A 22.B 23.B 24.B 25.B 26.A 27.B 28.E 29.D 30.C 31.D 32.B 33.D 34.A 35.A 36.C 37.E 38.C 39.D 40.E 41.E 42.C 43.E 44.E

5. 解析：甲类传染病主要包括鼠疫和霍乱。

6. 解析：发现甲类传染病和乙类传染病中的肺炭疽、传染性非典型肺炎，或发现其他传染病和不明原因疾病暴发时，应于 2 小时内报告。对其他乙、丙类传染病病人、疑似病人和规定报告的传染病病原携带者在诊断后，应于 24 小时内报告。

18. 解析：患者家属提出医疗事故鉴定申请后，当地卫生行政部门应在当事人提出 7 日内移送上一级主管部门。

27. 解析：《中华人民共和国侵权责任法》第五十四条规定：患者在诊疗活动中受到损害，医疗机构及其医务人员有过错的，由医疗机构承担赔偿责任。

34.《中华人民共和国献血法》规定：为保障公民临床急救用血的需要，国家提倡并指导择期手术的患者自身储血，动员家庭、亲友、所在单位以及社会互助献血。为了最大限度地发挥血液的功效，医疗机构应采用成分输血。

35. 解析：当血站出现违规操作时，应由县级以上的地方人民政府卫生行政部门负责处理违规操作。

44. 解析：《人体器官移植条例》明确规定活体器官接受人必须与活体器官捐赠人之间有特定的法律关系，即配偶关系、直系血亲或者三代以内旁系血亲关系，或者有证据证明与活体器官捐赠人存在因帮扶等形成了亲情关系。

第三节　医院护理管理的组织原则

1. 某三级甲等医院ICU，共有10张床位。按照国家卫生计生委对ICU护士与床位比的要求，该科室配备护士人数应不少于

A. 10名
B. 15名
C. 20名
D. 25名
E. 30名

2. 某医院护理部要求各科室提交的工作计划需根据医院的总体工作目标制定护理计划的总目标，内容清晰明确，高低适当。这体现的是护理管理组织原则中的

A. 专业化分工与协作原则
B. 等级和统一指挥的原则
C. 任务和目标一致原则
D. 集权分权结合原则
E. 管理层次的原则

3. 医院护理管理的组织原则不包括

A. 专业化分工与协作的原则
B. 职责与权限一致的原则
C. 任务和目标一致的原则
D. 分权和一票否决的原则
E. 等级和统一指挥的原则

4. 在组织管理的高层，一般管理幅度为

A. 4~8人
B. 5~9人
C. 6~10人
D. 7~13人
E. 8~15人

5. 林某，女，35岁，某医院心内科护士长。最近她受护理部委托进行全院专科护士培训的筹备工作，这让她感到压力很大，而心内科病房的日常管理工作也受到了影响。这种情况违背的管理组织原则是

A. 管理幅度的原则
B. 专业化分工与协作的原则
C. 统一指挥的原则
D. 职责与权限相应的原则
E. 稳定性与适应性相结合的原则

（6~7题共用题干）

某医院的组织结构中设护理副院长与护理部主任各1名，中层管理者内科总护士长、外科总护士长、门诊护士长各1名，基层管理者每个专科病区护士长各1名

6. 这种组织结构的类型是

A. 直线型
B. 职能型
C. 直线－职能型
D. 矩阵型
E. 团队

7. 这种组织结构的优点是

A. 组织关系简明
B. 可能形成从头领导
C. 权力高度集中于最高领导
D. 管理分工较细
E. 当环境变化时适应性强

参考答案

1.E　2.C　3.D　4.A　5.A　6.A　7.A

1. 解析：ICU护士与床位配比3∶1，ICU有10张床，因此应配备30名护士。

2. 解析：各科室根据医院的总目标制定各自的目标，保证了各部门目标与医院总目标一致。

第四节　临床护理工作组织结构

1. 某医院的护理管理架构是护理部主任—科护士长—病区护士长，请问该医院护理管理的层次是

A. 1级
B. 2级
C. 3级
D. 4级
E. 5级

2. 由责任护士和其辅助护士负责一定数量患者从入院到出院期间各种治疗、基础护理、专科护理、护理病例书写、病情观察、用药治疗及健康教育的护理方式属于

A. 临床路径
B. 功能制护理
C. 个案护理
D. 小组护理
E. 责任制护理

3. 肝脏移植术后患者，每个班次由一名护士负责该患者的全部护理，这种护理工作方式属于

A. 个案护理

B. 责任制护理
C. 功能制护理
D. 整体护理
E. 综合护理

4. 患者男性，38 岁，胃癌术后。护士长安排护士小张负责为该患者制定护理计划和护理措施，小王不在场时由其他护士协助实施。这种护理方式属于
A. 个案护理
B. 功能制护理
C. 责任制护理
D. 小组护理
E. 系统化整体护理

（5~6 题共用题干）

某资深护士分管 6 位患者为他们提供从入院到出院的全方位护理，为每位患者制定并执行护理计划，她下班后由其他辅助护士继续按护理计划执行

5. 这种护理工作模式属于
A. 个案护理
B. 小组护理
C. 临床路径
D. 功能制护理
E. 责任制护理

6. 这种工作模式的特点不包括
A. 连续性
B. 整体性
C. 协调性
D. 个体性
E. 高效性

7. 以“病人为中心”的优质护理服务工作模式是
A. 分组制护理
B. 分级制护理
C. 分层制护理
D. 功能制护理
E. 责任制整体护理

8. 某病区护理人员的工作方式是：一位责任护士对其所管患者从入院到出院提供连续、全面、整体的护理。该种工作方式是
A. 个案护理
B. 责任制护理
C. 经验护理
D. 小组护理
E. 综合护理

参考答案

1.C　2.E　3.A　4.C　5.E　6.E　7.E　8.B

2. 解析：由责任护士和其辅助护士负责一定数量患者从入院到出院期间各种治疗、基础护理、专科护理、护理病例书写、病情观察、用药治疗及健康教育的护理方式属于责任制护理。

第五节　医院常用的护理质量标准

1. 医院的管理环境着重强调的是
A. 医院的噪声污染
B. 医院的医疗技术水平
C. 医院的规章制度
D. 医院的建筑设计
E. 医院的基本设施

2. 护理部抽查病房一人一针一管的执行率属于何种护理质量控制
A. 要素质量评价
B. 准备质量评价
C. 终末质量评价
D. 环节质量评价
E. 结果质量评价

（3~4 题共用题干）

某医院手术室护士长在例行的护理质量检查中，发现一个外科手术包过期，随即召集科室护士开会，分析问题，查找原因，制定整改计划，并对直接责任人进行了批评和相应的处罚

3. 保证无菌物品的合格率属于质量控制中的
A. 过程控制
B. 反馈控制
C. 后馈控制
D. 同期控制
E. 前馈控制

4. 关于手术室治疗管理标准内容不正确的叙述是
A. 三类切口感染有追踪登记制度
B. 对感染手术严格执行消毒隔离制度
C. 不需要对无菌物品进行细菌培养
D. 无菌手术感染率小于 0.5%
E. 手术室有定期清扫制度

5. 为了解民众对社区卫生中心服务的评价，该中心组织研究团队在社区开展社会对卫生服务的满意度调查。该评价属于
A. 要素质量评价
B. 环节质量评价
C. 终末质量评价
D. 过程质量评价

E. 准备质量评价

6. 护理部通过随机抽样，调查住院患者对护理工作的满意度，属于何种护理质量控制

A. 要素质量评价

B. 准备质量评价

C. 环节质量评价

D. 过程质量评价

E. 终末质量评价

7. 患者对护理工作的满意度属于

A. 护理服务质量评价指标

B. 终末质量评价指标

C. 主观感受度评价指标

D. 要素质量评价指标

E. 环节质量评价指标

8. 患者，男，55 岁，鼻咽癌行放射性治疗。在出院时，护士长对其进行住院患者满意度调查，其属于

A. 要素质量评价

B. 环节质量评价

C. 终末质量评价

D. 过程质量评价

E. 准备质量评价

9. 在临床护理的质量标准中，对无菌物品合格率的规定是

A. 100%

B. 95%

C. 90%

D. 85%

E. 80%

参考答案

1.C　2.D　3.E　4.C　5.C　6.E　7.B　8.C　9.A

7. 解析：终末质量评价是评价护理服务的最终结果，评价护理结果对病人的影响，或者指病人得到的护理效果的质量。一般采用病人满意度、静脉输液穿刺成功率、差错事故发生率等作为评价指标。

第六节　医院护理质量缺陷及管理

1. 病房发生护理差错后，护士长应及时上报护理部，上报时间不超过

A. 2h

B. 6h

C. 12h

D. 24h

E. 48h

2. 某医院内科病房，护士小李误将甲床患者的青霉素注射给乙床患者，而将乙床患者的庆大霉素注射给甲床患者，此时护士小李正确的做法是

A. 直接隐瞒下去，不将此事告知护士长

B. 自己严密观察，若发现患者出现过敏反应，立即告知护士长

C. 自己严密观察，若患者没有出现异常现象，就将此事隐瞒下去

D. 立即将此事告知护士长，并对患者进行进一步的观察

E. 若患者出现过敏反应，等护士长对此事进行调查时，再告知护士长

3. PDCA 循环中的“D”代表

A. 管理

B. 计划

C. 实施

D. 检查

E. 处理

4. 关于 PDCA 循环管理中计划阶段的步骤应除外

A. 调查质量现状，分析并找出问题

B. 按照拟定的质量目标组织实施

C. 拟定针对主要原因的对策和措施

D. 找出影响质量的主要因素

E. 分析并提出产生质量问题的可能原因

5. 林护士给 41 床患者注射维生素 B_{12} 后，才发现那应该是给 42 床注射的。但患者并不知情，也未出现异常反应。林护士正确的做法是

A. 无人知道，隐瞒不报

B. 立即向 41 床患者解释

C. 立即向护士长汇报

D. 立即向患者的主管医师汇报

E. 立即向护理部汇报

6. 下列有关临床护理质量标准说法错误的是

A. 急救物品应完整无缺处于备用状态，合格率 95% 以上

B. 特级护理需要由专人 24 小时护理

C. 一级护理需每小时巡视，密切观察病情变化

D. 急救物品应由专人保管、定时检查核对、定点放置

E. 紫外线空气消毒应有登记检查制度

参考答案

1.D　2.D　3.C　4.B　5.C　6.A

第二十章　护理伦理

第一节　护士执业中的伦理和行为准则

1. 患者，女，51岁。发热、头痛1天，医生要为她做腰穿检查，有恐惧感。从伦理要求考虑，临床医生应向患者做的主要工作是

A. 要得到患者知情同意

B. 告知做腰穿的必要性，嘱患者配合

C. 告知做腰穿时应注意的事项

D. 因诊断需要，先动员，后检查

E. 动员家属做患者思想工作

2. 王护士在执业过程中，对身为某处级单位领导的患者照顾得体贴周到，而对郊区农民患者基本不闻不问。该护士违反了护理执业中的哪项伦理原则

A. 尊重原则

B. 不伤害原则

C. 有利原则

D. 自主原则

E. 公正原则

3. 患者，男，40岁，车祸后发生血气胸，入院后立即给予胸腔闭式引流术。下列护理措施需要提前告知并签署知情同意书的是

A. 协助患者取半卧位

B. 给予雾化吸入

C. 协助患者排痰

D. 指导患者呼吸锻炼

E. 为预防拔管约束患者双手

4. 患者，女，68岁，患糖尿病多年。目前因糖尿病足溃疡严重，经住院治疗病情未减轻，且有发生败血症的危险，需对其进行截肢。此案例中护士应正确处理好以下哪两个伦理原则之间的冲突

A. 有利原则与公正原则

B. 有利原则与尊重原则

C. 不伤害原则与有利原则

D. 不伤害原则与公正原则

E. 不伤害原则与尊重原则

（5~6题共用题干）

患者，男，66岁。因肺癌行肺癌根治术，术后收入ICU，术后第一天，患者身上留置了气管插管、胃管、胸腔引流管、导尿管、静脉输液管等多种管道。患者神志清楚，但情绪较为烦躁，并多次试图拔出身上的管道

5. 护士向患者解释说明各种管道的作用，为患者安置较为舒适的体位，分散患者的注意力，护士的行为符合护理伦理原则，其中不涉及哪项

A. 公正原则

B. 不伤害原则

C. 尊重原则

D. 有利原则

E. 知情同意原则

6. 患者仍试图拔管时，护士加以制止并直接用宽绷带对患者腕部及膝盖部进行约束，对其行为进行伦理分析中正确的是

A. 行使了护士的自主护理权

B. 违反了尊重患者的自主权

C. 行使了护士的特殊干涉权

D. 违反了患者的医疗保健权

E. 违反了患者的生命健康权

（7~8题共用题干）

产妇剖宫产后要求出院，医生同意其出院但尚未开具出院医嘱。该产妇家属表示先带产妇和孩子回家，明天来医院结账。而护士考虑到住院费用没有结清，有漏账的风险，故没有同意家属的要求。但家属不听护士的劝阻并准备离开。这时，护士借口为孩子沐浴把孩子抱走了。产妇知情后大哭。

7. 该护士的行为违反了

A. 自主原则

B. 不伤害原则

C. 公正原则

D. 行善原则

E. 公平原则

8. 该家属的行为没有履行

A. 积极配合医疗护理的义务

B. 自觉遵守医院规章制度的义务

C. 自觉维护医院秩序的义务

D. 保持和恢复健康的义务

E. 公民的义务

参考答案

1.A　2.E　3.E　4.C　5.A　6.C　7.B　8.B

第二节　护士的权利与义务

1. 某护士申请外出学习，其依据的是《护士条例》中的哪项权利

A. 依法获得卫生防护的权利

B. 依法自由选择的权利

C. 依法获得危险工作津贴的权利

D. 依法获得福利待遇的权利

E. 依法获得培训进修的权利

2. 护士执业过程中要求定期进行健康体检，目的是享有

A. 人身安全不受侵犯的权利

B. 履行职责相关的权利

C. 安全执业的权利

D. 获得报酬的权利

E. 培训的权利

3. 我国的《护士条例》中规定了护士的权利和义务，以下护士享有权利的叙述中，不正确的是

A. 获得接触有毒有害物质津贴的权利

B. 参加专业培训，从事学术研究和交流，参加行业协会和专业技术职称的权利

C. 按照国家有关规定获得与本人业务能力和学术水平相应的专业技术职称的权利

D. 获得与其所从事护理工作相适应的卫生防护、医疗保健服务的权利

E. 按照国家有关规定获取工资报酬，享受福利待遇的权利

4. 患者，男，40 岁，建筑工人，因工伤急诊入院。经积极抢救，治疗 1 周后病情未有好转，继而出现多器官功能衰竭，难以康复，家属和单位得知患者情况后，出现两种态度，家属要求放弃治疗，而单位要求继续治疗，此时，医护人员应

A. 尊重家属意见，停止治疗

B. 尊重单位意见，停止治疗

C. 在意见不统一情况下，采取支持疗法

D. 根据患者病情，慎重做出选择

E. 取得家属和单位支持，停止治疗

5. 下列选项中，属于护士的义务的是

A. 开展健康教育

B. 开展护理研究

C. 维护病人利益

D. 带教护理实习生

E. 书写护理病历

6. 护士在护理工作中，首要的义务是

A. 对医疗卫生机构和卫生主管部门的工作提出意见和建议

B. 获得所从事护理工作相适应的卫生防护

C. 发现患者病情危急，应立即通知医师

D. 定期参加与本专业相关的培训、学术研讨会

E. 若在传染科工作，可获得相应的职业健康监护

7. 护士在从事护理工作时，首要的义务是

A. 维护患者利益

B. 维护护士利益

C. 维护医生利益

D. 维护患者家属利益

E. 维护科室利益

8. 下列选项中，属于护士义务的是

A. 按照国家有关规定获取工资报酬、享受福利待遇、参加社会保险

B. 获得与本人业务能力和学术水平相应的专业技术职务、职称

C. 参与公共卫生和疾病预防控制

D. 对医疗卫生机构和卫生主管部门的工作提出意见和建议

E. 从事有感染传染病危险工作的护士，应当接受职业健康监护

9. 患者，女，48 岁，因与丈夫吵架服用有机磷农药自杀，发现后及时送医就诊。护士遵医嘱为患者洗胃，但患者一心寻死，拒绝配合。劝说无效之下，经患者家属同意，护士对该患者进行强制洗胃。此案例中护士行使的是何种权利

A. 强制执行权

B. 人格尊严权

C. 尊重自主权

D. 知情同意权

E. 特殊干涉权

10. 一家奶粉公司的促销员希望某产科护士提供一些产妇的联系方式，以便将促销的奶粉送给产妇，此时护士应当

A. 让促销员自己去病房问产妇

B. 为其提供一些产妇的联系地址

C. 拒绝透露任何产妇的联系方式

D. 让促销员去找护士长要产妇的信息

E. 带促销员去病房询问产妇的联系方式

（11~12 题共用题干）

患者，女，33 岁。护士为她做了妇科检查后，又指导一男实习生做了一遍。此举引起了患者的强烈反感并当面指责护士，双方发生了激烈的争吵

11. 此案例中，护士未能正确处理好护患双方之间的权利关系，其中不涉及哪项

A. 护士的自主护理权和患者的隐私权

B. 护士的自主护理权和患者的知情权

C. 护士的自主护理权和患者的医疗权

D. 护士的人格尊严权和患者的自主权

E. 护士的特殊干涉权和患者的诉讼权

12. 此案例中，护士应当采取的正确行为是
A. 提前告知患者后，即行检查
B. 提前告知患者并征得患者的明确许可后进行检查
C. 先进行检查，并在检查过程中告知患者
D. 若患者不同意，拒绝为患者施行护理治疗措施
E. 若患者不同意，以护理治疗为理由施行检查

参考答案

1.E 2.C 3.A 4.E 5.C 6.C 7.A 8.C 9.E 10.C 11.E 12.B

第三节 病人的权利与义务

1. 下列属于侵犯患者隐私权的是
A. 未经患者许可对其体检时让医学生观摩
B. 对疑难病例进行科室内讨论
C. 在征得患者同意下将其资料用于科研
D. 在患者病历上标注患有传染性疾病
E. 对患有淋病的患者询问其性生活史

2. 患者，女性，28 岁，因婚后 2 年未孕住院治疗。护士小张站在护士站和其他护士议论患者的病情，还将信息告诉同病房的其他患者。该护士的行为侵犯了患者的
A. 平等医疗权利
B. 知情同意权利
C. 自主权利
D. 隐私保密权利
E. 监督权利

3. 当患者对护士所实施的护理行为有质疑时，护士必须详细介绍，在患者同意后才能继续进行，这属于患者的
A. 平等医疗权
B. 疾病认知权
C. 知情同意权
D. 社会责任权
E. 保护隐私权

4. 患者，女，37 岁。因剧烈腹痛，独自到急诊科就诊，经检查确诊为宫外孕大出血。因其无监护人签字且没带够手术费用，值班医生未及时进行手术，而是让其在急诊科输液留观，当患者家属接到消息赶到医院付款时，错过了最佳手术时机。本案例侵犯了患者的
A. 自主权
B. 知情同意权
C. 参与治疗权
D. 基本医疗权
E. 保密权和隐私权

5. 患者，男，流浪人员，因车祸致右下肢开放性骨折被路人送入院，医生和护士及时给予止血，建立静脉通路并做好急救准备，护士保护了患者
A. 人格受到尊重的权利
B. 参与治疗的权利
C. 选择诊疗方式的权利
D. 知情同意权
E. 享有平等的医疗服务的权利

（6~8 题共用题干）

患者，女，21 岁。在校大学生。因急性腹痛就诊，诊断为异位妊娠破裂出血，拟急诊手术

6. 术前护理人员向患者介绍病情及预后，体现了护理人员的
A. 保证患者权益的义务
B. 及时救治患者的义务
C. 维护患者治疗安全的义务
D. 保护患者隐私义务
E. 认真执行医嘱的义务

7. 患者要求医护人员不要将真实情况告知同学，体现了患者的
A. 知情权
B. 回避权
C. 服务选择权
D. 隐私权
E. 公平权

8. 患者在了解病情后签字同意手术治疗，体现了伦理学的
A. 自主原则
B. 不伤害原则
C. 公平原则
D. 行善原则
E. 有利原则

（9~11 题共用题干）

患者，女，34 岁。发热待查。体温最高可达 39℃，护士要求患者对侧腋窝再测一次，患者犹豫了一下，告诉护士自己为了多休假在测体温前先在腋窝放置热水袋再测体温，希望护士为其保密，护士答应替她暂时保守这个秘密，但是要求她尽快出院。

9. 护士的这种做法
A. 基本是对的
B. 完全是正确的
C. 符合护理职业的要求
D. 应该得到表扬，因为她很好地处理了矛盾
E. 是错误的

10. 对于这个患者的这个保密要求，护士的正确做法是
A. 介绍她去别的医院

B. 应该拒绝保密的同时，拒绝给她治疗
C. 替患者保密的同时，把她留在医院治疗
D. 替患者保密，等主治医师自己发现
E. 不能保密，及时告诉主治医师

11. 对尊重患者自主权的正确理解是
A. 此准则适用于所有患者
B. 患者在获取足够医疗信息后有权做出理性决定
C. 护士的任何干预都是不道德的
D. 此准则适用于患者的所有自我决定
E. 医生的任何干预都是不道德的

12. 患者，男，55 岁，诊断为晚期胃癌，因家境贫困，患者向护士要求自动出院，该案例主要涉及患者的
A. 自主选择权
B. 基本医疗权
C. 隐私保护权
D. 请求回避权
E. 知情同意权

13. 患者，女，56 岁，24 小时前因突发胸闷、胸痛、憋气以"冠心病，心绞痛"急诊入院。经过治疗现病情基本稳定，还未到医院规定的探视时间，家属强烈要求见患者，此时值班护士首先应该
A. 向家属耐心解释，取得家属理解
B. 让患者征得科主任的同意
C. 拒绝家属的不合理要求，无需解释
D. 悄悄让患者与家属见面
E. 让患者征得护士长的同意

14. 患者，女，32 岁。因乳腺炎发热由丈夫陪伴来院急诊，进入急诊室后，患者向护士提出，拒绝接受男性医生治疗，要求更换女性医生。此时护士应
A. 要求患者丈夫做好患者工作，接受该男性医生治疗
B. 让患者向急诊主任提出要求
C. 拒绝患者的要求
D. 要求患者等待，直至患者改变想法
E. 尽可能为患者更换女性医生

15. 患者应获得公正、平等的医疗和护理服务，这体现了患者享有的何种权利
A. 医疗公平权
B. 医疗自主权
C. 生命健康权
D. 隐私保护权
E. 知情同意权

16. 护士判断患者在下列何种情况下可行使自主权
A. 患精神疾病时
B. 对他人生命造成威胁时
C. 情绪稳定时
D. 自杀时
E. 与他人利益冲突时

（17~18 题共用题干）

患者，女，30 岁，未婚，乳腺肿瘤拟手术治疗，但患者十分担心手术会影响今后的生活质量，经护士积极解释后，患者的心理负担消除，并同意接受手术治疗。

17. 护士的行为体现了尊重患者享有的何种权利
A. 基本医疗权
B. 知情同意权
C. 疾病认知权
D. 保护隐私权
E. 医疗监督权

18. 护士尊重患者享有的此种权利，其实质是尊重患者的
A. 生命尊严
B. 社会地位
C. 人格尊严
D. 合理要求
E. 自主决定权

（19~20 题共用题干）

患者，男，18 岁，因突然发热入院，医师遂按感冒处理。因患者 3 天未退热，发现白细胞中有极少数未成熟细胞，护士遵医嘱告知患者 3 天后再做化验，此后患者家长多次询问护士要求其告知患者的化验结果。

19. 此案例中，患者家长要求了解化验结果，属于行使患者的何种权利
A. 平等医疗权
B. 诊疗自主权
C. 知情同意权
D. 保护隐私权
E. 医疗监督权

20. 此案例中，护士应当采取的正确行为是
A. 在患者家长追问下，告知其患者的化验结果
B. 在患者家长追问下，直接告知患者的化验结果
C. 主动将化验结果告知患者
D. 主动将化验结果同时告知患者与家长
E. 主动将化验结果告知家长，取得家长配合，先不告知患者本人

（21~22 题共用题干）

患者，男，34 岁，因治疗皮肤感染需静脉输液，请社区护士入户为其输液。护士很耐心、详细地介绍所用药物的功能和副作用，该患者很感动。在交谈过程中，患者曾告诉护士自己是乙肝患者。过了几天，该患者发现自己的邻居们都知道自己患有乙肝，并听到邻居们的闲言碎语，让他很痛苦。

21. 护士详细地向患者介绍所用药物知识，维护了患者享有的何种权利
A. 知情权
B. 隐私权
C. 健康权
D. 保健权
E. 自主权

22. 患者患有乙肝的信息若是被护士泄露给邻居，则该护士可能侵犯了患者的何种权利
A. 知情权

B. 隐私权
C. 健康权
D. 医疗权
E. 自主权

参考答案

1.A 2.D 3.C 4.D 5.E 6.A 7.D 8.A 9.E 10.E 11.B 12.A 13.A 14.E 15.A 16.C 17.B 18.E 19.C 20.E 21.A 22.B

5. 解析：患者系流浪人员，护士基于平等的原则，让其享有平等的医疗服务的权利。

20. 解析：白细胞中有极少数未成熟细胞，怀疑是“白血病”。这就涉及知情权与保护性医疗之间的矛盾冲突，如果强调知情权而告知患者实情，很有可能会刺激患者不利于疾病治疗。

第二十一章 人际沟通

第一节 概述

1. 影响人际沟通效果的个人心理因素是
A. 沟通者情绪烦躁
B. 沟通者听力障碍
C. 沟通双方距离较远
D. 沟通双方信仰不同
E. 沟通双方价值观不同

2. 护患沟通时提问首先应遵循的原则是
A. 中心性原则
B. 开放性原则
C. 鼓励性原则
D. 安慰性原则
E. 谨慎性原则

3. 当护士试图和患者沟通时，目前，影响护患沟通的核心问题是患者的
A. 个性
B. 情绪
C. 能力
D. 态度
E. 生活背景

4. 护患沟通首要原则是
A. 尊重性
B. 艺术性
C. 规范性
D. 保密性
E. 治疗性

5. 护士小王进病房时，发现患者因伤口疼痛不愿交谈，此时影响护患沟通的主要因素是
A. 情绪因素
B. 文化因素
C. 生理因素
D. 语言因素
E. 环境因素

6. 患者，男，36 岁，农民，尿毒症晚期。因无法承担高额的治疗费用欲放弃治疗，护士长发动全体护士为其捐款，此举动承担的主要角色是
A. 决策者
B. 协调者
C. 照顾者
D. 帮助者
E. 管理者

7. 糖尿病患者出院时，护士指导其学习自行注射胰岛素，此时护士担任的角色是
A. 照顾者
B. 教育者
C. 领导者
D. 咨询者
E. 管理者

（8~9 题共用题干）

患者，女，32 岁，在得知患乳腺癌时情绪激动，躺在床上失声痛哭。这时，护士小王轻轻走近询问情况，患者低头不语，不愿意和护士沟通

8. 影响患者与护士小王沟通的因素是
A. 个性
B. 情绪
C. 能力
D. 态度
E. 认知

9. 护士小王与患者沟通时，不恰当的沟通行为是
A. 阻止她哭泣，告诉她要坚强
B. 为她递上纸巾
C. 轻轻地握住她的手
D. 当她想一个人安静时，暂时停止交谈
E. 当她停止哭泣时，鼓励她说出悲伤的原因

（10~11 题共用题干）

患者，男，65 岁。农民，小学文化，胃癌术后第 1 天，护士就减轻术后疼痛的方法与其进行交谈时，恰逢患者的亲属探望。此时患者感到伤口阵阵疼痛，略显烦躁，导致交谈难以继续

10. 影响此次护患沟通的隐秘因素是
A. 患者文化程度
B. 患者亲属在场
C. 患者伤口疼痛
D. 患者情绪烦躁
E. 患者性别

11. 导致此次交谈困难的最主要的生理因素是患者
A. 无法起床活动
B. 饥饿
C. 情绪烦躁
D. 伤口疼痛
E. 高龄，身体衰弱

参考答案

1.A　2.A　3.B　4.A　5.C　6.D　7.B　8.B　9.A　10.B　11.D

2. 解析：护患沟通提问时应以患者的健康问题为中心。

10~11. 解析：患者家属在场，患者可能会掩盖病情的一些重要信息；题干中提到伤口疼痛，疼痛会影响病人的沟通欲望。

第二节　护理工作中的人际关系

1. 下列对于护患关系理解正确的是
A. 护患关系不属于人际关系
B. 护患关系是一般的人际关系
C. 护患关系是一种单向的人际关系
D. 护患关系是一种非专业性的人际关系
E. 护患关系是一种帮助与被帮助的人际关系

2. 患者，女性，28 岁。因下腹剧烈疼痛就诊。入院后诊断为异位妊娠，行输卵管切除术。术后护士应采取的护患关系模式为
A. 共同参与型
B. 主动 – 被动型
C. 指导 – 合作型
D. 平等互助型
E. 被动依赖型

3. 患者，男，67 岁，大学教授，因高血压住院治疗，适用于该患者的最佳护患关系模式为
A. 指导型
B. 被动型
C. 共同参与型
D. 指导 – 合作型
E. 主动 – 被动型

4. 患者，男，30 岁，半小时前因汽车撞伤头部入院，入院时已昏迷，对于此患者应采取的护患关系模式是
A. 主动 – 主动型
B. 被动 – 被动型
C. 主动 – 被动型
D. 指导 – 合作型
E. 共同参与型

（5~7 题共用题干）

患者，男，68 岁，因患膀胱癌入院，入院时，护士主动与其交流："您好，我是您的责任护士，有事请找我。"患者治疗多日病情不见好转，情绪低落，化疗不良反应重，护士悉心照顾、鼓励，患者深受感动，患者经治疗后即将出院，对护士的服务非常满意。

5. 该责任护士与该患者的关系模式属于
A. 被动 – 主动型
B. 自主 – 合作型
C. 指导 – 合作型
D. 主动 – 被动型
E. 共同参与型

6. 影响患者与责任护士沟通的因素不包括
A. 护士的专业能力
B. 患者的籍贯
C. 患者的身体状况
D. 患者的情绪
E. 患者的感受

7. 患者出院时，责任护士最主要的工作是
A. 评估患者，制定随访计划
B. 保持与患者信任关系
C. 征求患者意见，寻找护理工作中问题
D. 评价护理措施
E. 向患者交代出院后的注意事项

8. 为一位刚入院的患者做入院介绍，此时护患关系处于
A. 初始期
B. 结束期
C. 工作期
D. 准备期
E. 熟悉期

9. 王某，男，36 岁，2 型糖尿病患者，护士通过评估发现该患者存在知识缺乏，并针对此问题对其制定了护理计划。此时，护士与患者处于护患关系发展时期的那一阶段
A. 初始期
B. 工作期
C. 解决期
D. 开拓期
E. 结束期

10. 患者，女，43 岁，2 级高血压。患者有头晕、失眠、心悸等症状。护士通过收集资料了解到该患者存在知识缺乏，并为其制定护理计划。此时护士与患者处于护患关系发展时期的
A. 熟悉期
B. 工作期
C. 进展期
D. 初始期
E. 结束期

11. 患者，男，65 岁，因高血压入院进行治疗。在治疗期间，护士通过高尚的医德和娴熟的技术对患者进行细

致的护理，赢得了患者的信任。此时的护患关系处于
A. 开始期
B. 发展期
C. 结束期
D. 延续期
E. 工作期

12. 患者，女，62 岁。因肠梗阻入院治疗。责任护士来到其床边询问病史，此时他们的关系处于护患关系的
A. 准备期
B. 初始期
C. 工作期
D. 结束期
E. 延续期

13. 患者，男，72 岁。来自偏远山区。因次日要行胃部切除术，护士告诉患者："您明天要手术，从现在开始，不要喝水，不要吃饭。"患者答应。第 2 天术前护士询问患者时，患者回答说"我按你说的没有喝水，也没吃饭，就喝了两袋牛奶。"影响护患沟通的因素为
A. 经济收入
B. 疾病程度
C. 个人经历
D. 理解差异
E. 情绪状态

14. 某髋关节置换术后患者，不按护士的康复指导进行功能锻炼，患者对护士说："我知道您这么做是为我好，但我做了这么大的手术怎么能动呢？"这种护患关系出现的矛盾最主要因素是
A. 文化因素
B. 角色模糊
C. 权益差异
D. 经济因素
E. 理解分歧

15. 患者，女，40 岁，因"近日肝区疼痛，尤以进食油腻食物后疼痛加剧，大便呈陶土色"入院。患者自觉病情轻，要求白天请假回家治疗，对医生护士的嘱咐依从性较差。这种患者属于
A. 角色行为冲突
B. 角色行为模糊
C. 角色行为缺如
D. 角色行为强化
E. 角色行为消退

16. 患者，女，63 岁，因脑出血入院治疗。现病情稳定，但患者却过于紧张，处处小心翼翼，过度依赖亲友，在康复训练中消极被动。该患者出现的角色行为改变属于
A. 角色行为强化
B. 角色行为缺如
C. 角色行为冲突
D. 角色行为差异
E. 角色行为消退

17. 患者，女，36 岁，因消化性溃疡入院治疗，住院期间得知女儿生病，就出院去照顾女儿，该患者的行为属于
A. 角色行为冲突
B. 角色行为消退
C. 角色行为强化
D. 角色行为异常
E. 角色行为缺如

18. 患者，女，38 岁，因车祸行双下肢截肢手术。术后患者情绪低落，无法接受截肢的现实。在治疗期间患者多次要求出院，并情绪激动不愿继续配合治疗，该患者出现的角色行为改变属于
A. 角色行为强化
B. 角色行为缺如
C. 角色行为差异
D. 角色行为冲突
E. 角色行为消退

19. 患者，女，23 岁，诊断为 SLE 入院治疗。确诊后，该患者始终否认患病，不愿接受治疗。该患者出现的角色行为改变属于
A. 角色行为强化
B. 角色行为缺如
C. 角色行为冲突
D. 角色行为差异
E. 角色行为消退

20. 患者，女，62 岁，癌症晚期，晨起空腹采血检查，护士第一次静脉穿刺失败，患者问："是看我要死了就拿我练手了吗？"此时，护士恰当的做法是
A. 向患者道歉，并争取谅解
B. 暂时离开患者，请其他护士前来处理
C. 向患者解释穿刺失败是患者自身原因造成的
D. 请患者给第二次机会，并保证这次穿刺一定成功
E. 不做解释，先执行其他患者的治疗

21. 患儿女，2 个月，因肺炎、高烧急诊入院。护士为其进行静脉输液时，2 次穿刺失败。患儿父亲非常气愤，甚至谩骂护士。导致此事件发生的主要因素是
A. 角色责任模糊
B. 角色期望冲突
C. 角色心理差位
D. 角色权利争议
E. 经济压力过重

22. 不属于患者家属角色特征的是
A. 患者护理计划的实施者
B. 患者生活的照顾者
C. 患者原有社会功能的替代者
D. 患者的心理支持者
E. 患者病痛的共同承受者

23. 护士与患者家属的沟通中，错误的是
A. 尊重患者家属
B. 给予患者家属心理支持
C. 指导患者家属对患者进行生活照顾
D. 指导患者家属参与患者的护理过程
E. 指导患者家属参与患者的治疗过程

24. 改善医护人际关系的途径<u>不包括</u>
A. 互相监督，协调关系

B. 关心理解，相互尊重
C. 坚持原则，互不相让
D. 真诚合作，密切配合
E. 把握角色，各司其职

25. 建立良好医护关系的原则是双方应相互
A. 依存
B. 独立
C. 监督
D. 尊重
E. 补充

26. 患者，女，28 岁。行剖宫产手术，术后第一天医生告知患者晚上可能拔除尿管，但未开具医嘱，次日晨，护士因未给患者拔除尿管而受到患者及其家属抱怨，护士因此指责该医生，导致这次医护关系冲突的原因是
A. 角色心理差位
B. 角色理解欠缺
C. 角色压力过重
D. 角色权利争议
E. 角色期望冲突

27. 护士甲为孩子患病最近经常请假，护士长认为其影响了工作而不满。护士甲则认为护士长对她不体谅、缺乏人情味，两人关系的主要原因是
A. 经济压力过重
B. 期望值差异
C. 角色压力过重
D. 角色权利争议
E. 角色责任模糊

28. 护士甲与护士乙同在一个病房工作，两人性格各异。乙觉得甲做事风风火火、不够稳重，甲觉得乙做事慢条斯理，拖拖拉拉，所以两人经常产生一些矛盾。造成护际关系紧张的主要因素是
A. 职位因素
B. 年龄因素
C. 学历因素
D. 收入因素
E. 心理因素

29. 不利于保持良好护际关系的行为是
A. 互尊互学
B. 相互配合
C. 相互支持
D. 相互理解
E. 自行其是

30. 要建立良好的护际关系，沟通策略不包括
A. 管理沟通人性化
B. 形成互帮互助氛围
C. 实现年龄、学历各因素的互补
D. 遇到冲突时据理力争、坚守阵地
E. 构建和谐工作环境

参考答案

1.E 2.C 3.C 4.C 5.E 6.B 7.E 8.A 9.A 10.D 11.E 12.B 13.D 14.E 15.C 16.A 17.B 18.D 19.B 20.A 21.B 22.C 23.E 24.C 25.D 26.B 27.B 28.E 29.E 30.D

2. 解析：护患关系共有三种模式：主动—被动型、指导—合作型和共同参与型。主动—被动型主要适用于不能表达主观意愿、不能与护士进行沟通交流者；指导—合作型主要适用于急性患者和手术后恢复期患者；共同参与型主要适用于具有一定文化知识的慢性病患者。该患者处于手术后恢复期，需依赖护士提供帮助，但可表达自己的意见和想法，因此，护士应采取指导—合作型护患关系模式。

5. 解析：患者患“膀胱癌”，住院时间较长，凡病程长的都属于共同参与型。

8. 解析：护患关系的发展分为三期、初始期、工作期和结束期。初始期的主要任务是护患之间建立信任关系，护士为病人做入院介绍；工作期的主要任务是护士实施护理措施，解决病人的健康问题；结束期是病人病情好转、准备出院，主要任务是护士为病人做好出院指导，交代注意事项。

9. 解析：评估病情、了解病人的感受、制定计划均属于初始期，开始执行护理措施才属于工作期。

20. 解析：当患者因医务人员操作不顺利而对其不理解或产生忿恨时，医务人员应向患者道歉并争取谅解。

22. 解析：A、B、D、E 选项都是患者家属角色特征。患者家属是患者原有家庭角色功能的替代者，而并非社会角色功能替代者。

第三节 护理工作中的语言沟通

1. 带教老师在临床带教过程中为了给实习护士创造机会，有合适的静脉穿刺对象就对患者说：“她虽然是个学生，但穿刺技术非常熟练，而且每次都能成功，您能给她一次穿刺机会吗？”在此护患沟通的过程中，带教老师使用的是
A. 安慰性语言
B. 劝说性语言
C. 鼓励性语言
D. 积极的暗示性语言
E. 指令性语言

2. 在治疗性沟通的交谈阶段，护士提出问题时应注意的是

A. 最好一次把所有的问题都提出来

B. 问题要适合患者的职业、年龄和文化程度

C. 为准确表达，应多使用专业术语

D. 为了简洁，尽可能使用医学名词的简称或英文缩写

E. 只能使用闭合式提问

3. 护士根据自己的理解，将患者一些模棱两可、含糊不清或不完整的陈述描述清楚，与患者进行核实的沟通技巧是

A. 重述

B. 核实

C. 澄清

D. 改述

E. 阐释

4. 患者："我每天都要喝一点酒。"护士"请问你每天具体喝多少？"护士使用的沟通技巧是

A. 叙述

B. 重复

C. 澄清

D. 反映

E. 反馈

5. 患者，男，6 岁。因烫伤急诊入院。护士在询问烫伤经过时，患者家属说："开水瓶倒了，整个后背都红了。"护士问道："您刚才说是被开水烫伤了吗？"护士所采用的沟通策略是

A. 微笑

B. 核实

C. 回应

D. 移情

E. 沉默

6. 患者沟通提问过程中，如果护士采用的是封闭式提问，其主要的优点是

A. 患者就可以更好地阐述自己的观点

B. 护士可以在短时间内获得需要的信息

C. 护士可以获得更多资料

D. 护士可以获得更加真实全面的资料

E. 患者可以更加全面地介绍自己的情况

7. 下列护患沟通中，属于开放式提问的是

A. "您今天早上吃过药了吗？"

B. "您为什么不愿意选择手术治疗呢？"

C. "您的学历是本科吧？"

D. "你现在有疼痛的感觉吗？"

E. "你每天运动的时间有 1 小时吗？"

8. 护士从患者的角度，通过倾听和提问，与患者交谈，理解患者的感受，护士采用的交谈策略是

A. 沉默

B. 核对

C. 阐述

D. 移情

E. 反应

9. 在护患交谈中，护士移情是指

A. 怜悯患者

B. 理解患者感情

C. 表达自我感情

D. 鼓励患者

E. 同情患者

10. 患儿女，3 岁。因急性淋巴细胞白血病入院，在与患儿沟通时，护士始终采用半蹲姿势与其交谈，此种做法主要是应用了沟通技巧的

A. 倾听

B. 触摸

C. 沉默

D. 目光沟通

E. 语言沟通

11. 患者，女，50 岁。工人，高中文化，有听力障碍。护士在病室与其沟通时，不妥的方式是

A. 核实信息

B. 倾听时身体位置与患者同高

C. 用手势和表情加强信息传递

D. 提高讲话声音与其交流

E. 可适当使用文字交流

12. 患者，男，85 岁。因肺炎入院治疗，患者听力严重下降，护士在与其沟通过程中做法不妥的是

A. 可以通过触摸加强沟通的效果

B. 让患者看见护士的面部表情和口形

C. 进行适当的小结

D. 用手势和面部表情辅助信息的传递

E. 让患者用点头或摇头来回答问题

13. 在进行沟通时，影响沟通并使对方产生不信任感的行为是

A. 全神贯注地倾听

B. 与对方有眼神的交流

C. 言语简单明确，易于对方理解

D. 及时评论对方所谈内容

E. 针对对方的谈话有所反馈

14. 王某，女性，40 岁，最近被确诊患有子宫内膜癌，需要施行子宫切除术，患者得知此诊断后，不停地哭泣，护士与此患者进行沟通时适宜的方法是

A. 为患者准备一条冷的湿毛巾擦脸

B. 可使用沉默技巧陪伴患者

C. 不断询问哭泣的原因

D. 尽量让患者一人独处

E. 劝患者不要哭泣

15. 患者，男，73 岁。慢性肾功能不全尿毒症患者，需行维持性血液透析治疗。常抱怨家属照顾欠周到。今天早上对护士说"你们治来治去，怎么也治不好，我不治了！"下列护士的答复中，最恰当的是

A. "您的心情我理解，我们也在努力，需要您的配合。"

B. "要是不治疗，您的病情比现在严重多了！"

C. "尿毒症是终末期疾病，治愈是不可能的。"

D. "您觉得治疗效果不理想，可以找到别的治疗

途径。”

E.“您这样扰乱了病房的秩序，影响了我们的工作。”

16. 患者，女，45 岁。反复不规则发热 6 个月，半个月前出现左下肢酸痛，行走困难，伴胸闷、心悸，被诊断为“亚急性感染性心内膜炎，二尖瓣脱垂伴关闭不全”，建议手术治疗。患者对手术非常担心，适宜的护理措施是

A. 建议患者转院

B. 告知患者手术已经安排，无法更改

C. 向患者介绍手术成功的例子

D. 告知患者手术很简单

E. 建议患者签字放弃治疗

17. 患者，男，19 岁。尿道损伤后出现排尿困难。护士遵医嘱为其留置导尿。患者表情紧张：“会不会很疼呀？”下列回答较妥当的是

A.“放心，一点儿也不疼”

B.“当然会疼，谁让你受伤了呢！”

C.“不太清楚”

D.“为了治病，疼也得忍着！”

E.“会有一些疼痛，我会尽量帮你减轻痛苦”

18. 患者，男，46 岁，因坠落致颅脑损伤，病情危急入院，家属痛不欲生，一度晕厥，以下沟通内容最合理的

A.“请不要影响到其他患者休息”

B.“请您尽量保持镇静，您的配合也会帮助我们对患者的抢救和治疗”

C.“您这样哭是没有用的，请坚强一点”

D. 让其自己发泄内心的情绪，不予过多理睬

E.“我们一定能救活他，您别着急”

19. 林先生，65 岁，因“甲亢”而入院接受治疗，护士小张在采集病史，倾听患者诉说的过程中，不恰当的行为是

A. 注意听出“弦外音”

B. 注意患者的非言语性沟通

C. 留出相应的收集病史的时间

D. 要全神贯注，避免分心的小动作

E. 及时纠正患者不正确的观念

20. 患者，女，35 岁。右侧卵巢切除术后 22 小时，肛门已排气。护士在为其做晨间护理时，患者问：“护士我可以吃东西了吗？”以下护士的反应，最恰当的是

A.“我不清楚，去问你的主管医生。”

B.“我现在正忙，待会儿再说吧。”

C.“您现在可以进食清淡的半流质饮食。”

D.“您现在可以吃些清淡的、带汤的食物，比如稀饭、面条。”

E.“您现在可以吃东西了。”

21. 患者，男，50 岁。诊断为冠心病、心绞痛。拟择日行主动脉 - 冠状动脉旁路移植手术。术前护士查房时发现患者一个人默默地对着窗户发呆，神情非常无助。耐心询问患者，患者诉说一方面担心手术发生意外，另一方面担心不手术会有心肌梗死的风险，所以非常恐惧，此时护士采取的措施除外

A. 告诉患者手术没有任何风险

B. 指导患者放松的方法，做好术前心理准备

C. 请手术成功的患者现身说法，鼓励患者积极配合手术

D. 请患者家属一起做好患者的思想工作

E. 告诉患者手术对缓解病情，防止病情恶化有重要作用

22. 患儿，女，5 岁。因发热、咳嗽入院就诊，静脉输液时，患儿见到护士便哭闹不止，拒绝输液，此时护士应

A. 不顾其哭闹，强行实施静脉穿刺

B. 给患儿讲解疾病情况和用药知识

C. 斥责患儿，叫家属协助实施静脉穿刺

D. 关心安慰患儿，消除孩子恐惧心理

E. 暂停静脉穿刺，让家属安慰患儿

23. 患者意识恢复，但左侧肢体不能自主活动，出现偏瘫。当患者妻子询问患者痊愈的情况时，以下护士的回答中恰当的是

A. 很难说，但多数患者至少需要 1 年以上才能痊愈

B. 你好像对是否恢复过去的生活方式很焦虑

C. 担心是否痊愈是很正常的，康复要时间，进程会稍慢一些

D. 你有些焦虑是正常的，但没有办法估计你丈夫的恢复情况

E. 不要急，你丈夫很快就会恢复如常的

24. 倾听过程中不恰当的行为是

A. 集中精力

B. 肯花时间倾听

C. 注意非语言性沟通

D. 注意听出“弦外音”

E. 只关注对方说话时的语音、语速

参考答案

1.D　2.B　3.C　4.C　5.B　6.B　7.B　8.D　9.B　10.D　11.D　12.C　13.D　14.B　15.A　16.C　17.E　18.B　19.E　20.D　21.A　22.D　23.C　24.E

6. 解析：封闭式提问的优点是可以在短时间内获得需要的信息，缺点是限制了来访者进行内心探索，限制了自由表达，使会谈趋于非个人化。而且，一连串的封闭式提问会使来访者变得被动、疑惑、沉默。

10. 解析：护士与患儿沟通时始终采用半蹲姿势与其交谈，这样做是为了与患儿保持平视，体现对患儿的尊重。

第四节　护理工作中的非语言沟通

1. 患者，男，28岁。主诉腹痛、腹泻2天，以急性胃肠炎收入院。护士遵医嘱为其进行静脉输液，操作过程中护士使用的主要非语言沟通形式是

A. 触摸
B. 眼神
C. 仪表
D. 手势
E. 表情

2. 使用呼吸机的患者常常用手势和表情与护士传递交流信息，此时的非语言行为对语言具有

A. 补充作用
B. 替代作用
C. 驳斥作用
D. 调整作用
E. 修饰作用

3. 患者，女，23岁，在得知自己被确诊为白血病时，忍不住失声痛哭。这时护士走向该患者，默默递上面纸巾，并轻轻拍拍她的肩膀，该护士的沟通形式属于

A. 体态
B. 仪表
C. 表情
D. 体触
E. 目光

4. 患者，女，30岁，因车祸大出血急诊入院，经抢救无效死亡，其家属无法接受事实，悲痛至极。此时，护士应采取

A. 干预
B. 沉默
C. 追问
D. 制止
E. 核实

5. 患者，女，65岁，白内障超声乳化术后1天，护士在与其交谈时表达关怀之情的非语言行为应是

A. 倾听
B. 微笑
C. 点头
D. 抚摸
E. 沉默

6. 沉默是作为语言沟通的一种形式，在护患沟通中起着不可替代的作用，下列场景中不适用沉默的是

A. 患者由于遭受打击悲伤哭泣时
B. 护患双方在无话可说时
C. 患者情绪激动，语言过激时
D. 护患双方在争吵时
E. 患者自我意识到自己说错话时

7. 患者，男，52岁，肺癌术后第2天。护士询问其伤口疼痛情况时，宜采用的非语言沟通技巧是

A. 谈话时始终直视患者的眼睛
B. 交流时使患者处于仰头位
C. 边书写病历边和患者交谈
D. 交谈时身体略向患者倾斜
E. 与患者距离越近越好

8. 小方在倾听患者诉说过程中需避免的做法是

A. 适当做一些记录
B. 保持眼神的接触
C. 使患者处于仰视位
D. 身体稍向患者倾斜
E. 使用表达信息的举动

参考答案

1.A　2.B　3.D　4.B　5.D　6.B　7.D　8.C

4. 解析：针对悲伤的死者家属，护士可采取沉默，对死者家属表达同情和支持。

第五节　护理工作中礼仪要求

1. 有关护士仪表的叙述，不正确的是

A. 护士的衣着应平整、简洁、大方
B. 仪容清新素颜
C. 可简单地化淡妆
D. 护士的姿态应体现护士的高傲品质
E. 护士的步速快、步幅小而均匀

2. 护士的妆容，应体现

A. 自然清新
B. 高雅别致
C. 个性时尚
D. 简洁平常
E. 雍容华贵

3. 王护士准备上班，以下衣着服饰方法，哪项是错误的

A. 护士服应整洁合体
B. 鞋应与整体装束搭配

C. 袜口不能露在裙摆外

D. 手指可涂指甲油

E. 护士表佩戴在左胸前

4. 下列有关护士坐姿的说法哪项是错误的

A. 上半身挺直

B. 大腿与小腿呈 90°

C. 两膝自然分开

D. 坐在椅子前部 2/3 处

E. 双手自然置于两腿上

5. 下列对于护士仪表素质的描述不恰当的选项是

A. 根据工作环境和患者特点选择单色或彩色的护士工作服

B. 护士鞋和袜的颜色可以是单色的也可以是复色的

C. 工作时不宜佩戴夸张的饰物

D. 护士衣服样式应简洁挺括、透气、易消毒

E. 护士工作时可化淡妆

6. 值班护士在听到呼叫器传来呼救“XX 床的患者突然昏迷了”。此时护士去病房的行姿应为

A. 慢步走

B. 快步走

C. 跑步

D. 小跑步

E. 快速跑步

7. 以下关于护士行为规范的说法错误的是

A. 不宜佩戴任何饰物

B. 应淡妆上岗

C. 坐姿时应坐在椅子前的 2/3 处

D. 行走时应步态轻盈

E. 衣着服饰要整洁

8. 关于对护士衣着服饰的要求，下列哪项是错误的

A. 护士服简洁、平整

B. 内衣不能外露

C. 护士服面料应平整、透气、不透明

D. 护士鞋选硬底、坡跟或平跟

E. 护士表佩戴在左胸前

9. 关于护士在工作中坐姿的叙述，错误的是

A. 坐在椅子的前部 1/2~1/3 处

B. 上半身挺直，抬头

C. 两膝并拢，两脚并拢

D. 双手交叉相握于胸前

E. 目视前方，下颌微收

参考答案

1.D　2.A　3.D　4.C　5.B　6.B　7.A　8.D　9.D